Thieme

Praxiswissen Halte- und Bewegungsorgane

Herausgegeben von
Joachim Grifka

Sportverletzungen – Sportschäden

Herausgegeben von
Martin Engelhardt
Michael Krüger-Franke
Hans-Gerd Pieper
Christian H. Siebert

Mit Beiträgen von

Klaus Dann
Michael Dienst
Manfred L. Dingerkus
Bernd Dörr
Hans-Georg Eisenlauer
Martin Engelhardt
Mellany Galla
Ludwig V. Geiger
Karlheinz Graff
Jürgen Haberstroh
Dietolf Hämel
Beat Hintermann
Hubert Hörterer
Volker Jägemann
Franz Kainberger
Karl-Heinz Kristen
Michael Krüger-Franke
Andreas Kugler
Matthias Kusma
Philipp Lobenhoffer
Ludwig Löffler
Andreas Marka
Oliver Miltner
Stefan Nehrer
Christian Nührenbörger
Iris Reuter
Mathias Ritsch
Bernd Rosemeyer
Christian H. Siebert
Volker Smasal
Robert Smigielski
Carsten Temme
Axel Urhausen
Victor Valderrabano
Guido Wahler
Markus Walther
Siegfried Wentz
Karlheinz Zeilberger

251 Abbildungen
27 Tabellen

Georg Thieme Verlag
Stuttgart · New York

Bibliographische Information der Deutschen Bibliothek

Die Deutsche Bibliothek verzeichnet diese Publikation in der Deutschen Nationalbibliographie; detaillierte bibliographische Daten sind im Internet über http://dnb.ddb.de abrufbar.

Aktuelle Informationen finden Sie unter http://www.thieme.de/detailseiten/3131400412.html

Wichtiger Hinweis: Wie jede Wissenschaft ist die Medizin ständigen Entwicklungen unterworfen. Forschung und klinische Erfahrung erweitern unsere Erkenntnisse, insbesondere was Behandlung und medikamentöse Therapie anbelangt. Soweit in diesem Werk eine Dosierung oder eine Applikation erwähnt wird, darf der Leser zwar darauf vertrauen, dass Autoren, Herausgeber und Verlag große Sorgfalt darauf verwandt haben, dass diese Angabe **dem Wissensstand bei Fertigstellung des Werkes** entspricht.

Für Angaben über Dosierungsanweisungen und Applikationsformen kann vom Verlag jedoch keine Gewähr übernommen werden. **Jeder Benutzer ist angehalten**, durch sorgfältige Prüfung der Beipackzettel der verwendeten Präparate und gegebenenfalls nach Konsultation eines Spezialisten festzustellen, ob die dort gegebene Empfehlung für Dosierungen oder die Beachtung von Kontraindikationen gegenüber der Angabe in diesem Buch abweicht. Eine solche Prüfung ist besonders wichtig bei selten verwendeten Präparaten oder solchen, die neu auf den Markt gebracht worden sind. **Jede Dosierung oder Applikation erfolgt auf eigene Gefahr des Benutzers.** Autoren und Verlag appellieren an jeden Benutzer, ihm etwa auffallende Ungenauigkeiten dem Verlag mitzuteilen.

Rüdigerstraße 14
D-70469 Stuttgart
Telefon: +49/(0)711/8931-0
Unsere Homepage: http://www.thieme.de

Printed in Germany

Zeichnungen: Piotr und Malgorzata Gusta, Paris
Umschlaggestaltung: Thieme Verlagsgruppe
Satz: hagedorn kommunikation,
D-68519 Viernheim; gesetzt auf 3B2
Druck: Appl, D-86650 Wemding

ISBN 3-13-140041-2 1 2 3 4 5 6

Vorwort

Sporttreiben bereitet nicht nur Freude, beugt Herz- und Kreislauferkrankungen vor und bringt Leistungszuwachs, sondern birgt auch das Risiko der Fehlbelastung und Verletzung in sich. Daher ist es erforderlich, sowohl den im Sport Tätigen – dies sind in erster Linie junge Ärzte und Trainer – als auch allen Orthopäden/Unfallchirurgen sowie Allgemeinmedizinern hierzu Erkenntnisse in der Sportorthopädie/-traumatologie näher zu bringen.

Die Erwartungen an die im Sport praktisch tätigen Ärzte und Trainer sind groß. Sie haben für ihre Entscheidungen unter Trainings- und Wettkampfbedingungen nur wenige Indizien und stehen unter Zeitdruck. Ihr Wissen ist meist über längere Tätigkeitszeiträume empirisch erworben und die Bewertung von Befunden weicht mitunter von klinischen Vorstellungen deutlich ab. Aus wenigen Informationen müssen sie Entscheidungen zur weiteren Belastbarkeit, Belastungsumstellung oder zum Belastungsabbruch treffen. Sie müssen mögliche sportartspezifische Überlastungen oder Verletzungen erkennen und erste Hilfe leisten. Orthopäden/Unfallchirurgen und Allgemeinmediziner werden in Klinik und Praxis täglich mit Sportverletzungen und -schäden konfrontiert. Eine adäquate Wissensvermittlung während der Aus- und Weiterbildung in diesem Gebiet fehlt aber. Trotzdem müssen sie ihre Patienten bestmöglich behandeln. Besonders Leistungs-, aber auch Freizeitsportler erwarten schnelle sowie kompetente Hilfe und wollen möglichst rasch wieder körperlich fit trainieren. Das kann ein Handicap sein, ist jedoch zugleich auch der besondere Reiz der Sportorthopädie/-traumatologie.

Anliegen der Autoren ist es, den Interessierten den Einstieg in das Gebiet der Sportverletzungen und -schäden zu erleichtern und die Wissensbestände komprimiert und zugleich fachkompetent darzustellen. Unser Lehrbuch kann nicht das gesamte Fachgebiet mit den verschiedenen Bereichen vermitteln. Wir haben daher drei Schwerpunkte gebildet:

- diagnostische Verfahren,
- Sportverletzungen und -schäden der wichtigsten Körperregionen,
- sportartspezifische Verletzungen/Schäden in den Kraft- und Schnellkraft-, den Ausdauer- sowie den Trendsportarten.

Wir sind stolz darauf, dass es uns gelungen ist, für die einzelnen Kapitel ausgewiesene Spezialisten auf dem jeweiligen Gebiet zu gewinnen. Größtenteils haben Verbandsärzte und ehemalige Leistungssportler die sportartspezifischen Darstellungen der Verletzungen und Fehlbelastungsfolgen in den jeweiligen Sportarten vorgenommen. Dies erhöht den praktischen Nutzwert für den Leser. An dieser Stelle bedanken wir uns bei allen Autoren, die trotz großer beruflicher Belastung und der zusätzlichen Tätigkeit im Sport kompetente Beiträge für dieses Lehrbuch geschrieben haben.

Dank auch an den Thieme Verlag, insbesondere Frau Mona Dittgen und Frau Elke Plach, die uns durch den Prozess der Bucherstellung geführt haben. Herr Prof. Grifka hat uns Herausgebern von der Sektion Sportorthopädie – Sporttraumatologie der Deutschen Gesellschaft für Orthopädie und Orthopädische Chirurgie (DGOOC) die Erstellung dieses Buches ermöglicht und wertvolle Hinweise bei der Planung des Buches und später bei der Bearbeitung der Texte geliefert.

Wir hoffen, dass Sie von dem zur Verfügung gestellten Wissen bei der Betreuung und Versorgung Ihrer Sportler und Patienten profitieren. Für Anregungen und Ergänzungen sind wir dankbar.

März 2005

PD Dr. med. Martin Engelhardt
Dr. med. Michael Krüger-Franke
Dr. med. Hans-Gerd Pieper
PD Dr. med. Christian H. Siebert

Anschriften

Reihenherausgeber

Grifka, Joachim, Prof. Dr. med.
Orthopädische Klinik der Universität Regensburg
Asklepios Klinikum Bad Abbach GmbH
Kaiser-Karl V.-Allee 3
93077 Bad Abbach

Bandherausgeber

Engelhardt, Martin, PD Dr. med.
Orthopädische Klinik
Städtische Kliniken Bielefeld-Mitte gGmbH
Teutoburger Str. 50
33604 Bielefeld

Krüger-Franke, Michael, Dr. med.
Orthopädisch-chirurgische Gemeinschaftspraxis
am Nordbad
Schleißheimerstr. 130
80797 München

Pieper, Hans-Gerd, Dr. med.
Roland-Klinik gGmbH
Orthopädische Klinik II
Niedersachsendamm 72–74
28201 Bremen

Siebert, Christian H., PD Dr. med.
Annastift e. V.
Orthopädisches Rehabilitationszentrum
Anna-von-Borries-Str. 1–7
30625 Hannover

Autoren

Dann, Klaus, Dr. med.
Ordinationsgemeinschaft top-med
Zentrum für Traumatologie – Orthopädie –
Plastische Chirurgie
Kinderspitalgasse 1/2/4
1090 Wien, Österreich

Dienst, Michael, Dr. med.
Orthopädische Klinik
Univ.-Kliniken des Saarlandes
Kirrberger Str., Geb. 37
66421 Homburg/Saar

Dingerkus, Manfred L., PD Dr. med.
ASPIRE Academy for Sports Excellence
P.O. Box 23833
Doha, Qatar

Dörr, Bernd, Dr. med.
Gemeinschaftspraxis für Allgemeinmedizin,
Chirotherapie und Sportmedizin
Bahnhofstr. 7
66589 Merchweiler

Eisenlauer, Hans-Georg, Dr. med.
Gemeinschaftspraxis
Hauptstr. 51
88326 Aulendorf

Galla, Mellany, Dr. med.
Henriettenstiftung Hannover
Klinik für Unfall- und Wiederherstellungschirurgie
Marienstr. 72–90
30171 Hannover

Geiger, Ludwig V., Dr. med.
Institut für Sport- und Präventivmedizin
Rosenheimer Str. 65
83059 Kolbermoor

Graff, Karlheinz, Dr. med.
Praxis für Orthopädie, Sportmedizin und Chirotherapie
Im Teelbruch 134 a
45219 Essen

Haberstroh, Jürgen, Dr. med.
Kybfelsenstr. 1–3
79100 Freiburg

Hämel, Dietolf, Dr. med.
Medical Park Chiemsee
Birkenallee 41
83233 Bernau

Hintermann, Beat, Prof. Dr. med.
Orthopädische Universitätsklinik
Orthopädisch-traumatologische Abteilung
Kantonsspital
Spitalstr. 21
4031 Basel, Schweiz

Hörterer, Hubert, Dr. med.
Medical Park St. Hubertus
Sonnenfeldweg 29
83707 Bad Wiessee

Jägemann, Volker, Dr. med.
Praxis für Orthopädie und Sportmedizin
Untere Hauptstr. 1
85354 Freising

Kainberger, Franz, Prof. Dr. med.
Allgemeines Krankenhaus Wien
Universitätsklinik für Radiodiagnostik
Abteilung für Osteologie
Währinger Gürtel 18–20
1090 Wien, Österreich

Kristen, Karl-Heinz, Dr. med.
SMZ Ost-Donauspital Wien
Orthopädische Abteilung
Langobardenstr. 122
1220 Wien, Österreich

Kugler, Andreas, Dr. med.
Orthopädisch-chirurgische Gemeinschaftspraxis
am Nordbad
Schleißheimer Str. 130
80797 München

Kusma, Matthias, Dr. med.
Univ.-Kliniken des Saarlandes
Orthopädische Klinik
Kirrberger Str., Geb. 37
66421 Homburg/Saar

Lobenhoffer, Philipp, Prof. Dr. med.
Henriettenstiftung Hannover
Klinik für Unfall- und Wiederherstellungschirurgie
Marienstr. 72–90
30171 Hannover

Löffler, Ludwig, Dr. med.
Praxis für Orthopädie und Chirotherapie
Brienner Str. 55
80333 München

Marka, Andreas, Dr. med.
Orthopädische Gemeinschaftspraxis und pulsierende
Signaltherapie
Georg-August-Zinn-Str. 90
64823 Groß-Umstadt

Miltner, Oliver, PD Dr. med.
Praxis für ganzheitliche Orthopädie
Friedrichstr. 94
10117 Berlin

Nehrer, Stefan, Univ.-Prof. Dr. med.
Allgemeines Krankenhaus Wien
Universitätsklinik für Orthopädie
Währinger Gürtel 18–20
1090 Wien, Österreich

Nührenbörger, Christian, Dr. med.
Centre de l'Appareil Locomoteur,
de Médecine du Sport et de Prévention
Centre Hospitalier de Luxembourg – Clinique d'Eich
78, rue d'Eich
1460 Luxemburg

Reuter, Iris, Dr. med., Ph D, MSC
Universitätsklinikum Gießen
Klinik für Neurologie
Am Steg 14
35385 Gießen

Ritsch, Mathias, Dr. med.
Orthopädische Praxis
Salinstr. 11
83022 Rosenheim

Rosemeyer, Bernd, Prof. Dr. med.
Kaiser-Ludwig-Str. 38a
82031 Grünwald

Smasal, Volker, Dr. med.
Orthopädische Praxis
Hohenzollernstr. 88
80796 München

Smigielski, Robert, Dr.
Carolina Medical Center
Sports Medicine and Orthopedic Surgery
89 Broniewskiego Street
01–876 Warsaw, Polen

Temme, Carsten, Dr. med.
Klinik für Orthopädische Chirurgie
Am Vogelsang 4
79618 Rheinfelden

Urhausen, Axel, Prof. Dr. med.
Centre de l'Appareil Locomoteur,
de Médecine du Sport et de Prévention
Centre Hospitalier de Luxembourg – Clinique d'Eich
78, rue d'Eich
1460 Luxemburg

Valderrabano, Victor, Dr. med.
University of Calgary
Human Performance Laboratory &
Orthopaedic Department
2500 University Drive NW
Calgary, T2N1N4
Alberta, Canada

Wahler, Guido, Dr. med.
Wilhelminenspital
Unfallchirurgische Abteilung
Montleartstr. 37
1160 Wien, Österreich

Walther, Markus, PD Dr. med.
Universität Würzburg
Orthopädische Klinik
König-Ludwig-Haus
Brettreichstr. 11
97074 Würzburg

Wentz, Siegfried, Dr. med.
Schlüsselbad Klinik
Fachklinik für Orthopädie und Innere Medizin
Renchtalstr. 2
77740 Bad Peterstal-Griessbach

Zeilberger, Karlheinz, Dr. med.
Wildanger 31
81375 München

Inhaltsverzeichnis

Glossar

Aerob

Bezeichnung für Stoffwechselvorgänge, die molekularen Sauerstoff benötigen. Kontinuierliche Energiebereitstellung durch oxydativen Abbau hauptsächlich von Glykogen und Fett.

Anaerob

Bezeichnung für Stoffwechselvorgänge, die auch bei Abwesenheit von molekularem Sauerstoff ablaufen können. Energiebereitstellung bei hohen Belastungsintensitäten (oberhalb der anaeroben Schwelle mit Anstieg der Laktatkonzentration im Blut).

Ausdauer

Ausdauer ist die Fähigkeit, eine gegebene Leistung über einen möglichst langen Zeitraum durchhalten zu können.

Die Fähigkeit Ausdauer ist eine wesentliche konditionelle Leistungsvoraussetzung in vielen Sportarten. Durch Ausdauertraining werden zentralnervöse, neuromuskuläre und metabole Leistungsvoraussetzungen verbessert, die es gestatten, längere Distanzen bei Zunahme der Ermüdungsresistenz zurückzulegen. Aus sportmethodischer und sportmedizinischer Sicht unterscheidet man eine Kurz-, Mittel- und Langzeitausdauer. Ausdauertraining erfolgt sportartspezifisch unter Bevorzugung der Dauertrainingsmethode. Die hauptsächlichen Trainingsformen zur Entwicklung der Ausdauer sind das Grundlagenausdauertraining (GA I) in aerober (s.o.) Stoffwechsellage, das GA-II-Training in aerob/anaerober (s.o.) Stoffwechsellage und das wettkampfspezifische Training.

Fehlbelastung

(Synonyme: Fehlbeanspruchung, Überlastung)

Bei der Fehlbelastung liegt ein Missverhältnis zwischen der individuell möglichen Belastbarkeit des Binde- sowie Stützgewebes und der tatsächlichen Belastung durch Training sowie Wettkampf vor. Der Sportler spürt die Fehlbelastung durch Muskel- sowie Gelenkschmerzen und Reizungen an den Sehnenansätzen. Als häufige Ursachen finden sich Fehlformen des Bewegungssystems, eine fehlerhafte Technik, ungeeignetes Material/Schuhwerk und ein vorgeschädigtes oder operiertes Gelenk. Fehlbelastungen sind zunächst reversibel. (Siehe auch Überlastungsschaden.)

Kontraktion

Die Kontraktion, das Zusammenziehen der Muskulatur, ist die Grundvoraussetzung für die Bewegung, Kraft- und Druckentwicklung.

Eine Kontraktion, bei der sich der Muskel verkürzt und eine Last anheben kann, nennt man isotonische oder dynamische Muskelbeanspruchung. Eine Kontraktion, bei der die Sehnenansätze des Muskels so festgehalten werden, dass zwar Kraft entwickelt werden, aber keine Muskelverkürzung eintreten kann, nennt man isometrische oder statische Muskelbeanspruchung.

Kraft

Kraft ist eine konditionelle Fähigkeit, die für das Überwinden von äußeren Widerständen bei der Lastbewältigung oder beim Bewegungsvortrieb erforderlich ist. In Abhängigkeit von der Höhe des Widerstandes wird das Krafttraining als Maximalkrafttraining – Gewichtheben oder Schnellkrafttraining (Wurf-, Stoß- und Sprungdisziplinen der Leichtathletik) – ausgeführt. Die in den Ausdauersportarten übliche Krafttrainingsform ist das Kraftausdauertraining.

Beim Maximalkrafttraining erfolgen wenig Wiederholungen mit großer Last (80–100% der Maximalkraft) und langen Pausen. Hingegen erfordert das Schnellkrafttraining kleine Lasten (30–50% der Maximalkraft), die schnell und häufig bewegt werden.

Reaktionsschnelligkeit

Unter Reaktionsschnelligkeit wird die Fähigkeit zum schnellen und zweckentsprechenden Antwortverhalten vor allem auf Bewegungshandlungen verstanden. (Siehe auch Schnelligkeit.)

Schnelligkeit

Die Schnelligkeit ist eine koordinative Fähigkeit, die eine schnelle Veränderung von Körper- oder Teilkörpermassen ermöglicht. Schnelligkeit wirkt nicht isoliert, sondern nur zusammen mit der Kraft- und Ausdauerfähigkeit. Eine wesentliche Form der Schnelligkeit ist die lokomotorische Schnelligkeit, bei der es zu einer max. Beschleunigungsleistung (Startphase) und max. Bewegungsschnelligkeit kommt. (Siehe auch Reaktionsschnelligkeit.)

Sportverletzung

Sportverletzungen sind alle Verletzungen, die während des Sporttreibens (Wettkampf oder Training) auftreten. Die Ursachen sind vielfältig und ergeben sich hauptsächlich aus trainingsmethodischen Fehlern, einer ungesunden Lebensweise sowie durch Disziplinlosigkeit. Im Hochleistungssport ergibt sich durch die maximale Belastungsanforderung eine erhöhte Unfallgefährdung.

Überlastungsschaden

(Synonyme: Fehlbelastungsfolge, Sportschaden)

Werden die Ursachen für Fehlbelastungen (s.o.) im Sport nicht behoben, kommt es zu einer chronischen Überforderung von Gewebestrukturen in den Stütz-, Halte- und Bewegungsorganen (Sehnen, Bänder, Knorpel). Der Sportschaden ist eine irreversible Schädigung von Gewebestrukturen.

1 Einleitung

Deutschland war das Pionierland der modernen Sportmedizin. Bereits vor 200 Jahren wiesen führende deutsche Mediziner auf den Wert regelmäßig betriebener Körperübungen für die Gesunderhaltung und Leistungsfähigkeit des Menschen bis ins hohe Alter hin. Die Vorreiterrolle Deutschlands zeigte sich auch in der Gründung der weltweit ersten sportwissenschaftlichen Organisation 1912 in Oberhof/Thüringen. Sportorthopädisch-traumatologisch engagierte Kollegen waren von Anfang an in Deutschland an der Weiterentwicklung der Sportmedizin entscheidend beteiligt. 1920 wurde in Berlin die erste Deutsche Hochschule für Leibesübungen gegründet. Erster Rektor war der Chirurg Prof. August Bier, dem 1932 mit Prof. Ferdinand Sauerbuch, ebenfalls ein operativ tätiger Kollege, nachfolgte.

Nach dem zweiten Weltkrieg wurde der deutsche Sportärztebund von einem traumatologisch tätigen Kollegen, Prof. F. Heiss, zusammen mit anderen Kollegen wieder gegründet. Prof. Heiss wurde 1950 auch erster Nachkriegspräsident des deutschen Sportärztebundes.

Heute sind die führenden deutschsprachigen Sportorthopäden und Sporttraumatologen in der Gesellschaft für orthopädisch-traumatologische Sportmedizin (GOTS) organisiert. Diese richtet jährlich einen Jahreskongress in München aus. Innerhalb der Deutschen Gesellschaft für Orthopädie und orthopädische Chirurgie vertritt die Sektion „Sportorthopädie – Sporttraumatologie" die Interessen des Gebiets Sportorthopädie. Der Vorstand der Sektion wurde auch mit der Erstellung dieses Lehrbuches beauftragt.

In den letzten Jahrzehnten hat die Bedeutung des Sports sowohl für die Gesellschaft als auch für das einzelne Individuum zugenommen. Einer vergleichsweise geringen Zahl von Hochleistungssportlern, die im Rampenlicht der Medien stehen, steht eine Zahl von über 20 Millionen Bundesbürgern gegenüber, die das Sporttreiben zur individuellen Selbstbestätigung, aus Spaß an der körperlichen Bewegung oder zielgerichtet zur Vorbeugung von Krankheiten, als Sporttherapie nach Unfällen und Operationen sowie im Rahmen der Rehabilitation nach Erkrankungen einsetzen.

Die Sportmedizin als großes Querschnittsfach hat gesellschaftlich insbesondere für die Prävention und die Gesundheit der Bürger große Bedeutung. In Deutschland gibt es weder während der Medizinerausbildung noch durch eine Facharztausbildung eine adäquate Wissensvermittlung in dem Fach Sportorthopädie. Viele Allgemeinmediziner und Orthopäden werden jedoch in ihrem Praxisalltag ständig mit Fragen zur Sportorthopädie von ihren Patienten sowie aktiven Sportlern konfrontiert. Viele Kollegen und Kolleginnen sind bei der Aneignung ihres Wissens auf eine kompetente Fachliteratur angewiesen.

Das hier vorliegende Lehrbuch gibt einen ausführlichen Überblick über die wichtigsten diagnostischen Verfahren in der Sportorthopädie und zeigt die wichtigsten Verletzungen, Fehlbelastungsfolgen sowie Überlastungsschäden im Sport anhand der wichtigsten Körperregionen, Organe und der altersspezifischen Verletzungen auf. Da die Abhandlung aller ausgeübten Sportarten den Rahmen dieses Lehrbuches sprengen würde, haben wir uns auf die Ausdauer-, die Kraft- und Schnellkraft- sowie die Trendsportarten konzentriert. Dabei werden alle relevanten Informationen, die ein betreuender Sportmediziner zu diesen Sportarten wissen sollte, komprimiert aufgeführt.

Mit dem Lehrbuch sollen insbesondere junge Kollegen in der Ausbildung sowie an der Sportorthopädie interessierte Kollegen angesprochen werden. Es eignet sich insbesondere zur Fort- und Weiterbildung. In der Sportorthopädie spielt die fachübergreifende Betreuung der Sportverletzten eine wichtige Rolle. Daher wirkten bei der Erstellung dieses Buches Radiologen, Orthopäden, Chirurgen, Unfallchirurgen, Allgemeinmediziner und eine Neurologin mit. Das hier vorliegende Werk ist also ein „integratives Buch" im Licht der neuen Weiterbildungsordnung.

2 Diagnostische Verfahren in der Sportorthopädie

2.1 Klinische und funktionelle Untersuchungen

M. Krüger-Franke

Einleitung

Die Bedeutung der Anamnese und der klinischen Untersuchung wird im Zeitalter bildgebender Verfahren häufig unterschätzt, da es leichter ist, eine bildgebende Untersuchung anzuordnen als einen Patienten zu befragen und korrekt klinisch zu untersuchen. Aus diesem Grund ist dieses Kapitel auch mit einigen „Grundlagen" versehen. Es kann allerdings keine vollständige Darstellung der klinischen und funktionellen Untersuchungen in der Orthopädie sein.

Anamnese

Es ist es von großer Bedeutung, den Patienten über die Art, die Lokalisation, die Häufigkeit und mögliche Auslöser der Beschwerden zu befragen. Vorveränderungen der betroffenen Region, alte Verletzungen, aber auch Angaben aus der Familienanamnese (z. B. Hüfterkrankungen) gehören ebenso zu den wichtigen Angaben wie die subjektive Einschätzung der Probleme durch den Patienten selbst. Gerade in der Sportorthopädie gehört auch die Anamnese der sportlichen Aktivitäten dazu, also Trainingsumfang und qualitative oder quantitative Veränderungen desselben, Sportgeräte (neue Laufschuhe?), aber auch psychologische Probleme (Versagensängste, Leistungsdruck) und auf den ersten Blick wenig relevante Dinge, wie banale Infekte in der Vorgeschichte. Aus diesen Angaben entsteht die erste Arbeitshypothese über die Ursache der Beschwerden des Patienten, und man kann dann gezielt die erforderlichen klinischen Untersuchungen einleiten.

Klinische Untersuchung

Zur klinischen Untersuchung muss die entsprechende Region oder das zu untersuchende Gelenk völlig entkleidet sein. Bei allen Gelenken muss die Gegenseite zur Vergleichsuntersuchung ebenfalls entkleidet sein und die Untersuchung mit dem Beobachten (Inspektion), unter anderem auch des Bewegungsablaufs, z. B. beim Gehen oder beim Entkleiden, begonnen werden. Eine alte Regel besagt, dass man immer mit der Untersuchung des gesunden Gelenks beginnen sollte, um einen Eindruck vom „Normalbefund" des betroffenen Gelenks des Patienten zu erhalten.

Obere Extremität

Schultergelenk: Bei der Inspektion müssen an der Schulter vor allem Atrophien der Schultergürtelmuskulatur, insbesondere der Mm. supra- und infraspinatus sowie des M. deltoideus, und des Reliefs des M. biceps brachii beurteilt werden. Schwellungen des Akromioklavikulargelenks sowie Weichteilschwellungen (Bursae, Tumoren) sind ebenso zu beachten wie das Hautkolorit und Hautveränderungen. Palpatorisch werden die wichtigen Strukturen untersucht (**T 2.1**). Daran schließt sich die Überprüfung des Bewegungsumfangs in der Neutral-Null-Methode an. Die funktionellen Tests sind an der Schulter sehr wichtig. Hier können eine Instabilität von einer Impingement-Symptomatik unterschieden und die Rotatorenmanschettenfunktion weitgehend selektiv getestet werden. Besondere Bedeutung wird hier für den M. subscapularis dem Lift-off-Test zugesprochen. Für den M. infraspinatus und den M. teres minor ist der Abduktions-Außenrotations-Test essenziell (**2.1**), für

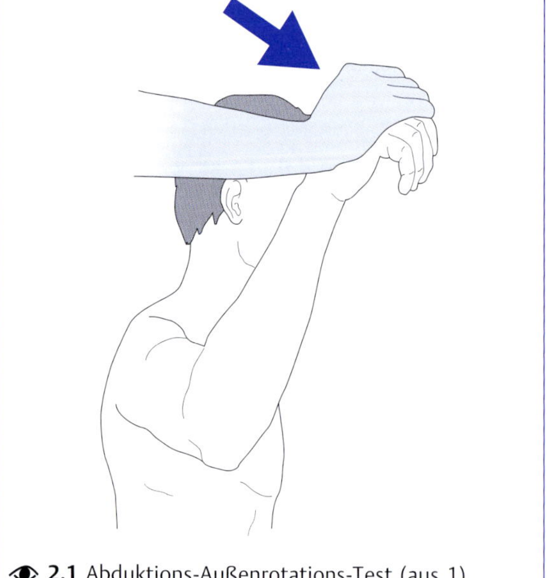

2.1 Abduktions-Außenrotations-Test (aus 1).

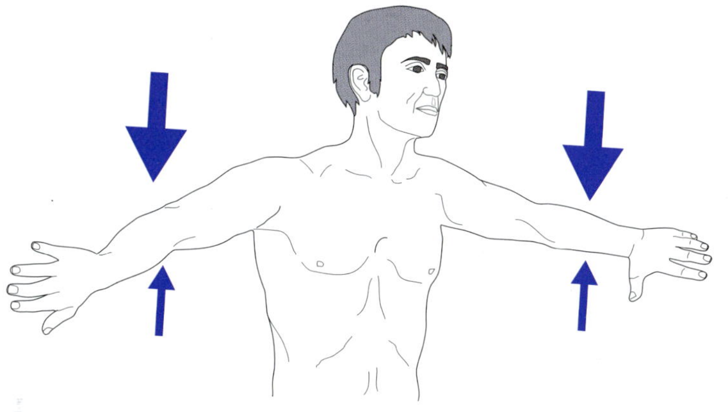

2.2 Supraspinatustest nach Jobe (aus 1).

T 2.1 Wichtige Punkte zur palpatorischen Untersuchung des Schultergelenks

- Akromioklavikulargelenk
- subakromiale ventrale Region
- Tuberculum majus
- Sulcus bicipitalis
- ventraler Gelenkspalt und M. subscapularis
- Sternoklavikulargelenk
- Fossa supraspianta
- Fossa infraspinata

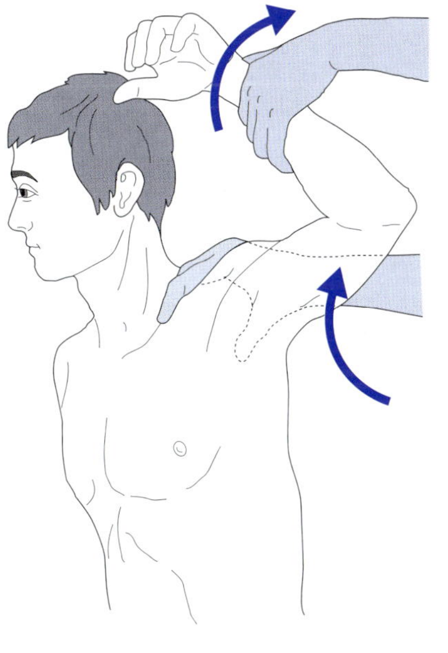

2.3 Vorderer Apprehensionstest (aus 1).

den M. supraspinatus der Jobe-Test (2.2). Die wichtigsten funktionellen Instabilitätstests am Schultergelenk sind der vordere Apprehensionstest (2.3) zur Diagnose der ventralen Instabilität sowie der Repositionstest nach Jobe und Moynes (2.4). Hierbei wird der beim Apprehensionsmanöver ausgelöste Schmerz durch Schub von ventral beseitigt und so die ventrale Instabilität bestätigt. Zur Sicherung der Diagnose eines Impingment-Syndroms werden die Tests nach Neer mit forcierter Flexion des leicht innenrotierten Armes aus der Neutralstellung heraus sowie der Test nach Hawkins und Kennedy gewertet (2.5). Bei der Untersuchung des Akromioklavikulargelenks ist der Horizontaladduktionstest der sensibelste Test, bei dem der Arm in passiver forcierter horizontaler Adduktion bewegt wird. Essenziell für eine gute Untersuchung des Schultergelenks ist ein standardisierter Untersuchungsgang, der individuell durch jeden Untersucher für sich selbst erarbeitet werden muss und bei jeder Schultergelenkproblematik vor den bildgebenden Verfahren und nach einer allgemeinen und sportartspezifischen Anamnese durchgeführt werden sollte.

Ellbogengelenk: Das Ellbogengelenk bietet diagnostisch im Wesentlichen keine speziellen Tests, dennoch muss gerade hier die Untersuchung ebenso konsequent erfolgen wie an allen anderen Gelenken. Zunächst geht es um die passive und aktive Bewegungsprüfung, wobei in Flexion/Extension 140–0–0(–10) Grad und in Pronation/Supination 90–0–90 Grad als Normalwerte gelten. Bei dieser Prüfung muss auch eine gleichzeitige Palpation des Gelenks erfolgen, um eventuelle Krepitationen, z. B. durch fehlverheilte Radiusköpfchenfrakturen, zu erfassen. Die Palpation zielt zunächst auf die Diagnose einer intra- (Erguss) oder extraartikulären (Bursitis) Schwellung, dann auf die häufigsten Schmerzbilder in der Sportorthopädie: die Epikondylopathien radial und ulnar mit den klassischen Schmerzen im Epikondylusgebiet bei forcierter Flexion (ulnar) oder Extension (radial) im Handgelenk gegen Widerstand. Die Palpation des Radiusköpfchens mit Schmerzangabe dort und auch intraartikulärer Ergussbildung im „Soft Spot“ nach Bagatellstürzen sollte den Verdacht auf eine Radiusköpfchenfraktur lenken.

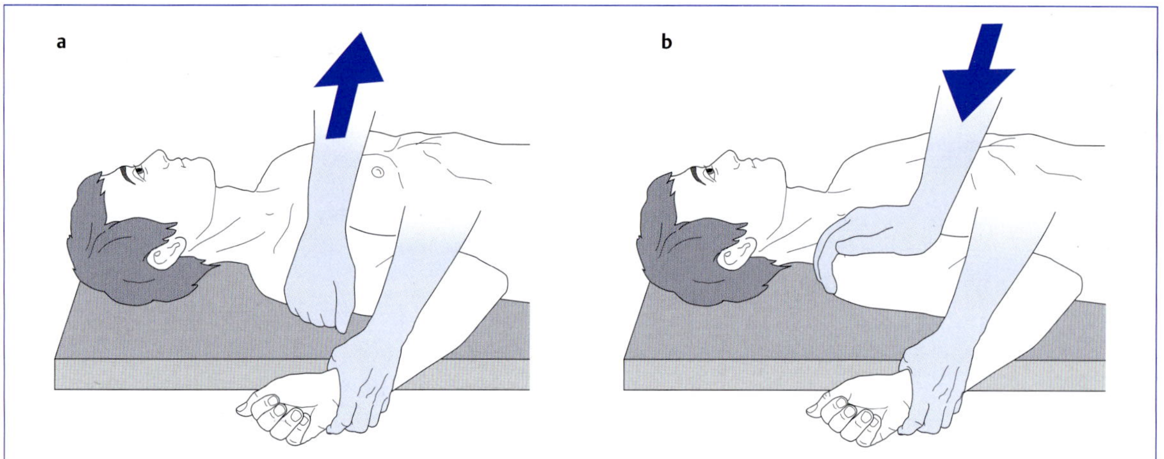

2.4a, b Repositionstest (Relocation Test) nach Jobe und Moynes (aus 1).

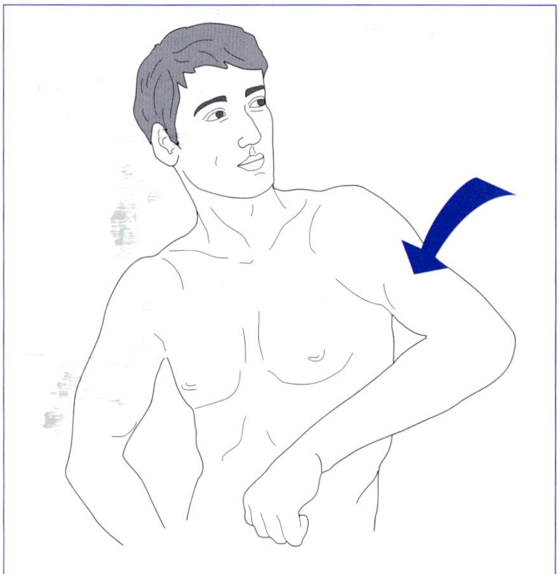

2.5 Impingement-Test nach Hawkins und Kennedy (aus 1).

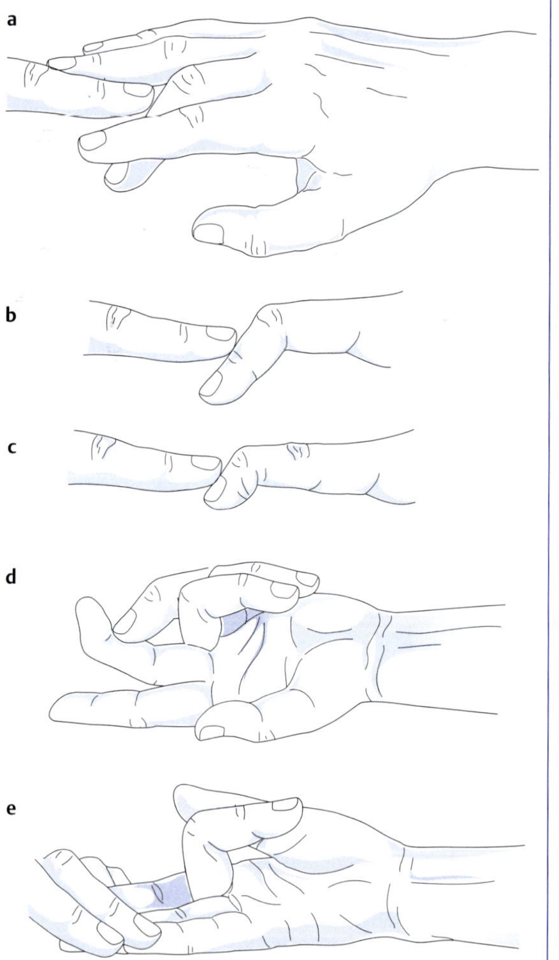

2.6 Funktionsprüfung der Streck- und Beugesehen: Prüfung der Funktion der Strecksehen im Grundgelenk (**a**), im Mittelgelenk (**b**) und im Endgelenk (**c**); Prüfung der Funktion der tiefen Beugesehen (**d**) und der oberflächlichen Beugesehnen (**e**) (aus 9).

Bei der klinischen Untersuchung muss auch der Status der ulnaren und radialen Stabilität in Streckung überprüft werden, um eine echte Instabilität rasch und konsequent therapieren zu können. Man darf sich hier nicht auf die bildgebenden Verfahren verlassen, da die Instabilitäten meist auch im Magnetresonanztomogramm nicht gut darstellbar sind.

Handgelenk und Hand: An Handgelenk und Hand sind Inspektion und Palpation sehr wichtig, um Muskelatrophien, Hautveränderungen, Indurationen oder Schwellungen festzustellen. Dabei ist vor allem auch auf die Palpation in der Tabatière zu achten, um eventuelle Frakturen des Os scaphoideum der entsprechenden bildgebenden Diagnostik zuzuführen. Die Bewegungsprüfung des Handgelenks zeigt als Normwerte handrückenwärts/hohlhandwärts 60–0–60 Grad und speichenwärts/ellenwärts 30–0–40 Grad. Die selektive Funktionsprüfung der Streck- und Beugesehnen bei entsprechendem Verdacht auf Verletzung dieser Sehnen ist essenziell und verhindert die fatalen funktionellen Folgen einer übersehenen Verletzung (👁 **2.6**).

Untere Extremität

Hüftgelenk und Leiste: Das Hüftgelenk ist in seinem Bewegungsumfang exakt definiert und wird durch jede Art der traumatischen oder degenerativen Veränderung darin eingeschränkt. Das Ausmaß von Flexion/Extension beträgt 130/140–0–10/15 Grad, von Abduktion/Adduktion 40–0–30 Grad und von Innenrotation/Außenrotation 40–0–5 Grad. Die klinische Einschätzung der Antetorsion erfolgt in Bauchlage, dabei tastet der Untersucher den Trochanter major und rotiert das Hüftgelenk bei um 90 Grad gebeugtem Kniegelenk. Wenn der Trochanter maximal prominent erscheint, zeigt die Neigung des Unterschenkels zur Senkrechten den Grad der Antetorsion im Hüftgelenk an. Die Palpation des Hüftgelenks und der periartikulären Strukturen umfasst vor allem den Trochanter major und die Spina iliaca anterior superior sowie die Leistenregion. Sportorthopädisch relevant sind am Hüftgelenk neben den artikulären Klickphänomenen, die auf eine Labrumläsion hinweisen können und durch ein Kontrastmagnetresonanztomogramm weiter verifiziert werden müssen, vor allem die Leistenschmerzen durch Insertionstendopathien und Muskelverletzungen. Die häufigsten Ursachen für Leistenschmerzen beim Sportler sind Verletzungen des M. adductor longus, des M. rectus femoris und des M. ilopsoas. Hier sind chronische Beschwerden bei Tendopathien oder akute Verletzungen vor allem des M. adductor magnus im allgemeinen Sprachgebrauch als „Adduktorenzerrung" bekannt. Die klinische Untersuchung sollte hier durch Bewegungsprüfung gegen Widerstand die einzelnen Muskelgruppen selektiv überprüfen. Eine weitere Schmerzursache, die selten bedacht wird, ist die Meralgia paraesthetica des N. cutaneus femoris lateralis durch Kompression im Leistenbereich bei z. B. enger Kleidung oder häufiger Bauchlage (Trainingsanamnese!).

Kniegelenk: Die Untersuchung des Kniegelenks beginnt mit der Inspektion, wobei hier die Beinachse, Schwellungen oder Verdickungen im Bereich der Gelenkspalten, aber auch an der Tuberositas tibiae oder präpatellar, ebenso beachtet werden müssen wie umschriebene Rötungen oder Prellmarken und Hämatome sowie deren Lokalisation. Bei gebeugtem Kniegelenk ist die Position des Tibiakopfes im Seitenvergleich zu beachten, um eine spontane hintere Schublade nicht zu übersehen. Die Palpation umfasst alle wichtigen Punkte, wie Gelenkspalt, Bandursprünge oder Sehnenansätze (T **2.2**), und steht vor der funktionellen Prüfung des Kniegelenks. Daran anschließend werden die Kollateralbänder in Streckung und 30 Grad Beugung auf Stabilität durch Varus- und Valgusstress geprüft sowie die Bandprüfung durch vordere und hintere Schublade in 90 Grad Flexion sowie den Lachman-Test in 25 Grad Beugung vervollständigt (👁 **2.7a**); hierbei werden das distale Femur und die proximale Tibia mit jeweils einer Hand des Untersuchers fixiert und die ventrale Translation der Tibia vorgenommen. Dabei kann ein erfahrener Untersucher die Länge der Translationsstrecke sowie deren Ende als „Anschlag" im Seitenvergleich quantifizieren. Instrumentelle Testungen mit dem KT-1000/-2000 oder dem Rolimeter sind zur Objektivierung allerdings unerlässlich. Ein weiterer Schritt zur Sicherung einer vorderen Kreuzbandverletzung ist der Pivot-Shift-Test, bei dem unter Valgus- und Innenrotationsstress am Unterschenkel das Kniegelenk von Streckung in Beugung überführt wird, wobei mit einem Ruck das Knie subluxiert und wieder reponiert, je nach Beugegrad des Kniegelenks (👁 **2.7b, c**).

T 2.2 Wichtige Punkte zur palpatorischen Untersuchung des Kniegelenks

- medialer Gelenkspalt
- lateraler Gelenkspalt
- medialer parapatellarer Bereich (Plica mediopatellaris)
- Tuberositas tibiae
- proximaler Innenbandansatz
- distaler Innenbandansatz
- Außenband von Kondylus bis Fibulaköpfchen
- Tuberculum Gerdy
- laterales Retinakulum
- Fibulaköpfchen
- Bizepssehne

Die klinische Meniskusdiagnostik besteht in einer Schmerzprovokation im Bereich des jeweiligen Gelenkspalts bei definierten Manövern, bei denen der Meniskus unter Scher- und Rotationskräfte gerät. Die endgradigen Streck- und Beugeschmerzen im jeweiligen Gelenkspalt sind Hinweise auf eine Meniskusläsion ebenso wie auf Knorpelschäden im jeweiligen Kompartiment. Zur Untersuchung der Patella und des patellofemoralen Gelenks ist neben der Krepitation bei Bewegungsprüfung der so genannte Zohlen-Test wichtig; hierbei wird die Patella durch den Untersucher von kranial in ihr Gleitlager gedrückt und der Patient dann aufgefordert, den M. quadriceps femoris zu kontrahieren. Die Schmerzangabe weist auf ein retropatellar lokalisiertes Problem hin. Der Apprehensionstest an der Patella besteht in einem von medial auf die Patella ausgeführten Druck, der zu Schmerz und sofortiger Muskelanspannung in „Erwartung" der lateralen Patellasubluxation führt.

Sprunggelenk und Fuß: Die Untersuchung des Sprunggelenks besteht in einer Bewegungsprüfung in Flexi-

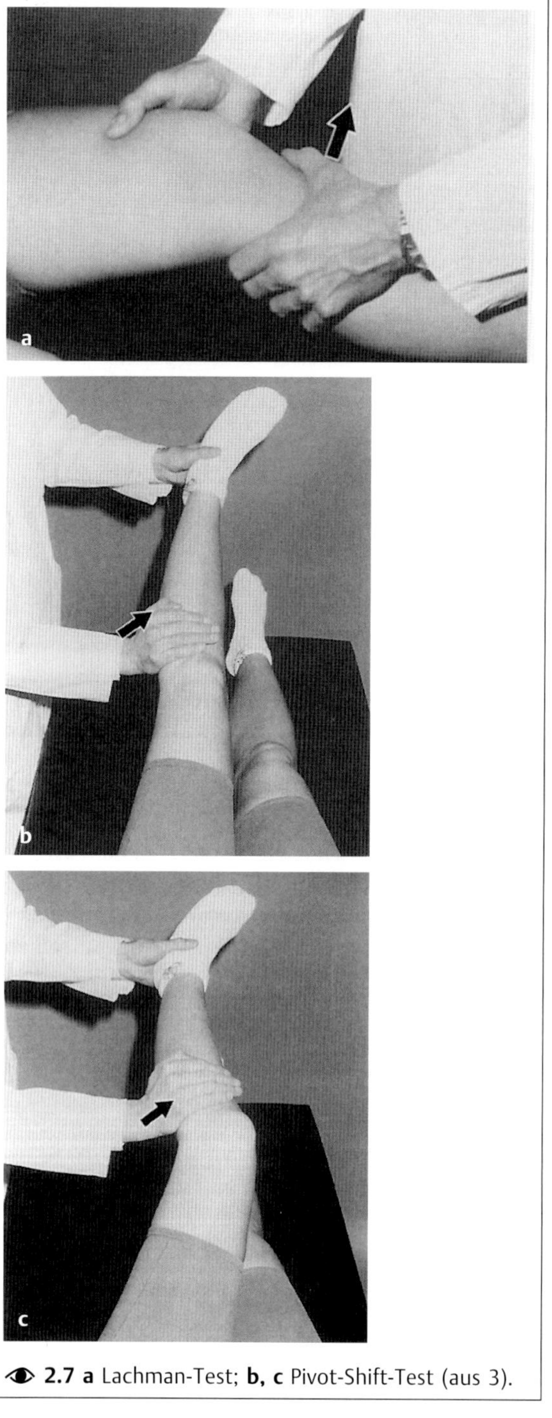

2.7 **a** Lachman-Test; **b, c** Pivot-Shift-Test (aus 3).

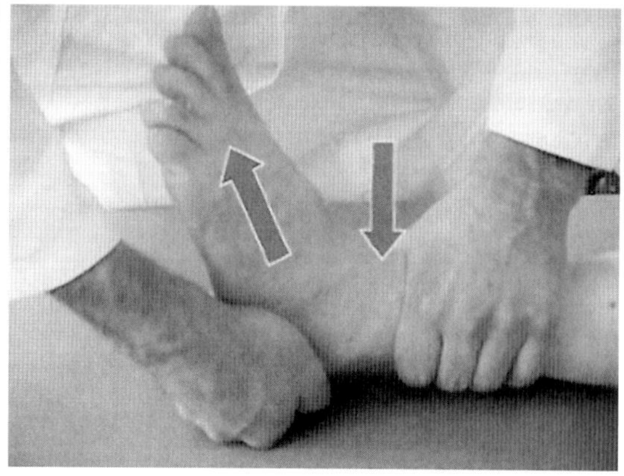

2.8 Prüfung des Talusvorschubes (aus 7).

on/Extension (Normalwert: 40–0–20 Grad) sowie in einer Palpation der wichtigen Band- und Sehnenansätze. Vor allem beim frisch traumatisierten Sprunggelenk ist die Differenzialdiagnose klinisch bereits weitgehend möglich. Palpiert werden müssen der laterale Bandapparat an Talus, Fibula und Calcaneus, die vordere Syndesmose an Tibia und Fibula ventral sowie das Lig. bifurcatum am lateralen Mittelfuß zwischen Calcaneus und Talus bzw. Os cuboideum. Zusätzlich sollte immer die Basis des fünften Os metatarsale palpiert werden, um Abrissfrakturen der Sehnen des M. peroneaus brevis nicht zu übersehen. Die Funktionsprüfung der Syndesmose ist schwierig, hier kann der „Squeeze-Test" hilfreich sein: Am hängenden Unterschenkel wird der Unterschenkel handbreit unter dem Kniegelenk durch den Untersucher komprimiert; werden dabei Schmerzen an der Syndesmose oder über der distalen Membrana interossea angegeben, so ist eine Syndesmosenverletzung wahrscheinlich. Die Stabilität des oberen Sprunggelenks kann klinisch durch die Testung des Talusvorschubs (**2.8**) und der Taluskippung bei fixiertem Calcaneus überprüft werden. An der Achillessehne ist neben der aktiven Prüfung des Zehenspitzenstandes vor allem der Thompson-Test richtungsweisend: Bei Kompression der Wadenmuskulatur muss sich der Fuß in Plantarflexion stellen. Ist dies nicht der Fall, so ist die Achillessehne in ihrer Kontinuität unterbrochen. Das untere Sprunggelenk ist in seiner Beweglichkeit stark eingeschränkt, es bietet in Eversion/Inversion einen Bewegungsumfang von 15–0–20 Grad, wohingegen die Kombinationsbewegung im Vorfuß mit Pronation/Supination einen Bewegungsumfang von 30–0–60 Grad zeigt. Plantare Beschwerden, vor allem bei Laufsportarten, sind häufig am calcanearen Ansatz der Plantaraponeurose lokalisiert, Fersenschmerzen können lateral neben dem Achillessehnenansatz auftreten (Haglund-Exostose) oder direkt an der Sehneninsertion durch Enthesiopathien oder Bursitiden. Hier sind die exakte Palpation und die Kenntnis der möglichen Pathologie essenziell für den Erfolg der klinischen Untersuchung. Die Untersuchung des Vorfußes zielt auf Schmerzen ab, die z. B. durch Bewegungseinschränkungen des ersten Metatarsophalangealgelenks bei Hallux rigidus verursacht sind. Die Kompression des Vorfußes ist bei Überlastungsbeschwerden der Querwölbung der Ossa metatarsalia schmerzhaft, die isolierten Druckschmerzen über einzelnen Ossa metatarsalia können auf Stressfrakturen oder plantar auch auf Störungen des Sesambeinkomplexes (erster Strahl) oder eine Osteonekrose des Metatarsaleköpfchens (zweiter Strahl) hinweisen.

Literatur

1. Hedtmann A, Heers G. Klinische Diagnostik. In: Gohlke F, Hedtmann A, Hrsg. Schulter. Reihe: Wirth CJ, Zichner L, Hrsg. Orthopädie und orthopädische Chirurgie. Stuttgart: Thieme; 2002:76–97.
2. Katthagen B-D, Buckup K. Klinische Untersuchung. In: Tschauner C, Hrsg. Becken, Hüfte. Reihe: Wirth CJ, Zichner L, Hrsg. Orthopädie und orthopädische Chirurgie. Stuttgart: Thieme; 2002:40–7.
3. Kohn D. Das Knie. Stuttgart: Thieme; 2000.
4. Krüger-Franke M, Scherzer S. Langzeitergebnisse operativ behandelter Achillessehnenrupturen. Unfallchirurg. 1993; 96:524–8.
5. Krüger-Franke M, Schurk B, Kugler A. Der vordere Knieschmerz in der Praxis. Sportorthopädie Sporttraumatologie. 2003; 19:19–22.
6. Krüger-Franke M, Schurk B, Kugler A. Die isolierte Ruptur der distalen tibiofibularen Syndesmose – Diagnostik und Therapie. Sportorthopädie Sporttraumatologie. 2001; 17:159–62.
7. Niezold D, Ferdini RM. Klinische Untersuchung. In: Wirth CJ, Hrsg. Fuß. Reihe: Wirth CJ, Zichner L, Hrsg. Orthopädie und orthopädische Chirurgie. Stuttgart: Thieme; 2002: 11–5.
8. Renstroem PAFH. Sportschäden der Leistengegend und der Hüfte. In: Renstroem PAFH, Hrsg. Sportverletzungen und Überlastungsschäden. Köln: Deutscher Ärzteverlag; 1997:98–114.
9. Welk E, Martini A-K. Klinische Untersuchungen. In: Martini A-K, Hrsg. Ellenbogen, Unterarm, Hand. Reihe: Wirth CJ, Zichner L, Hrsg. Orthopädie und orthopädische Chirurgie. Stuttgart: Thieme; 2003:28–34.
10. Wirth CJ. Klinische Diagnostik. In: Wirth CJ, Bischoff H-P, Hrsg. Praxis der Orthopädie, Band I, 3. Aufl. Stuttgart: Thieme; 2001:4–17.

2.2 Sonographie

L. Löffler

Einleitung

Bedeutung der Sonographie: Verletzungen und Überlastungen im Sport sind in der Regel Weichteilschäden. Neben der Anamnese und der klinischen Untersuchung bedarf es daher auch eines bildgebenden Verfahrens zur Darstellung der Weichteile. Neben der Magnetresonanztomographie (MRT) bietet sich die Sonographie an. Es handelt sich dabei um eine preisgünstige und fast überall verfügbare Technik (T 2.3), die zudem dynamische Untersuchungen sowie Untersuchungen im Seitenvergleich ermöglicht. Bei der Sonographie an den Bewegungsorganen wird in der Regel ein 7,5-MHz-Linearschallkopf mit Silikonvorlauf eingesetzt. Zur Bilddokumentation hat sich der Thermoprinter durchgesetzt. Die Sonographie ermöglicht durch die unterschiedliche Schallleitfähigkeit des Gewebes – abhängig vom Wassergehalt –, eine gute Differenzierung der Gewebestruktur. Der beste Schallleiter ist Flüssigkeit, wie z. B. ein Serom oder ein Hämatom. Diese Strukturen sind echoarm und führen zur Schallverstärkung an der Grenzschicht. Je dichter und flüssigkeitsärmer die Struktur ist, umso echogener ist das Ultraschallbild, z. B. Muskulatur, Sehnen, Faszien, Bänder. Totalreflektierend sind Kalk und Knochen. Nach ihrer Grenzschicht ist das Bild echofrei (Schallschatten). Die Echogenität des Knorpels verändert sich mit dem Wassergehalt (hyaliner Knorpel ist echoarm, Faserknorpel ist echogen). So ist schon statisch eine gute Differenzierung der Weichteilstrukturen an Extremitäten und Gelenken möglich.

Sonographie des Bewegungsapparats (T 2.4): Durch den starken Schallreflex kann der Knochen mit seinem Schallschatten von Weichteilen abgegrenzt werden; er dient deshalb meist als Landmarke. Es können alle großen und kleinen Gelenke in mehreren Ebenen dargestellt werden (Schulter, Ellbogen, Hand, Finger, Hüfte, Knie, Fuß, Zehen). Bei Gelenkverletzungen wird nach Ergüssen gefahndet sowie Kapsel- und Bandverletzungen dargestellt, ebenso wie gelenknahe Sehnenverletzungen (z. B. an der Schulter). Darüber hinaus können Meniskus- und Labrumläsionen erkannt werden. Ebenso ist die Darstellung von Muskel- und Sehnenverletzungen eine Domäne der Sonogra-

T 2.3 Technische Voraussetzungen für die Ultraschalldiagnostik an Halte- und Bewegungsorganen

- 7,5-MHz-Linearschallkopf
- Silikonvorlauf
- Thermoprinter

T 2.4 Indikationen zur Durchführung einer Sonographie

Extremität	Befunde an
obere	▪ Schulter ▪ Ellbogen ▪ Muskulatur ▪ Hand und Handgelenk
untere	▪ Hüftgelenk ▪ Kniegelenk ▪ Fuß mit Achillessehne ▪ Ober- und Unterschenkelmuskulatur

phie. Vor allem bei Kindern kann die Sonographie bei knöchernen Verletzungen die erste und oft einzige durchzuführende Untersuchung sein und das Röntgen ersetzen. Bei der Untersuchung müssen die bekannten Standardebenen eingehalten werden, die sich meist an knöchernen Landmarken orientieren. So wird ermöglicht, dass neben dem Untersucher auch Dritte die Befunde bewerten können. Klassische pathologische Befunde sind:

- Ergüsse an großen Gelenken,
- Muskelrisse mit dem entsprechendem Hämatom,
- Sehnenrisse an Schulter, Knie und Fuß,
- Sehnenluxationen (z. B. Bizepssehne),
- Kapsel- und Bandverletzungen (Fuß und Knie),
- Ganglien,
- Bursen,
- Zysten, die zudem gezielt punktiert werden können,
- Verkalkungen an Sehnenansätzen (Schulter, Achillessehne).

Nicht zuletzt können durch die dynamische Untersuchung Instabilitätstests durchgeführt werden.

Schulter

Indikationen: Es gibt zahlreiche Indikationen für eine sonographische Untersuchung der Sportlerschulter: Nach Verletzungen sucht man nach Ergüssen (Kapselabhebungen) und Bursitiden (Bursa verbreitert). Sehnenläsionen (Rotatorenmanschettendefekt) sind eine Domäne der Sonographie. Kalkherde können sicher dargestellt werden (stadienabhängig). Veränderungen der Bizepssehne lassen sich ebenso dokumentieren wie Labrumläsionen (ventral und dorsal). Luxationen lassen sich statisch und dynamisch darstellen, kleine Infraktionen am Tuberculum majus oder die Hill-Sachs-Delle werden oft nur sonographisch gesehen.

Standardebene und Normalbefund: Die Schulter wird am sitzenden Patienten mit hängendem Arm untersucht. Begonnen wird mit der Darstellung der Bizepssehne, indem der Schallkopf ventral quer und längs über dem Oberarmkopf aufgesetzt wird. Dabei kommen das Tuberculum majus et minus mit dem Sulcus intertubercularis zur Darstellung. Die echogene Bizepssehne ist rund 2–3 mm dick und nur bei Erguss vom Retinakulum abgrenzbar. Wird der Arm im Anschluss außenrotiert, kommt die echogene Subscapularissehne mit Ansatz am Tuberculum minus zur Darstellung. Bei mehr oder weniger ausgeprägter Innenrotation stellt sich die Supraspinatussehne und anschließend die Infraspinatussehne als Reifenmuster (Schallkopf quer) oder als Schnabelmuster (Schallkopf vertikal) dar (👁 **2.9**). Sie ist homogen echogen, wird von Knochen und Bursa begrenzt und zeigt eine gute Spannung unter Rotation. Bei dorsaler Schallkopfposition (längs und quer) stellen sich das dorsale Labrum mit Kapsel und die Oberarmkopfkontur dar, ebenso wie der M. infraspinatus. Der ventrale Pectoralisrandschnitt dient zur Darstellung des ventralen Labrum (echogen, dreieckig), das direkt dem knöchernen Pfannenrand echogen mit Schallschatten) aufsitzt. Der axilläre Schnitt zeigt die große kaudale Kapselaussackung und dient zur Ergussdarstellung.

Pathologie:

- Bursitis: Bursa verbreitert mit echoarmem Flüssigkeitssaum von mehreren Millimetern zwischen Rotatorenmanschette und M. deltoideus.
- Rotatorenmanschettendefekt: Vier sichere Kriterien lassen einen Rotatorenmanschettendefekt diagnostizieren: Tonusverlust der Sehne mit Bursa-

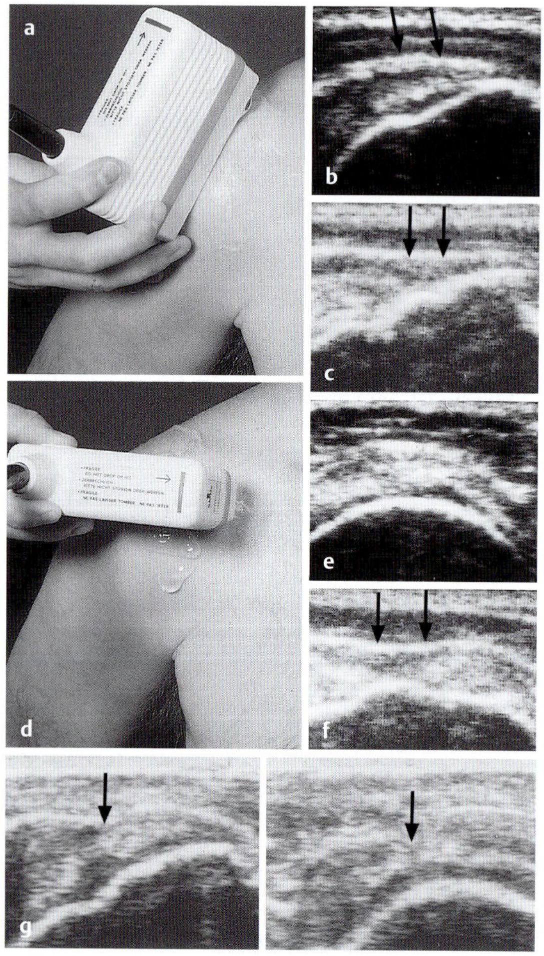

👁 **2.9** Sonographie der Schulter.
a Schallkopf vertikal.
b Supraspinatussehne normal.
c Supraspinatussehne defekt.
d Schallkopf horizontal.
e Supraspinatussehne normal.
f Supraspinatussehne defekt.
g Supraspinatussehnendefekt mittig.

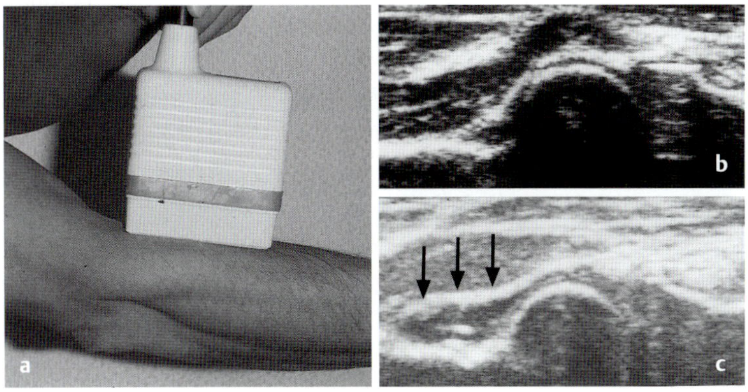

2.10 Sonographie des Ellbogens.
a Schallkopf ventral längs radial.
b Normalbefund.
c Erguss mit Gelenkkörper.

linienumkehr (konkav; **2.9c, f, g**), Defekt mit echogenem Sehnenstumpf, Knochenaufrauung, Muskelverfettung mit Atrophie und vermehrter Echogenität (dorsaler Querschnitt). Hinzu kommt die dynamische Untersuchung unter Innen- und Außenrotation; dabei kann die Bewegung des Sehnenstumpfes beobachtet werden.

- Tendinitis calcarea: Sehne echogen, verdickt, mit Schallschatten.
- Bizepssehne: echoarmer Hof („Halo"), Sehne verdickt, echogen, mit Defekten, Luxation (leerer Sulkus).
- Fraktur: Stufenbildung, Hämatom.
- Erguss: Kapselabhebung im dorsalen Querschnitt und im Axillarschnitt.
- Instabilität: Sulkuszeichen und ventrale oder dorsale Subluxation bei sonographischer Untersuchung mit dorsal quer aufgesetztem Schallkopf (Bewegung der dorsalen Kopfkontur).
- Labrumdefekt: echogenes Dreieck am knöchernen Pfannenrand, deformiert, abgehoben oder disloziert (dynamische Untersuchung unter Rotation).
- Dorsale Luxation (verhakt): Vorwölbung der dorsalen Kopfkontur im Seitenvergleich, Rotation aufgehoben.

Ellbogen

Indikationen: Verletzungen jeder Art mit Schmerz, Schwellung und Bewegungseinschränkung sollten sonographisch noch vor dem Röntgen untersucht werden, und zwar zum Ausschluss eines Ergusses; Luxationen können im Seitenvergleich ausgeschlossen werden. Bei Blockierungen ist nach Gelenkkörpern zu fahnden (Fossa olecrani/coronoidea). Tendinitiden und Subluxationen des N. ulnaris zeigen entsprechende Befunde radial und ulnar.

Standardebene und Normalbefund: Die Untersuchung findet bei gestreckten Ellbogen statt. Zunächst wird der Ellbogen beugeseitig mit ventral aufgesetztem Schallkopf (**2.10a, b**) längs und quer untersucht. Radial finden sich als Referenzstrukturen das Tuberculum radii und das Radiusköpfchen mit der Kapsel, ulnar der Processus coronoideus mit der Fossa coronoidea und dem M. brachialis. In der Querdarstellung stellt sich die Trochlea humeri mit der Gelenkkapsel dar (hilfreich bei Streckhemmung). Dorsal wird die Fossa olecrani bei gebeugten Ellbogen in 2 Ebenen ausgebildet, vor allem zum Ausschluss von Gelenkkörpern und Ergüssen (abgehobene Kapsel) (**2.11**).

Pathologie: Siehe hierzu **2.10c**. Bei einem deutlichen Gelenkerguss ist die Kapsel ventral längs und quer abgehoben und mit Flüssigkeit (echoarm) gefüllt (Kapsel konvex). Gelenkkörper an typischer Stelle (Fossae) sind echogen und zeigen Schallschatten, Frakturen eine Stufe mit Hämatom oder Erguss. Tendinitiden zeigen einen echoarmen, verbreiterten, faserarmen Sehnenansatz am Epicondylus radialis oder ulnaris. Der N. ulnaris ist echoarm. Bei der habituellen Luxation des N. ulnaris ist der Sulkus leer bzw. lässt sich der N. ulnaris außerhalb des Sulkus darstellen. Hierfür empfehlen sich die dynamische Untersuchung und eine Vorlaufstrecke zu verbesserten Ankopplung.

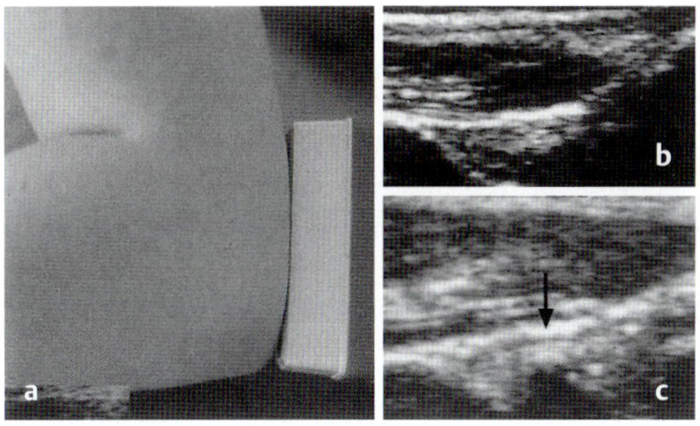

2.11 Sonographie des Ellbogens.
a Schallkopf dorsal längs.
b Fossa olecrani.
c Freier Gelenkkörper.

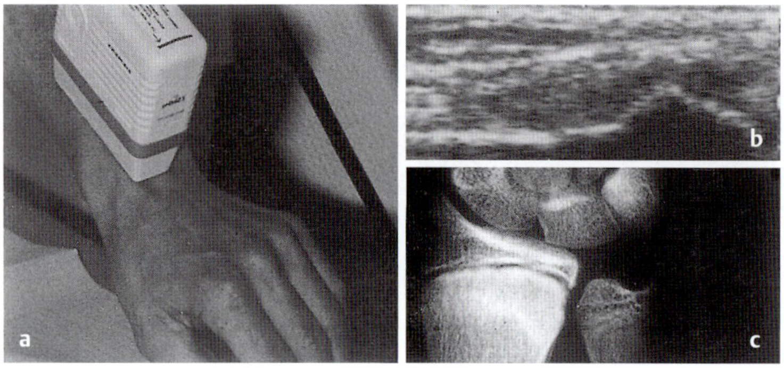

2.12 Sonographie des distalen Radius.
a Schallkopfposition dorsal längs.
b Grünholzfraktur.
c Röntgenbefund.

Hand

Indikationen: Eine mögliche Indikation für die Sonographie stellt das verletzte Handgelenk mit Verdacht auf Fraktur oder Kapsel-Band-Verletzung dar. Ein intraartikulärer Erguss lässt eine ernsthafte Gelenkverletzung vermuten. Bandverletzungen an den Fingern können dokumentiert werden, ebenso Entzündungen und Verletzungen der Sehnen (schnellender Finger, Ringbandverletzung). Ein Frakturverdacht des Radius bei Kindern kann sonographisch abgeklärt werden (Grünholzfraktur) (2.12). Bei V. a. Karpaltunnelsyndrom kann die Sonographie als Screeningmaßnahme eingesetzt werden.

Standardebene und Normalbefund: Die Hand ist ausgestreckt und liegt dem Tisch auf. Der Schallkopf wird dorsal längs und quer aufgesetzt. Dabei kommen die Strecksehnen, die Gelenkkapsel und die Handwurzel zur Darstellung. Beugeseitig zeigt sich der N. medianus als echoarmer, 1–2 mm dicker Streifen zwischen dem echogenen Retinakulum und den reflektierenden Beugesehnen (Finger bewegen lassen). Die Beugesehnen werden längs und quer in der Hohlhandfalte in Verbindung mit der Gelenkkapsel der Fingergrundgelenke dargestellt. Unter Bewegung lassen sich die Sehnen abgrenzen (echogen). Die Kollateralbänder stellen echogene Brücken über dem Gelenkspalt dar.

Pathologie:

- Erguss: Bei einem Gelenkerguss ist die Kapsel vom Knochen abgehoben und mit echoarmer Flüssigkeit gefüllt.
- Fraktur: Stufe am Knochen mit Begleithämatom oder Periostabhebung (Grünholzfraktur; 2.12).
- Tendinitis: Sehne verdickt, echogen, mit echoarmem Saum.
- Bandläsion: Defekt mit echogenem Rand, Tonusverlust, Hämatom, Instabilität, Bandstumpf oft verdickt.
- Karpaltunnelsyndrom: sanduhrförmige Stenosierung des N. medianus.
- Ganglion: echoarm, glatt begrenzt, Verbindung zu einem Gelenk, komprimierbar, typische Schallverstärkung.

Hüftgelenk

Indikationen: Jede Form von Leistenschmerz mit Bewegungseinschränkung der Hüfte sollte sonographiert werden, um einen Gelenkerguss auszuschließen. Dies gilt auch für unklare Bewegungseinschränkungen der Hüfte bei unauffälligem Röntgenbefund. Hüfthinken und Adduktorenschmerzen können sonographisch abgeklärt werden (Gelenkerguss?). Frische oder alte periartikuläre Verletzungen lassen sich hinsichtlich eines Weichteilschadens sonographisch in Verbindung mit dem Röntgenbild differenzieren (Muskelverletzung, knöcherner Ausriss, Verkalkung, Erguss).

Standardebene und Normalbefund: Siehe hierzu 2.13a, b. Der Patient liegt zur Untersuchung auf dem Rücken bei weitgehend gestrecktem Hüftgelenk

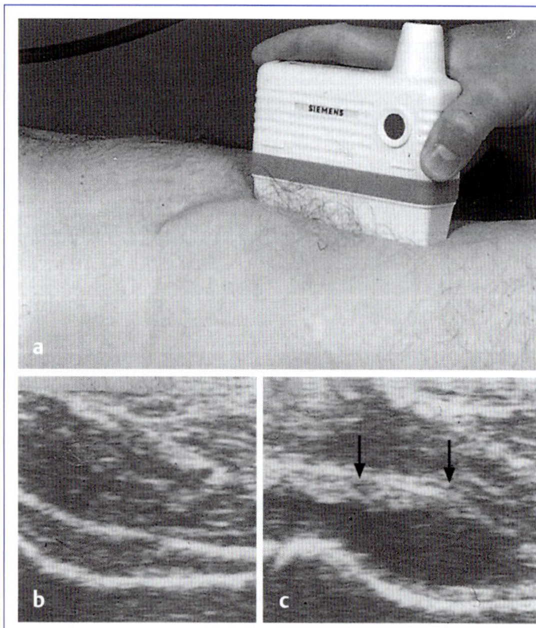

2.13 Sonographie der Hüfte.
a Schallkopfposition.
b Normalbefund.
c Erguss.

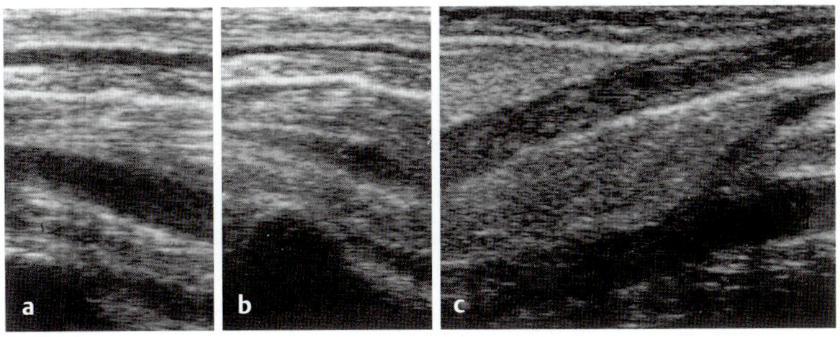

2.14 Venenthrombose.
a Poplitealvene.
b Vene unter Kompression.
c Ausgedehnte Thrombose.

und in mittlerer Rotation. Der Schallkopf wird ventral in Höhe der Hüfte entsprechend dem Schenkelhalswinkel aufgesetzt. Unter der Haut stellen sich 3 Muskelgruppen dar: M. sartorius, M. rectus femoris und direkt über dem Hüftgelenk der M. iliopsoas. Darunter zeigen sich die Gelenkkapsel, der Hüftkopf mit echoarmem Knorpelüberzug und der konkave knöcherne Schenkelhals mit Schallschatten. Die Kapsel liegt dem Schenkelhals parallel an.

Pathologie:

- Erguss: Die Kapsel ist konvex abgehoben, der Inhalt ist mehr oder weniger echoarm (**2.13c**).
- Gelenkkörper: echogen mit Schallschatten.
- Kalk: echogen mit Schallauslöschung.
- Muskelriss: Defekt mit Hämatom und welliger Konturierung, echogener Muskelstumpf.
- Morbus Perthes: Epiphyse deformiert, höhengemindert, im zweiten Stadium schollig zerfallen.
- Epiphysenlösung: Erguss mit Stufe an der Epiphysenfuge.

Muskulatur des Ober- und Unterschenkels

Indikationen: Jede Form von Muskelverletzung sollte sonographisch untersucht werden; nur so lassen sich Art und Ausdehnung der Verletzung darstellen. Jede Form von Schwellung sollte ebenfalls sonographisch abgeklärt werden (flüssig/derb). Auch Myopathien können sonographisch oftmals differenziert werden. Im Rahmen der Behandlung einer Verletzung können frühzeitig Komplikationen erkannt (Hämatom, Verkalkung) und auch Thrombosen festgestellt werden (erweiterte, nichtkomprimierbare Vene) (**2.14**).

Standardebene und Normalbefund: Siehe hierzu **2.15a, b**. Jeder Muskel – an Ober- oder Unterschenkel, Beuger oder Strecker – wird in 2 Ebenen (längs und quer) dynamisch und im Seitenvergleich untersucht. Auf die knöcherne Referenzstruktur (Femur oder Tibia) ist in beiden Ebenen zu achten, und diese sollte als schmales echogenes Band abgebildet werden. Beim Normalbefund stellt sich unter der Haut das Unterhautfettgewebe dar. Anschließend kommt das echogene Band der Faszie, und schließlich zeigt sich die typische Fiederung der Muskulatur („Fischzugmuster"). Die Muskelsepten sind echogen, ebenso die Kortikalis des Knochens. Unterschieden wird der Muskelbauch vom Muskelbündel. Muskelfasern lassen sich nur mikroskopisch darstellen.

Pathologie: Siehe hierzu **2.15c**.

- Muskelriss: Defekt, Hämatom, echogener Muskelstumpf, beweglich unter dynamischer Untersuchung, Tonusverlust des Muskelbündels.
- Prellung: Muskulatur vermehrt echogen, Bündel verbreitert, verwaschene Struktur („Milchglaseffekt") und damit Fiederung nicht mehr darstellbar.
- Myositis ossificans: echogen mit Schallschatten, unscharf begrenzt.

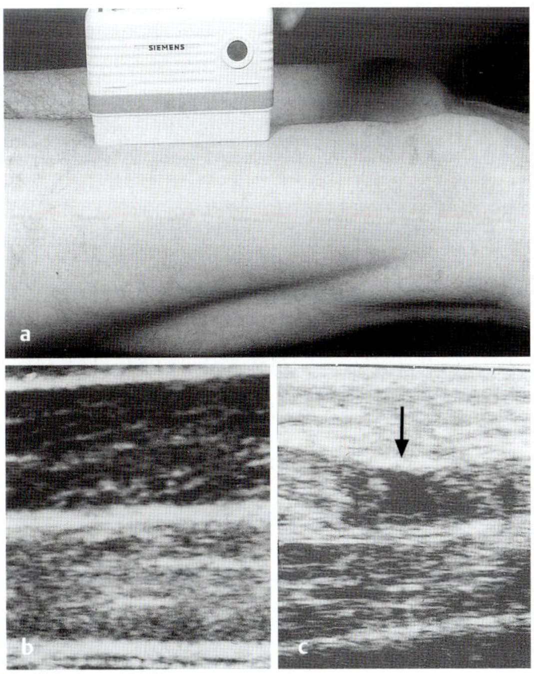

2.15 Sonographie der Oberschenkelstrecker.
a Schallkopfposition.
b Normalbefund.
c Rektusriss.

- Hämatom: echoarm, scharf begrenzt, komprimierbar, bisweilen Binnenechos (Koagel).
- Myopathie: diffuse, echogene, verwaschene Muskelstruktur mit starker Schallabsorption (Narbe, Fetteinlagerung, Minderdurchblutung), Strukturveränderung (Milchglaseffekt).

Kniegelenk

Indikationen: Jeder unklare Knieschmerz verdient, sonographisch abgeklärt zu werden, wobei periartikuläre Probleme eine Domäne der Sonographie darstellen. Im Vordergrund stehen hier die Ansatztendinosen (Patellaspitzensyndrom, Quadrizepstendopathie), Band- und Sehnenverletzungen (Kollateralbänder, Beuge- und Strecksehnen) und Meniskusläsionen. Schwellungen unklarer Genese sollten immer sonographisch abgeklärt werden. Differenziert werden kann zwischen derben und zystischen Tumoren (Baker-Zyste, Ganglion, Neurinom), Aneurysma, Hämatom und intraartikulärem Erguss. Das femoropatellare Gleitlager kann nach Form (Dysplasie) und Struktur (Knorpelauflage) unterschieden werden.

Standardebene und Normalbefund: Bei der Untersuchung liegt der Patient auf einer Liege in Bauch- oder Rückenlage bei gestrecktem bzw. leicht gebeugtem Kniegelenk. Streckseitig wird der Schallkopf längs und quer über Quadrizeps- und Patellarsehne (👁 **2.16a, b**) aufgesetzt und die entsprechenden Sehnen über den knöchernen Referenzstrukturen dargestellt. Das Patellagleitlager wird bei maximal gebeugtem Kniegelenk mit quer aufgesetztem Schallkopf untersucht. Die Sehnen sind homogen echogen und wenige Millimeter dick, das Gleitlager weist einen Winkel von 135° auf und hat einen echoarmen Knorpelbelag. Die Kollateralbänder sind echogen und liegen über dem jeweiligen Gelenkspalt unmittelbar subkutan. Die Menisken werden von dorsal bei leicht gebeugtem Knie untersucht und stellen sich als echogenes homogenes Dreieck im Gelenkspalt dar. Der hyaline Gelenkknorpel ist echoarm und überzieht das Fe-

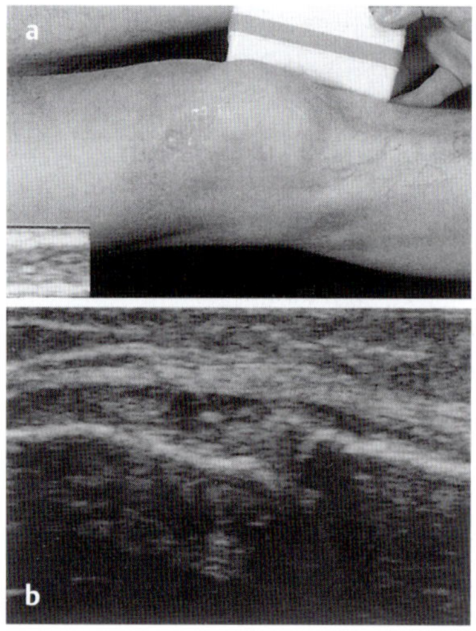

👁 **2.17** Sonographie des Kniegelenks.
a Schallkopfposition medial längs.
b Innenbandruptur.

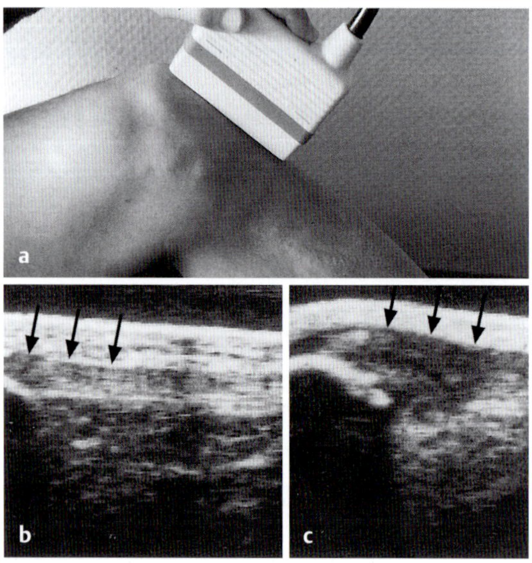

👁 **2.16** Sonographie des Kniegelenks.
a Schallkopfposition streckseitig längs.
b Normalbefund.
c Patellaspitzensyndrom.

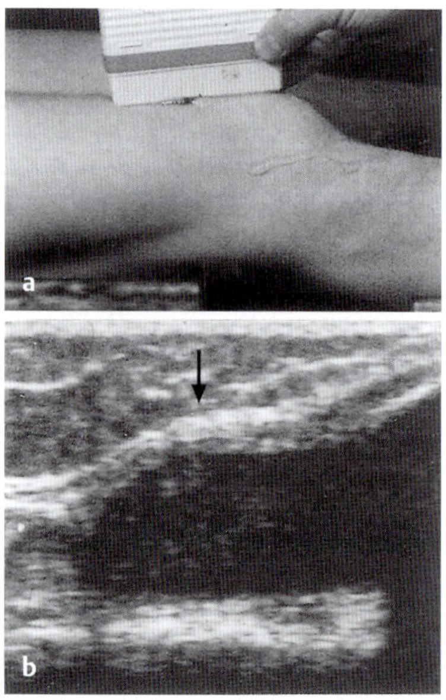

👁 **2.18** Sonographie des Kniegelenks.
a Schallkopfposition dorsal längs proximal.
b Gelenkerguss im oberen Rezessus.

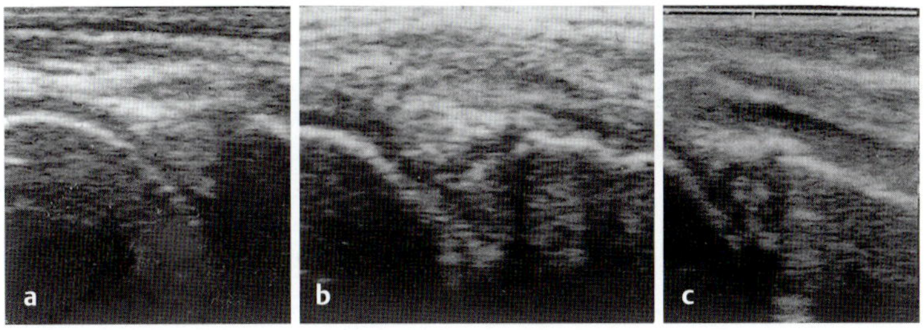

2.19 Sonographie des Kniegelenks: Innenmeniskus.
a Normalbefund.
b Korbhenkel.
c Degeneration.

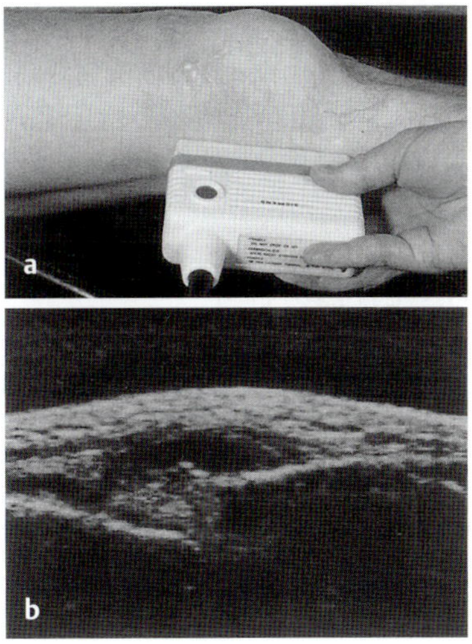

2.20 Sonographie des Kniegelenks.
a Schallkopfposition lateral längs.
b Außenmeniskus. Ganglion.

mur. In Bauchlage untersucht man die Kniekehle längs und quer sowie medial und lateral. Dargestellt werden lateral die Gefäße sowie medial der Schlitz zwischen M. gastrocnemius und M. semimembranosus, wo die Baker-Zyste typischerweise zu liegen kommt.

Pathologie:
- Tendinose: Sehnenansatz verdickt, verbreitert und echoarm; Fasern rarefiziert (**2.16c**).
- Sehnenriss/Bandriss: Defekt, echoarmes Hämatom, echogener Rand, wellige Kontur, Sehnenstumpf/Bandstumpf verbreitert; dynamische Untersuchung empfehlenswert (**2.17**)!
- Erguss: Kapsel abgehoben, echoarmer Inhalt (**2.18**).
- Meniskus: Form- und Strukturveränderungen: Meniskus inhomogen, echogen, deformiert, stumpf, eingerissen, verkürzt (**2.19**).
- Ganglion, Zyste: echoarm, glatt begrenzt, Schallverstärkung, Gelenkverbindung nicht immer darstellbar (**2.20**).

Fuß

Indikationen: Jede Form von Schwellung mit oder ohne Trauma sollte zur Darstellung von Weichteilverletzungen sonographiert werden. Differenziert werden können ein Hämatom nach Kapsel-/Bandverletzung, ein intraartikulärer Erguss, Sehnenverdickungen, Entzündungen sowie Rupturen bzw. Luxationen von Sehnen; dies gilt vor allem für die Achillessehne, aber auch für alle Beuge- und Strecksehnen sowie die Peronäalsehnen. Jede Form von Achillessehnenschmerz sollte sonographisch differenziert werden. Der plantare Fersenschmerz ist ebenfalls sonographisch abzuklären.

Standardebene und Normalbefund:
- Achillessehne längs und quer (Vorlauf): 5–7 mm breites echogenes Band, homogen, unmittelbar subkutan, glatt begrenzt (**2.21a**).
- Oberes Sprunggelenk: Schallkopf längs der Tibia über dem Sprunggelenk (dabei stellen sich die Tibia und der Talus als schmales echogenes Band dar, darüber die Kapsel und die Strecksehnen – echogen).
- Sehnen: Darstellung längs und quer; rund, homogen echogen mit einem schmalen echoarmen Saum (Sehnenscheide); die Abgrenzung gelingt vor allem durch Bewegung.
- Kapsel-Band-Apparat: Das Lig. fibulotalare anterius wird zwischen Fibula und Talus parallel zur Fußsohle dargestellt (**2.22a, b**). Vorlauf ist erforderlich, die dynamische Untersuchung hilfreich. Orthograd getroffen ist das Lig. fibulotalare anterius echogen, glatt begrenzt und doppelt konturiert. Das fibulocalcaneare Band wird lateral dorsal unter den Peronäalsehnen dargestellt, mit Ansatz am Calcaneus; es ist echogen und 2 mm dick. Das Deltaband ist ebenfalls echogen und doppelkonturiert; es verläuft vom Innenknöchel zum Os naviculare, zum Calcaneus und dorsal zum Talus.

Pathologie:
- Erguss: echoarm, Kapsel ventral abgehoben, Schallverstärkung.
- Sehnen-Band-Ruptur: Defekt, echoarmes Hämatom, wellige Kontur, kräftiger Sehnenstumpf (**2.21d, 2.22c**).

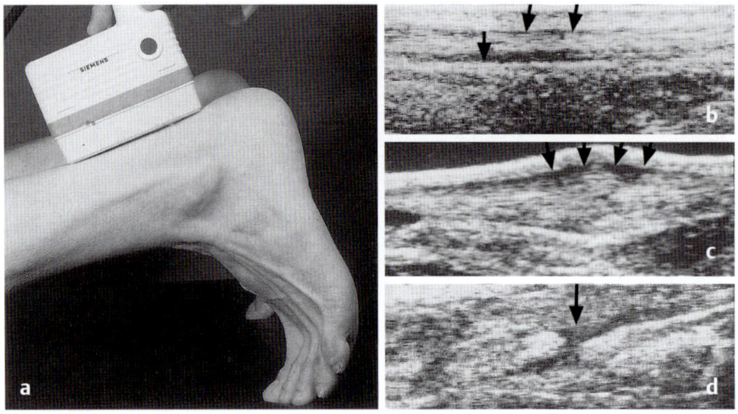

2.21 Sonographie der Achillessehne.
a Schallkopfposition.
b Peritendinitis.
c Befund bei Achillodynie.
d Achillessehnenriss (alt).

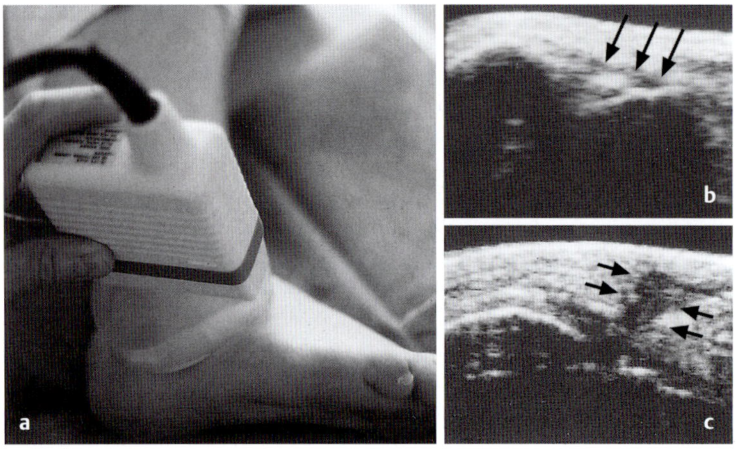

2.22 Sonographie des fibulotalaren Bandapparats.
a Schallkopfposition.
b Normalbefund.
c Frische Ruptur.

- Tendinitis: Sehne verdickt, Erguss (**2.21b**), verminderte Echogenität der Sehne, spindelförmige Auftreibung bei Achillodynie (**2.21b**).
- Faszitis der Fußsohle: Faszie verbreitert und echoarm, Fasern rarefiziert, Trompetenform (siehe auch „Patellaspitzensyndrom") am Übergang zum Calcaneus.
- Bursitis: echoarme, glatt begrenzte Struktur zwischen Sehne und Knochen oder zwischen Haut und Knochen (z. B. Achillessehnenansatz).

Zusammenfassung

Die Sonographie ermöglicht eine differenzierte Darstellung aller Weichteilstrukturen an den Bewegungsorganen. Die Abbildung periartikulärer Strukturen großer und kleiner Gelenke ist eine Domäne der Sonographie, während intraartikläre Strukturen überwiegend der Magnetresonanztomographie (MRT) zugänglich sind. Die Sonographie in der Hand des erfahrenen Untersuchers hat vor allem dann viele Vorteile, wenn klinisches Bild und Sonographiebefund kombiniert werden. Es handelt sich um eine schnell verfügbare, preiswerte Methode, die zahllose Kontrollen des Befundes ermöglicht, immer im Seitenvergleich und zudem dynamisch (im Gegensatz zur MRT); sie stellt damit eine wichtige Ergänzung zur klinischen Untersuchung dar, und zwar durch die Möglichkeit der Befunddokumentation im Verlauf. Voraussetzungen sind gute Anatomiekenntnisse und eine versierte Sonographieausbildung. Bei der Untersuchung müssen die Standardebenen streng eingehalten werden und die Artefaktmöglichkeiten bekannt sein. Eine qualifizierte Geräteausstattung ist Voraussetzung. Für den Sportler bedeutet dies eine rasche Diagnostik und in den meisten Fällen eine gezielte Therapie ohne Zeitverlust. Nicht zuletzt deshalb wird die Bereitstellung von tragbaren Sonographiegeräten in der Behandlungskabine diskutiert.

Literatur

1. Dondelinger RF. Peripheral musculoskeletal ultrasound atlas. Thieme: Stuttgart; 1996.
2. Dubs-Kunz B. Sonographie des Bewegungsapparates. Bern: Huber; 1990.
3. Fornage BB. Ultrasonography of muscels and tendons. Heidelberg: Springer; 1988.
4. Gerber AT, et al. Sonographie des Bewegungsapparates. Stuttgart: Thieme; 2000.
5. Graf R, Schuler P. Sonographie am Stütz- und Bewegungsapparat bei Erwachsenen und Kindern, 2. Aufl. London: Chapman und Hall; 1995.
6. Gruber G, Konermann W. Sonographie des Stütz- und Bewegungsapparates. London: Chapman und Hall; 1997.
7. Jerosch J, Marquart M. Sonographie des Bewegungsapparates. Zülpich: Biermann; 1993.
8. Löffler L. Ultraschalldiagnostik am Bewegungsapparat. Stuttgart: Thieme; 1988.
9. Löffler L. Die sonographische Diagnostik der Kapselbandverletzung. Sportorthopädie Sporttraumatologie. 2001; 17:148–52.
10. Löffler L, Keyl W. Überlastungsschäden der unteren Extremität durch Sport. Sportverl Sportschad. 1988; 2:147–52.
11. Reimers CD, Gaulrapp H. Muskel- und Sehnensonographie. Köln: Deutscher Ärzteverlag; 1988.

2.3 Röntgen, Magnetresonanz- und Computertomographie

F. Kainberger

Einleitung

Die speziellen Anforderungen an die bildgebende Diagnostik in der Sportmedizin betreffen in hohem Maße die adäquate Indikationsstellung, zu einem geringeren Teil (da weitgehend standardisiert) die Untersuchungstechniken und schließlich wieder in besonderer Weise die diagnostischen Konsequenzen aus der Interpretation gewonnener Bilddaten.

Indikation

Dien Indikation ist nicht selten dringlich zu stellen, und neben Parametern zur unmittelbaren Ausübung des Sports sind auch Überlegungen zur Gesamtbetreuung der Athleten (Training, Physio- bzw. Psychotherapie, Medienbetreuung und anderes) mit einzubeziehen; dafür ist die möglichst exakte Dokumentation morphologischer wie auch funktioneller Abnormitäten von Bedeutung. Auf der Basis allgemeiner evidenzbasierter, durch die EU-Gesetzgebung vorgegebener Zuweisungskriterien (Referral Criteria) sind zusätzlich spezifische sportmedizinische Symptome typischer Überlastungs- bzw. Verletzungsmuster zu berücksichtigen (3, 9). Des Weiteren sind für einige radiologische Indikationsstellungen (wie an der Wirbelsäule) klinische „Red Flags“ definiert, wobei es sich meist um neurologische Zeichen oder ungewöhnliche Formen palpabler Schwellungen handelt. Primäruntersuchung sind meist konventionelle Röntgenaufnahmen, in zunehmender Zahl – beispielsweise bei der Achillodynie – werden die Sonographie und die Magnetresonanztomographie (MRT) als Erstverfahren eingesetzt, um Sehnen- und Muskelveränderungen sowie Gelenkbinnenveränderungen direkt darzustellen.

Modalitäten

Einsatzmöglichkeiten: Fast immer sind es statische Röntgen-, Computertomographie-(CT-) oder MRT-Bilder, auf denen charakteristische morphologische Befunde – wie Ergüsse, Ödeme, Schwellungen bzw. Atrophien oder Osteophyten – festgestellt werden können. Mit der Sonographie sind routinemäßig Funktionstests, z. B. die Rotation im Humeroglenoidalgelenk, möglich. Für spezielle Fragestellungen, wie am Handgelenk, kann dies mittels konventioneller Durchleuchtung geschehen. Aufwändiger sind magnetresonanztomographische Funktionsstudien. Sie werden entweder durch digital nachbearbeitetes Aneinanderreihen statischer Bilder einer Bewegung (so genannte Pseudomovies) oder in Form kinematischer MRT-Techniken („MRT-Durchleuchtung“) mit extrem schnellen Sequenzen durchgeführt.

Konventionelles Röntgen: Bei konventionellen Röntgenaufnahmen sind digitale Verfahren, basierend auf dem Prinzip der Phosphorspeicherplattentechnik oder in Form der Direktradiographie, der herkömmlichen Film-Folien-Technik wegen des höheren Kontrastumfangs und der Möglichkeit der Bildnachbearbeitung qualitativ überlegen. Spezielle Projektionstechniken – beispielsweise so genannte „Einschauaufnahmen“ der Sakroiliakalgelenke, am Knie die Tunnelaufnahme nach Frik oder verschiedene Spezialaufnahmen des okzipitozervikalen Übergangs – werden sukzessive durch aussagekräftigere Schnittbildtechniken ersetzt. Die Strahlenexposition digitaler Verfahren wird durch technologische Verbesserungen zunehmend geringer. Sie ist gegenüber filmbasierten Techniken an den Extremitäten niedriger, im Bereich des Körperstamms generell höher anzusetzen.

Magnetresonanztomographie: Die MRT ist wegen ihres exzellenten Weichteilkontrasts bei praktisch allen sportspezifischen Syndromen der Gelenke, der Muskeln und der Sehnen als Verfahren mit höchster diagnostischer Aussagekraft etabliert. Auch für die Darstellung ossärer Veränderungen, vor allem von

Knochenmarködemen, ist die MRT bestens geeignet. Kontrastmittel kann intravenös zur Darstellung entzündlicher bzw. raumfordernder Prozesse sowie intraarikulär im Rahmen der Magnetresonanzarthrographie appliziert werden (32). Eingeschränkt ist die Aussagekraft der MRT bei posttraumatisch starken Gewebeschwellungen wegen der diffusen Ödembildung. Durch technologische Weiterentwicklungen werden im Allgemeinen Geräte mit Feldstärken von 1,0 Tesla und höher verwendet. Mit Geräten niedrigerer Feldstärke können wegen des auf MRT-Bildern generell exzellenten Weichteilkontrasts bei zahlreichen Fragestellungen bessere Resultate als mittels konventioneller Röntgendiagnostik, Sonographie oder CT erzielt werden. Allerdings werden hinsichtlich der Ortsauflösung (Zeichenschärfe), der Untersuchungsdauer (und damit der Rate an Bewegungsartefakten) sowie der Größe des darstellbaren Bereichs (Field of View) bald physikalische Grenzen erreicht.

Computertomographie: Die CT wird mittels Multidetektortechnologie durchgeführt. Dies bedeutet, dass die Photonenenergie eines Röntgenstrahlenbündels von einer Vielzahl komplex zusammengeschalteter Detektoren aufgefangen und durch spezielle Softwareprozesse, je nach Gerätetyp, ein unterschiedlich großer, zentimeterdicker Bilddatensatz aufgebaut wird. Durch die damit verbundene höhere Ortsauflösung in allen 3 Raumebenen im Submillimeterbereich können multiplanare Schichtebenen und Volumenrekonstruktionen generiert werden. Die Beurteilung derartiger mehrdimensionaler Bilddatensätze setzt eine entsprechende Erfahrung mit flacher Lernkurve voraus. Das Ausmaß von Metallartekfakten ist deutlich geringer, sodass postoperative Implantatkontrollen möglich sind. Mittels intraartikulärer Kontrastmittelgabe sind computertomographische Arthrographien mit hoher Detailauflösung durchführbar. Die Strahlenexposition eines einzelnen Schichtbildes ist durch die empfindlicheren Detektorsysteme um ein Vielfaches niedriger als bei Single-Slice-CT-Geräten. Wegen der besseren Bildqualität sind jedoch der größere anatomische Umfang der Untersuchungen und die weiter gestellten Indikationen Grund für einen stetigen Anstieg der Kollektivdosis (durchschnittliche Dosis/Bevölkerung).

Osteodensitometrie: Die Knochendichtemessung (Osteodensitometrie) sollte grundsätzlich bei jeder nicht durch das biomechanische Überlastungsmuster erklärbaren Stressfraktur, vor allem bei jungen Frauen, durchgeführt werden. Bei Turnerinnen und Balletttänzerinnen mit oder ohne sekundärer Amenorrhö sind erniedrigte Dichtewerte beschrieben. Andererseits konnte der anabole Effekt eines systematischen Krafttrainings oder im Rahmen des Fechtens densitometrisch dokumentiert werden. Die Dual-Energy-X-Ray-Absorptiometrie (DXA) sollte gegenüber anderen densitometrischen Verfahren wegen ihres höheren Grades an Standardisierung, der am besten validierten Aussagekraft und der geringen Strahlenexposition bevorzugt werden.

Diagnostische Konsequenzen

Bildanalyse und „Bewegungsketten"

Leitsymptome: Funktionelle Aspekte, beschrieben in Form von „Bewegungsketten" (Kinetic Chains), stellen die Basis der radiologischen Diagnostik von Sportschäden bzw. Sporttraumen dar. Wichtige bildgebende Leitsymptome für die Analyse biomechanischer Stresskomponenten sind:

- Malalignment: Neben konstitutionellen und erworbenen Achsenabweichungen knöcherner Skelettelemente und ihrer Auswirkung auf Bewegungsmuster (wie Ulnavarianten oder okzipitozervikale bzw. lumbosakrale Übergangsstörungen, posttraumatische Fehlstellungen) sind auch solche der Muskeln und Sehnen zu berücksichtigen (👁 **2.23**). Dies betrifft akzessorische Muskeln, muskuläre Atrophien sowie die Dokumentation funktioneller Veränderungen, wie die mittels Durchleuchtung darzustellenden Klickphänomene des Handgelenks.
- An Sehnen und Muskeln sind Ödeme und Schwellungen Hinweiszeichen auf verschiedenartige Überlastungsreaktionen (👁 **2.24**). Sie sind am besten magnetresonanztomographisch, grundsätzlich jedoch auch auf konventionellen Röntgenaufnahmen, besonders in Form von Verschattungen der Fettstreifen bzw. Fettkörper, festzustellen.

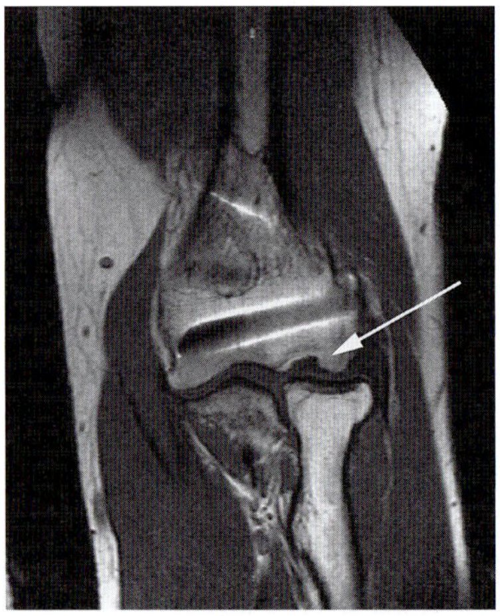

👁 **2.23** Posttraumatische Fehlstellung (nach einer operativ versorgten distalen Humerusfraktur) bei einem Gewichtheber mit einer zweitgradigen osteochondralen Läsion (Pfeil).

- An den Gelenken sind Ergussbildungen und synoviale Verdickungen Ausdruck akuter Überlastungsreaktionen. Mit hoher Sensitivität sind sie magnetresonanztomographisch, in einigen Regionen, wie dem Knie und dem oberen Sprunggelenk, auch konventionell-radiologisch zu erkennen. Eine posttraumatische Synovitis kann radiologisch, im Gegensatz zu arthroskopischen Verfahren, lediglich anhand indirekter Zeichen diagnostiziert werden.
- Überlastungsschäden des fibrös-knorpeligen Gewebes von Menisken bzw. Disken wie auch von kräftigen Band- und Kapselstrukturen gehen mit Schäden der Dermatan- bzw. Keratansulfatseitenketten der Kollagenfasern einher. Diese Vorgänge sind mittels MRT aufgrund des etwas höheren Gehalts an chemisch freien Wasserstoffprotonen zu beobachten (**2.25**).
- Beim hyalinen Knorpel liegen Oberflächendefekte oder arthroskopisch nicht immer nachweisbare Inhomogenitäten der tiefen Schichten bzw. der subchondralen Grenzlamelle vor. Sie werden anhand der Verschmälerung des Gelenkspalts bzw. des Knorpelbandes und der Kontraständerungen quantifiziert (**2.26**).
- Am Knochen sind Marködeme unspezifische Zeichen für jedwede Formen des Traumas, der Überlastung, der Osteonekrose, der Entzündung, der Neoplasie oder der Neuropathie. Nach Lokalisation

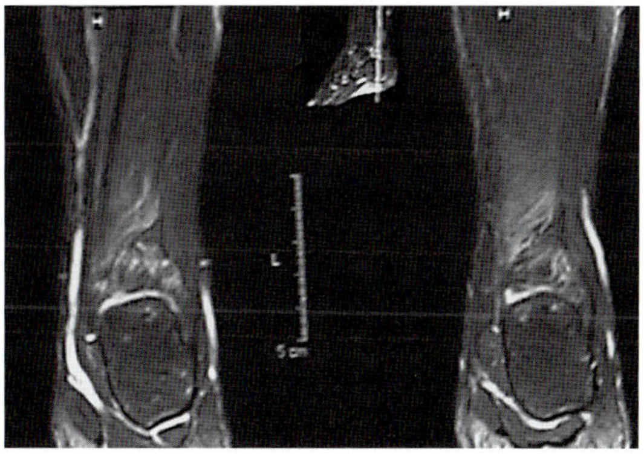

2.24 Typisch gefiedert strukturiertes Ödem im distalen M. flexor hallucis longus bei einer Balletttänzerin.

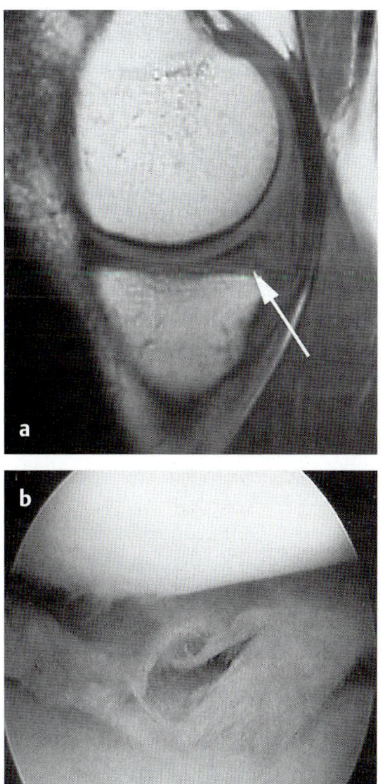

2.25 Ausgedehnter Riss des medialen Hinterhorns (Pfeil) (**a**) mit korrespondierendem Arthroskopiebild (**b**).

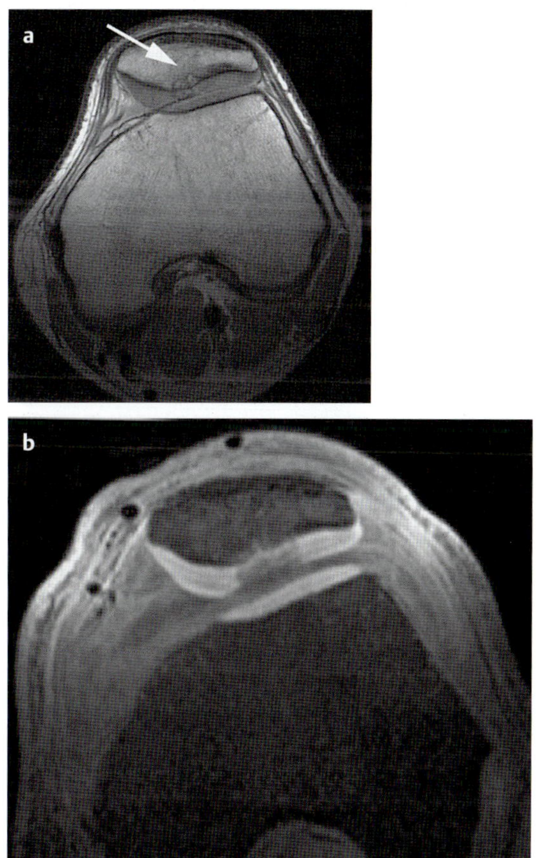

2.26 **a** Umschriebene Knorpelläsion retropatellar (Pfeil) auf einer Protonendichtesequenz. **b** Darstellung 2 Monate postoperativ mit einer T1-gewichteten dreidimensionalen Fettunterdrückungssequenz.

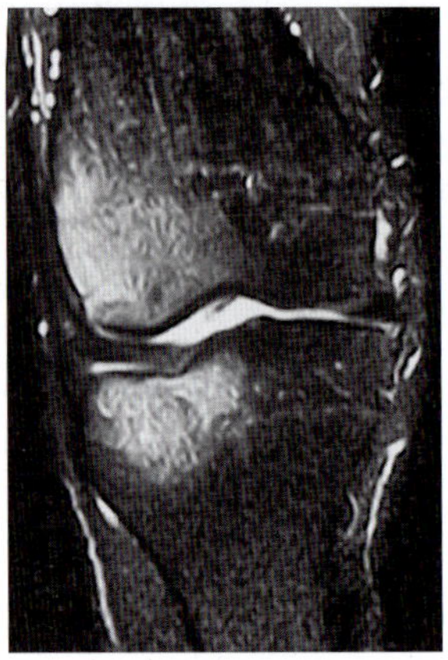

2.27 Kissing Bone Bruises mit Knochenmarködem an Femur und Tibia.

und Struktur ist meist eine weitere Differenzierung möglich, wobei traumatisch verursachte Konchenkontusionen (Bone Bruises) von degenerativ bedingten subchondralen Ödemen bzw. solchen im Rahmen eines Frühstadiums der Osteonekrose (Knochenmarködemsyndrom) unterschieden werden (**2.27**). Bei der traumatischen Form unterscheidet man Impaktions- von Avulsionsödemen, und zwar anhand ihrer Lage und Form.

Bewertung: Nicht selten bestehen Diskrepanzen zwischen der klinischen, von schmerzhafter Funktionseinschränkung geprägten Symptomatik und dem radiologischen Bild, bei dem eher geringgradige bzw. asymptomatische degenerative Läsionen dominieren. Auf der Basis des Konzepts der Bewegungsketten können alle erfasste Veränderungen klassifiziert werden, und zwar nach solchen, die normal mit „pathologischem Potenzial" sind, solchen, die pathologisch, jedoch klinisch asymptomatisch sind, und solchen, die symptomatisch sind. Für Rupturen bzw. Frakturen kann das Risiko ihrer Entstehung auf der Basis extrinsischer (extrakorporaler) und intrinsischer Parameter abgeschätzt werden, wobei radiologische Untersuchungsergebnisse wichtige, weil oft direkt erfassbare und auch quantifizierbare intrinsische Faktoren darstellen. In weiterer Folge können Bildinformationen dieser Art für sportmedizinische Entscheidungen zur Rehabilitation (Vermeiden des „Inadequate Rehabilitation Syndrome") und zur Wiederaufnahme des Trainings („Return to Play") genutzt werden.

Differenzialdiagnose

Die wichtigen Differenzialdiagnosen des Sportschadens bzw. Sporttraumas sind im Allgemeinen:

- Neoplasien der Knochen oder der Weichteile, die mit pathologischen Frakturen, Raumforderungen oder Osteodestruktionen einhergehen;
- entzündlich-rheumatische Erkrankungen, vor allem seronegative Spondylarthropathien (wie der Morbus Reiter und andere reaktive Arthritiden), seltener auch infektiöse Erkrankungen;
- das Battered-Child-Syndrom, an das bei jeder morphologisch ungewöhnlichen Form eines Traumas formal zu denken ist, insbesondere wenn die Manifestationen in unterschiedlichen anatomischen Regionen bzw. zeitlich asynchron (erkennbar an der Kallusbildung) beobachtet werden;
- metabolisch bedingte Veränderungen, wobei in der Praxis an Insuffizienzfrakturen infolge einer Osteoporose oder anderer demineralisierender Osteopathien bzw. an die vor allem periarthropathisch lokalisierte kalzifizierende Tendinitis (Hydroxylapatitkrankheit) der Rotatorenmanschette der Schulter oder der Trochanterregion der Hüfte zu denken ist.

Therapiemaßnahmen in Form bildgesteuerter Infiltrationstechniken erfolgen vor allem ultraschallgezielt im Fall komplexer anatomischer Verhältnisse oder geringgradiger morphologischer Veränderungen (13).

Sehnen und Muskeln

Indikation und Untersuchung

Als Primäruntersuchung bei schmerzhaften Funktionseinschränkungen oder plötzlichen Verletzungen ist die Sonographie anzusehen, in jeder Hinsicht aussagekräftiger ist die MRT (**2.28**, s. a. **2.24**). Mit konventionelles Röntgenaufnahmen können Zusatzinformationen – vor allem hinsichtlich Verkalkungen, posttraumatischer Residuen und eines Malalignments – gewonnen werden. Spezielle röntgentechnische Verfahren zur Darstellung osteofibröser Kanäle im tangentialen Strahlengang, wie die Sulkusaufnahme des proximalen Humerus oder die Karpaltunnelaufnahme, sind unpräzise und im Hinblick auf die Aussagekraft der verschiedenen Schnittbildverfahren unüblich geworden. Die Thermographie wird vereinzelt zur Muskeldiagnostik durchgeführt, um eine überlastungsbedingte Wärmeentwicklung einzelner Muskelgruppen und damit zugrunde liegende Trainingsfehler zu messen. Eine spezielle MRT-Technik sind die Exercise-Tests nach forcierter Belastung, um Ödeme, vor allem als Hinweis auf ein Kompartmentsyndrom, zu dokumentieren.

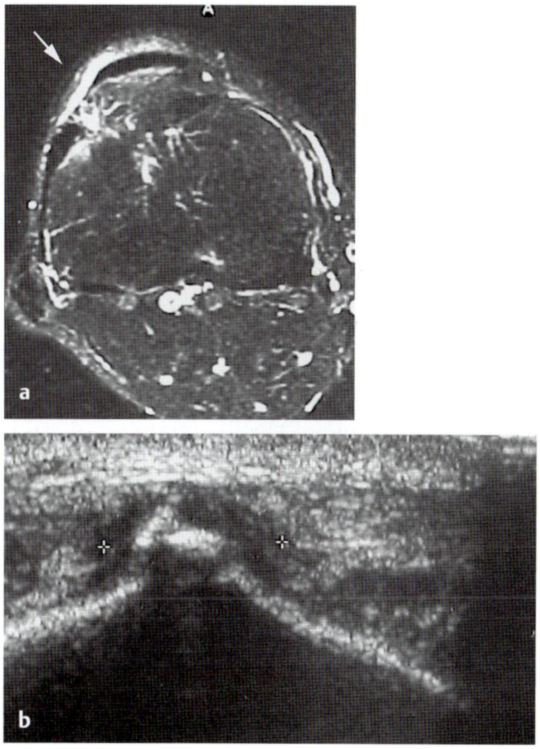

2.28 a Ödem im fibrösen und knöchernen Sehnenansatz des M. tibialis anterior bei einem Triathlonteilnehmer. **b** Auf dem korrespondierenden Sonogramm ist neben der echoarmen Entzündung (Kaliper) ein echoreicher irregulärer Traktionsosteophyt zu sehen.

Radiologische Diagnose

Veränderungen der muskulotendinösen Bewegungsketten verlaufen in allen anatomischen Regionen uniform. Sehnenveränderungen lassen sich stadienhaft unter dem Begriff des Sehnenüberlastungssyndroms (Tendon Overuse Syndrome) zusammenfassen (16):

- Frühe Stadien sind klinisch mit bewegungsabhängigen Schmerzen assoziiert, die radiologische Untersuchung fällt negativ aus.
- Entzündungen des Sehnengleitgewebes sind, je nach anatomischen Gegebenheiten, in Form einer Tendovaginitis, einer Peritendinitis oder einer Bursitis mit Ödemen oder Ergüssen zu beobachten. In chronischen Stadien findet man mehr oder weniger ausgeprägte fibrös-narbige Reaktionen, vor allem am Fuß als Tendovaginitis stenosans.
- Degenerative Schäden des Sehnengewebes kommen vor: als Tendinose, das heißt mikrotraumatisch bedingte Kollagenfaserschäden mit einer Verdickung; im Rahmen eines Kompressionssyndroms (Impingement) mit Strukturinhomogenitäten durch Ödem- bzw. Nekrosezonen (z.B. Haglund-Ferse oder Impingement der Rotatorenmanschette); als Enthesiopathie (Fibroostose) durch abnorme Zugwirkung mit Ödem und später Traktionsosteophyten. Sonderformen der Enthesiopathie im Adoleszentenalter sind die verschiedenen Apophysenläsionen und das periostale Desmoid. Zu ersteren zählen der Morbus Osgood-Schlatter, die Apophysitis calcanei und der Little-Leaguer's-Ellbogen mit einer flüssigkeitsgefüllten Bursitis und später irregulären Ossikeln. Das periostale Desmoid – eine malignen Tumoren bei Anwendung aller bildgebenden Verfahren manchmal täuschend ähnlich sehende Irregularität oder subkortikale Lyse – ist meist an der distalen hinteren Femurmetaphyse lokalisiert (12).
- Aus Tendinosen, in einigen Regionen auch als Folge eines Impingements, können Rupturen mit Zeichen der Dehiszenz bzw. eine Hämatombildung entstehen (**2.29**), wobei mittels Sonographie und MRT ein Beitrag zur Risikoabschätzung einer Ruptur geleistet werden kann (22).

Sehnen: Bei vielen Sehnen ist in ihrem Verlauf eine Stelle besonderer Belastung (kritische Zone) bekannt, für die auch, zumindest theoretisch, ein typisches Zeitintervall mit erhöhtem Rupturrisiko definierbar ist (vulnerable Phase).

Muskeln: Bei Muskelläsionen durch direkte Krafteinwirkung (Kontusionen) sind Zeichen des Hämatoms ein radiologisches Leitsymptom. Durch indirekte Krafteinwirkung entstehen Zerrungen oder Risse (Strains), sie lassen sich magnetresonanztomographisch, zum Teil auch sonographisch, graduieren:

- Milde Formen (First Degree Strains) sind Mikrofaserrupturen ($< 5\,\%$) und mit Zeichen des gefiedert erscheinenden Ödems bzw. Hämatoms assoziiert.
- Bei mäßiggradigen Formen (Second Degree Strains) oder Teilrupturen sind diese Veränderungen dementsprechend ausgeprägter.
- Schwere, drittgradige Formen bzw. komplette Rupturen gehen zusätzlich mit einer Retraktion der gerissenen Fasern einher.

Als *besonderen Formen von Muskelläsionen* findet man:

- Hernien mit einer am besten sonographisch sichtbaren kleinen Vorwölbung;
- akute oder chronische Kompartmentsyndrome, die in ihrem Vollbild mit einem Ödem oder einer Volumenzunahme einhergehen;
- Folgen einer Denervierung durch eine Entrapment-Neuropathie mit Atrophie bzw. fettiger Transformation des Muskelgewebes.

Beim *Muskelkater* sind den Mikrofaserrupturen ähnliche, milde Ödeme beschrieben worden. Die *traumatische Myositis ossificans* verläuft klinisch wie radiologisch in 3 Stadien: der akuten (**2.30**) oder pseu-

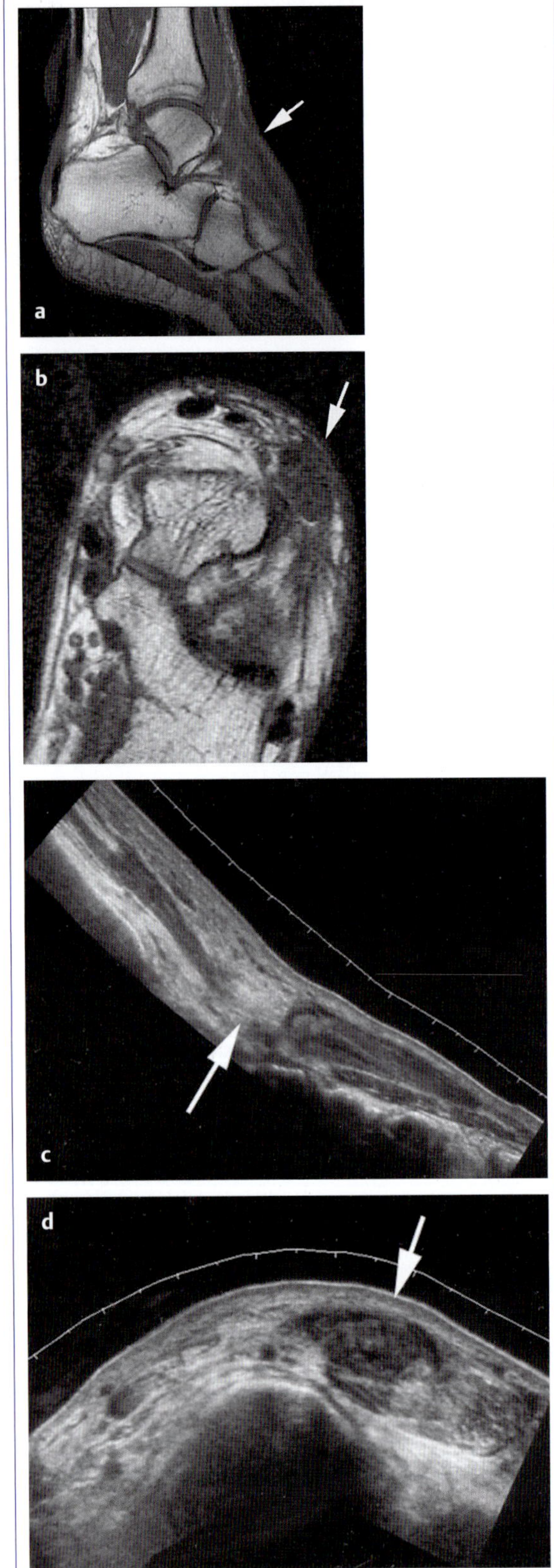

2.29 Ruptur der Sehne des M. extensor digitorum longus mit Faserdehiszenz und Hämatom (Pfeile) auf einem T1-gewichteten Magnetresonanztomographiebild (**a**, **b**) mit korrespondierender sonographischer Darstellung (**c**, **d**).

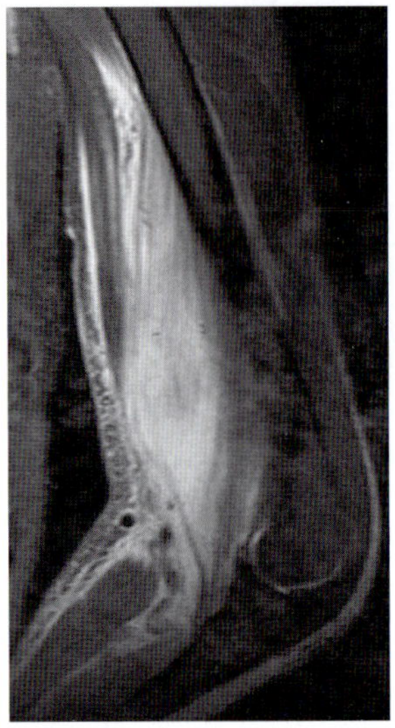

2.30 Ausgedehntes Weichteilödem der Oberarmmuskulatur ohne Traumaanamnese bei Frühstadium einer Myositis ossificans.

doinflammatorischen, der subakuten oder pseudotumorösen und der chronischen Phase. Anfänglich mäßige, jedoch großflächige Ödembildungen bilden sich zugunsten fleckiger Verkalkungen, die später ossifizieren, zurück. Beim *inflammatorischen Pseudotumor* sind nach einer Ruptur auftretende chronische noduläre Entzündungsreaktionen, meist im M. rectus femoris, zu beobachten und von malignen Neoplasien nur schwer, am ehesten an der nur mäßigen Kontrastmittelanreicherung, zu unterscheiden (5).

Bei Muskeln sind die *„kritischen Zonen" eines erhöhten Rupturrisikos* vor allem an zweigelenkigen Muskeln der unteren Extremität mit kräftigen Bäuchen zu finden; die „vulnerable Phase" besteht meist im 3. Lebensjahrzehnt infolge übermäßiger Sportausübung (8).

Knochen

Indikation und Untersuchung

Frakturen werden primär mittels konventioneller Röntgenbilder abgeklärt, in weiterer Folge, falls die Erstdiagnose zu sichern ist, mittels MRT. Die Knochenszintigraphie, die vor allem zum Nachweis von Stressfrakturen als sinnvoll angesehen wurde, ist nunmehr selten indiziert. Zur genauen Frakturklassifikation ist die CT hilfreich, ebenso um bei Verlaufskontrollen den knöchernen Durchbau festzustellen.

Radiologische Diagnose

Auf den Knochen fortgeleitete Überlastungen werden an den Stellen vermehrter Zug- bzw. Biege-(Kompressions-)Beanspruchung, wo Stressfrakturen entstehen, diagnostiziert. Nach dem Wolff-Gesetz resultiert jede Änderung in Form und Funktion eines Knochens in einer Änderung der internen Architektur und später der äußeren Konfiguration. Magnetresonanztomographisches Früh- und Leitsymptom dieser Prozesse ist das Knochenmarködem (**2.31**). Es konnte gezeigt werden, dass – solange auf T1-gewichteten Bildern keine Veränderungen sichtbar sind – ein Reparationsprozess ohne Unterbrechung der sportlichen Aktivitäten möglich ist (2). Die Knochenszintigraphie, bei der die Aktivität von Osteoblasten und damit eine Reaktion auf ein Mikrotrauma des Knochens gemessen wird, fällt mit geringer zeitlicher Verzögerung positiv aus (31). Je nach dem Verhältnis zwischen destruktiven und osteoreparativen Prozessen ist in weiterer Folge mittels konventionellem Röntgen und CT bzw. MRT eine Frakturlinie bzw. eine Kallusbildung zu erkennen (**T 2.5**) (1, 11). Auch andere Frakturen (mit Ausnahme der tumorbedingten pathologischen For-

T 2.5 Graduierung von Stressfrakturen (nach 2)

Grad	Befund der konventionellen Röntgenuntersuchung	Magnetresonanztomographischer Befund
Normal	ohne Besonderheiten	ohne Besonderheiten
1	ohne Besonderheiten	positiver Befund in der STIR-Sequenz
2	ohne Besonderheiten	positiver Befund in der STIR-Sequenz und in der T2-Wichtung
3	benigne Periostreaktion	positiver Befund in der T1- und der T2-Wichtung, in der STIR-Sequenz keine kortikale Unterbrechung
4	benigne Periostreaktion oder Unterbrechung	Frakturlinie in T1- und T2-Wichtung erkennbar

STIR = Short Tau Inversion Recovery

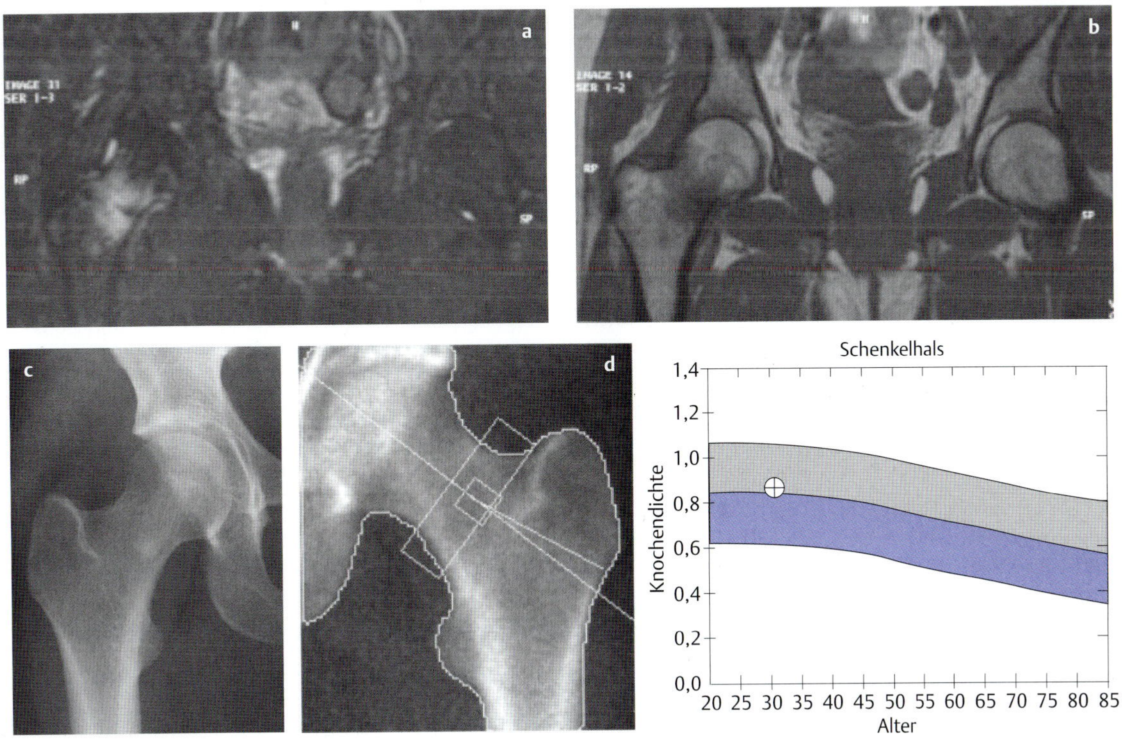

2.31 Inlineskaterin mit ödematöser, auf einer T2-gewichteten Fettunterdrückungssequenz hyperintensen (**a**) und T1-gewichtet hypointensen (**b**) Stressfraktur an der Innenseite des Schenkelhalses. **c** Röntgenologisch ist eine Verdichtungslinie zu finden. **d** Eine ergänzend durchgeführte Knochendichtemessung fiel normal aus.

men) sind in ihrem Schweregrad besonders mittels MRT detailliert zu beobachten. Radiologisch ist die leichteste Form die Knochenkontusion (Bone Bruise) mit Knochenmarködem, wobei nach der Genese und der Morphologie 2 Formen – dem durch Impaktion und dem durch Avulsion bedingten – unterschieden werden. Die nächststärkere Form ist die Spongiosafraktur, dann folgen die Fissur und die Fraktur im eigentlichen Sinne.

Wirbelsäule

Indikation und radiologische Untersuchung

An der Halswirbelsäule kommt es vor allem zu traumatischen Läsionen, in Akutsituationen sollte ohne Zeitverzögerung eine CT durchgeführt werden. An der Brust- und vor allem an der Lendenwirbelsäule sind daneben auch Überlastungsschäden zu beobachten. Für die radiologische Abklärung ist die Differenzierung von den sehr häufigen Myalgien oder des unspezifischen Gesäßschmerzes nicht immer leicht, als hilfreich werden „Red Flags" der klinischen Diagnostik (z.B. neurologische Ausfallerscheinungen) beschrieben. Es lassen sich folgende Befunde erheben:

- Frakturen entstehen oft im Rahmen eines Hyperflexions-Hyperextensions-Traumas und stellen vor allem an der Halswirbelsäule, gefördert durch Trendsportarten mit Sprungbewegungen oder hohen Geschwindigkeiten (Motorsport, Kitesurfen und andere), die häufigste Indikation dar. Sie werden in der Akutphase mittels CT untersucht, unter nicht notfallmäßigen Bedingungen mittels konventioneller Röntgenaufnahmen als Primärverfahren. An der Halswirbelsäule ist dabei besonders auf die Abbildung des gesamten Untersuchungsbereichs zu achten, im Fall einer Überlagerung durch Schulterweichteile sind ergänzende Aufnahmen mit eleviertem Arm oder im schrägen Strahlengang anzufertigen.
- Komplikationen eines Traumas in Form neurogener Schäden – dazu zählen Hämatome des zervikalen Myelons und Läsionen des Plexus brachialis (klinisch als Burners und Stingers zu beobachten), selten auch in Form von Verletzungen der Vertebralisgefäße – werden ebenfalls magnetresonanztomographisch, in Einzelfällen angiographisch, abgeklärt.
- Bei den ossären Stressreaktionen ist die Spondylolyse an der kaudalen Lendenwirbelsäule, verbunden mit Leichtathletik, Tanzen und einer Fülle anderer Aktivitäten mit lumbaler Hyperextension, am häufigsten zu beobachten. Primäruntersuchung sind konventionelle Übersichts- und Funktionsaufnahmen; bei unsicheren Befunden kann ergänzend eine Zielaufnahme des lumbosakralen Übergangs oder Schrägaufnahmen bzw. eine CT angefordert werden (👁 2.32). Die MRT dient zur Darstellung der Weite des Spinalkanals und hier insbesondere zum Nachweis eines etwaigen zusätzlichen Diskusprolapses. Stressfrakturen des Os sacrum sind selten und können bei exzessiv betriebenem Laufen, Basket- oder Volleyball und früher auch bei Aerobic durch die übermäßige Lastübertragung vom Achsenskelett auf die untere Extremität beobachtet werden. Die MRT ist die bildgebende Methode der Wahl, Röntgenübersichtsaufnahmen führen vielfach zu einem negativen Ergebnis (24).
- Bandscheiben-, Band- und Gelenkverletzungen – dazu zählen interspinöse Bandläsionen und Rupturen der Facettengelenke – sind beim jugendlichen Athleten vielfach mit abrupten Rotationsbewegungen oder einer Hyperflexion verbunden. Für die Diagnostik dieser Verletzungen ist die MRT die Methode der Wahl.
- Bei Überlastungsreaktionen der Sakroiliakalgelenke geht es radiologisch vornehmlich um damit assoziierte Veränderungen infolge asymmetrischer Belastungskomponenten. Dazu gehören magnetresonanztomographisch nachweisbare Ödeme bzw. eine Hypertrophie des M. piriformis (Piriformissyndrom) oder eine mit Ganzbeinaufnahmen quantifizierbare Beinlängendifferenz. Subchondrale Ödeme eines Sakroiliakalgelenks sind in diesem Zusammenhang nicht selten und sollten nicht mit einer rheumatischen Sakroiliitis verwechselt werden.
- Für degenerative Folgeschäden sind konventionelle Übersichts- und Funktionsaufnahmen als Primäruntersuchung indiziert, in weiterer Folge eine Abklärung mittels MRT.

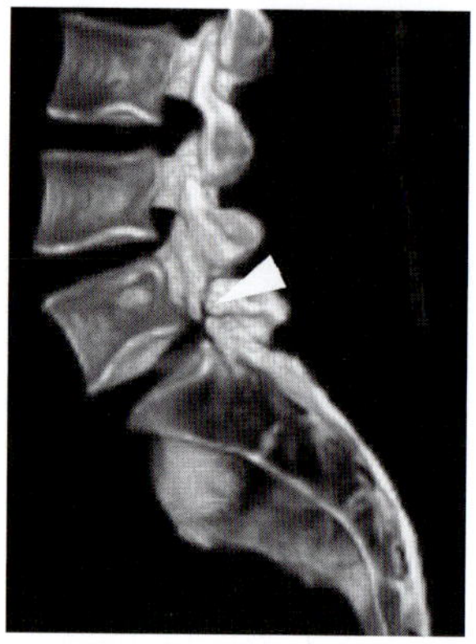

👁 **2.32** Spondylolyse (Pfeil) auf einem aus einem Computertomographiedatensatz rekonstruierten Volumenbild bei einer Leichtathletin.

Radiologische Diagnose

Kriterien: Bei der Analyse der spinalen Bewegungsketten steht bei Verletzungen die Wirkung hoher kinetischer Energien und starker Muskelkräfte im Vordergrund, bei solchen infolge von Überlastungssyndromen sind es unterschiedliche Bewegungsformen (Turnen), monoton-repetitive Muster (Rudern) oder asymmetrische Krafteinwirkungen (Golf, Kricket). Verletzungen der Wirbelsäule sollten nach folgenden 3 Kriterien erfasst werden (20):

- Instabilität (Frakturklassifikation nach dem 3-Säulen-Modell, Ligamentrupturen der posterioren Elemente),
- Impingement (neuraler oder vaskulärer Strukturen),
- Impairment (Funktionsverlust, meist schmerzbedingt mit potenziell chronisch-degenerativen Schäden).

Impingement: Für die Beurteilung des Impingement ist die Einschätzung der „spinalen Kapazität", das heißt die Weite des Spinalkanals, von grundlegender Bedeutung, da eine angeborene oder erworbene Enge vermehrt zu Schäden des Myelons bzw. der Spinalnerven disponiert. Auch das Auftreten von Kontusionen des Myelons ist mit derartigen Stenosen assoziiert. Im Fall magnetresonanztomographisch nachweisbarer Hämatome des Myelons ist eine transiente Quadriplegie und damit eine Restitutio ad integrum als unwahrscheinlich beschrieben.

Fehlbildungen, Übergangsstörungen: Kongenitale Fehlbildungen und Übergangsstörungen sind für das Zustandekommen von Überlastungssyndromen als intrinsische Faktoren prädisponierend und radiologisch zu bewerten. So werden zervikale Blockwirbel im Rahmen eines Klippel-Feil-Syndroms, ein okzipitozervikaler Übergangswirbel und Varianten des Os odontoideum als Kontraindikation für Kontakt- und andere Sportarten angesehen. Lumbosakrale Übergangswirbel bzw. verschiedenartige milde „Übergangsstörungen" können zu späteren Degenerationen führen. Ein inkompletter Bogenschluss des obersten Sakralsegments ist nicht selten mit einer Spondylolyse assoziiert.

Überlastungsschäden: Diese sind in ihrem Vollbild durch die Trias aus Spondylolyse, Apophysenschäden und Skoliose gekennzeichnet, wobei das präpubertär beschleunigte Wachstum (Growth Spurt) mit ihrer Entstehung in Zusammenhang gebracht wird. Spondylolysen entwickeln sich im Schuleintrittsalter und sind meist am 5. Lendenwirbel lokalisiert, seltener im darüber gelegenen oder in anderen Wirbeln; auch multisegmentale Formen können beobachtet werden. Der Nachweis einer Unterbrechung des Wirbelbogens auf Schrägaufnahmen anhand der LaChapel-Hundefigur (auch „Scotty Dog" genannt) ist hilfreich, sicherer kann die Diagnose mittels CT gestellt werden. Hinsichtlich Therapie und Prognose unterscheidet man eine Frühphase mit guter Prognose von einer Spätphase, in der die Weite des Spondylolysespalts > 3 mm beträgt und auf Funktionsaufnahmen Zeichen der Hypermobilität beobachtet werden können (10). In weiterer Folge kann sich eine isthmische Spondylolisthese (Wirbelgleiten) entwickeln; sie wird nach Meyerding in 4 Stufen (nach dem Sagittaldurchmesser des darunter gelegenen Wirbelkörpers) graduiert. Apophysenschäden sind als Mikrofrakturen der Wirbelkörperdeckplatten oder als atypischer Morbus Scheuermann vor allem bei Ausübung von Kraftsportarten sowie bei Skifahrern und Leichtathleten zu beobachten (23).

Bandscheibenschäden: Diese sind auch beim jungen Sportler zu beobachten, wobei eine Höhenreduktion des Diskusraumes und eine auf T2-gewichteten MRT-Bildern erkennbare hypointense Dehydratation des Nucleus pulposus frühe richtungweisende Zeichen sind. Segmentale Bewegungsstörungen in Form einer Hyper- bzw. Hypomobilität oder Instabilität sind mit konventionellen Aufnahmen in Ante- bzw. Retroflexionsstellung gut zu dokumentieren.

Schulter

Indikation und Untersuchung

Es wird wie folgt vorgegangen:

- Bei der Tendopathie der Rotatorenmanschette, oft ausgelöst durch ein Impingement, wird nach Anfertigung konventioneller Röntgenaufnahmen als Primäruntersuchung weiterführend eine Sonographie bzw. eine MRT durchgeführt. Die Reihenfolge der beiden letztgenannten Verfahren wird in der konsensusbasierten Literatur unterschiedlich bewertet.
- Bei der Instabilität wird nach konventionellen Übersichtsbildern eine MRT und zur präoperativen Abklärung eine Magnetresonanzarthrographie gefordert, wobei nach kurz zurückliegendem Trauma auch der noch vorhandene Erguss als „natürliches Kontrastmittel" genutzt werden kann. Bei der Magnetresonanzarthrographie werden Bildsequenzen in 3 Ebenen (axial sowie achsenparallel und senkrecht auf die Skapularebene) in Rückenlage des Patienten angefertigt, zusätzlich eventuell auch mit dem in ABER-Position (Abduktion und externe Rotation) gelagerten Arm.
- Bei Frakturen ist die CT zur Klassifikation sinnvoll. Sie ist auch in bestimmten Fällen zur Therapieplanung einer kalzifizierenden Tendinitis indiziert.
- Für das Akromioklavikulargelenk sind konventionelle Übersichtsbilder sinnvoll, bei posttraumatischen Zustandsbildern zusätzlich anteroposteriore Aufnahmen unter Zugbelastung der Arme zum Erkennen einer Instabilität. Ergänzend kann eine MRT durchgeführt werden (👁 **2.33**).

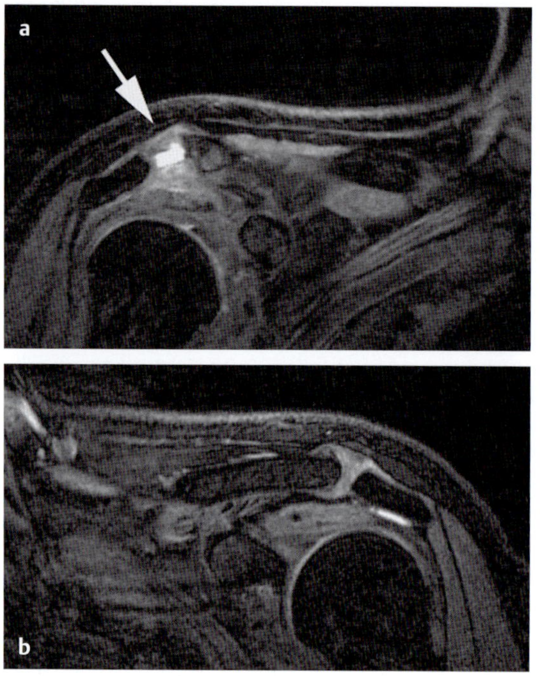

2.33 **a** Ruptur des rechten Akromioklavikulargelenks (Pfeil) bei einem Eishockeyspieler nach Sturz auf die Bande. **b** Normales kontralaterales Gelenk.

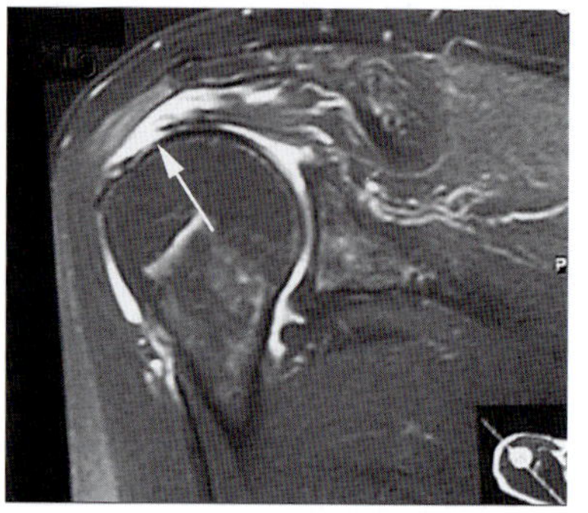

2.34 Komplette Ruptur (Grad 2) der Supraspinatussehne auf einem T2-gewichteten parakoronaren Schnitt mit flüssigkeitsgefüllter, mehr als 1 cm breiter Lücke (Pfeil).

Radiologische Diagnose

Rotatorenmanschette: Tendinosen und später Rupturen der Rotatorenmanschette entstehen durch vermehrte bzw. asymmetrische Zugwirkungen, durch ein Impingement oder beides. Daraus resultieren verschiedene morphologische Erscheinungsbilder.

- Bei Tendinosen sind am häufigsten heterogene Strukturinhomogenitäten mittels Sonographie oder MRT im zentralen Abschnitt der Supraspinatussehne zu finden.
- Bei Partialrupturen besteht ein umschriebener zentraler, profunder oder superfizieller Defekt, der mittels Sonographie und MRT meist gut in seiner Ausdehnung abschätzbar ist, besonders wenn er von einem Erguss umspült wird. Begleitende degenerative Osteophyten können in der Nachbarschaft beobachtet werden. Eine Verdünnung ist am besten magnetresonanzarthrographisch zu diagnostizieren, allerdings nur die gelenkseitig gelegenen profunden Formen.
- Bei der kompletten Ruptur sind die Veränderungen dementsprechend stärker (**2.34**), wobei der Schweregrad nach dem Ausmaß der Lücke mit klein (< 1 cm), mäßig (1–3 cm), groß (3–5 cm) und massiv (> 5 cm) angegeben wird (28).
- Am M. supraspinatus, der mechanischen Einwirkungen am stärkten ausgesetzt ist, gibt es eine seltene Sonderform der Überlastung, die PASTA-Läsion im Sehnenansatzbereich (Partial Supraspinatus Tendon Avulsion).
- An der Subscapularissehne gehen Rupturen und auch Degenerationen meist mit einer ödematösen Verdickung einher.
- Osteochondrale Läsionen des Humeruskopfes am Übergang zwischen Caput humeri und Tuberculum majus können durch Friktionsstress entstehen und sind durch ein zirkumskriptes subchondrales Ödem mit meist profunder Partialruptur gekennzeichnet.

Impingement: Beim Impingement können die Ursachen besonders mit Hilfe der MRT spezifiziert werden:

- Das subakromiale Impingement kann konventionell-radiologisch auf exakt im anterior-posterioren Strahlengang eingestellten Aufnahmen (mit dem Zentralstrahl 20° kranio-kaudal geneigt bei tangential getroffenem Glenoid) anhand der Weite des Subakromialraums (Normalwert: > 1 cm) abgeschätzt werden. Die Morphologie des Akromions kann nach Bigliani in 3 Formen (flach, gekrümmt und hakenförmig) kategorisiert werden, wobei die Reproduzierbarkeit auf Röntgenbildern wie auch mittels MRT mäßig ist. Bewertet werden können weiterhin die Neigung des Akromions nach lateral (Acromial Downslope mit Typ A von < 10° und Typ B von > 10° nach MacGillivray) und Osteophyten, sei es subakromial oder am Akromioklavikulargelenk (18). Ein Hochstand des Humeruskopfes als indirekter Hinweis auf eine Ruptur der Rotatorenmanschette ist abschätzbar. Veränderungen der Rotatorenmanschette lassen sich magnetresonanztomographisch in ähnlicher Weise wie mit der von Neer vorgegebenen Klassifikation erfassen (**T 2.6**).
- Eine seltenere Form des Impingement ist die subkorakoidale Form, die die Subscapularissehne betrifft und Folge einer posttraumatischen oder anla-

T 2.6 Stadien der Rotatorenmanschettenveränderungen nach Neer und Tyson (21, 29)

Stadium	Morphologischer Befund	Befund in der T1-Wichtung	Befund in der T2-Wichtung
I	Ödem, Hämorrhagie	Hypointensität	deutliche Hyperintensität
II	Fibrose, Tendinose	Hypointensität	Hyperintensität
III	Ruptur mit Erguss	Hypointensität	sehr deutliche Hyperintensität

gebedingten Deformierung des Processus coracoideus ist.

- Weiterhin zu nennen ist das posterosuperiore glenoidale Impingement, auch „internes Impingement" genannt, bei Wurfsportlern mit magnetresonanztomographisch sichtbaren Ödemen der Sehne, der Gelenkkapsel und des Humeruskopfes in der Übergangszone von Supraspinatus- zu Infraspinatussehne.
- Im Gegensatz zu diesen „absoluten", auf die Sehne einwirkenden Kompressionsformen gibt es ein seltenes „relatives" Impingement bei Bodybuildern mit einer – vielfach durch Anabolika verstärkten – deutlichen Volumenzunahme der Rotatorenmanschette.

Lange Bizepssehe: Entlang der langen Bizepssehne sind Veränderungen im Rotatorenintervall und im Sulcus intertubercularis festzustellen:

- Bei Intervallläsionen kommt es, meist nach einem traumatischen Ereignis, zu Einrissen der benachbarten Supraspinatus- und Subscapularissehne mit einer durch eine Hämorrhagie verursachten regionalen posttraumatischen Synovitis intraartikulär und in der benachbarten Bursa. Eine subkorakoidale Bursitis ist ein typischer Begleitbefund.
- Unter dem Begriff „Mikroinstabilität" werden Reizzustände in der Umgebung des Rotatorenintervalls zusammengefasst, die meist aus einer Kapselinsuffizienz der superioren bzw. mittleren glenohumeralen Ligamente resultieren und mit Ödembildungen sowie schwierig zu erkennenden kleinen Einrissen der Sehnen oder des Labrums einhergehen (28).
- Hidden Lesions (weil arthroskopisch schwer zu erfassen) sind mit einer medialen Subluxation der Bizepssehne einhergehende Insuffizienzen des muskuloligamentären „Daches" des Sulcus intertubercularis und anhand zirkumskripter Ödeme erkennbar (4). Später kann sich daraus eine manifeste Dislokation der Bizepssehne entwickeln, die meist mit einer extensiven Synovitis bzw. Ergussbildung einhergeht.
- Tendinosen sowie partielle, aber auch komplette Rupturen der langen Bizepssehne sind, da sie meist mit degenerativen Veränderungen innerhalb des osteofibrösen Kanals (Bizepssehnen-Pulley) einhergehen, ohne klinische Korrelation nicht immer klar zu diagnostizieren.

Instabilität: Bei der Instabilität sind die Langzeitfolgen einer Luxation am besten mittels Magnetresonanzarthrographie festzustellen. Das Labrum articulare, die glenohumeralen Ligamente und die Form der Gelenkkörper sind im Detail erfassbar, lediglich die Beurteilung des hyalinen Knorpels ist auch mittels Magnetresonanzarthrographie limitiert. Besondere Formen des Labrumrisses sind neben der am häufigsten zu beobachtenden knorpeligen oder knöchernen Bankart-Läsion die SLAP-Läsion (SLAP: superiores Labrum anteroposterior) (**T 2.7**) und labrale Zysten. Zu den Kapselrupturen zählt die HAGL-Läsion (Humeral Avulsion of the inferior glenohumeral Ligament) als die bekannteste Form, sie ist auf koronaren MRT-Bildern als J-förmiger Banddefekt erkennbar.

Akromioklavikulargelenk: Am Akromioklavikulargelenk sind degenerative Veränderungen mit Erosionen und subchondralen Zysten bzw. Sklerosierungen zu finden; in massiv destruierender Form mit Osteolysen kann dies bei Gewichthebern der Fall sein. Traumatische Kapselrupturen sind vor allem mittels hochauflösender MRT-Technik dokumentierbar, meist sind dann auch Risse der Ligg. coracoclavicularia festzustellen.

T 2.7 Typen der SLAP-Läsionen (SLAP: superiores Labrum anteroposterior), deren Entstehung auch von Formvarianten des Labrum articulare beeinflusst wird (28)

Typ	Merkmale
I	degenerative Auffaserung
II	Ablösung des Bizepsankers
III	Korbhenkelriss des Labrums ohne Defekt des Bizepssehnenankers
IV	Korbhenkelriss des Labrums, in den Bizepssehnenanker reichend
V	Bankart-Läsion, die das Labrum bis in den Bizepssehnenanker disseziert
VI	instabile radiäre oder Flap-Risse mit kompletter Ablösung der Bizepssehne
VII	SLAP-Läsion, die in das mittlere glenohumerale Ligament reicht
VIII	Typ-II-SLAP-Läsion, in das posteriore Labrum reichend
IX	die gesamte Zirkumferenz des Labrums einbeziehender Riss

Ellbogen

Indikation und Untersuchung

Vorgehen: Als Primäruntersuchung werden zur übersichtlichen Darstellung des komplex gebauten Gelenks (Trochoginglymus) konventionelle Röntgenbilder angefertigt, mit denen meist auch Frakturen gut darstellbar sind. Mittels Sonographie und vor allem mittels MRT können die verschiedenartigen entzündlichen und degenerativen Sportschäden direkt erfasst werden (19, 26):

- Hauptzuweisungsgrund ist in > 50 % der Fälle die mit Überkopfbewegungen des Armes assoziierte laterale Epicondylitis (Tennisellbogen; auch bei Golfern, Ruderern und bei verschiedenen Hobbytätigkeiten, wie Gartenarbeit oder Nähen, auftretend), da das Lig. collaterale radiale während der gesamten Flexionsbewegung stark gespannt ist.
- Andere Überlastungssyndrome sind:
  - die mediale Epicondylitis (Golfer-, Werferellbogen) und die lateral lokalisierte Osteochondritis dissecans (bei Turnern und Werfern),
  - Schäden um das Olekranon (hinterer Tennisellbogen, Hyperextensionssyndrom oder Student's Elbow),
  - ventrale Überlastungsreaktionen (bei Bodybuildern und Gewichthebern), häufig an der distalen Bizepssehne.

Magnetresonanztomographie: Bei der MRT mit Mittel- und Hochfeldgeräten werden die Patienten üblicherweise in Rückenlage untersucht, dies bietet den Vorteil der bequemeren Lagerung bei allerdings nicht optimal im Zentrum des Geräts positionierten Ellbogen, im Gegensatz zur Untersuchung in Bauchlage mit über dem Kopf gestrecktem Arm.

Computertomographie: Die CT ist sinnvoll einzusetzen bei komplexen Frakturen und bei Dislokationen, wie dies bei Brüchen des Processus coronoideus oder bei lateralen Instabilitäten der Fall ist.

Radiologische Diagnose

Es lassen sich folgende Befunde erheben:

- Bei der lateralen Epicondylitis ist in der Ursprungszone des vermehrt zugbeanspruchten M. extensor carpi radialis brevis eine ödematöse Entzündungsreaktion zu beobachten, auch lange nach klinischer Besserung. Mittels MRT kann durch Kontrastmittelgabe ein einfaches Ödem von Granulationsgewebe mit schlechteren Heilungsaussichten differenziert werden (**T 2.8**) (27). Ein Traktionsosteophyt ist im späteren Krankheitsverlauf auf konventionellen Röntgenbildern festzustellen. Magnetresonanztomographisch kann ein entzündlich ausgefranstes radiocapitelläres Meniskoid gefunden werden. Degenerative Veränderungen des Lig. anulare und eine konsekutive laterale Instabilität sind radiologisch nur anhand indirekter Zeichen (wie Erguss) zu vermuten. Bei der posterolateralen rotatorischen Instabilität nach O'Driscoll ist eine traumatische Ruptur des proximalen lateralen Kollateralbandes mit dorsaler Subluxation des Radius zu beobachten (6).
- Eine Osteochondritis dissecans, bei Auftreten im Kindesalter als Morbus Panner bezeichnet, ist am Capitulum humeri, einem von Endarterien relativ schlecht durchbluteten Areal, als Folge vermehrter lateraler Druckbeanspruchung zu beobachten (**T 2.9**). Leitsymptom ist ein subchondrales Stressödem mit einem osteochondralen Gewebeschaden; Corpora libra sind selten zu beobachten.
- Die mediale Epicondylitis (**👁 2.35**) ist als Teil des Valgusstress-Overload-(VSO-)Syndroms mit medialer Zug- und lateraler Druckbeanspruchung zu betrachten und betrifft primär das anteriore Bündel des Lig. collaterale mediale. Ödembildungen und später degenerativ-entzündliche Veränderungen oder Defekte dominieren das radiologische Bild, in schwereren Fällen begleitet von einer stressbedingen regionalen Synovialitis innerhalb eines kleinen Rezessus unter diesem Band. Als Folge übermäßiger Rotationsbewegungen, wie beim Golfen, kann am M. pronator teres ein Ödem, eine Teilruptur oder eine Hypertrophie mit Kompartmentsyndrom beobachtet werden. Infolge des Valgusstresses können auch lateralseitig Überlastungsreaktionen mit

T 2.8 Stadien der Epicondylitis lateralis humeri (28)

Stadium	Befund
I	reversible Entzündung
II	irreversible Schäden am Ursprung des M. extensor carpi radialis brevis
III	Ruptur der Ursprungssehne des M. extensor carpi radialis brevis
IV	Sekundärveränderungen mit Fibrose bzw. Verkalkungen

T 2.9 Stadien der Osteochondrosis dissecans (28)

Stadium	Befund
I	hyaliner Knorpel intakt
II	stabile Läsion: prominente Separationszone mit Kontrastmittel-Enhancement
III	instabile Läsion: Flüssigkeit in der Separationszone (am besten arthrographisch nachweisbar)
IV	abgelöstes Fragment (Corpus librum)

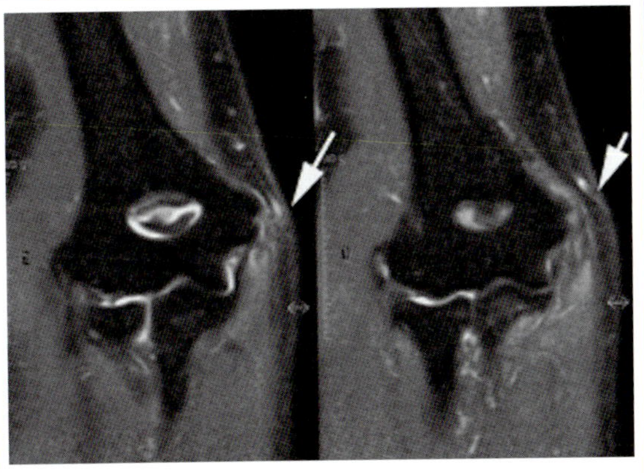

2.35 Tennisspielerin mit Epicondylitis medialis in Form eines deutlichen Ödems (Pfeile) bei Darstellung mittels einer T2-gewichteten Fettunterdrückungssequenz.

subchondralem Ödem und später eventuell Zysten zu erkennen sein; der Little-Leaguer's-Ellbogen, eine Traktionsapophysitis des Epicondylus medialis mit bandförmigem Knochenmarködem, entsteht durch derartigen Valgusstress. Überlastungsreaktionen des N. ulnaris, der im Kubitaltunnel großen Zug-, Kompressions- und Subluxationsbeanspruchungen ausgesetzt sein kann, sind anhand gleichartig magnetresonanztomographisch nachweisbarer Ödembildungen festzustellen. Manchmal ist ein dickbäuchiger M. anconeus epitrochlearis, eine Normvariante, als Ursache der Ulnariskompression auf MRT-Bildern festzustellen.

- Eine Bursitis olecrani, z.B. infolge eines direkten Traumas, oder eine Fibroostose an der Ansatzstelle des M. triceps brachii mit oder ohne Traktionsosteophyten (Olecranonsporn) ist meist mit repetitiven Hyperextensionsbewegungen assoziiert. In der Fossa olecrani sind Corpora libra – als Folge einer Osteochondrosis dissecans, einer Synovialchondromatose oder eines abgelösten arthrotischen Kapselosteoms – mit höherer Wahrscheinlichkeit zu finden. Sie sind von einem seltenen Os supratrochleare in der Ansatzzone der Trizepssehne zu differenzieren.
- Ventral lokalisierte Veränderungen betreffen vornehmlich die distale Bizepssehne, die an der Tuberositas radii und an der Muskelaponeurose (Lacertus fibrosus) komplex inseriert. Daher können Hämatome nach einer Sehnenruptur radiologisch als Pseudotumor imponieren. In seltenen Fällen können bestimmte Muskelhypertrophien ventrale Nervenkompressionssyndrome verursachen: beim N. medianus der direkt medial von ihm liegende M. pronator teres und beim N. radialis der dorsal davon gelegene, zirkulär den Radius umfassende M. supinator mit seiner Ursprungssehne, der Frohse-Arkade. Auf MRT-Bildern sind die Veränderungen diskret (mit flauen Weichteilödemen und einer atrophischen Volumenreduktion der betroffenen Muskeln).

Hand

Indikation und Untersuchung

Primäruntersuchung sind mit Ausnahme von Sehnenveränderungen konventionelle Röntgenaufnahmen:

- Überlastungsschäden der großen Sehnen bzw. der Sehnenscheiden können sonographisch gut dargestellt werden, gegebenenfalls ergänzt durch eine MRT.
- Bei den karpalen Instabilitäten sind exakt eingestellte konventionelle Röntgenaufnahmen hilfreich, bei der mittkarpalen Instabilität ergänzt durch eine Durchleuchtung, um ein Klickphänomen nachzuweisen. Direkt können Bandläsionen mittels MRT und gegebenenfalls Magnetresonanzarthrographie dargestellt werden.
- Bei knöchernen Verletzungen, auch bei Spätschäden in Form von Degenerationen oder Osteonekrosen, sollte nach Anfertigung konventioneller Röntgenaufnahmen eine MRT durchgeführt werden. Damit lassen sich auch unverschobene (so genannte okkulte) Frakturen dokumentieren. In subakuten Stadien ist die CT zur Therapieplanung indiziert.

Radiologische Diagnose

Ulnokarpale Stressphänomene: Diese bzw. posttraumatische Zustandsbilder in diesem Bereich sind:

- Die ulnare Impaktion (Ulnar Abutment), die mit akuten bzw. chronischen mechanischen Stresszeichen in Form eines Ödems oder einer Sklerose einhergeht, vor allem im ulnarseitigen Os lunatum. Begleitend kann ein Ulnarvorschub, aber auch eine Ulnarminusvariante vorliegen. Eine Signalintensitätsänderung des hyalinen Knorpelbelags oder des zentralen Discus articularis ist Ausdruck degenerativer Folgeerscheinungen.
- Läsionen des Discus triangularis und seines Aufhängeapparats sind mittels MRT zu diagnostizieren, wobei eine dünne koronare Schichtführung hilfreich ist. Am sichersten gelingt die Diagnostik mittels Magnetresonanzarthrographie.
- Die Tendovaginitis des M. extensor carpi ulnaris entsteht als Folge repetitiver ulnarer Abduktionsbewegungen oder durch eine Subluxation. Mittels Sonographie bzw. MRT sind alle Stadien der Sehnenüberlastung, in selteren Fällen bis zur Ruptur, zu beobachten.

- Die traumatische distale radioulnare Gelenkinstabilität ist konventionell-radiologisch schwierig zu diagnostizieren, am ehesten auf streng seitlich eingestellten Aufnahmen. Auf axialen CT-Bildern ist eine Deformierung der sigmaförmigen radialen Gelenkfläche als charakteristisch beschrieben. Mittels MRT sind zusätzlich Rupturen der Ligamente zu erkennen.

Traumatische Instabilitäten: Unter den traumatischen karpalen Instabilitäten ist die skapholunäre Dissoziation die häufigste Form, ausgelöste durch eine interkarpal-ulnare oder -supinatorische Bewegung. Wie auch bei anderen Instabilitäten, ist auf konventionellen Röntgenbildern ein Malalignment, besonders in Form eines auf > 3 mm erweiterten Gelenkspalts zwischen Os scaphoideum und Os lunatum (Terry-Thomas-Zeichen), zu beobachten. Eine direkter Nachweis einer Bandruptur ist mittels MRT in spezielle dünner Schichtführung oder mittels Magnetresonanzarthrographie möglich. Die skapholunäre Dissoziation ist die leichteste Form der perilunären Instabilitäten, deren andere Erscheinungsbilder mittels MRT diagnostiziert werden können. Durch chronischen Stress des skapholunären Bandes kann sich im Os lunatum eine subchondrale Zyste im Bandansatzbereich entwickeln (25).

Übermäßige Greifbewegungen: Diese treten im Zusammenhang mit Wurfsportarten, Rudern (Oarsman's Wrist) oder verschiedenen Freizeitaktivitäten (Gartenarbeit etc.) auf: Der Morbus DeQuervain betrifft die Sehnen des M. abductor pollicis longus bzw. des M. extensor pollicis brevis im ersten (radialen) Sehnenfach. Neben einem charakteristischen Erguss der Sehnenscheide sind Verdickungen der Sehne zu beobachten.

Intersection-Syndrom: Dabei kommt es zu einem Weichteilödem des distalen Unterarms durch exzessive Flexions-Extensions-Bewegungen. Ausgangspunkt ist die Stelle einige Zentimeter proximal des Lister-Tuberkels, an der sich die Muskeln des zweiten Sehnenfachs (Mm. extensores radialis longus et brevis) mit denen des ersten überkreuzen.

Frakturen: Hier sind magnetresonanztomographische Hämatomzeichen und der Nachweis einer Frakturlinie typisch. Hamulusausrisse am Os hamatum sind leicht zu übersehen und am besten computertomographisch nachweisbar.

Osteonekrosen: Diese sind radiographisch und magnetresonanztomographisch abzuklären, wobei in vielen Fällen, um die Vitalität des Knochengewebes zu beurteilen, die Applikation von Kontrastmittel sinnvoll ist. In den mittleren Stadien der Nekrose ist die CT zur Darstellung der Spongiosastruktur hilfreich.

Skidaumen (Gamekeeper's Thumb): Dies ist eine Zerrung oder Ruptur des Lig. collaterale ulnare im ersten Karpometakarpalgelenk (👁 **2.36**). Sonographisch sind die Veränderungen mit hoher Sensitivität erkennbar. Eine Klassifikation in partielle oder komplette Rupturen bzw. in weiterer Folge hinsichtlich der Lage des rupturierten Bandanteils (am häufigsten in Form der Stener-Läsion) gelingt mittels MRT (15). Bei Kletterern, aber auch bei Baseballspielern, kann es zu Degenerationen und Rissen der Flexorensehnen bzw. der zugehörigen Pulleys kommen (17).

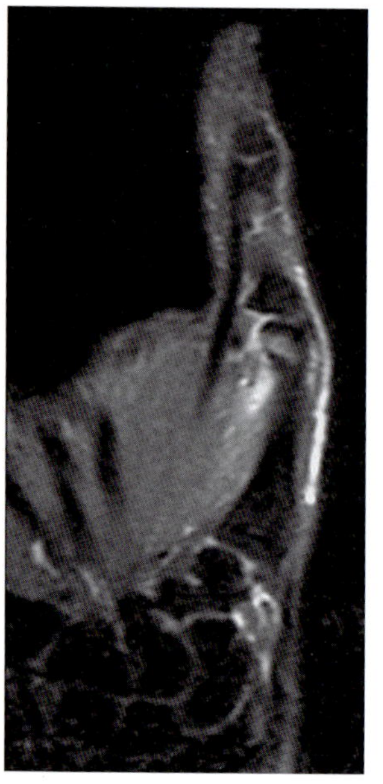

👁 **2.36** Skidaumen nach Sturz mit Kontinuitätsunterbrechung der kapsulären Strukturen volarseitig am ersten Metakarpophalangealgelenk.

Hüfte und Leiste

Indikation und Untersuchung

Primär werden konventionelle Röntgenbilder zur Darstellung des Hüftgelenks und knöcherner Veränderungen angefertigt. Weiterführende Verfahren bei Hüftgelenkschmerzen oder der Pubalgie sind:

- die MRT, um Ergüsse oder Ödeme in Muskeln bzw. Knochen zu erfassen und um differenzialdiagnostische Überlegungen, auch hinsichtlich eines von lumbal bzw. sakral fortgeleiteten Schmerzes, einzuengen – eine Magnetresonanzarthrographie des Hüftgelenks ist bei der Frage nach einer Labrumläsion oder eines Corpus librum bzw. einer osteochondralen Läsion nach Hüftluxation zu erwägen;
- die CT zur Klassifikation eines knöchernen Traumas;
- die Sonographie zum Nachweis größerer Ergüsse sowie zur Dokumentation eines Schnappphänomens oder einer Gewebeschwäche entlang des Inguinalkanals.

Radiologische Diagnose

Untersuchungsumfang: Schwerpunkt ist neben den Strukturen des Hüftgelenks die Erfassung von Veränderungen der hier sehr kräftigen Muskulatur und ihrer Zugwirkung auf den Knochen sowie des Canalis inguinalis und seiner Umgebung.

Gelenkbinnenläsionen: Am Hüftgelenk sind Binnenläsionen als Folge einer Luxation magnetresonanztomographisch und auf multiplanar rekonstruierten CT-Bildern in Form von Corpora libra, Labrumrissen, Knorpelfrakturen oder okkulten knöchernen Frakturen zu erkennen. Kleine subchondrale Ödeme sind oft ein wichtiges Hinweiszeichen.

Muskelläsionen: Diese sind, je nach Belastungsart, mit verschiedenartig ausgeprägten diffusen oder gefiederten Ödemen zu beobachten:

- Ein Zerrung des zweiköpfigen M. rectus femoris, des am häufigsten betroffenen Anteils des M. quadriceps femoris, geht mit einem Ödem und später einer charakteristisch subfaszial lokalisierten Fibrosierung durch den Einfluss der Fasern des Caput reflexum (indirekter Kopf vom Sulcus supraacetabularis am Oberrand der Hüftpfanne) einher.
- In der Ursprungszone der dorsalen Oberschenkelmuskulatur (Hamstrings) findet man Ödeme der Sehne, des subtendinösen Knochens und der Bursa. Derartige Veränderungen sind auch bei Avulsionsfrakturen zu beobachten, ebenso bei chronischen Avulsionsläsionen. Bei letzteren ist das Vorhandensein eines Ödems hilfreich, um Irregularitäten oder Ossikel von Normvarianten abzugrenzen.
- Beim M. glutaeus medius sind die entsprechenden Veränderungen in seinem distalen Drittel über dem Trochanter major zu beobachten. Eine flüssigkeitsgefüllte Bursa retrotrochanterica ist an dieser Stelle typisch.
- In den Adduktoren findet man stressbedingte Ödeme, besonders im proximal gelegenen M. adductor minimus und in den benachbarten ventralen Hüftmuskeln. Ödeme in der Umgebung des Os pubis können auch bei Stressfrakturen oder in seltenen Fällen im Rahmen einer Osteomyelitis an dieser Stelle auftreten.
- Bei der schnappenden Hüfte sind ebenfalls Ödeme das magnetresonanztomographische Leitsymptom: Bei der externen Form sind sie Ausdruck einer Entzündung des Tractus iliotibialis und der Bursa trochanterica, bei der internen Form sind sie unter der Iliopsoassehne in der Bursa iliopectinea zu finden.

Differenzialdiagnostisch sind neoplastische Veränderungen – in der Altersgruppe junger Sportler vor allem Hämangiome, Fibromatosen und Neurinome – in Betracht zu ziehen.

Stressreaktionen des Knochens: Man findet diese

- am Schenkelhals (👁 **2.31**), vornehmlich an der Innenseite am Adams-Bogen;
- am Os pubis im Bereich des oberen wie auch des unteren Schambeinastes sowie unter der Symphyse. (Wie bei anderen Stressfrakturen ist das Ödem nicht nur ossär, sondern auch in den benachbarten Muskelbäuchen der Adduktoren bzw. der Hüftmuskeln zu beobachten. Residuen nach einer Malgaigne-Fraktur, in die die Rr. ossis pubis einbezogen sind, können von einer Stressfraktur konventionell-radiologisch schwer zu unterscheiden sein. Eine „Auszipfelung" der Symphysenregion auf konventionellen Röntgenbildern kann als Folge eines Gracilis-Adduktor-Syndroms beobachtet werden.)

Wichtige *Differenzialdiagnosen* sind tumoröse bzw. tumorartige Veränderungen, insbesondere das Osteoidosteom, Knochenzysten und die fibröse Dysplasie.

„Sportlerhernie": Eine „Sportlerhernie" oder „weiche Leiste" kann sonographisch anhand der Beweglichkeit der Strukturen dokumentiert werden, wodurch eine computertomographische Herniographie aufgrund der Strahlenexposition nicht immer nötig ist.

Knie

Indikation und Untersuchung

Als Primäruntersuchung wird neben der Anfertigung konventioneller Röntgenaufnahmen zunehmend die MRT angesehen. Die CT ist bei knöchernen Traumen zur Frakturklassifikation und die Sonographie bei oberflächlichen Weichteilveränderungen als Spezialverfahren indiziert. Zur Diagnostik des femoropatellaren Schmerzsyndroms werden ergänzend Ganzbeinaufnahmen in stehender Position und Tangentialaufnahmen des patellaren Gleitlagers in verschiedenen repräsentativen Flexionsstellungen (Defilée-Aufnahmen) angefertigt; derartige Axialaufnahmen können unter Anspannung des M. quadriceps femoris, z. B. mittels CT zum Erfassen einer muskulären Imbalance, erstellt werden.

Radiologische Diagnose

Kniegelenkstreckapparat: Hier findet man:

- einen oberen Patellasporn an der Ansatzzone der Rektussehne,
- eine Verdickung des Lig. patellae (Jumper's Knee),
- ein Ödem zwischen dem lateralen Epicondylus des Femurs und dem Tractus iliotibialis (Runner's Knee),
- Zeichen des Ödems bzw. der Fibrose am Hoffa-Fettkörper oder eine Schädigung des patellaren Gelenkknorpels.

Besonders die *peripatellaren Plicae* können verdickt sein – sei es als Folge einer Subluxation mit Einklemmung oder im Rahmen einer ausgedehnteren posttraumatischen Synovialitis.

Kniegelenkbinnenverletzungen: Unter den so genannten Kniegelenkbinnenverletzungen versteht man Läsionen der Ligamente, der Menisken, der Gelenkkapsel und des subchondralen Knochens, die die statischen wie auch die dynamischen Stabilisatoren darstellen. Besondere Bedeutung kommt dabei den dorsolateralen bzw. den dorsomedialen Kapselstrukturen zu („posterolateraler" bzw. „posteromedialer Corner" genannt). Auf Basis magnetresonanztomographischer Befunde, vor allem aufgrund der Verteilung des Knochenmarködems, werden zur Ergänzung klinischer Funktionstests bestimmte Verletzungsmuster klassifiziert, wobei die ursächliche Krafteinwirkung meist komplex ist. Diese Klassifikationen (z. B. nach Hayes) sind eine sinnvolle Weiterentwicklung des Konzepts der „Unhappy Triad" nach O'Donoghue (14). Ist das magnetresonanztomographische Bild keinem dieser Muster zuzuordnen, ist an eine meist aktivierte Arthrose zu denken. Die 5 häufigsten Verletzungsmuster sind:

- Pivot-Shift-Verletzung (anteromediale rotatorische Instabilität, resultierend aus Flexion, Valgusstellung und Tibiaaußenrotation). Dieser ist beinahe die Hälfte aller Muster zuzuordnen. Das vordere Kreuzband, das mediale Kollateralband und die Menisken sind betroffen. Die Kontusionsherde liegen im lateralen Femurcondylus und im lateroposterioren Tibiacondylus, durch eine Avulsion bzw. einen Contrecoup-Mechanismus kann auch die posteromediale Tibia betroffen sein.
- Ein Varushyperextensionstrauma ist mit einer Häufigkeit von $< 10\%$ viel seltener als die Pivot-Shift-Verletzung und führt zu einer vorderen Kreuzbandruptur mit instabilem posterolateralen Corner, wobei nach den magnetresonanztomographischen Veränderungen, weil diese eher diskret ausfallen, gezielt zu fahnden ist.
- Ein Flexionstrauma mit posteriorer tibialer Translation ist mit einer isolierten Ruptur des hinteren Kreuzbandes assoziiert.
- Ein isolierter Valgusstress ist selten und betrifft die Kreuzbänder sowie das mediale Kollateralband. Die Kontusionsherde liegen im lateralen Femur- und Tibiacondylus.
- Eine Patella(sub)luxation ist mit einem Riss des medialen Retinakulums, des medialen Kollateralbandes und eventuell des vorderen Kreuzbandes verbunden. Die Knochenkontusion findet am lateralen Femurcondylus und an der Patella statt.

Asymptomatische Befunde: Vielfach werden bei Sportlern klinisch asymptomatische Veränderungen gefunden. Dazu zählen retropatellare Chondropathien bei jungen Basketballern und Meniskusrisse (zu 13 % bei unter 45-Jährigen und zu 36 % bei Älteren). Sie sollten nicht als Normvariante, sondern als degenerativer Prozess angesehen werden. Diagnostisch schwierig ist die Feststellung einer meniskokapsulären Separation, die wegen der komplexen Anatomie magnetresonanztomographisch nur zu etwa 10 % richtig erkannt wird.

Fuß

Indikation und Untersuchung

Es wird wie folgt vorgegangen:

- Konventionelle Röntgenaufnahmen als Primäruntersuchung sind sinnvoll, besonders um traumatische bzw. posttraumatische Veränderungen übersichtlich zu dokumentieren. Stressaufnahmen zum Nachweise einer fibularen Bandruptur sind weitgehend durch die MRT ersetzt worden. Für das anteromediale knöcherne Impingement sind speziell schräg eingestellte Aufnahmen sinnvoll (30). Die MRT sollte auch bei der chronischen posttraumatischen Instabilität des Sprunggelenks indiziert werden, um die seltenere mechanische Form von der häufigeren funktionellen Form sicherer differenzieren zu können. Die CT dient zur Abklärung ossärer Traumen.
- Für Veränderungen an den Sehnen ist die Sonographie das Primärverfahren der Wahl – zunehmend, um die Komplexität der Prozesse zu erfassen, wird auch die MRT eingesetzt.

Radiologische Diagnose

Es zeigen sich folgende Befunde:

- Am Rückfuß sind verschiedenartige Sportschäden der Sehnen, der Bursen bzw. der Gelenke in vielen Fällen Teil des Hyperpronationssyndroms nach Clement (7): Eine Pronationsstellung des Calcaneus bewirkt eine vor allem auf sagittal orientierten MRT-Bildern zu erkennende asymmetrische Spannung der Achillessehne und der Sehnen des Innenknöchels, ein Weichteilödem des Sinus tarsi und einen Reizergusses im oberen Sprunggelenk. Später kann es zu Überlastungsschäden des Spring-Ligaments kommen. Ein degenerativer Pseudotumor der vorderen distalen tibiofibularen Syndesmose oder ein mediales tibiales Stresssyndrom (👁 **2.28**) werden ebenfalls auf die Hyperpronation zurückgeführt.
- Nach einer Subluxation des Talus ist eine Ruptur der lateralen Bandstabilisatoren, vor allem des Lig. talofibulare anterius, magnetresonanztomographisch mit großer Sicherheit zu diagnostizieren. Gleiches gilt für Läsionen der posttraumatisch

meist ödematös verdickten oder unterbrochenen distalen tibiofibularen Syndesmosen und die in 4 Schweregrade einteilbare Osteochondritis dissecans tali (s. T 2.9), für die allerdings am Talus verschiedene Einteilungen gebräuchlich sind (28). Besonders nach Kontrastmittelgabe ist eine ventrolaterale regionale Synovitis, eventuell mit einem zum Weichteilimpingement führenden Pseudomeniskoid und „Kissing" Osteophyten, zu diagnostizieren (Lateral-Gutter-Syndrom). Eine bei schweren Formen der Subluxation auftretende Ruptur der talocalcanealen Ligamente, vor allem des Lig. cervicale tali, ist anhand eines hier vorhandenen Ödems mit nichtabgrenzbaren Bandstrukturen zu erkennen. Das anteromediale knöcherne Impingement des oberen Sprunggelenks (bei Fußballern, Orientierungsläufern und anderen) ist durch Traktionsosteophyten an den Kapselansatzstellen, z. B. in Form einer so genannten „Talusnase", unregelmäßig konturierte Gelenksockel und eine lokale Synovialitis charakterisiert.

- Repetitive Flexionsbewegungen führen zu einem Überlastungssyndrom der großen Flexorensehnen (👁 **2.24**). Bei exzentrischer Stressbelastung kann auch die Tibialis-anterior-Sehne betroffen sein, und bei plötzlichen Hyperflexionstraumen kann es zu Verletzungen dieser Sehnen kommen (👁 **2.29**). Verletzungen des Lisfranc-Gelenks sind durch ein Ödem bzw. einen Erguss medial der Basis des zweiten Os metatarsale zu vermuten und bei exakter dünner Schichtführung anhand eines rupturierten Lisfranc-Ligaments zu beweisen.
- Die verschiedenen plantaren Überlastungsschäden, die proximale und die distale Plantarfasziitis sowie die Hypertrophie des Fersenfettkörpers gehen mit magnetresonanztomographisch nachweisbaren Ödemen und Verdickungen einher, später am Tuberculum mediale des Calcaneus mit einem Traktionsosteophyten (vorderer Fersensporn). Eine Ruptur der Plantarfaszie ist durch eine knotige ödematöse Verdickung gekennzeichnet, die sonographisch meist schlechter als magnetresonanztomographisch nachzuweisen ist.
- Bei Veränderungen des Großzehendrundgelenks – wie dem Hallux rigidus, dem durch forcierte Dorsalflexion bedingten Turf-Toe-Syndrom und Stressreaktionen der Sesambeine – findet man Ödeme, einen Gelenkerguss und gegebenenfalls Osteophyten. An diagnostisch relevanten Strukturen sind hier radiologisch eher diskrete Veränderungen zu beobachten, sodass die Korrelation mit dem klinischen Befund entscheidend ist.

Literatur

1. Anderson MW, Greenspan A. Stress fractures. Radiology. 1996; 199:1–12.
2. Arendt EA, Griffiths HJ. The use of MR imaging in the assessment and clinical management of stress reactions of bone in high-performance athletes. Clin Sports Med. 1997; 16:291–306.
3. Armstrong P, Ringertz H, Bischof Delaloye A. Referral guidelines for imaging. Luxembourg: European Commission Directorate-General for the Environment; 2001:44–58.
4. Bennett WF. Subscapularis, medial, and lateral head coracohumeral ligament insertion anatomy. Arthroscopic appearance and incidence of „hidden" rotator interval lesions. Arthroscopy. 2001; 17:173–80.
5. Boutin RD, Fritz RC, Steinbach LS. Imaging of sports-related muscle injuries. Radiol Clin North Am. 2002; 40:333–62.
6. Bredella MA, Tirman PF, Fritz RC, Feller JF, Wischer TK, Genant HK. MR imaging findings of lateral ulnar collateral ligament abnormalities in patients with lateral epicondylitis. AJR Am J Roentgenol. 1999; 173:1379–82.
7. Clement DB, Taunton JE, Smart GW. Achilles tendinitis and peritendinitis: etiology and treatment. Am J Sports Med. 1984; 12:179–84.
8. Connell DA, Schneider-Kolsky ME, Hoving JL, et al. Longitudinal study comparing sonographic and MRI assessments of acute and healing hamstring injuries. AJR Am J Roentgenol. 2004; 183:975–84.
9. Czembirek H, Frühwald F, Kainberger F. Orientierungshilfe Radiologie. Anleitung zum optimalen Einsatz der klinischen Radiologie. Wien: Verlag der Österreichischen Ärztekammer; 2002:37–43.
10. Engelhardt M, Reuter I, Freiwald J, Böhme T, Halbsguth A. Spondylolysis and spondylolisthesis and sports. Orthopäde. 1997; 26:755–9.
11. Fredericson M, Bergman AG, Hoffman KL, Dillingham MS. Tibial stress reaction in runners. Correlation of clinical symptoms and scintigraphy with a new magnetic resonance imaging grading system. Am J Sports Med. 1995; 23:472–81.
12. Freyschmidt J, Ostertag H, Jundt G. Knochentumoren – Klinik, Radiologie, Pathologie. Heidelberg: Springer; 1998:694–701.
13. Hall S, Buchbinder R. Do imaging methods that guide needle placement improve outcome? Ann Rheum Dis. 2004; 63:1007–8.
14. Hayes CW, Brigido MK, Jamadar DA, Propeck T. Mechanism based pattern approach to classification of complex injuries of the knee depicted at MR imaging. Radiographics. 2000; 20:S121–34.
15. Hergan K, Mittler C, Oser W. Ulnar collateral ligament: differentiation of displaced and nondisplaced tears with US and MR imaging. Radiology. 1995; 194:65–71.
16. Kainberger F, Ulreich N, Huber W, et al. Das Sehnenüberlastungssyndrom: Bildgebende Diagnostik. Wien Med Wochenschr. 2001; 151:509–12.
17. Klauser A, Frauscher F, Hochholzer T, Helweg G, Kramer J, Zur Nedden D. Diagnose von Überlastungsschäden bei Kletterern. Radiologe. 2002; 42:788–98.
18. MacGillivray JD, Fealy S, Potter HG, O'Brien SJ. Multiplanar analysis of acromion morphology. Am J Sports Med. 1998; 26:836–40.
19. Miller TT. Imaging of elbow disorders. Orthop Clin North Am. 1999; 30:21–36.
20. Mintz DN. Magnetic resonance imaging of sports injuries to the cervical spine. Semin Musculoskelet Radiol. 2004; 8:99–110.
21. Neer CS, 2nd. Impingement lesions. Clin Orthop. 1983: 70–7.

22. Nehrer S, Breitenseher M, Brodner W, et al. Clinical and sonographic evaluation of the risk of rupture in the Achilles tendon. Arch Orthop Trauma Surg. 1997; 116:14–8.
23. Ogon M, Riedl-Huter C, Sterzinger W, Krismer M, Spratt KF, Wimmer C. Radiologic abnormalities and low back pain in elite skiers. Clin Orthop. 2001:151–62.
24. Sommer B, Pauleit D, Altmann D. Stressfraktur des Os sakrum bei einem Basketballleistungssportler. Rofo. 2003; 175:569–70.
25. Stäbler A, Spieker A, Bonel H, et al. Magnetresonanztomographie des Handgelenks. Vergleich hochauflösender Sequenzen und unterschiedlicher Fettunterdrückungstechniken an Leichenpräparaten. Rofo. 2000; 172:168–74.
26. Steinbach LS, Fritz RC, Tirman PF, Uffman M. Magnetic resonance imaging of the elbow. Eur J Radiol. 1997; 25:223–41.
27. Steinborn M, Heuck A, Jessel C, Bonel H, Reiser M. Magnetic resonance imaging of lateral epicondylitis of the elbow with a 0.2-T dedicated system. Eur Radiol. 1999; 9:1376–80.
28. Stoller D, Tirman P, Ma B, Beltran S, Branstetter R, Blease S. Diagnostic imaging orthopaedics. Salt Lake City: Amirsys; 2004:1.2–6.138.
29. Tyson LL, Crues JV 3rd. Pathogenesis of rotator cuff disorders. Magnetic resonance imaging characteristics. Magn Reson Imaging Clin N Am. 1993; 1:37–46.
30. van Dijk CN, Wessel RN, Tol JL, Maas M. Oblique radiograph for the detection of bone spurs in anterior ankle impingement. Skeletal Radiol. 2002; 31:214–21.
31. Yao L, Johnson C, Gentili A, Lee JK, Seeger LL. Stress injuries of bone: analysis of MR imaging staging criteria. Acad Radiol. 1998; 5:34–40.
32. Zanetti M, Jost B, Lustenberger A, Hodler J. Clinical impact of MR arthrography of the shoulder. Acta Radiol. 1999; 40:296–302.

2.4 Arthroskopie

M. Kusma, M. Dienst

Einleitung

Bedeutung: Seit Beginn der Ära der Arthroskopie in den 1970er-Jahren stellt die Arthroskopie weltweit nach der Osteosynthese den zweithäufigsten operativen Eingriff am Stütz- und Bewegungsapparat dar (16). In Sportorthopädie und Sporttraumatologie hat sich die Arthroskopie zu einer Routineoperation bei Verletzungen und Überlastungsschäden nicht nur des Knie- und Schultergelenks etabliert, auch im Bereich der anderen großen Gelenke hat sie mittlerweile weite Verbreitung gefunden.

Vorteile: Die Vorteile der arthroskopischen Chirurgie sind offensichtlich: Wie bei anderen minimalinvasiven Verfahren liegen diese insbesondere in der weitestgehenden Weichteilschonung und der geringen Zugangsmorbidität begründet. Besonders für den aktiven Sportler bietet dies die Voraussetzung für eine sofort einsetzende Rehabilitation und eine schnelle Rückkehr zur sportlichen Belastung. Darüber hinaus stellt die Arthroskopie ein den radiologischen Untersuchungstechniken überlegenes diagnostisches Verfahren zur detaillierten Beurteilung der Gelenkbinnenstrukturen dar, was ihr oftmals das Prüfsiegel „Golden Standard" verliehen hat. Im Vergleich zum offenen chirurgischen Vorgehen bietet die Arthroskopie zudem die Möglichkeit, auch offen schwer zugängliche und kaum sichtbare Gelenkbereiche zu inspizieren. So wird einer offenen chirurgischen Maßnahme nicht selten eine diagnostische Arthroskopie vorgeschaltet, um die Operationsindikation zu überprüfen und das geplante Vorgehen gegebenenfalls entsprechend dem arthroskopischen Befund zu modifizieren. Auch im Hinblick auf die aktuelle Entwicklung des öffentlichen Gesundheitssystems müssen arthroskopische Operationen Teil des Leistungsangebots operativ tätiger Sportorthopäden und Sporttraumatologen sein. Selbst aufwändigere arthroskopische Eingriffe können unter ambulanten Bedingungen durchgeführt werden oder bieten zumindest die Möglichkeit der frühzeitigen stationären Entlassung.

Der vorliegende Beitrag soll einen Überblick über den Einsatz der Arthroskopie im Gebiet der Sportorthopädie und Sporttraumatologie geben. Über die instrumentellen und technischen Voraussetzungen hinaus werden für jedes Gelenk die Indikationen zum arthroskopischen Vorgehen dargestellt und anhand einiger Fallberichte praxisnah beschrieben.

Lagerung, Ausrüstung und Technik

Lagerung: Über grundsätzliche Techniken zur Vermeidung von Druckschäden, Dehnungsverletzungen und Verbrennungen der Weichteile und Nerven hinaus hat die Lagerung verschiedene Aufgaben zu erfüllen: Das Gelenk muss so gelagert und später steril abgedeckt sein, dass es über die notwendigen Portale arthroskopisch erreicht werden kann. Bei gleichzeitiger Verwendung von Blutsperrenmanschetten und im Hinblick auf die Anforderungen besonderer Operationsverfahren muss man daher oftmals knapp bis an das unsterile Gebiet hin abdecken. Bei der Lagerung zur arthroskopischen Rotatorenmanschettenrekonstruktion ist beispielsweise darauf zu achten, das Trigonum cervicale laterale steril mit abzudecken, um die Verwendung des Nevaiser-Portals zu ermöglichen. Bei geplanter vorderer Kreuzbandplastik ist die Blutsperrenmanschette weit genug proximal anzulegen, um sich mit der Gegeninzision für die Anlage des femoralen Bohrkanals im sterilen Bereich zu befinden. Bei tiefliegenden Gelenken, wie dem Hüftgelenk, ist das Miteinschließen von knöchernen Orientierungspunkten in das steril abgedeckte Gebiet wichtig, um dem Arthroskopeur die Portalanlage zu erleichtern. Die Notwendigkeit, intraoperativ Gelenkbereiche zu distrahieren oder aufzuklappen, andererseits aber das Gelenk durchbewegen zu können, stellt besondere Anforderungen an die Lagerungstechnik. Die zentralen und dorsalen Bereiche des Sprunggelenks und das zentrale Kompartiment des Hüftgelenks sind nur nach Gelenkdistraktion einzusehen, auch am Kniegelenk erweitern die Traktion des hängenden Unterschenkels und das Aufklappen durch Varus- und Valgusstress die femorotibialen Gelenkareale. Während das Gelenk hierzu fest eingespannt oder zumindest partiell fixiert werden muss, erfordert das intraoperative Durchbewegen eine freie Beweglichkeit zumindest einer Gelenkhälfte. Nur so wird die Lagerung dem großen Vorteil der Arthroskopie als funktionelles Untersuchungsverfahren gerecht. Zudem können so Gelenkanteile, die ansonsten nicht eingesehen oder erreicht werden können, in den Inspektions- und Arbeitsbereich hineingedreht werden. Die funktionelle Diagnostik hat insbesondere auch in der Schulterarthroskopie einen großen Stellenwert; hier können Bewegungen wie die Wurfbewegung nachgestellt werden, um pathologische Bewegungsabläufe beim Impingement oder Gelenkinstabilitäten zu überprüfen.

Ausrüstung: Zur Arthroskopiegrundausrüstung gehört ein Arthroskop mit anhängender Videokette und Kaltlichtquelle. Es sollten immer eine 30°- und eine 70°-Weitwinkeloptik zur Verfügung stehen. Das 4-mm-30°-Weitwinkelarthroskop stellt für die meisten Gelenke das wichtigste Instrument dar. Durch Drehen der Winkeloptik um ihre Achse können das Sichtfeld des Operateurs vergrößert und ein kreisförmiger Bezirk eingesehen werden, ohne das Arthroskop im Gelenk zu bewegen und damit intraartikuläre Strukturen im Gelenk zu gefährden (4). Die 70°-Weitwinkeloptik kommt im Knie-, Schulter- und Ellbogengelenk zur Einstellung besonderer Gelenkbereiche, wie des dorsomedialen und des dorsolateralen Kniegelenkrezessus, zur Anwendung. Zur Arthroskopie des zentralen Gelenkkompartiments der Hüfte stellt sie dagegen das Hauptinstrument dar, nur mit ihr lässt sich das exzentrisch liegende Labrum acetabulare mit angrenzendem Knorpel der Facies lunata darstellen (3). Für das Handgelenk und gelegentlich das Ellbogen- und das Sprunggelenk ist das Standard-4-mm-Arthroskop zu groß. Auch bei Distraktion und Distension bietet sich hier die Verwendung einer 2,7-mm-Kinderoptik, gegebenenfalls auch in kürzerer Länge, an. Auch hier liefern hochqualitative Optiken und Kamerasysteme mit Zoom eine gute Bildqualität bei verbesserter Beweglichkeit des Arthroskops im Gelenk und reduziertem Risiko iatrogener Knorpelschäden. Nachteilig ist der geringere Wasserdurchfluss, der bei Gebrauch von Motorinstrumenten ein zusätzliches Portal zur Spülung notwendig macht (17).

Zur Entfaltung der Gelenkräume ist ein *Füll- und Spülsystem* erforderlich. Die CO_2-Gasfüllung hat mit der Wandlung der Arthroskopie von einem diagnostischen zu einem operativen Verfahren an Bedeutung verloren (10). Zum Einsatz kommt meist elektrolytfreie Flüssigkeit, welche den intraartikulären Einsatz von Hochfrequenzinstrumenten erlaubt. Für Kontrolle von Spülvolumen und Druck ist die Verwendung einer Rollerpumpe sinnvoll. Bei Eingriffen an Ellbogen-, Hand-, Knie- und Sprunggelenk wird grundsätzlich eine Blutsperrenmanschette angelegt. Die Entscheidung zur Füllung trifft der Operateur individuell und in Abhängigkeit vom geplanten Eingriff. Vorteilhaft ist die verbesserte Sicht durch ausbleibende intraartikuläre Blutungen und geringere periartikulärer Ödembildung bei niedrigeren Spüldruckwerten. Nachteile wie ein erhöhtes Risiko für Nervenläsionen, periphere Durchblutungsstörungen und eine Venenthrombose sowie die erschwerte Diagnostik von Blutungen aus synovialen Veränderungen sind dabei zu berücksichtigen (16).

Flüssigkeits- und Druckmanagement haben entscheidenden Einfluss auf die Sichtbedingungen und damit den Erfolg der Operation. Grundsätzlich sollte die Gelenkkapsel so wenig wie möglich perforiert werden, um eine Extravasation von Flüssigkeit in das periartikuläre Gewebe zu verhindern. Insbesondere an Schulter- und Hüftgelenk ist dies entscheidend, da hier die Flüssigkeit aufgrund der Weichteildicke nicht nach außen abfließen kann. Die zunehmende Weichteilödematisierung führt zur zunehmenden Kompression der Gelenkräume und damit zur Sichtbeeinträchtigung. Im direkten Zusammenhang steht damit der Einsatz von Arbeitshülsen, die mit kanülierten Einführhilfen in das Gelenk eingebracht werden können und einen kontrollierten Ablauf der Spülflüssigkeit ermöglichen. Der Flüssigkeitszulauf sollte möglichst über die Arthroskophülse erfolgen, um das Sichtfeld freizuspülen. Je nach Operationsverfahren erfordert dies Hülsen, die einen größeren Flüssigkeitsdurchstrom ermöglichen („High Flow"). Alternativ können zusätzliche Arbeitshülsen eingebracht werden, über die ein weiterer Flüssigkeitszustrom erfolgt. Neben einer konstanten Flüssigkeitsperfusion ist auf die Kontrolle des Spüldrucks zu achten. Wird der Flüssigkeitsstrom, wie bei Herausnehmen des Arthroskops aus dem Gelenk oder leergelaufenem Reservoir, unterbrochen, treten vermehrt Blutungen auf, die erst nach längerem Flüssigkeitsstrom, Druckerhöhung und möglicherweise Blutstillung wieder zum Erliegen kommen.

Instrumente: Zur Grundausrüstung gehören Einführhilfen und Dilatatoren für Arthroskop- und Arbeitshülsen, skalierte Tasthaken sowie gerade und unterschiedlich gebogene hand- und motorbetriebene Instrumente – wie Biopsie- und Fasszangen, Stanzen, Messer und Scheren, Shaver, Pfrieme, Küretten und Sauginstrumente. Für Gelenke mit kräftigem Weichteilmantel, wie dem Hüftgelenk, müssen „überlange"

Instrumente vorhanden sein. Rekonstruierende Verfahren erfordern besondere Instrumente zum Einbringen und Knüpfen von Nahtmaterial und Ankern. Die Verwendung von Hochfrequenzinstrumenten eignet sich insbesondere für die Schulter- und Hüftgelenkarthroskopie, da hier nicht in Blutsperre gearbeitet werden kann.

Technik: Eine erfolgreiche Arthroskopie beginnt mit der Anlage der Portale. Bereits bei der Hautinzision können oberflächliche Hautnerven verletzt werden; insbesondere im Bereich des ventralen Portals zum Hüftgelenk und aller Portalbereiche des Sprung- und des Ellbogengelenks muss die Inzision streng kutan und nicht im Verlauf der Hautlinien erfolgen. Die Kenntnis benachbarter neurovaskulärer Strukturen ist obligat. Nur bei korrekter Portallage werden empfindliche intraartikuläre Strukturen, wie der hyaline Knorpel, vor iatrogenen Verletzungen geschont. Zudem ermöglichen optimal platzierte Portale eine umfassende Gelenkinspektion und Erreichbarkeit verschiedener Gelenkbereiche zur arthroskopischen Therapie. Grundsätzlich gilt, dass besser ein zusätzliches Portal in Kauf genommen werden sollte als eine eingeschränkte Sicht oder Erreichbarkeit zu akzeptieren. Für jedes Gelenk ist ein standardisierter Untersuchungsalgorithmus – ein „diagnostischer Rundgang" – empfehlenswert. So kann das Übersehen von Teilen des Gelenkraumes vermieden werden (16). Die exzentrische Lage des Geradeausblicks bei der 30°-Optik erfordert eine kurze Trainingsphase, bis kontrollierte Bewegungen im Gelenk sicher durchgeführt werden können. Bei Verwendung einer 70°-Weitwinkeloptik ist der in Richtung des Arthroskops gelegene Gelenkbezirk nicht mehr einsehbar, sodass kontrollierte Bewegungen im Gelenk nur schwer möglich sind. Wichtig ist die ständige seiten- und höhenrichtige Orientierung des vom Arthroskop gelieferten Bildes. Ein Verdrehen der Kamera und damit des Bildhorizonts während der Arthroskopie ist zu vermeiden. Die Anlage zusätzlicher Portale sollte in der Regel unter arthroskopischer Sicht erfolgen, um das Risiko intraartikulärer Komplikationen zu reduzieren und das Portal zur arthroskopischen Therapie optimal ausrichten zu können. Hilfreich sind die Technik der „Triangulation" mit Zielen des Portals auf die Arthroskopspitze und die Verwendung von Zielgeräten.

Arthroskopie der großen Gelenke

Schultergelenk, Subakromialraum und Akromioklavikulargelenk

Überlastungsphänomene und Verletzungen der Schulter sind häufige Probleme von Überkopfsportlern, wie Werfern, Tennisspielern oder Schwimmern. Ursächlich hierfür sind insbesondere Instabilitäten, ein Impingement und pathologische Veränderungen des oberen Labrum glenoidale und des Bizepssehnenankers. Neben einer Reihe von klinischen Tests stehen als diagnostische Möglichkeiten Sonographie, Magnetresonanztomographie (MRT) und insbesondere die Magnetresonanzarthrographie zur Verfügung. Allerdings bleibt insbesondere die genaue Beurteilung des superioren Labrums und der Bizepssehne unsicher, sodass die Schulterarthroskopie häufig als diagnostisches Mittel erforderlich ist (11). Die Schulterarthroskopie zählt der Sporttraumatologie und Sportorthopädie zu den häufigsten arthroskopischen Eingriffen. Sie ermöglicht eine umfassende diagnostische Beurteilung der glenohumeralen Gelenkstrukturen und des Subakromialraums, welche offenen Operationsverfahren überlegen ist (13). Die Arthroskopie des Akromioklavikulargelenks hat weniger diagnostischen als therapeutischen Charakter.

■ Lagerung, Ausrüstung und Technik

Lagerung: Die Lagerung des Patienten zur Schulterarthroskopie kann in Seitenlage oder in „Beach-Chair-Position" erfolgen. Die Seitenlage ermöglicht eine bessere Traktion ohne Zuhilfenahme des Assistenten und eine gute Übersicht bei hinteren Zugängen. Vorteile der Beach-Chair-Lagerung liegen in der gewohnten anatomischen Orientierung und dem einfacheren Übergang von arthroskopischen zu offenen Verfahren über einen ventralen Zugang. Bei der Seitenlagerung ist auf einen sorgfältigen Axillarisschutz der Gegenseite und eine ständige Kontrolle der Zugkraft am Arm zu achten. Die Bezeichnung „Beach-Chair-Position" ist eigentlich irreführend, da der Patient mehr sitzend – mit dem Oberkörper 70–80° aufgerichtet – ausgerichtet wird. Ziel ist die horizontale Ausrichtung des Akromions, um nicht ständig „bergauf" schauen und arbeiten zu müssen und um einen besseren Zugang nach dorsal zu haben. In Beach-Chair-Position muss insbesondere dorsal und am Hals weit genug medial abgedeckt werden, um weiter dorsomedial liegende Portale und das Neviaser-Portal für die Rotatorenmanschette und das superiore Labrum anlegen zu können. Dafür ist die seitliche Schulterregion frei zu halten, was eine sichere Fixierung des Oberkörper und des Kopfes erfordert. Ein Armhalter ist sinnvoll, um das Gelenk in besonderen Stellungen zu halten.

Ausrüstung: Die Ausstattung des Instrumentariums erfordert über die Standardausrüstung für die Kniegelenkarthroskopie hinaus unterschiedlich lange und kräftige Portalhülsen, passende Einführhilfen und – je nach Technik – einen Wissinger-Stab zur Anlage von Portalen in der „Inside-out"-Technik. Das Verwenden von Hochfrequenzinstrumenten ist insbesondere bei der Arthroskopie des Subakromialraums nahezu unverzichtbar. Hinzu kommen spezielle Instrumentarien für arthroskopische Stabilisierungen von Kapsel und Labrum sowie Rekonstruktionen der Rotatorenmanschette.

Technik: Die Arthroskopie der Schulter beginnt mit der Markierung der knöchernen Orientierungspunkte und der möglichen Portale, da später durch zunehmende Weichteilödematisierung die Orientierung erschwert sein kann. Der erste ***diagnostische Rundgang*** erfolgt über ein dorsales Portal, für das Glenohumeralgelenk etwa 2 cm kaudal und 2 cm medial des dorsolateralen Akromionecks (15). Für Arbeiten an der Rotatorenmanschette und im Subakromialraum eignet sich eine weiter superolaterale Anlage, bis 1 cm kaudal und 1 cm medial des Akromionecks. Abweichende Portale weiter medial und lateral für die Inspektion des lateralen Klavikulaendes werden verwendet. Als ventrale Standardportale zur Arthroskopie des Glenohumeralgelenks werden das anterior-superiore und das anterior-inferiore Portal benutzt, die Anlage erfolgt unter arthroskopischer Kontrolle von außen nach innen oder alternativ mit dem Wissinger-Stab von innen nach außen. Zum diagnostischen Rundgang durch das Glenohumeralgelenk wird ein Tasthaken über eines der vorderen Portale eingeführt; es werden alle Gelenkbereiche konsequent dargestellt und ausgetastet, bei unklarem Befund oder Verdacht auf eine Veränderung der dorsalen Gelenkbereiche sind das Umsetzen der Optik nach ventral und das Austasten über das dorsale Portal obligat. Laterale Portale werden zur Arthroskopie des Subakromialraums verwendet. Das „klassische" laterale Portal liegt etwa 3–5 cm lateral des Akromionrandes und 1–3 cm dorsal des ventrolateralen Akromionecks. Zusätzliche laterale Portale können weiter ventral und dorsal für Arbeiten im Bereich der Rotatorenmanschette, wie zum Fadenmanagement, angelegt werden (8). Die ergänzende Anlage eines anteromedialen Portals direkt ventral des Akromioklavikulargelenks eignet sich zur Resektion der lateralen Clavicula. Das Neviaser-Portal in der Grube zwischen Akromioklavikulargelenk und Spina scapulae wird zum Einbringen von Fadenmaterial in die Rotatorenmanschette und das obere Labrum sowie von Instrumenten zum Arbeiten im Bereich der Fossa supraspinata verwendet.

Indikationen

Die verbesserte radiologische Diagnostik – insbesondere auch seit Einführung der Magnetresonanzarthrographie – hat die Häufigkeit der Indikation zur diagnostischen Schulterarthroskopie geringer werden lassen. Im Gegensatz dazu wächst mit der Weiterentwicklung arthroskopischer Techniken und Instrumentarien die Indikationsliste zur arthroskopischen Operation. Trotz dieser Entwicklung bestehen nach wie vor Indikationen zur diagnostischen Arthroskopie, auch als vorgeschaltete Maßnahme vor einem offenen Eingriff, um die Indikation zu überprüfen und gegebenenfalls entsprechend dem arthroskopischen Befund zu modifizieren. Chronische Schulterschmerzen, Schnappphänomene und Instabilitäten, die auch nach ausgedehnter nichtinvasiver Diagnostik ungeklärt bleiben, bedürfen einer arthroskopischen Abklärung. Nach wie vor schwierig bleibt die präzise radiologische Darstellung pathologischer Veränderungen des oberen Labrums und des Bizepssehnenankers. Eine genaue Einteilung von SLAP-Läsionen (SLAP: superiores Labrum anteroposterior) ist auch magnetresonanzarthrographisch meist nicht möglich. Partialrupturen der Bizepssehne und ihrer Aufhängung sowie Verletzungen der Gelenkkapsel und ihrer Bänder sind meist nur arthroskopisch adäquat zu beurteilen. Im Gegensatz zur statischen radiologischen Untersuchung bietet die Arthroskopie zudem den großen Vorteil der dynamischen Funktionsuntersuchung unter arthroskopischer Kontrolle. Ein Überblick über die Indikationen zur diagnostischen und therapeutischen Schulterarthroskopie ist im Folgenden dargestellt:

- akute und chronische glenohumerale Instabilität,
- Rotatorenmanschettenrupturen,
- Labrumläsionen (SLAP-Läsion, antero- und posterosuperiores Impingement),
- freie Gelenkkörper,
- Läsionen und Instabilät der langen Bizepssehne,
- osteochondrale Läsionen,
- synoviale Erkrankungen,
- intraartikuläre Tumoren,
- Frozen Shoulder,
- subakromiales Outlet-Impingement,
- Tendinosis calcarea,
- Bursitis subacromialis,
- Arthrose des Akromioklavikulargelenks,
- subkorakoidales Impingement,
- unklare Schulterschmerzen.

Fallbericht

Zugewiesen wurde ein 38-jähriger Handballspieler mit Schmerzen im rechten Schultergelenk seit einem Sturz auf den ausgestreckten Arm vor 6 Monaten. Diese Schmerzen sind verstärkt bei Überkopfarbeiten, ein Schnappen oder eine Einklemmung wurde nicht beschrieben. Bei der körperlichen Untersuchung fielen ein positiver Crank- und O'Brien-Test auf. Bei der Sonographie der rechten Schulter konnte ausschließlich ein leichtgradiges Halo-Zeichen um die lange Bizepssehne als Hinweis auf einen kleinen intraartikulären Erguss nachgewiesen werden. Im Magnetresonanzarthrogramm stellte sich der Verdacht auf eine SLAP-Läsion, ohne dass eine nähere Einteilung möglich gewesen wäre. Die daraufhin durchgeführte Schulterarthroskopie zeigte eine SLAP-III-Läsion mit korbhenkelartigem Abriss des oberen Labrum glenoidale. Der Bizepssehnenanker wies leichte degenerative Veränderungen auf, war aber ansonsten intakt (👁 **2.37a**). Es erfolgte die Resektion des Korbhenkels (👁 **2.37b**). Bei der klinischen Nachuntersuchung 12 Wochen postoperativ war der Patient beschwerdefrei.

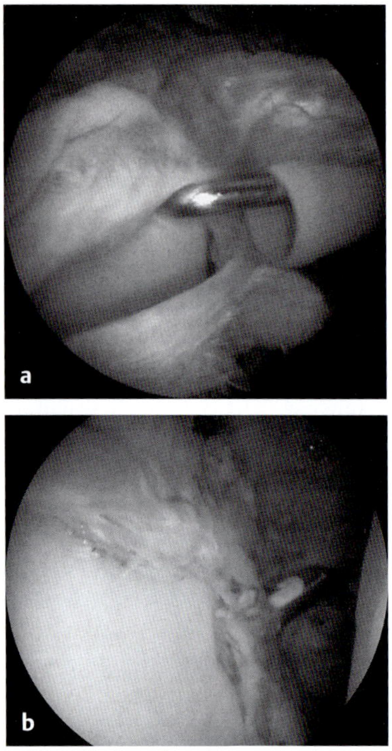

2.37 Blick von dorsal in ein rechtes Schultergelenk: SLAP-III-Läsion mit korbhenkelartigem Riss des oberen Labrums vor (**a**) und nach Resektion (**b**).

Ellbogengelenk

Das Ellbogengelenk ist insbesondere bei Wurf- und Rückschlagsportarten großen Belastungen ausgesetzt. Es kommt hier nicht selten zu intra- und periartikulären Verletzungen und Überlastungsschäden. Die Ellbogenarthroskopie spielt dabei insbesondere bei intraartikulären Veränderungen eine wichtige Rolle, seltener bei extraartikulären Erkrankungen, wie der Epicondylitis humeri radialis. Die Arthroskopie des Ellbogengelenks wird weniger häufig durchgeführt als die Knie- oder die Schulterarthroskopie, was überwiegend an der vergleichsweise geringeren Inzidenz von Verletzungen und Überlastungsschäden des Ellbogens liegt. Zudem ist die Ellbogenarthroskopie technisch anspruchsvoller: Das Gelenk ist verwinkelt, sodass mehrere Portale notwendig sind, um alle Gelenkanteile darzustellen. Die unmittelbare Nähe aller Zugänge zu neurovaskulären Strukturen hat eine höhere Komplikationsrate zur Folge (15).

Lagerung, Ausrüstung und Technik

Lagerung: Zur Arthroskopie des Ellbogens werde 3 verschiedene Lagerungen angewendet: Rücken-, Bauch- und Seitenlagerung. Bei der *Rückenlagerung* wird der Arm seitlich ausgelagert, der Ellbogen 90° abgewinkelt und die Hand in einer Haltevorrichtung aufgehängt (1); sie erlaubt eine bessere Einschätzung der anatomischen Verhältnisse auf der gefährlicheren Beugeseite als bei Bauch- und Seitenlagerung. Bei der *Bauchlagerung* wird der Arm seitlich auf einem flachen Polster ausgelagert, der Unterarm hängt frei (23). Erleichtert ist hier der Zugang zur Fossa olecrani. Bei *Seitenlagerung* wird der Arm nach vorn über einen gepolsterten Stab gelagert, auch hier hängt der Unterarm frei (20).

Ausrüstung: Das Instrumentarium zur Ellbogenarthroskopie entspricht dem der Standardkniearthroskopie. Zur Inspektion des dorsalen Gelenkabschnitts kann eine dünnere 2,7-mm-Optik benötigt werden, welche deshalb in Reserve bereitliegen sollte.

Technik: Bei der Anlage der *Zugänge* besteht am Ellbogen eine erhöhte Gefahr, neurovaskuläre Strukturen zu verletzen. Die genaue Kenntnis der anatomischen Gegebenheiten ist daher unabdingbar. Wie auch an anderen Gelenken, empfiehlt es sich, die knöchernen Orientierungspunkte vor Beginn der Arthroskopie einzuzeichnen. Der erste Schritt besteht im Auffüllen des Gelenks mit Flüssigkeit, um die neurovaskulären Strukturen von den Portalen abzudrängen (24). Der erste Zugang zum vorderen Gelenkkompartiment erfolgt über das superomediale Portal 2 cm proximal und 1 cm ventral des Epicondylus humeri ulnaris (18). Unter Sicht und Transillumination oder Wissinger-Technik wird das anterolaterale Portal 2 cm distal und 1,5 cm ventral des Epicondylus humeri radialis angelegt. Beide Portale ermöglichen im Wechsel eine gute Sicht und Erreichbarkeit der vorderen Gelenkkammer (19). Für die Arthroskopie der hinteren Gelenkkammer wird ein dorsolaterales Arthroskopieportal am radialen Rand der Bizepssehne 3 cm proximal der Olecranonspitze angelegt, ein zusätzliches dorsozentrales Portal dient als Arbeitsportal (24).

Indikationen

Ideale Indikationen zur Ellbogenarthroskopie sind Beschwerden, bei denen Anamnese, Untersuchungsbefund sowie radiologische Diagnostik auf eine intraartikuläre Ursache hindeuten. Die rein diagnostische Ellbogenarthroskopie ist eine Rarität. Die wichtigsten Indikationen sind im Folgenden zusammengefasst:

- freie Gelenkkörper,
- osteochondrale Läsionen,
- synoviale Erkrankungen,
- Bewegungseinschränkungen,
- intraartikuläre Schmerzen unklarer Genese.

Daneben kommen zunehmend auch extraartikuläre Veränderungen in Betracht, hier überwiegend die **Epicondylitis humeri radialis.** Owens et al. (22) berichten über erfolgreiche Behandlungen bei Patienten mit therapierefraktären Beschwerden nach mindestens 6-monatiger konservativer Behandlung mittels arthroskopischem Release des M. extensor carpi radialis brevis mit nachfolgender Deperiostierung des Epicondylus.

Handgelenk

Verletzungen und Überlastungsschäden des Handgelenks sind nicht selten, so betreffen etwa 15% aller Sportverletzungen die Hand und das Handgelenk (29). Nur wenige dieser Läsionen eignen sich zur arthroskopischen Diagnostik und Behandlung. Die Handgelenkarthroskopie umfasst die Spiegelung der radiocarpalen und der mediocarpalen Gelenke (6). Die Gelenkräume sind sehr eng, weshalb hohe Anforderungen an das Geschick des Arthroskopeurs gestellt werden.

Lagerung, Ausrüstung und Technik

Lagerung: Die Arthroskopie des Handgelenks erfolgt in *Rückenlage*. Der Arm wird dazu rechtwinklig ausgelagert und unter Verwendung des Mädchenfängers zur permanenten Traktion mit Gegenzug am Oberarm aufgehängt (15).

Ausrüstung: Zum Standardinstrumentarium gehören aufgrund der engen Raumverhältnisse ein kurzes 2,7-mm-Arthroskop sowie miniaturisierte Tast-, Stanz- und Motorinstrumente.

Technik: Aufgrund der sehr komplexen und engen anatomischen Verhältnisse ist besondere Sorgfalt bei der Anlage der Zugänge geboten. Die Lokalisation der Zugänge kann entweder bereits am noch wachen Patienten bei aktiven und passiven Bewegungen der Hand und Lokalisation der Sehnen (28) oder mit Hilfe des Röntgenbildverstärkers (9) erfolgen. Hempfling (9) empfiehlt standardmäßig die Kombination der Arthroskopie mit der Arthrographie. Wie auch am Ellbogen- und am Sprunggelenk, wird das Gelenk zunächst distendiert. Die Arthroskopie der radiocarpalen Gelenkanteile erfolgt meist über das Portal 6-R radial des Sehnenfachs 6 und über das Portal 3/4 zwischen den Sehnenfächern 3 und 4 distal des Lister-Tuberkels. Die medicarpalen Anteile werden über die Punktion der Gelenkverbindung zwischen Capitatum, Lunatum und Skaphoid arthroskopiert.

Indikationen

Die Verletzungen des Discus ulnaris und des skapholunären Bandapparats sind die häufigsten Indikationen zur Handgelenkarthroskopie. Ein besonderer diagnostischer Aufgabenbereich der radiocarpalen und mediocarpalen Spiegelung ist die Beurteilung der kinematischen Stabilität. Die Handgelenkarthroskopie stellt hier neben dem Funktions-MRT das diagnostische Verfahren der Wahl dar (6). Ein Überblick über die häufigsten Indikationen zur Handgelenkarthroskopie ist im Folgenden dargestellt:

- Läsionen des Discus ulnaris,
- synoviale Erkrankungen,
- karpale Instabilitäten,
- osteochondrale Läsionen,
- Frakturen,
- freie Gelenkkörper,
- intraartikuläre Schmerzen unklarer Genese,
- Notwendigkeit der Spaltung des Lig. carpi transversum (extraartikulär).

Hüftgelenk

Die Häufigkeit von Hüft- und Beckenverletzungen im Sport liegt bei Erwachsenen bei etwa 5–6%, mit 10–24% signifikant höher bei Sportlern im Kindes- und Jugendalter. Einige Sportarten haben ein höheres Risiko, wie z.B. Balletttanz, Laufdisziplinen, Golf und Fußball (2). Die Hüftarthroskopie liefert hier mit der direkten Gelenkinspektion eine wichtige Ergänzung zur indirekten Diagnostik des erkrankten oder verletzten Hüftgelenks (3). Bei intraartikulären Läsionen besteht die Möglichkeit zur minimalinvasiven Behandlung (5). Die Arthroskopie des Hüftgelenks steht noch im Schatten der minimalinvasiven Eingriffe am Schulter- oder Kniegelenk. Die Entwicklung insbesondere in den USA mit explosiv ansteigenden Operationszahlen in den vergangenen beiden Jahren legt jedoch den Schluss nahe, dass es – wie auch bei der Kniearthroskopie in den 1970er-Jahren und der Schulterarthroskopie in den 1980er-Jahren – zu einer zunehmenden Verbreitung auch in Europa kommen wird. Die Hüftarthroskopie hat sich bereits in einigen Zentren im deutschsprachigen Raum als bewährtes Verfahren etabliert (25).

Lagerung, Ausrüstung und Technik

Lagerung: Die Arthroskopie des Hüftgelenks gehört neben der Arthroskopie des Handgelenks sicherlich zu den anspruchsvollsten arthroskopischen Operationsverfahren (3). Der Patient wird auf dem Rücken oder auf der Seite gelagert. Zur *Rückenlagerung* wird ein röntgendurchlässiger Extensionstisch verwendet, während zur *Seitenlagerung* in der Regel besondere Extensionsgeräte zur Anwendung kommen. Das Becken ist so zu platzieren, dass der Gegenzugstab lateralisiert und gegen den proximalen Oberschenkel der zu operierenden Hüfte gepresst wird. Der Fuß wird mit 1–2 Wattebinden gepolstert und straff im Traktionsschuh fixiert. Als Stellung des Hüftgelenks während der Arthroskopie des zentralen Gelenkbereichs empfiehlt sich eine leichte Flexion von 10–20° ohne Abduktion des Beines.

Ausrüstung: Die Ausstattung des Instrumentariums erfordert über die Standardausrüstung für die Kniegelenkarthroskopie hinaus lange Punktionskanülen, flexible, nichtbrechbare Führungsdrähte, Dilatationshülsen, lange Wechselstäbe, flexible und starre Portalhülsen in unterschiedlicher Länge sowie überlange gerade und abgewinkelte hand- und motorbetriebene

Instrumente. Die Eigenheiten des Kugelgelenks fordern abgewinkelte Hand- und Motorinstrumente, um an der Konvexität des Femurkopfes bzw. an dem freien Rand des Labrum acetabulare vorbeizukommen. Für ihre Verwendung müssen die rigiden Schäfte durch flexible oder geschlitzte Arbeitskanülen ersetzt werden.

Technik: Die Arthroskopie wird in 2 Schritten durchgeführt: Zur *Arthroskopie des zentralen Kompartiments* muss das Gelenk distrahiert sein, erst dann können Arthroskop und Instrumente über das ventrale, ventrolaterale, laterale und dorsolaterale Portal eingeführt werden. Die *Arthroskopie des peripheren Kompartiments* erfolgt ohne Traktion und unter freier Beweglichkeit des Hüftgelenks, Arthroskop und Instrumente werden über ventrale und ventrolaterale Portale eingeführt.

■ Indikationen

Die Indikationsliste zur Hüftarthroskopie ist insbesondere seit Einführung der hochauflösenden Magnetresonanztomographie bzw. -arthrographie ständig gewachsen. Während vor einigen Jahren unklare Hüftschmerzen noch häufig zur Indikationsstellung geführt haben, ist dies mittlerweile seltener geworden. Labrumläsionen, Knorpelschäden am Übergang zwischen Labrum und Facies lunata sowie freie Gelenkkörper werden nicht selten präoperativ erkannt. Während die Ergebnisse der arthroskopischen wie offenen Labrum- und Knorpelchirurgie schwer zu prognostizieren sind, führt die arthroskopische Entfernung von freien Gelenkkörpern meist zur Beschwerdefreiheit. Traumatische Labrumrupturen sind selten, häufig muss hier nach einer anderen Ursache, wie dem femoroacetabulären Impingement, gesucht werden. Problematisch ist trotz Magnetresonanzarthrographie nach wie vor die radiologische Diagnose einer Ruptur des Lig. capitis femoris, welches beim Sportler sowohl nach einem akuten Trauma als auch nach wiederholten Mikrotraumen verletzt sein kann. Die Arthroskopie ist hier das Verfahren der Wahl zur direkten Beurteilung und Therapie; die Ergebnisse der Glättung und Resektion sind sehr gut. Bei Verdacht auf eine synoviale Erkrankung – wie Chondromatose, pigmentierte villonoduläre Synovitis und aseptische oder septische (Frühstadium) Synovitis – liefert die Arthroskopie, wie auch an anderen Gelenken, mit Inspektion und Biopsie die korrekte Diagnose. Zudem sind die Ergebnisse der arthroskopischen Synovektomie und Chondromentfernung gut bis sehr gut. Die Indikationen zur Hüftarthroskopie sind im Folgenden zusammengefasst:

- freie Gelenkkörper,
- synoviale Erkrankungen,
- Labrumläsionen,
- Verletzungen des Lig. capitis femoris,
- femoroacetabuläres Impingement,
- osteochondrale Läsionen,
- unklare Hüftschmerzen.

■ Fallbericht

Eine 22-jährige Speerwerferin beklagte ein Jahr nach einem Abduktions-Außenrotations-Trauma der linken Hüfte persistierende Hüftschmerzen trotz intensivster physiotherapeutischer Behandlung. Die Vorbereitung zur Olympiaqualifikation musste eingestellt werden. Durch intraartikuläre Injektionen der vorbehandelnden Orthopäden war es jeweils zu einer temporären Besserung der Beschwerdesymptomatik gekommen. Mehrere konventionelle Magnetresonanztomogramme zeigten ausschließlich einen intraartikulären Erguss und einen begrenzten Knorpelschaden lateral der femoralen Fovea mit subchondralem Ödem. Bei der körperlichen Untersuchung wurden Leistenschmerzen bei gleichzeitiger Flexion, Innenrotation und Adduktion angegeben. Die unserseits durchgeführte Magnetresonanzarthrographie zeigte eine Ruptur des Lig. capitis femoris sowie freie Gelenkkörper in der Fossa acetabuli und im peripheren Rezessus. Die Hüftarthroskopie ergab eine vollständige Avulsion des Lig. capitis femoris vom Femurkopf (👁 **2.38a**) mit großem freiem Körper im Bereich der Fossa (👁 **2.38b**). Der Ligamentstumpf und die freien

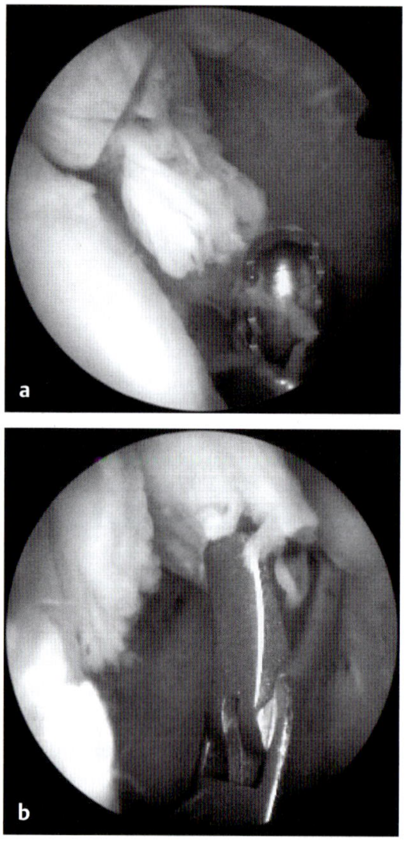

👁 **2.38** Blick von ventral in ein rechtes Hüftgelenk: Resektion des Stumpfes des Lig. capitis femoris mit dem Shaver (**a**) und Entfernung eines osteochondralen Fragments aus der Fossa acetabuli (**b**).

Gelenkkörper wurden entfernt. Am ventromedialen Femurkopf nahe der Insertion des Lig. capitis femoris zeigte sich eine Chondromalazie vom Grad I–IIa. Postoperativ war die Patientin nahezu beschwerdefrei, 6 Monate postoperativ gab sie nach Rückkehr zum vollen Trainingsumfang lediglich ein gelegentliches leichtes Ziehen in der Leiste nach Maximalbelastung an.

Kniegelenk

Die Kniegelenkarthroskopie gehört heute zu den orthopädischen und traumatologischen Standardoperationen. Sowohl die Häufigkeit von Knieverletzungen als auch die vergleichsweise einfache Technik aufgrund des meist dünneren Weichteilmantels, der guten Aufklappbarkeit auch primär engerer Gelenkanteile und der meist großen Entfernung der Portale zu neurovaskulären Strukturen haben dazu geführt, dass das Knie das am häufigsten arthroskopierte Gelenk ist. Viele arthroskopische Verfahren sind heute den offenen Verfahren konkurrenzlos überlegen (16).

■ Lagerung und Technik

Lagerung: Die Lagerung erfolgt meist in Rückenlage mit hängendem Unterschenkel; der Oberschenkel wird in einem Beinhalter fixiert. Eine Blutsperrenmanschette wird am Oberschenkel angelegt, jedoch in der Regel nur im Bedarfsfall intraoperativ gefüllt.

Technik: Die Arthroskopie des Kniegelenks erfolgt über das zentrale oder anterolaterale und anteromediale Portal im Wechsel. Der Vorteil des zentralen Portals liegt in einem hervorragenden Überblick über das gesamte Gelenk, zudem bleiben alle anderen Portale für Zusatzinstrumente offen. In der Regel kann das Arthroskop bei zentraler Lage auch in beide dorsale Gelenkbereiche vorgeschoben werden. Die Anlage erfolgt 1 cm oberhalb der ventralen Kante des medialen Tibiaplateaus in der Mitte des Lig. patellae. Eine erhöhte Morbidität im Vergleich zu anderen Zugangswegen besteht nicht (14). Als Alternative sowie bei Patellatiefstand oder vorderer Kreuzbandplastik erfolgt die Gelenkinspektion über das anterolaterale Portal auf gleicher Höhe direkt lateral der Patellarsehne. Zur vollständigen Gelenkinspektion ist hier zusätzlich ein anteromediales Portal auf gleicher Höhe medial der Patellarsehne anzulegen, um die Optik nach dorsomedial vorschieben zu können. Zusätzlich werden Arbeits- und Ablaufportale angelegt, und zwar weiter medial oder lateral auf gleicher Höhe oder weiter proximal, um von dort über die Eminentia intercondylaris zum Meniskusvorderhorn der Gegenseite zu gelangen. Die Anlage des posteromedialen und des posterolateralen Portals erfolgt zum arthroskopischen Arbeiten in der hinteren Gelenkkammer. Die vorherige Sondierung der bestmöglichen Lage des Zusatzportals mit einer dünnen Kanüle ist sinnvoll. Der *diagnostische Rundgang* erfolgt nach standardisiertem Ablauf, um keine Gelenkanteile zu übersehen. Die Palpation der Knorpeloberflächen, der Menisken sowie des vorderen Kreuzbandes gehört zu jeder diagnostischen Arthroskopie. Insbesondere die Diagnose einer Partialruptur des vorderen Kreuzbandes sowie das Erkennen von Längsrissen der Unterfläche des Innenmeniskushinterhorns erfordern hierbei große Erfahrung. Die vollständige Kniegelenkarthroskopie sollte die Inspektion beider dorsaler Kammern einschließen. Insbesondere bei unklaren Kniebeschwerden und bei der Suche nach freien Gelenkkörpern ist hier das Umsetzen auf eine 70°-Optik obligat.

■ Indikationen

Indikationen zur rein diagnostischen Arthroskopie des Kniegelenks sind selten, in den meisten Fällen schließt sich der diagnostischen Arthroskopie ein arthroskopischer oder offener Eingriff an. Ausnahmen sind dabei die Beurteilung des Patellagleitverhaltens sowie der Lokalisation und Schwere von Knorpelschäden vor der Entscheidung zu einer offenen Operation an Patella und Streckapparat. Auch vor einer Tibiakopfkorrekturosteotomie kann es erforderlich werden, sich über die Beschaffenheit des hyalinen Gelenkknorpels und des Meniskus im zu belastenden Gelenkanteil Klarheit zu verschaffen. Nach wie vor gilt, dass der Hämarthros bei bandstabilem Kniegelenk einer Klärung bedarf, die arthroskopisch erzwungen werden muss, falls die MRT keine Diagnose erbringt. Schließlich sind rezidivierende Gelenkblockaden, deren Ursachen auf nichtinvasivem Weg nicht zu klären sind, eine Arthroskopieindikation (16). Die Indikationen zur operativen Arthroskopie des Kniegelenks sind mannigfaltig, viele Operationen sind dabei heute offenen Verfahren überlegen. Hierzu gehören Operationen an Meniskus, Knorpel, Kreuzbändern und Patellahalteapparat. Eine Übersicht über gängige Indikationen ist im Folgenden dargestellt:

- Indikationen zur diagnostischen Kniegelenkarthroskopie:
  - Hämarthros unklarer Genese,
  - rezidivierende Gelenkblockaden unklarer Genese,
  - Beurteilung des Patellagleitweges,
  - Beurteilung von Knorpel und Meniskus vor Korrekturosteotomie,
  - primär synoviale Erkrankungen;
- Indikationen zur operativen Kniegelenkarthroskopie:
  - Meniskusläsionen,
  - osteochondrale Läsionen,
  - vordere und hintere Kreuzbandruptur,
  - freie Gelenkkörper,
  - Läsionen des Patellahalteapparats,
  - Tibiakopffrakturen,
  - synoviale Erkrankungen.

Oberes Sprunggelenk

Verletzungen des Sprunggelenks gehören neben Verletzungen des Kniegelenks zu den häufigsten Sportverletzungen. Betroffene Strukturen sind Knochen, Gelenkknorpel, Kapsel- Band-Strukturen und Sehnen. Die Arthroskopie hat sich auch hier in den vergangenen Jahren zu einem Standardverfahren entwickelt und wird mittlerweile neben der Knie- und der Schulterarthroskopie am dritthäufigsten durchgeführt.

■ Lagerung, Ausrüstung und Technik

Lagerung: Die Arthroskopie des oberen Sprunggelenks kann in *Rückenlage* mit liegendem Bein oder am hängenden Unterschenkel erfolgen. Verschiedene *Distraktionsverfahren* stehen zur Verfügung, sie reichen von der invasiven knöchernen Distraktion, die jedoch nur in Ausnahmefällen, wie z. B. bei der arthroskopischen Arthrodese angewendet werden sollte, über nichtinvasive Verfahren mit Distraktionshilfen bis zur einfachen manuellen Distraktion durch einen Assistenten (15).

Ausrüstung: Zum Instrumentarium gehört ein 4-mm-Arthroskop mit 30°- und 70°-Optik. In besonderen Fällen wird auch das 2,7-mm-Arthroskop benötigt, welches daher in Reserve bereitliegen sollte. Neben den üblichen Instrumenten werden auch miniaturisierte Stanz- und Motorinstrumente, insbesondere zum Arbeiten im zentralen und dorsalen Gelenkbereich, eingesetzt.

Technik: Aufgrund der Nähe zu neurovaskulären Strukturen ist besondere Sorgfalt bei der Anlage der Zugänge notwendig. Eine sichere Zone zur Portalanlage gibt es, wie auch am Ellbogengelenk, nicht. Zunächst erfolgen Identifizierung und Markierung der knöchernen, sehnigen und neurovaskulären Strukturen. Die funktionelle Untersuchung ist hierbei insbesondere zur Identifizierung des Gelenkspalts hilfreich. Das Gelenk wird von anterolateral lateral der Sehne des M. peroneus tertius auf Höhe des vorderen Gelenkspalts punktiert und aufgefüllt. Zum Anlegen des Portals wird eine Hautfalte gebildet, die Inzision erfolgt streng oberflächlich, das Subkutangewebe wird mit einer stumpfen Klemme gespreizt. Die Kapselpenetration wird mit dem stumpfen Trokar vorgenommen. Nach einem ersten diagnostischen Rundgang mit der 30°-Optik wird das anteromediale Portal medial der Sehne des M. tibialis anterior angelegt. Zuvor sollte per Diaphanoskopie ausgeschlossen sein, dass neurovaskuläre Strukturen, wie der N. suralis, im Portalgebiet liegen. Die Inspektion des medialen talomalleolaren Gelenks, der medialen Talusrolle und der ventralen Tibiakante wird durch das anterolaterale Portal vorgenommen. Nach Umsetzen des Arthroskops nach anteromedial erfolgen die Darstellung des vorderen Syndesmosenbandes und des lateralen talomalleolaren Gelenks sowie nach Distraktion das Vorschieben der Optik über die Notch von Harty in die hintere Gelenkkammer. Hier kann unter Sicht ein weiteres Arbeitsportal von posterolateral direkt lateral der Achillessehne auf Höhe des hinteren Gelenkspalts angelegt werden.

■ Indikationen

Eine häufige Indikation zur Arthroskopie des oberen Sprunggelenks stellt das anterolaterale Impingement als Folge eines Distorsionstraumas dar. Nicht selten findet man hierbei Narbengewebe im Bereich der anterolateralen Kapsel (Meniskoid). Typische Veränderungen, wie eine Verdickung und entzündliche Veränderungen der Gelenkkapsel im Magnetresonanztomogramm, sind hinweisend. Traumatische und nichttraumatische Ursachen führen zu osteochondralen Läsionen des Talusdoms. Die Arthroskopie ermöglicht hierbei die genaue Inspektion und Palpation zur Beurteilung der Integrität und Stabilität des osteochondralen Bezirks sowie eine Entscheidungsfindung über die Art des weiteren operativen Vorgehens. Je nach Lage ist der Übergang zum offenen Vorgehen, wie bei sehr weit dorsal gelegenen Läsionen, sinnvoll. Insbesondere bei sprunggelenkbelastenden Sportarten, wie Fußball, kommt es nicht selten zur Bildung von knöchernen Spornen der Tibiavorderkante, die zu einer schmerzhaft eingeschränkten Dorsalexension führen und arthroskopisch abgetragen werden können. In jüngster Zeit wird auch über die Tendoskopie der Peronäalsehnen bei Patienten mit persistierendem posterolateralen Schmerz berichtet (26). Die Indikationen zur Arthroskopie des oberen Sprunggelenks sind im Folgenden zusammengefasst:

- anterolaterales Impingement (Meniskoid),
- osteochondrale Läsionen,
- knöchernes anteriores Impingement,
- freie Gelenkkörper,
- Frakturen.

■ Fallbericht

Ein 28-jähriger Patient stellte sich ein Jahr nach Supinationstrauma und Außenbandverletzung des oberen Sprunggelenks mit persistierender Außenbandinstabilität sowie postero- und anterolateralen Schmerzen vor. Bei der klinischen und röntgenologischen Untersuchung fiel ein leicht vermehrter Talusvorschub im Seitenvergleich auf, Druckschmerzen ließen sich ventral, distal und dorsal des Außenknöchels auslösen. Im Magnetresonanztomogramm kamen eine leichte Signalverstärkung im Bereich der anterolateralen Kapsel sowie ein intraartikulärer Erguss zur Darstellung. Es erfolgte die Indikationsstellung zur Arthroskopie mit anschließender offener Außenbandraffung. Arthroskopisch zeigte sich nach Distraktion eine vermehrte Distanz zwischen Tibia- und Talusgelenkfläche, sodass anschließend die offene Stabilisierungsoperation wie geplant durchgeführt wurde. Das bereits präoperativ im Magnetresonanztomogramm di-

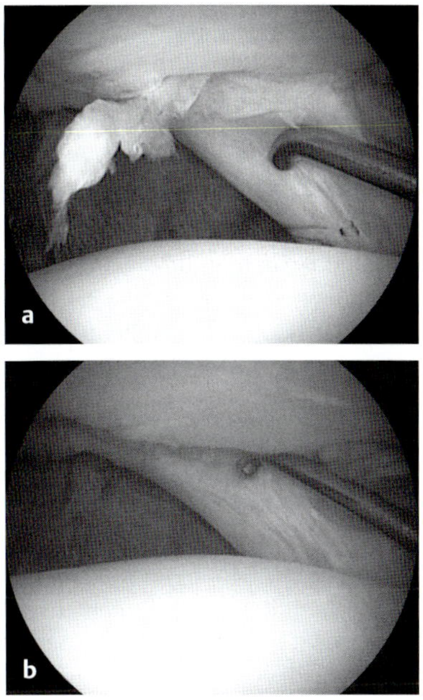

2.39 Blick von anteromedial in ein linkes oberes Sprunggelenk: tibiaseitige Partialruptur des Lig. tibiofibulare posterior inferior vor (**a**) und nach Glättung (**b**).

agnostizierte Meniskoid wurde arthroskopisch bestätigt, es erfolgte eine partielle Synektomie der anterolateralen Kapsel. Erst arthroskopisch sichtbar war eine Partialruptur des Lig. tibiofibulare posterior inferior am tibialen Ursprung (**2.39a**), welche arthroskopisch geglättet wurde (**2.39b**).

Arthroskopie der kleinen Gelenke und extraartikuläre Endoskopie

Zunehmende Verwendung findet die Arthroskopie auch an anderen Gelenken, wie dem unteren Sprunggelenk, dem Großzehengrundgelenk und dem Temporomandibulargelenk. Indikationen ergeben sich auch zur Endoskopie extraartikulärer präformierter und nichtpräformierter Räume, wie zur endoskopischen Spaltung des Retinaculum flexorum carpi und der Psoassehne sowie zu Bursoskopie und Bursektomie an Ellbogen und Trochanter major. Es sei hierzu auf weiterführende Literatur verwiesen.

Literatur

1. Andrews JR, Carson WG. Arthroscopy of the elbow. Arthroscopy. 1985; 1:97–107.
2. Bachelier F, Seil R, Kohn D, Dienst M. Erkrankungen und Verletzungen des Hüftgelenks im Sport – Untersuchungsalgorithmus und Indikationsstellung zur Hüftarthroskopie. Sportorthopädie Sporttraumatologie. 2003; 19:185–95.
3. Dienst M, Gödde S, Seil R, Kohn D. Diagnostische Arthroskopie des Hüftgelenks. Operat Orthop Traumatol. 2002; 14:1–15.
4. Dienst M, Kohn D. Grundlagen der Kniearthroskopie. In: Pfeil J, Siebert W, Janousek A, Josten C, Hrsg. Minimal-invasive Verfahren in der Orthopädie und Traumatologie. Berlin, Heidelberg: Springer; 2000:149–54.
5. Dienst M, Kohn D. Hüftarthroskopie. Unfallchirurg. 2001; 104:2–18.
6. Dronsella J, Felderhoff J, Brunnemann S. Radiocarpal and intercarpal arthroscopy. Orthopäde. 1999; 28:840–5.
7. Fründ H. Traumatische Chondropathie der Patella, ein selbstständiges Krankheitsbild. Zbl Chir. 1926; 53:707.
8. Gartsman G. Shoulder arthroscopy. Philadelphia: Saunders; 2003.
9. Hempfling H. Arthroskopie Handgelenk. In: Pfeil J, Siebert W, Janousek A, Josten C, Hrsg. Minimal-invasive Verfahren in der Orthopädie und Traumatologie. Berlin, Heidelberg: Springer; 2000:123–30.
10. Henche HR, Holder J. Arthroskopie des Kniegelenkes, 2. Aufl. Berlin, Heidelberg: Springer; 1988.
11. Imhoff AB, Perrenoud A, Neidl K. MRI bei Schulterinstabilität – Korrelation zum Arthro CT und zur Arthroskopie der Schulter. Arthroskopie. 1992; 5:122–9.
12. Jensen K-U. Grundlagen der Arthroskopie des Glenohumeral- und Subacromialraums. In: Habermeyer P, Hrsg. Schulterchirurgie, 3. Aufl. München, Jena: Urban und Fischer; 2002:189–212.
13. König U, Agneskircher JD, Imhoff AB. Schulterverletzungen des Sportlers. In: Habermeyer P, Hrsg. Schulterchirurgie, 3. Aufl. München, Jena: Urban und Fischer; 2002: 583–98.
14. Kohn D. Arthroskopie des Kniegelenks. München: Urban und Schwarzenberg; 1991.
15. Kohn D. Diagnostische und operative Arthroskopie großer Gelenke. Stuttgart: Thieme; 1997.
16. Kohn D. Arthroskopie. In: Kohn D, Hrsg. Das Knie. Stuttgart: Thieme; 2000:84–94.
17. Kohn D, Dienst M. Arthroskopie des oberen Sprunggelenks. In: Braun A, Hrsg. Praktische Orthopädie Fuß. Darmstadt: Steinkopff; 1999:157–62.
18. Lindenfeld TN. Medial approach in elbow arthroscopy. Am J Sports Med. 1990; 18:413–7.
19. Morrey BF. Arthroscopy of the elbow. Instr Course Lect. 1985; 35:102–7.
20. O'Discroll SW, Morrey BF. Arthroscopy of the elbow: diagnostic and therapeutic benefits and hazards. J Bone Joint Surg. 1992; 74-A:84–93.
21. Outerbridge RE. The etiology of chondromalazia patellae. J Bone Joint Sur. 1961; 43-B:752–7.
22. Owens BD, Murphy KP, Kuklo TR. Arthroscopic release for lateral epicondylitis. Arthroscopy. 2001; 17:582–7.
23. Poehling GG, Whipple TL, Sisco L, Goldman B. Elbow arthroscopy: a new technique. Arthroscopy. 1989; 5:222–4.
24. Ramsey ML. Elbow arthroscopy: basic setup and treatment of arthritis. Instr Course Lect. 2002; 51:69–72.
25. Rühmann O, Börner C, Bohnsack M, Wirth CJ. Hüftarthroskopie. Orthopäde. 2003; 32:754–66.
26. Van Dijck CN, Kort N. Tendoscopy of the peroneal tendons. Arthroscopy. 1998; 14:471–8.
27. Van Dijck CN, Tol JL, Verheyen CCPM. A prospective study of prognostic factors concerning the outcome of arthroscopic surgery for anterior ankle impingement. Am J Sports Med. 1997; 25:737–45.
28. Whipple TL, Marotta JJ, Powell III JH. Techniques of wrist arthroscopy. Arthroscopy. 1986; 2:244–52.
29. Wilhelm K. Hand und Finger. In: Engelhart M, Hintermann B, Segesser B, Hrsg. GOTS-Manual Sporttraumatologie. Bern: Huber; 1997:108–12.

2.5 Gang- und Laufbandanalyse der unteren Extremität

M. Walther

Einleitung

Quantitative kinematische Analysen der unteren Extremität sind ein wichtiges Hilfsmittel zum besseren Verständnis der Funktionsweise der Gelenke und möglicher pathologischer Abweichungen. Bis Mitte des 20. Jahrhunderts waren kinematische Abschätzungen der menschlichen Gelenke auf zwei-, bzw. pseudodreidimensionale Analysen beschränkt, während in den vergangenen 20 Jahren dreidimensionale Analysen vermehrt durchgeführt wurden. Dies ist insbesondere auf die Fortschritte der kinematischen Techniken und die gesteigerte Leistung moderner Computer zurückzuführen. Die videogestützte Ganganalyse bietet die Möglichkeit der umfassenden Dokumentation und Analyse der Bewegung des Sportlers. Durch die enorme Entwicklung im Bereich der Computer- und Videotechnik steht die Ganganalyse nicht mehr nur Spitzensportlern in leistungsdiagnostischen Zentren zur Verfügung – die Gang- und Laufbandanalyse ist inzwischen aus Sportmedizin, Rehabilitation und Sportschuhberatung nicht mehr wegzudenken. Gerade im Bereich der Sportschuhversorgung hat dieses Verfahren in den vergangenen Jahre eine enorme Verbreitung gefunden. Die kinematischen Messungen liefern wertvolle Informationen über die Interaktion zwischen Fuß und Sportschuh und erleichtert insbesondere bei Handicaps oder Verletzungen eine Optimierung der Schuhversorgung im Hinblick auf einen möglichst normalen Bewegungsablauf.

Messsysteme

Zwei- und dreidimensionale Messungen: Die videogestützte Ganganalyse kann zwei- oder dreidimensional erfolgen. Bei der zweidimensionalen Analyse ist die Kamera von hinten auf den Läufer gerichtet, wobei möglichst ohne Winkelverzerrung Unterschenkel und Fuß erfasst werden. Häufig wird eine zusätzliche Kamera seitlich positioniert und synchronisiert ein zweites Bild aufgenommen, um die Bewegungen in der Sagittalebene mit zu erfassen. Dreidimensionale Messungen setzten ein Mehrkamerasystem voraus, wobei jeder Markierungspunkt stets von mindestens 2 Kameras erfasst werden muss. Während bei der zweidimensionalen Analyse mit einer Kamera der Fokus auf der Bewegung des Rückfußes und des Unterschenkels liegt, können bei der zweidimensionalen Analyse mit 2 Kameras Extension und Flexion in Knie und Sprunggelenk mitbewertet werden. Eine dreidimensionale Messung erlaubt die Erfassung sämtlicher Bewegungen im Raum, insbesondere auch der Rotation. Von Vorteil ist, dass Winkelverzerrungen keine Rolle spielen und somit die Positionierung der Kameras weniger kritisch ist als bei zweidimensionalen Messungen. Aufgrund des wesentlich höheren technischen Aufwandes der dreidimensionalen Messsysteme wird im Bereich der Sportschuhberatung meist die 2-D-Videoanalyse eingesetzt, mit der Einschränkung, dass Winkeländerungen zwischen Kamera und Fußachse zu Winkelverzerrungen führen können (1, 6). Bei strenger Beachtung der Fußlängsachse und der Kameraachse können die Unterschiede zwischen zwei- und dreidimensionalen Analysemodellen für die isolierte Betrachtung der Rückfußkinematik jedoch vernachlässigt werden (18).

Ausrüstung: „Standardvideokameras" mit einer Bildfrequenz von 25 Aufnahmen pro Sekunde sind für die Ganganalyse im Sportbereich nicht geeignet. Professionelle Systeme arbeiten mit 200–500 Bildern pro Sekunde, wodurch sich eine sehr gute zeitliche Auflösung der Rückfußbeweglichkeit ergibt. Bei einer durchschnittlichen Laufgeschwindigkeit von 3,6 m/s (etwa 13 km/h) liegt die Bodenkontaktzeit bei etwa 150 ms. Bei einer Aufnahmefrequenz von 220 Bildern pro Sekunde werden 55 Bilder während des Bodenkontakts aufgenommen, was im Allgemeinen als suffiziente Auflösung anzusehen ist.

Durchführung: Im Idealfall sollten 5 Messungen erfolgen, um einen Durchschnittswert zu bilden. Fällt ein Wert vollständig aus der Serie heraus, so ist die Messung gegebenenfalls zu wiederholen. Alternativ kann auch aus den 5 Messungen der Median für weitere Berechnungen herangezogen werden. Wie bei anderen Messungen gilt auch hier, dass mit der Anzahl der Wiederholungen die Genauigkeit des Mittelwerts ansteigt. Von sämtlichen Werten werden der zeitliche Verlauf sowie Minimum und Maximum bestimmt. Die Werte der Ganganalyse unterliegen erfahrungsgemäß großen interindividuellen Schwankungen, wobei sich die Werte intraindividuell gut reproduzieren lassen (6).

Hautmarkierungen

Für die kinematische Analyse von Bewegungen der unteren Extremität werden typischerweise externe Marker auf die Haut bzw. auf dem Schuh platziert (👁 **2.40**). Für die spätere digitale Bildauswertung ist es wichtig, dass die Marker einen hohen Kontrast gegenüber dem Untergrund besitzen. Die Aufzeichnung der Achsen auf Unterschenkel und Rückfuß erfolgt normalerweise mit einem flexiblen Stahllineal. Nach Markierung der Unterschenkelmitte, etwa 15 cm oberhalb des oberen Sprunggelenks, sowie der Achillessehnenmitte in Höhe des oberen Sprunggelenks werden

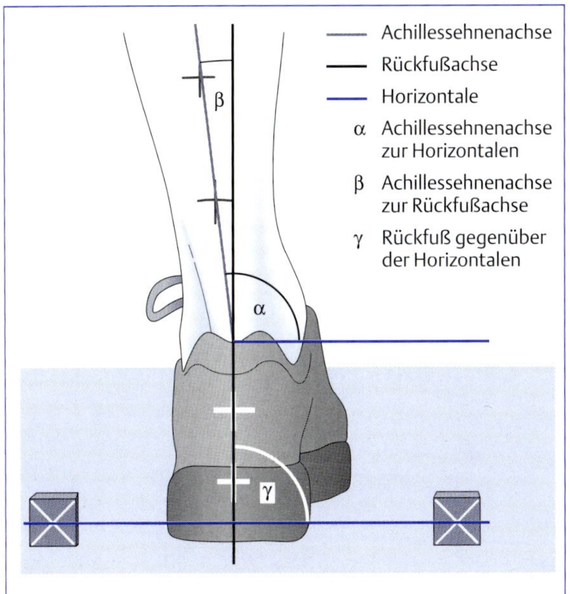

2.40 Markierungen dorsal und Definition der Winkel.

beide Punkte verbunden. Die Markierung des Calcaneus an seiner Oberkante gibt in etwa die Drehachse des unteren Sprunggelenks wieder. Am besten lässt sich dieser Punkt von dorsolateral palpieren; wird er nicht exakt markiert, so verschieben sich die ermittelten Werte des Achillessehnen- und Fersenbeinwinkels. Eine zusätzliche Fehlerquelle ist die anatomische Fersenform. Ein ausgeprägter Weichteilmantel oder eine Haglund-Exostose kann die Aussagekraft der Methode stark einschränken. Je nach Fragestellung lassen sich weitere Marker einsetzen, welche z. B. Ober- und Unterschenkelachse sowie die Rotationszentren von Knie und Sprunggelenk kennzeichnen. Bei Untersuchungen der unteren Extremität können die folgende Punkte markiert werden, wobei für viele Fragestellungen bezüglich der Schuhversorgung die Punkte dorsal im Bereich der Achillessehne und des Fersenbeins ausreichend sind:

- Oberschenkelschaft,
- lateraler Condylus des Kniegelenks,
- lateraler Malleolus,
- Unterschenkelmitte dorsal,
- Achillessehnenmitte in Höhe des oberen Sprunggelenks,
- oberes Ende des Fersenbeins,
- kaudales Fersenbeinende,
- Vorfuß medial am Großzehengrundgelenk,
- Vorfuß lateral am Kleinzehengrundgelenk.

Laufband versus Bahn

Die Ganganalyse kann am Laufband oder auf einer entsprechend langen Laufbahn durchgeführt werden. Beide Varianten haben spezifische Vor- und Nachteile. Dem Vorteil der natürlichen Bewegung auf der Laufbahn steht der Nachteil des hohen Platzbedarfs gegenüber. Eine ausreichend große Anlauf- und Auslaufzone ist Grundvoraussetzung für verlässliche Messergebnisse. Befindet sich der Sportler während der Messung bereits wieder in der Abbremsphase, so lässt sich kein natürlicher und reproduzierbarer Bewegungsablauf aufzeichnen. Weiterhin muss der Läufer das Messareal treffen. Das Beschleunigen oder Abbremsen kurz vor dem Messareal kann die Messung unbrauchbar machen. Darüber hinaus ist die Laufgeschwindigkeit auf der Bahn schwieriger zu standardisieren als am Laufband. Der Hauptvorteil des Laufbandes ist der geringe Platzbedarf. Laufgeschwindigkeit und gegebenenfalls Steigung lassen sich exakt und reproduzierbar festlegen. Mehrere Arbeiten haben aber inzwischen gezeigt, dass die Laufbewegung am Band signifikante Unterschiede zur Bewegung auf der Bahn aufweist. Beispielsweise wird der Fuß flacher aufgesetzt als beim normalen Laufen. Unabhängig davon ist das Laufen am Band gewöhnungsbedürftig, wodurch weitere Veränderungen des Bewegungsablaufs verursacht werden können.

Auswertung

Die Auswertung der Aufnahmen erfolgt mithilfe digitaler Bildanalysesysteme. Moderne Softwarelösungen bieten hier Trekkingfunktionen an, welche die Marker an Sportschuh und Haut selbstständig innerhalb der Videosequenz verfolgen und so automatisiert die relevanten Winkel berechnen und als zeitabhängige Kurven ausgeben (**2.41**). Ein wesentliches Ziel der Bewegungsanalyse ist das Erkennen von beschwerdeauslösenden Veränderungen des Gangbildes. Indikationen können bestehen bei Achillessehnenbeschwerden, Problemen im Bereich der Tibialis-posterior-Sehne sowie ausgeprägter Pronation oder Supination (**2.42**). Dabei werden typischerweise folgende Winkel gemessen und ausgewertet (**2.40**) (9):

- Unterschenkelwinkel (α-Winkel),
- Achillessehnenwinkel (β-Winkel),
- Fersenbeinwinkel (γ-Winkel),
- Torsionswinkel (δ-Winkel),
- Kniewinkel,
- oberer Sprunggelenkwinkel.

α-Winkel (Unterschenkelwinkel): Der α-Winkel beschreibt die Stellung des Unterschenkels zur Horizontalen. In der Regel zeigt er eine Lateralabweichung von der Senkrechten von 7–9°.

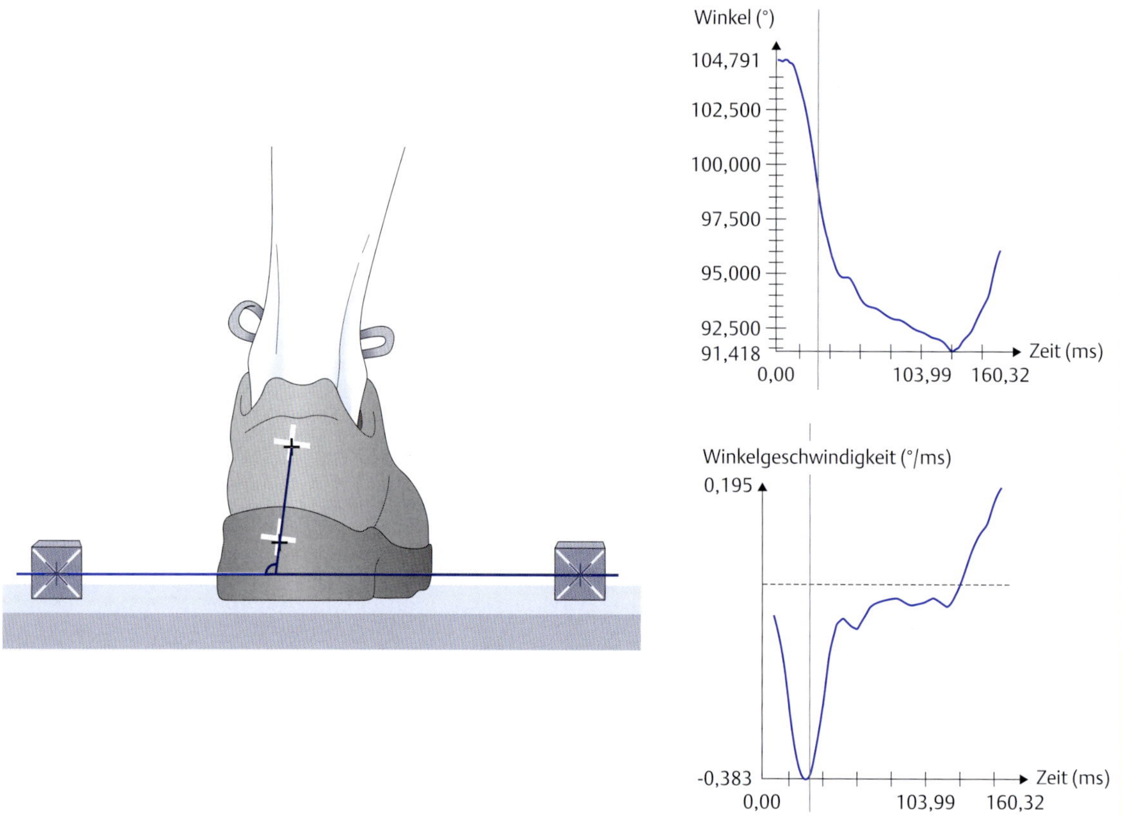

2.41 Beispiel einer Ganganalyse mit Reduktion der Messung auf den γ-Winkel. In den Diagrammen rechts oben zeitabhängiger Verlauf des γ-Winkels (°), rechts unten zeitabhängiger Verlauf der Winkelgeschwindigkeit (°/ms).

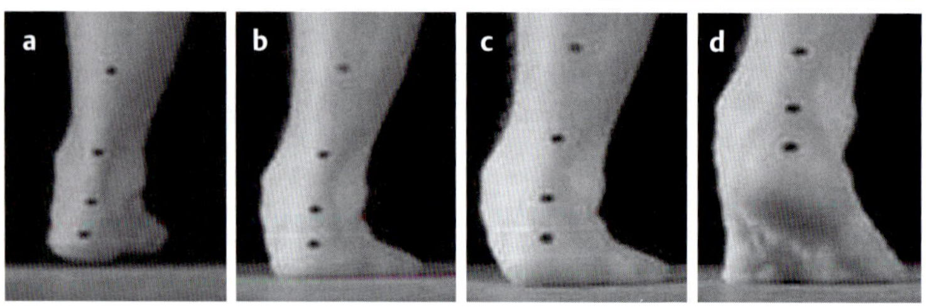

2.42 Verlauf der Bodenkontaktphase bei einem Probanden mit ausgeprägter Pronationsbewegung.
a Stellung des Fußes kurz vor dem Bodenkontakt.
b Frühe Stützphase.
c Späte Stützphase mit maximaler Pronationsbewegung.
d Abstoßphase mit Aufrichtung des Rückfußes.

β-Winkel (Achillessehnenwinkel): Der β-Winkel (Winkel zwischen der Achse der Achillessehne und der Rückfußachse) gilt als wichtigster Wert in der Beurteilung der Pronation. Dabei ist sowohl der Maximalwert als auch die Winkelgeschwindigkeit von Interesse. Durchschnittswerte liegen bei 8–12° Valgusstellung, wobei der Maximalwert meist gegen Ende der Stützphase erreicht wird. Es gibt jedoch auch Läufer mit einem frühen Pronationsmaximum.

γ-Winkel (Fersenbeinwinkel): Der Fersenbeinwinkel beschreibt die Achse des Rückfußes gegenüber der Horizontalen. Beim Bodenkontakt wird der Rückfuß in Inversionsstellung aufgesetzt und erreicht dann im Rahmen der Pronation seine maximale Eversionsstellung. In der Stützphase ist der Fersenbeinwinkel idealerweise nahezu senkrecht. In der Realität liegen die Messwerte jedoch meist im Bereich zwischen 2° und 4° Valgusstellung. In der Abstoßphase kommt es dann zu einer Inversion des Rückfußes. Bei vielen Fragestellungen wird die Datenerhebung auf den γ-Winkel reduziert (👁 2.41). Steht der Sportschuh im Mittelpunkt des Interesses, ist diese Vereinfachung aufgrund der engen Korrelation von γ- und β-Winkel auch gut möglich.

δ-Winkel (Torsionswinkel): Seltener bestimmt wird der δ-Winkel. Er beschreibt die Torsion zwischen Rück- und Vorfuß. Die Torsionsbewegung setzt sich aus Teilbewegungen sämtlicher Mittelfußgelenke zusammen, einschließlich einem Verdrehen der Metatarsalia gegeneinander, wobei der überwiegende Teil der Bewegung im Chopart-Gelenk stattfindet. Die Torsion zwischen Vor- und Rückfuß beträgt im Sinne der Pronation 10°, im Sinne der Supination bis zu 35°. Im Vergleich hierzu kann die Beweglichkeit im Lisfranc-Gelenk vernachlässigt werden. Der Winkel gibt an, wie sich das Verhältnis zwischen Rück- und Vorfußsteuerung verhält und ändert. Die klinische Relevanz dieses Wertes ist jedoch gering.

Kniewinkel: Der Kniewinkel wird in der Sagittalebene bestimmt. Er beschreibt die Stellung der Oberschenkel- zur Unterschenkelachse. Der Winkel zeigt den aktiven Bewegungsumfang im Knie.

Oberer Sprunggelenkwinkel: Ein weiterer Wert der Sagittalebene ist der Winkel zwischen Unterschenkel- und Fußachse. Der Winkel beschreibt den aktiven Bewegungsumgang im oberen Sprunggelenk, wobei die maximale Dorsalextension den wichtigsten Wert darstellt.

Interpretation der Ganganalyse

Messwerte: Bei der Auswertung der Gang- oder Laufbandanalyse sind folgende Messwerte von Interesse:

- maximal gemessene Winkel,
- Zeitpunkt des Auftretens des Maximalwinkels,
- Winkelgeschwindigkeit,
- zeitlicher Verlauf von Winkel und Winkelgeschwindigkeit.

Nutzen: Bei sorgfältiger Durchführung ermöglicht die Gang-/Laufbandanalyse eine reproduzierbare Darstellung der Bewegung. Die Interpretation der Werte und die Umsetzung in ein therapeutisches Konzept sind weit von einer Standardisierung entfernt. Ein Beispiel hierfür ist die Beeinflussung der Pronationsbewegung durch Einlagen oder pronationsreduzierende Schuhe. Der Überpronation wird im Laufsport ein großes Schädigungspotenzial zugeordnet. Hierbei wird vor allem ein Zusammenhang mit Überlastungsschäden im Bereich des M. tibialis posterior, des M. tibialis anterior, der medialen Sehnen- und Bandstrukturen sowie der Plantarfasziitis und der Achillodynie gesehen. Über die Kopplung zwischen Pronation und Tibiarotation kann eine übermäßige Pronationsbewegung auch mit Kniegelenkbeschwerden („Runners Knee") in Zusammenhang stehen. Zur Reduktion der Pronationsbewegung werden meist Stabilschuhe und/oder Einlagen mit vermehrter medialer Abstützung empfohlen.

Einlagen, Stabilschuhe: Neuere Untersuchungen stellen den Effekt von Einlagen und Stabilschuhen im Sinne einer Ausrichtung des Skeletts grundlegend infrage (8). Vielmehr wird davon ausgegangen, dass sich jedes Individuum durch einen sehr konstanten Bewegungsablauf auszeichnet, welcher durch Schuhe bestenfalls unterstützt werden kann. Die Möglichkeiten der Änderung des individuellen Bewegungsablaufs durch Einlagen oder Schuhe wird daher sehr kritisch betrachtet. Im ungünstigsten Fall kommt es zu einem Arbeiten des Sportlers gegen den Schuh, wodurch Beschwerden auch verstärkt werden können. Änderungen der Kräfte ohne Änderungen der Gelenkwinkel werden von der klassischen Ganganalyse aber nicht erfasst.

Die Überlegung zur Überpronation soll aufzeigen, wie untersucherabhängig die Interpretation der Ganganalyse ist und dass, je nach theoretischem Hintergrund, bei gleichen Messwerten durchaus unterschiedliche Schlussfolgerungen gezogen werden können.

Einsatzgebiete: Beschränkt sich die Fragestellung allerdings auf reine Veränderungen der Gelenkbewegung durch eine Maßnahme wie Schuhzurichtung, Trainingsmodifikation, Operation etc., so ist die Gang- und Laufbandanalyse ein etabliertes und zuverlässiges Verfahren. Im Leistungssport hat die Gang- und Bewegungsanalyse eine breites Einsatzspektrum im Bereich der Trainingsoptimierung. Dabei beschränkt sich die Anwendung nicht nur auf Laufsport und Leichtathletik; sportartspezifische Analysen der Bewegung werden beispielsweise im Tennis, bei Ballsportarten oder im Skisport zur Leistungssteigerung eingesetzt. Die gezielte Beeinflussung des Bewegungsablaufs durch Training kann für den Sportler transparent gemacht werden, was für Sportler und Trainer neben der Erfolgskontrolle ein zusätzliches Maß an Motivation beinhaltet. Moderne Softwarelösungen erlauben ein Übereinanderlegen der Bewegung zu 2 verschiedenen Zeitpunkten, sodass auch für den biomechanisch weniger Versierten Veränderungen gut nachzuvollziehen sind (👁 2.43). Ein vergleichsweise seltenes, aber sehr dankbares Einsatzgebiet der Bewegungs- und Ganganalyse ist die Versorgung von Sportlern mit Handicap, insbesondere nach Amputationen. Hier ermöglicht die Videoanalyse eine gezielte Optimierung der Prothesenversorgung im Hinblick auf einen weitgehend normalen Bewegungsablauf (14).

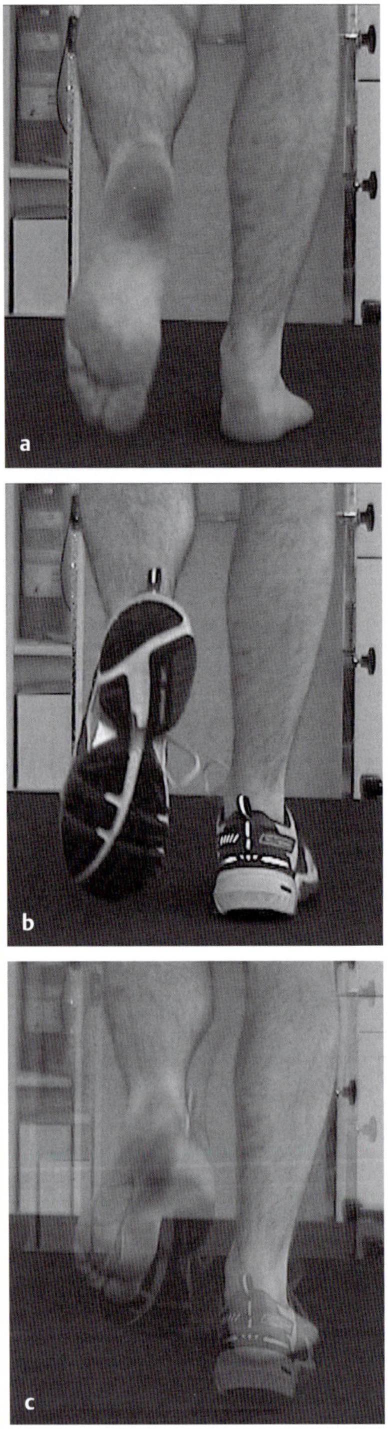

2.43 Übereinanderlegen zweier Bewegungsabläufe zur besseren Visualisierung.
a Stützphase barfuß.
b Stützphase im Schuh.
c Übereinanderlegen der beiden Bilder. Es ist deutlich erkennbar, dass die Pronationsbewegung im Schuh geringer ausgeprägt ist als barfuß.

Möglichkeiten und Grenzen der Laufbandanalyse

Die vermeindliche hohe Präzision und Objektivität der modernen Laufbandanalyse werden durch verschiedene Faktoren eingeschränkt:

- Es besteht weitgehend Unklarheit darüber, wo die Grenzen zwischen normaler und pathologischer Bewegung zu ziehen sind. Dies bezieht sich insbesondere auf die Pronationsbewegung, wo nach wie vor kein Konsens über einheitliche Standardwerte besteht. Die dargestellten Zusammenhänge von Bewegung und klinischen Krankheitsbildern sind statistische Korrelationen und können im Einzelfall oft nur Hinweise geben.
- Die Werte sind stark von der Laufgeschwindigkeit abhängig. Gehlsen (5) registrierte bei Laufgeschwindigkeiten von 5 m/s eine gegenüber einem Lauftempo von 3 m/s statistisch signifikante Änderung des Achillessehnenwinkels im Sinne einer vermehrten Pronation.
- Es bestehen signifikante Unterschiede der Bewegung beim Laufen auf einem Laufband und auf normalem Boden. Beim Laufen auf dem Laufband wird der Fuß flacher aufgesetzt als beim freien Laufen. Für die anderen kinematischen Variablen der unteren Extremität bestehen signifikante Unterschiede zwischen Laufband und normalem Boden, jedoch ohne einheitliche Trends. Durch den Einsatz eines Laufbandes bei der Ganganalyse kann es zu einer Über- und Unterschätzung der einzelnen Aspekte der Bewegung kommen. In jedem Fall sind die Erkenntnisse, die am Laufband gewonnen werden, nicht undifferenziert auf das normale Laufen übertragbar (11).
- Die am Schuh gemessenen Werte geben nicht notwendigerweise die Bewegung des Fußes wieder. Durch Rutschen der Ferse im Schuh wurden Abweichungen von bis zu 13° beschrieben (15).
- Ungenauigkeiten der Hautmarker können das Ergebnis verändern. Die anatomischen Bezugspunkte werden vom Untersucher palpiert, wodurch ein gewisses Maß an Subjektivität nicht auszuschließen ist. Weiterhin kann es bei der Bewegung zu Verschiebungen der Haut bezogen auf die darunter liegenden Strukturen kommen.
- Meist sind unscharfe Bilder, ein zu geringer Kontrast der Marker zum Untergrund oder eine schlechte Ausleuchtung des Messplatzes Ursache von Störungen bei der digitalen Bildauswertung. Bei ungewöhnlichen Messwerten ist diese häufige Fehlerquelle immer in Betracht zu ziehen.
- Projektionsfehler sind vor allem ein Problem von 2-D-Messsystemen. Durch ein Verdrehen der Fußlängsachse zur Achse des Objektivs kommt es zu projektionsbedingten Fehlmessungen der Winkel. Am häufigsten tritt das Problem auf, wenn der Läufer den Fuß in starker Außenrotation aufsetzt (6).

- Die Laufbandanalyse ist eine Momentaufnahme. Die Werte können durch Ermüdung oder Änderungen des Trainingszustandes signifikant beeinflusst werden (4).

Kombination der Gang-/Laufbandanalyse mit anderen Messverfahren

Um die Aussagekraft zu erhöhen, können die Gang- und die Bewegungsanalyse mit anderen Messverfahren kombiniert werden. Ein Beispiel hierfür ist die gleichzeitige Messung des Sauerstoffverbrauchs. Hiermit kann objektiviert werden, inwieweit eine Maßnahme zu einer Ökonomisierung der Bewegung führt (13). Weitere Möglichkeiten bietet die Kombination der Gang- und der Bewegungsanalyse mit der Messung der Bodenreaktionskräfte. Die Messung der Bewegung wird durch die Dimension der Kraft erweitert. Besonders in der Sportschuhforschung ist dieses Verfahren etabliert. Neben der Bewegung im Laufschuh sind hier besonders die Fersenaufprallkräfte von Interesse (2).

Neue Verfahren der Gang-/Laufbandanalyse

Problematik: In den vergangenen Jahren wurden die Gang- und die Bewegungsanalyse weiterentwickelt. Grund für diese Entwicklung war unter anderem, dass die Zusammenhänge zwischen Bewegung und Erkrankungen des Bewegungsapparats nicht den ursprünglich erwarteten Gesetzmäßigkeiten folgten. Beispielsweise kann aus einer vermehrten Pronationsbewegung in der Bewegungsanalyse nicht auf eine entsprechende klinische Symptomatik geschlossen werden. Aufgrund der hohen Variabilität der individuellen Bewegung ist der präventive Einsatz der Bewegungsanalyse schwierig. Es ist häufig sehr schwer zu entscheiden, ob ein Läufer mit vermehrter Pronation von einem Stabilschuh profitiert oder ob der Stabilschuh den Sportler an seinem natürlichen Bewegungsablauf hindert und damit erst Beschwerden provoziert. Ein neuer Ansatzpunkt ist daher nicht nur, die Gelenkwinkel zu betrachten, sondern die Gelenkmomente, das heißt die tatsächliche mechanische Beanspruchung der biologischen Strukturen in die Analyse mit einzubeziehen.

Krafteinwirkungen: Jede Bewegung des Menschen wird durch Kräfte und Drehmomente verursacht, die an den Körpersegmenten wirken. Hierbei sind Kräfte wie Bodenreaktionskräfte und die Schwerkraft, die von außen auf den Körper einwirken, von den inneren zu unterscheiden, die durch biologische Strukturen – wie Muskeln, Sehnen, Knochen und Bänder – übertragen werden. Äußere Kräfte sind mit den heutigen

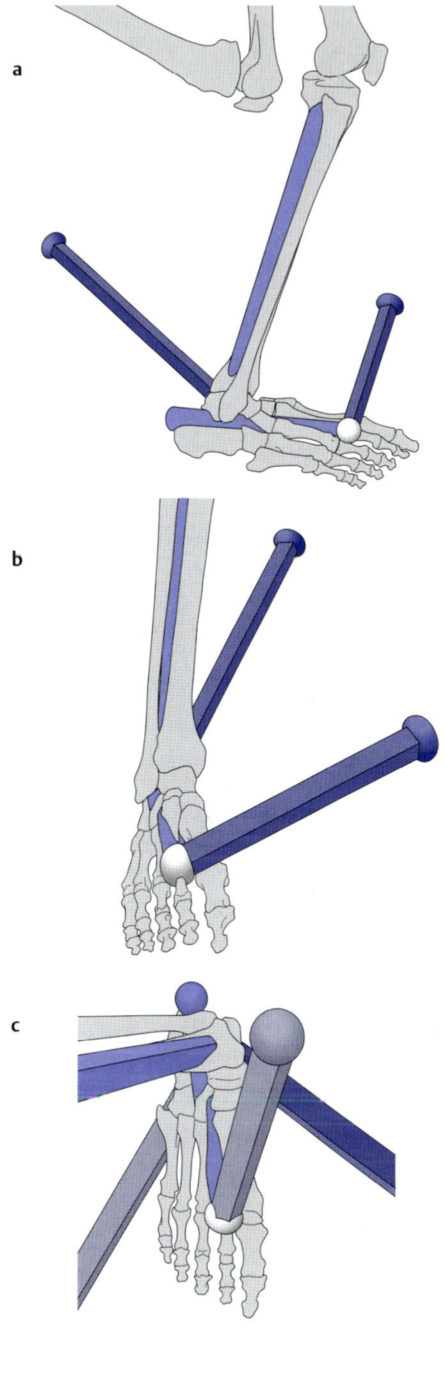

2.44 Beispiel einer Darstellung der Gelenkmomente mit inverser Dynamik.
a Plantar-/Dorsiflexionswinkel im Fußgelenk.
b Inversions-/Eversionswinkel im Fußgelenk. Die Drehachse ist die z-Achse des Fußes.
c Endo-/Exorotationswinkel im Fußgelenk. Die Drehachse ist die z-Achse des Unterschenkels. Als Endorotation wird ein „Nach-innen-Drehen" des Fußes relativ zur Tibia bezeichnet (auch Adduktion des Fußes genannt). Als Exorotation wird ein „Nach-außen-Drehen" des Fußes relativ zur Tibia definiert (Synonym: Abduktion des Fußes).

Messmethoden problemlos zu erfassen. Wesentlich schwieriger gestaltet sich die Bestimmung der inneren Kräfte. Eine Möglichkeit, dieses Problem zu lösen, ist die Methode der inversen Dynamik (17). Bei diesem Verfahren werden aus anthropometrischen, kinematischen und kinetischen Daten die resultierenden Gelenkmomente berechnet bzw. abgeschätzt. Die inverse Dynamik hat sich in den verganenen Jahren als wichtige Methode etabliert, um mehr Informationen über die Beanspruchung von Knorpel, Sehnen und Bändern zu erhalten. Gerade in der Sportschuhforschung wird dieses Verfahren eingesetzt, mit dem Ziel, laufassoziierte Beschwerden zu reduzieren. Dieses dreidimensional ausgelegte Verfahren setzt ein synchronisiertes Mehrkameravideosystem voraus. Häufig werden 6–8 Kameras eingesetzt. Verschiedene anatomische Punkte werden hierzu mit lichtreflektierenden Markern gekennzeichnet. Aus den Markerpositionen im Raum lassen sich die Gelenkzentren sowie die Bewegungen der einzelnen starren Körpersegmente (Becken, Oberschenkel, Unterschenkel, Fuß) zueinander bestimmen. Neben der Bestimmung der linearen und der Winkelgeschwindigkeit sowie der Beschleunigung der Körpersegmente können die Trägheitskräfte der Segmente und die Drehmomente der verschiedenen Gelenke annähernd berechnet werden. Ergänzt durch die Daten einer kinematischen Messung mit Erhebung der Bodenreaktionskräfte und des Kraftangriffspunktes lassen sich unter Anwendung des zweiten Newton-Gesetzes und der Euler-Bewegungsgleichung die resultierenden Gelenkmomente berechnen. Ausgegeben werden die Daten als Vektorgraphiken (**2.44**).

Es ist davon auszugehen, dass über die *Berechnung der tatsächlichen Gelenkbelastung* eine bessere Korrelation zu klinischen Krankheitsbildern und Überlastungssyndromen herzustellen ist als dies mit der reinen Messung der Gelenkwinkel möglich war. Aufgrund des hohen technischen Aufwandes und der hiermit verbundenen Kosten wird diese Methode voraussichtlich auch in den kommenden Jahren industriellen und universitären Forschungseinrichtungen vorbehalten sein.

Beschriebene Zusammenhänge zwischen Erkrankungen, insbesondere Überlastungssyndromen, und Messwerten der Ganganalyse

Für eine Reihe von Erkrankungen konnte ein statistischer Zusammenhang mit Messwerten in der Ganganalyse nachgewiesen werden. Diese Punkte können jedoch bestenfalls Hinweise geben und helfen, die Ursachen laufassoziierter Beschwerden zu identifizieren, keinesfalls sind sie im Sinne von Ursache und Wirkung zu interpretieren (20). Es ist immer der gesamte Sportler mit allen Vorerkrankungen, Trainingsbesonderheiten und sportartspezifischen Belastungen in die Interpretation der Gang- und Bewegungsanalyse mit einzubeziehen.

α-Winkel: Für eine Lateralabweichung von > 10° wurde eine Assoziation mit Schienbeinbeschwerden beschrieben (16).

β-Winkel: Bei Normabweichungen des β-Winkels werden Beschwerden im Fuß- und Kniebereich gehäuft beobachtet. Vor allem eine hohe Pronationswinkelgeschwindigkeit innerhalb der ersten 10% der Stützphase wurde als Risikofaktor für den vorderen Knieschmerz identifiziert, während der maximale Pronationswinkel nicht als isolierter Risikofaktor gilt (3). Eine große Änderung des β-Winkels vom ersten Bodenkontakt bis zur maximalen Ausprägung wird mit Achillessehnenbeschwerden in Verbindung gebracht (12).

γ-Winkel: In Verbindung mit einem hohen Längsgewölbe steht eine ausgeprägte Fußeversion in Zusammenhang mit einer vermehrten Rotation der Tibia. Eine statistisch nachgewiesene direkte Beziehung zu einem laufassoziierten Überlastungssyndrom konnte aber nicht nachgewiesen werden (10). Bei Läufern mit plantarer Fasziitis wurde gehäuft eine verminderte Fußeversion festgestellt (19).

δ-Winkel: Von Bedeutung ist dieser Winkel beispielsweise dann, wenn eine steife Sohle in der Abstoßphase eine vom Vorfuß ausgehende artifizielle Verdrehung des Rückfußes bewirkt, da die Sohlensteifigkeit im Mittelfuß eine Torsion verhindert. Hierdurch wären Irritationen der Achillessehne denkbar.

Kniewinkel: Der Kniewinkel ist vor allem bezogen auf die Rückfußbewegung von Interesse. Störungen der Koordination von Knie- und Rückfußbewegung werden als Auslöser von Kniebeschwerden diskutiert (7).

Oberer Sprunggelenkwinkel: Eine eingeschränkte Beweglichkeit wird mit einer vermehrten Pronationsbewegung assoziiert, was Achillessehnenbeschwerden begünstigt (7).

Literatur

1. Areblad M, Nigg BM, Ekstrand J, Olsson KO, Ekstrom H. Three-dimensional measurement of rearfoot motion during running. J Biomech. 1990; 23:933-.40.
2. De Wit B, De Clercq D, Aerts P. Biomechanical analysis of the stance phase during barefoot and shod running. J Biomech. 2000; 33:269–78.
3. Duffey MJ, Martin DF, Cannon DW, Craven T, Messier SP. Etiologic factors associated with anterior knee pain in distance runners. Med Sci Sports Exerc. 2000; 32:1825–32.
4. Fromme A, Winkelmann F, Thorwesten L, Reer R, Jerosch J. Der Pronationswinkel des Rückfußes beim Laufen in Beziehung zur Belastung. Sportverletzung Sportschaden. 1997; 11:52–7.

5. Gehlsen GM, Seger A. Selected measures of angular displacement, strength and flexibility in subjects with and without shin splints. Res Q Exerc Sport. 1980; 51:478–85.
6. Grau S, Muller O, Baurle W, et al. Limits and possibilities of 2D video analysis in evaluating physiological and pathological foot rolling motion in runners. Sportverletzung Sportschaden. 2000; 14:107–14.
7. Hamill J, Bates BT, Holt KG. Timing of lower extremity joint actions during treadmill running. Med Sci Sports Exerc. 1992; 24:807–13.
8. Nigg BM. The role of impact forces and foot pronation: a new paradigm. Clin J Sport Med. 2001; 11:2–9.
9. Nigg BM, Bahlsen HA. Influence of heel flare and midsole construction on pronation, supination and impact forces for heel-toe running. Int J Sports Biomech. 1988; 4:205–19.
10. Nigg BM, Bobbert M. On the potential of various approaches in load analysis to reduce the frequency of sports injuries. J Biomech 1990; 23(Suppl 1):3–12.
11. Nigg BM, De Boer RW, Fisher V. A kinematic comparison of overground and treadmill running. Med Sci Sports Exerc. 1995; 27:98–105.
12. Nigg BM, Segesser B. Biomechanical and orthopedic concepts in sport shoe construction. Med Sci Sports Exerc. 1992; 24:595–602.
13. Nigg BM, Stefanyshyn D, Cole G, Stergiou P, Miller J. The effect of material characteristics of shoe soles on muscle activation and energy aspects during running. J Biomech. 2003; 36:569–75.
14. Perry J. Ganganalyse. München: Urban und Fischer; 2003.
15. Reinschmidt C, van den Bogert AJ, Murphy N, Lundberg A, Nigg BM. Tibiocalcaneal motion during running, measured with external and bone markers. Clin Biomech. 1997; 12:8–16.
16. Segesser B, Nigg BM. Insertionstendinosen am Schienbein, Achillodynie und Überlastungsfolgen am Fuß – Ätiologie, Biomechanik, therapeutische Möglichkeiten. Orthopäde. 1980; 9:207–14.
17. van den Bogert AJ, Read L, Nigg BM. A method for inverse dynamic analysis using accelerometry. J Biomech. 1996; 29:949–54.
18. van Gheluwe B, Tielemans R, Roosen P. The influence of heel counter rigidity on rearfoot motion during running. J Appl Biom. 1995; 11:47–67.
19. Warren BL, Jones CJ. Predicting plantar fasciitis in runners. Med Sci Sports Exerc. 1987; 19:71–3.
20. Zachazewski JE, Magee DJ, Quillen WS. Athletic injuries and rehabilitation. Philadelphia: Saunders; 1996.

3 Häufige Verletzungen und Fehlbelastungen im Sport

3.1 Schultergelenk

K. Dann, G. Wahler

Epidemiologie von Schulterverletzungen und sportartspezifische Läsionen

Speziell die jungen Sportarten – wie Mountainbiken, Snowboarden, Kite- oder Windsurfen und Inlineskaten –, aber auch die Überkopfball-/Schlägersportarten oder der Schwimmsport führen zu einer Vielzahl von akuten Verletzungen und chronischen Beschwerden. Fünf Prozent bis 8% aller akuten Verletzungen des menschlichen Körpers betreffen das Schultergelenk, etwa 3% sind Überlastungsschäden (22). Von akuten Schulterverletzungen sind hauptsächlich männliche Aktive vom Pubertätsalter bis zum 45. Lebensjahr betroffen. Dreißig Prozent aller akuten Schulterverletzungen sind Verrenkungen, wobei die sportlich aktiven Männer hauptsächlich bis zum Alter von 35 Jahren betroffen sind. In 95% der Fälle liegen Verrenkungen nach vorn, selten nach hinten und nach unten (3%), und in etwa 2% der Fälle multidirektionale Instabilitäten vor. Begleitverletzungen der Rotatorenmanschette im Rahmen von Luxationen sind ab dem 35. Lebensjahr möglich und müssen daher immer ausgeschlossen werden. Weitere 20% der akuten Schulterverletzungen betreffen das Schultereckgelenk und das Schlüsselbein. Frakturen des Oberarmkopfes beim Sport treten hauptsächlich im Rahmen von Hochrasanztraumen auf. Schulterblattbrüche und Verletzungen des Sternoklavikulargelenks zählen zu den Raritäten. Beim älteren sportlich aktiven Patienten findet man am häufigsten das subakromiale Impingement in unterschiedlichen Formen vor. Klinisch schwer zu diagnostizieren sind die instabilitätsassoziierten Impingement-Formen und die Bizepssehnenpathologien von der SLAP- bis hin zur Bizeps-Pulley-Läsion.

Schulterluxation und -instabilität

Epidemiologie, Ätiologie: Mit einer Inzidenz von 2% in der Allgemeinbevölkerung stellt die Schulterinstabilität die klassische im Sport und in der Freizeit erlittene Verletzung des jungen Menschen dar (10–12). Verletzungsursachen können die klassischen Außenrotations-Abduktions-Verletzungen, direkte Traumen, aber auch repetitive Mikrotraumatisierungen sein, die letztendlich zur Instabilität führen.

Klassifikation: Wesentlich für Behandlung und Indikationsstellung zur Operation sind eine exakte Definition der Verletzung und eine Klassifikation. Nebst der vereinfachten angloamerikanischen Einteilung in TUBS (traumatisch verursachte Instabilität) und AMBRII (atraumatisch bedingte Instabilität) (16) hat sich im europäischen Raum die *Klassifikation nach Gerber* bewährt, da die Hyperlaxizität mit einbezogen wird (7):

- Typ I: verhakte Luxation;
- Typ II: unidirektionale Instabilität ohne Hyperlaxizität;
- Typ III: unidirektionale Instabilität mit Hyperlaxizität;
- Typ IV: multidirektionale Instabilität ohne Hyperlaxizität;
- Typ V: multidirektionale Instabilität mit Hyperlaxizität;
- Typ VI: willkürliche Luxation.

Diagnostik: Anamnese, Bildgebung mit Röntgenaufnahmen in 3 Ebenen, Sonographie und bei Bedarf Kontrastmagnetresonanztomographie führen zur exakten Diagnose.

Stabilisierung der posttraumatischen vorderen Instabilität – Indikationen

Operationstechniken: An Operationstechniken stehen offene und arthroskopische Verfahren zur Verfügung: Geeignet für die arthroskopische Stabilisierung sind posttraumatische unidirektionale, Erst- oder wenige Rezidivluxationen. Der Idealpatient ist der jugendliche Patient mit primär traumatischer Erstluxation mit vorderer Instabilität nach adäquatem Trauma mit arthroskopisch definiertem stabilen Labrumabriss und fehlender oder nur geringer Band- bzw. Kapsellaxizität (8, 20, 21). Die rein konservative Behandlung dieser jugendlichen Überkopfsportaktiven führt laut Literatur in bis zu 80–95% der Fälle zum Rezidiv (9, 14, 19, 24, 26). Somit wäre eine Primärversorgung dieser Instabilität gerechtfertigt, aber nicht zwingend notwendig. Ursache für eine traumatische Instabilität ohne Hyperlaxizität (Typ II nach Gerber) ist ein adäquates Trauma mit extremer Außenrotation und Abduktion mit Verletzung der stabilisierenden anatomischen

Strukturen, wie IGHL (inferiores glenohumerales Ligament), MGHL (mediales glenohumerales Ligament) und Labrum. Die traumatische Instabilität bei bestehender Hyperlaxizität (Typ III nach Gerber) wird meist durch ein Außenrotations-Abduktions-Trauma geringeren Ausmaßes verursacht. Werden diese Patienten im Seitenvergleich untersucht, so zeigen sich häufig positive Laxizitätstests und das Sulcuszeichen, ohne dass jedoch die klassischen Stabilitätstests, wie Apprehension und Relokationstest, positiv sind; das heißt, die betroffene Schulter war bis zum Unfall gut kompensiert und stabil. Durch die nun entstandene Verletzung kommt es jedoch sehr häufig zu Reluxationen. Diese chronischen symptomatischen Subluxationen sind für den Patienten sehr belastend und reduzieren seine Leistungsfähigkeit, speziell bei Überkopfsportarten.

Indikationen zur arthroskopischen Stabilisierung: Zusammengefasst kann man nun folgende Indikationen für die arthroskopische Stabilisierung bei traumatischer Instabilität stellen:

- traumatische Erstluxation bei Patienten unter 30 Jahren bei hohem Sportanspruch,
- Nachweis einer Hill-Sachs-Delle,
- Nachweis einer Bankart-Perthes-Läsion im Kontrastmagnetresonanztomogramm,
- Ausschluss einer Hyperlaxizität,
- chronisch rezidivierende traumatische Luxation mit und ohne Hyperlaxizität (etwa 5 Rezidive) bei guter Konsistenz des Kapsel-Labrum-Komplexes (IGHL und MGHL),
- keine osteochondrale Limbusschädigung oder Pfannenrandfraktur,
- korrekte Pfannengeometrie mit Retroversion der Pfanne,
- symptomatische Subluxation.

Kontraindikationen zur arthroskopischen Stabilisierung: Dies sind:

- großer knöcherner Bankart-Defekt (2),
- „engaging" Hill-Sachs-Delle mit Einhakmechanismus,
- Hypoplasie bzw. fehlendes Labrum, Destruktion des IGHL bzw. des MGHL,
- HAGL-Läsion (humerale Avulsionsverletzung der glenohumeralen Bänder),
- willkürliche Instabilität (Typ VI nach Gerber).

Fadenankertechnik: Aufgrund der rapiden Entwicklung ausreißfester biodegradierbarer Fadenanker und entsprechender Fadenrückholinstrumente hat sich die Fadenankertechnik in den vergangenen Jahren ganz deutlich als Methode der Wahl etabliert. Der Vorteil der ventralen Instrumentierung wie auch die hohe Ausreißfestigkeit der Implantate, mit der Möglichkeit, den Kapsel-Labrum-Komplex in die Stabilisierung mit einzubeziehen, spricht für diese Methode (5, 6, 8) (👁 **3.1**). Hingegen ist die arthroskopische Stabilisierung der atraumatischen vorderen unteren Instabilität aufgrund relativ hoher Rezidivraten noch umstritten. Bei dieser atraumatischen Instabilität (Typ III nach Gerber) besteht ein insuffizientes IGHL mit gestörter Elastizität und oft zu tiefem Ansatz des IGHL am Skapulahals. Dadurch entsteht eine große vordere Luxationstasche. Diese ist bei der atraumatischen Instabilität angeboren, während diese Tasche bei der traumatischen Instabilität durch rezidivierende Luxationen erworben ist. Davon zu unterscheiden ist die multidirektionale Instabilität (Typen IV und V nach Gerber), wobei Luxationen in mehreren Richtungen möglich sind. Bedeutend ist auch die Instabilität der Gegenseite, die mit dem positiven Laxizitätstests nachgewiesen werden kann. Für die willkürliche multidirektionale Instabilität (Typ VI nach Gerber) besteht strengstes Operationsverbot.

a

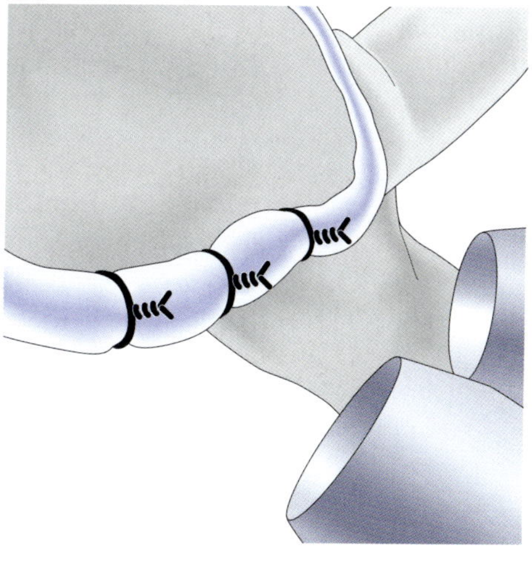

b

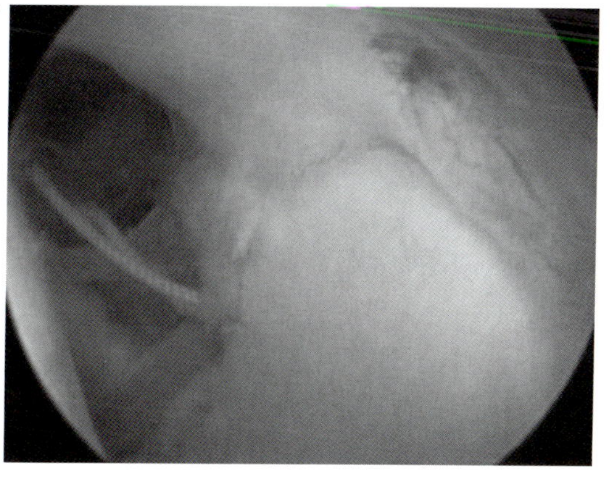

👁 **3.1 a** Arthroskopische Schulterstabilisierung mit Fadenankern; **b** arthroskopische Stabilisierung der linken Schulter mit Fadenankern.

Operationsziele: Ziel der arthroskopischen oder offenen Stabilisierung muss es sein, die Luxationstasche durch Raffung aufzuheben, eine anatomische Rekonstruktion und Verkürzung des IGHL zu erreichen sowie das IGHL auf Glenoidniveau anzuheben und am Limbusrand zu refixieren. Begleitveränderungen, wie das Rotatorenintervall und das Foramen Weitbrecht, aber auch die posteriore Kapsellaxizität, sollten chirurgisch mitbehandelt werden. Die Refixationstechnik erfolgt dann, wie bereits beschrieben, ähnlich der posttraumatischen Instabilität zumeist mit Fadenankersystemen. Das offene Vorgehen mit Kapselshift (18) und Kapseldoppelung scheint jedoch bei diesen Instabilitätsformen zielführender zu sein.

Laser und elektrothermische Verfahren (Capsular-Shrinking)

Die Hochfrequenzbikoagulation bietet eindeutige Vorteile gegenüber der Laserbehandlung des Kapselgewebes. Durch die neu eingebauten Temperaturkontrollen in diesen Instrumenten ist es möglich, ein Überhitzen des Gewebes zu verhindern. Die elektrothermischen Verfahren mit den Hochfrequenzbikoagulatoren ermöglichen durch Hitzeapplikation ein Schrumpfen der ausgeweiteten Kapsel. Indikationen für den Einsatz des Capsular-Shrinking wären die multidirektionalen Instabilitäten mit Subluxation oder instabilitätsassoziiertem Impingement. Das Problem bei diesen Techniken besteht jedoch in der genauen Einschätzung des Ausmaßes des Shrinking, das schwierig subjektiv und nur empirisch zu erarbeiten ist; daher wird der arthroskopischen Kapselplikatur oftmals der Vorzug gegeben. Die Nachbehandlung schulterstabilisierender Eingriffe nach Verletzungen, Instabilitäts-Impingement und multidirektionaler Instabilität wird wie folgt durchgeführt. Die Patienten erhalten postoperativ eine Schulterbandage für 4 Wochen, die Tag und Nacht zu tragen ist, wobei das Design der Schulterbandage aufgrund neuerer Publikationen noch überdacht werden muss (13). Die Lagerung des Armes in Neutralposition scheint sowohl bei konservativem Vorgehen nach Trauma als auch nach postoperativer Immobilisierung sinnvoll (👁 **3.2**). Aktive Übungen am ersten postoperativen Tag in Ellbogen und Handgelenk, wie Pendelübungen, sind gestattet, des Weiteren Anteversion bis 90°, Retroversion bis 30° bis zum Ende der 4. Woche und Abduktion bis maximal 60°. Außenrotationen sind für 6 Wochen strikt verboten. Auf die Retraktion der Schulter mit Dehnung des M. pectoralis und Kräftigung der Skapulafixatoren ist größter Wert zu legen. Sportverbot für Überkopf- bzw. Kontaktsportarten besteht für 6 Monate, sonst für 4 Monate.

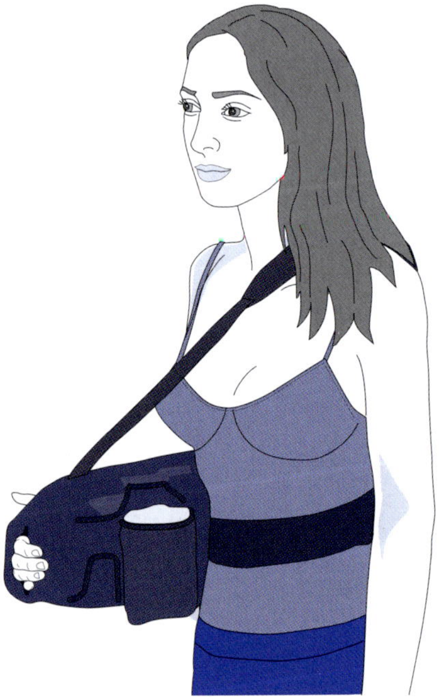

👁 **3.2** Neutral Wedge (Fa. Breg).

Impingement und Verletzungen der Rotatorenmanschette

Die Inzidenz von Rotatorenmanschettenrupturen in den einzelnen Lebensdekaden wird sehr unterschiedlich angegeben. Übereinstimmung besteht darin, dass die Degeneration der Manschette mit dem 30. Lebensjahr einsetzt und in weiterer Folge zunimmt. Vor allem die Minderperfusion des ansatznahen Sehnengewebes fördert die zunehmende Rotatorenmanschetteninsuffizienz. Fünfzig Prozent der Rupturen sind atraumatischer Genese. Die Kombination aus Outlet-Impingement und sekundärer Ruptur ist häufig. Rupturen rein traumatischer Genese sind selten und treten laut Literatur lediglich in 8 % der Fälle auf, häufig in Kombinationen mit Luxationen bei über 40-jährigen Patienten. Die Subscapularisruptur ist zu 70 % durch ein Trauma verursacht und wird in 50 % der Fälle primär nicht erkannt. Viel häufiger führt ein Trauma bei degenerativ vorgeschädigter Manschette zur Ruptur der Supra- und/oder Infraspinatussehne. Das „Suspension-Bridge"-Modell von Burkhart beschreibt sehr gut die Funktion der Rotatorenmanschette und warum manche Risse kaum Auswirkung auf die Schulterfunktion haben (3).

Klassifikation der Rotatorenmanschettenrupturen

Die Verletzungen der Rotatorenmanschette können folgendermaßen eingeteilt werden:

- nach der Lokalisation: a – artikulär, b – bursaseitig, c – komplex;
- nach der Größe: diese wird in cm angegeben;
- nach der Anzahl der beteiligten Sehnen;
- nach dem Retraktionsgrad der Sehne.

Instabilitätsimpingement

Speziell beim Überkopfsportler ist oftmals eine Kombination aus Instabilität und subakromialem Impingement anzutreffen.

Klassifikation: Jobe (16) klassifiziert die schmerzhafte Schulter beim Überkopfsportler wie folgt:

- Gruppe 1: primäres Outlet-Impingement, verursacht durch den subakromialen Bogen;
- Gruppe 2: primäre Instabilität – sekundäres Impingement, verursacht durch rezidivierende Mikrotraumen;
- Gruppe 3: primäre Instabilität – sekundäres Impingement, verursacht durch allgemeine Hyperlaxizität;
- Gruppe 4: Instabilität, verursacht durch Makrotrauma, kein Impingement.

Operationsindikation: Indikationen zur chirurgischen Rotatorenmanschettenrupturversorgung sind klar definiert.

- absolut: traumatische isolierte Subscapularisruptur (akut, innerhalb von 4 Wochen zu versorgen), traumatische Rotatorenmanschettenruptur ohne Vorschaden mit Funktionsausfall der Schulter, Rotato-

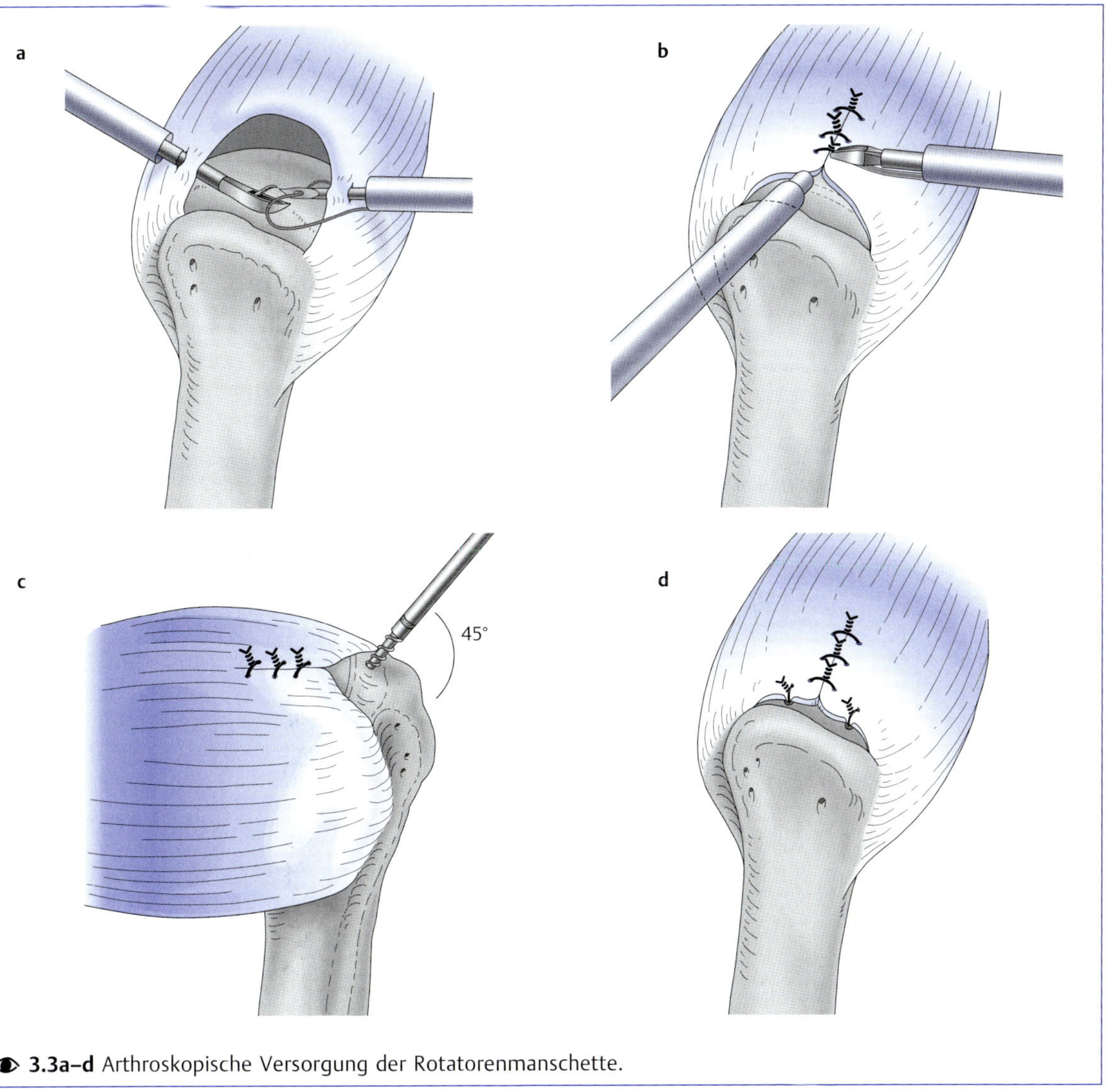

3.3a–d Arthroskopische Versorgung der Rotatorenmanschette.

renmanschettenruptur nach Schulterluxation im erwerbsfähigen Alter bei guter Compliance;
- relative: akute Rotatorenmanschettenruptur mit degenerativem Vorschaden, tiefe gelenkseitige Supraspinatusruptur.

Operatives Vorgehen: Die operative Versorgung kann in offener Technik, als Mini-Open-Repair oder als arthroskopisches Repair (👁 3.3) durchgeführt werden. Die offene Technik wurde nahezu vollständig durch die Mini-open-Repair-Technik ersetzt, lediglich bei Sehnentransferoperationen ist ein offenes Vorgehen notwendig. Durch Verbesserung von Fadenankern, Fadenmaterial, Knotentechniken und vor allem der Instrumente gelingt es nun auch zunehmend, diese Rotatorenmanschettennähte endoskopisch suffizient durchzuführen. Zusätzlich bestimmen intraoperative Kriterien – wie Rissgröße, Rissform, solider stabiler Rand, gut mobilisierbare und retrahierbare Sehne – das Vorgehen. Weiterhin spielen die Faktoren „chirurgische Erfahrung", „Zeit", „Kosten", und „Set-up im Operationssaal" eine große Rolle. Wenn diese Voraussetzungen nicht gegeben sind, ist dem Mini-Open-Repair der Vorzug zu geben. Zusammenfassend kann man festhalten: Die gerissene Rotatorenmanschette sollte man reinserieren, die Bursa spielt keine Rolle und wird sowohl bei den offenen Techniken als auch bei endoskopischen Verfahren entfernt. Je weniger der Deltamuskel gestört wird, umso besser funktioniert die Schulter. Ein spannungsfreier Verschluss ist Voraussetzung für die Heilung. Sehnentransferoperationen sind extraanatomische Notlösungen, um nichtrekonstruierbare Manschetten zu ersetzen, und sollten beim Sportler möglichst nicht zur Anwendung kommen.

Die *Akromioplastik* kann bei Bedarf isoliert oder in Kombination mit dem Verschluss des Sehnendefekts angezeigt sein. Bei ausgeprägten, verformenden, schmerzhaften Arthrosen des Akromioklavikulargelenks muss gleichzeitig eine Resektion der beiden Gelenkflächen mit Glättung der unteren Kontur, so genanntes Coplaning erfolgen. Eine alleinige *ASD (arthroskopische subakromiale Dekompression)* ist bei instabilitätsassoziierten Impingement-Formen streng kontraindiziert, da die Ursache der Beschwerden nicht behoben wird.

Nachbehandlung: Postoperativ wird der Arm mit einem Schulter-Arm-Verband bei 15° Abduktion und 15° Anteversion in Neutralstellung ruhiggestellt. Am dritten Tag beginnen passiv geführte Bewegungsübungen aus dem Verband. Das Bewegungsausmaß wird schrittweise gesteigert, wobei, je nach Reinsertionstechnik, eine passive Elevation von 120° zwischen der dritten und sechsten Woche erreicht werden soll. Nach der sechsten Woche wird der Arm dann zur aktiven Mobilisierung freigegeben. Erfolgte keine Rekonstruktion der Manschette, wird die Schultermobilisation rasch schmerzgesteuert gesteigert.

Funktionelles inneres Impingement

Posterosuperiores Impingement (25): Hyperlaxe Sportler weisen eine vermehrte Translation des Humeruskopfes bei Rotationsbewegungen nach anteroinferior auf. Dadurch kommt es bei forcierter Außenrotation zu einem engen Kontakt der Rotatorenmanschette posterosuperior mit dem Glenoid. Dies führt in weiterer Folge zu einer gelenkseitigen Schädigung der Rotatorenmanschette bzw. zu Knorpel- und Kapsel-Labrum-Läsionen im Sinne eines inneren posterosuperioren Impingements.

Anterosuperiores Impingement (4): Durch die benötigte Außenrotationsstellung von Überkopfsportlern bei Wurfbewegungen kommt es zusätzlich zu einer Verkürzung der posterioren Kapselanteile und somit zu einer anterosuperioren Translation des Humeruskopfes. Dies führt zu einer Schädigung des Rotatorenintervalls unterhalb des korakoakromialen Bogens. Das Rotatorenintervall wird gebildet aus dem Rand der Subscapularissehne, der Supraspinatussehne, dem Lig. glenohumerale superius, dem Lig. coracohumerale und der langen Bizepssehne. Dieser intraartikuläre Teil der langen Bizepssehne wird somit in einer Schlinge bis zum knöchernen Sulkus geführt, man spricht auch vom Bizeps-Pulley.

Konservative Therapie: Nicht jeder akut einsetzende Schulterschmerz, bei dem ursächlich eine relative Instabilität bzw. eine Läsion der Rotatorenmanschette festgestellt wurde, bedarf einer operativen Therapie. Vielmehr sind konservative Maßnahmen, zunächst durch eine lokal antiphlogistische und medikamentöse Therapie, später durch Bewegungsübungen und Muskelaufbau, angezeigt. Die Harmonisierung des Bewegungsablaufs, welche für die Elevation in einer Aktivierung der Humeruskopfdepressoren einerseits und der Rotatorenmanschette andererseits besteht, muss wiederhergestellt werden. Zusätzlich muss die Synergie zwischen Rotatorenmanschette und M. deltoideus trainiert werden. Von großer Wichtigkeit sind auch die Dehnung der posterioren Kapselanteile und die Kräftigung der Skapulafixatoren.

Differenzialdiagnosen: Bei Therapieresistenz sollte man immer an ein unteres Zervikalsyndrom, verursacht durch eine extradurale Raumforderung im Halswirbelsäulenbereich (C4, C5), an Schulterschmerzen bei inneren oder tumorösen Erkrankungen oder an die Polymyalgia rheumatica denken.

Läsionen des oberen Labrum-Bizepssehnen-Komplexes

Andrews-Läsion

Bei dieser Verletzung, meist bei jungen Überkopfwerfern vorkommend, liegt eine traumatische Ablösung des anterosuperioren Labrums vor (1). Durch wiederholte Traktionsbelastungen an der langen Bizepssehne kommt es bei der maximalen Ausholbewegung zu einem Ablösen des an dieser Stelle mindervaskularisierten Labrums. Diese Verletzung sollte beim jungen Sportler, wenn sie mit der Symptomatik einer anterosuperioren Instabilität auftritt, ernst genommen werden. Sie bedarf der operativen Sanierung per Arthroskopie durch Refixation des Labrums mit Fadenankertechnik. Wichtig abzutrennen davon sind die anatomischen Normvarianten, wie das „Sublabral Hole“ in der 1-Uhr-Position und der Buford-Komplex, bei dem das Labrum in selber Position fehlt und das LGHM direkt am Bizepsanker bzw. knöchern am Glenoid ansetzt (27).

SLAP-Läsion

Mit einer Inzidenz von 3,9–10 % bei Schulterarthroskopien kommen diese „Superior-Labrum-anterior-to-posterior“-Läsionen vor (22). Ursache dafür kann ein fortgeleitetes Trauma mit Sturz auf den gestreckten Arm oder den gebeugten Ellbogen mit Kompression oder kranialer Subluxation des Humeruskopfes oder die Kombination mit einer klassischen Bankart-Läsion bei Außenrotations-Abduktions-Trauma sein. Als Überlastungsschaden bei Werfern durch Traktions- und Scherkräfte an der langen Bizepssehne tritt diese Läsion ebenfalls auf. Torsionskräfte an der langen Bizepssehne können durch Übertragung nach posterosuperior auch zu einer hinteren SLAP-Läsion führen.

Diagnostik: Nebst einer exakten Anamnese sind auch viele klinische Tests – wie der spezifische O'Brian-Test, der Speed-up-Test und der Yergason-Test – hinweisend für diese Läsion. Das posterosuperiore Impingement kann mittels Relokationstest erfasst werden. Bei den bildgebenden Verfahren kommt der Arthromagnetresonanztomographie zur Erfassung der oberen Labrumpathologien höchste Bedeutung zu. Über den exakten Läsionstyp gibt jedoch nach wie vor die Arthroskopie Aufschluss. Die gebräuchlichste Einteilung ist die nach Snyder (21):

- Typ I: Auffaserung des superioren Labrums und Bizepsanker ohne Loslösung;
- Typ II: Ablösung des superioren Labrum-Bizeps-Komplexes nach kranial;
- Typ III: korbhenkelartig in das Gelenk eingeschlagener superiorer Labrumanteil mit intaktem Bizepsanker;

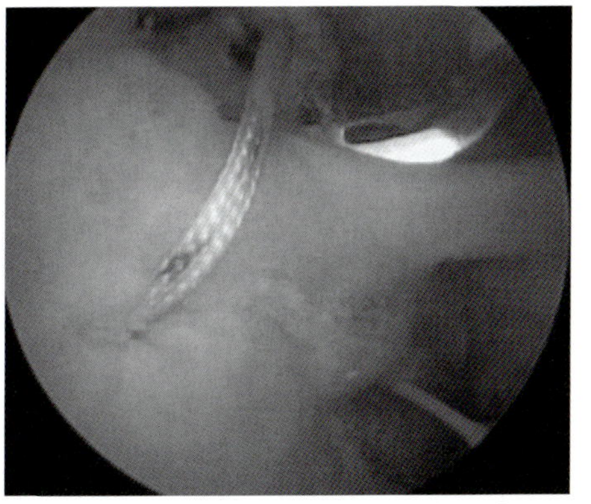

3.4 Arthroskopische Bizepsankerrefixation an der rechten Schulter mit Fadenankern.

- Typ IV: Längsaufspaltung der Bizepssehne mit Dislokation eines Labrum-Bizeps-Anteils in das Gelenk.

Therapie

Operation: Die operative Behandlung der Läsionen des oberen Labrumkomplexes wie auch des Bizepsankers kann nur in arthroskopischer Technik durchgeführt werden, wobei spezielle Zugänge ventro- und dorsokranial notwendig sind, um den Bizepsanker vorn und hinten mit Fadenankern bzw. Tacs zu refixieren. Wir bevorzugen ausschließlich Fadenanker für diese Technik. Knoten- und Fadenankertechnik werden wie bei der Stabilisierungsoperation durchgeführt (**3.4**).

Nachsorge: Postoperativ erfolgt eine 3-wöchige Ruhigstellung im Schulterverband; aktive Flexion im Ellbogen gegen Widerstand und Supination sollten für 6 Wochen vermieden werden. Sport ist in Abhängigkeit von der Disziplin erst nach 3. bzw. bei Kontaktsportarten nach 6 Monaten gestattet.

Akromioklavikulargelenkluxationen

Diese Verletzungen entstehen hauptsächlich beim Sturz auf den vorgehaltenen ausgestreckten Arm sowie bei direkten Anpralltraumen, typischerweise erlitten beim Sturz vom Fahrrad. Die Einteilung der Verletzung erfolgt nach dem Ausmaß der Bandverletzung in Tossy-Grade I–III und nach Rockwood in die Grade I–VI (**3.5**) mit Einbeziehung der Muskelansätze sowie der seltenen Luxationsformen der lateralen Clavicula nach posterior und der theoretischen Möglichkeit der Luxation nach subakromial. Die Operationsindikationen müssen individuell mit dem Sportler abgesprochen werden. Generell kann man festhalten, dass ab einer Läsion vom Grad Tossy III bzw. Rockwood III und V (Luxation der Clavicula nach oben, bei V massiv) die operative Versorgung angezeigt ist. Bei einer

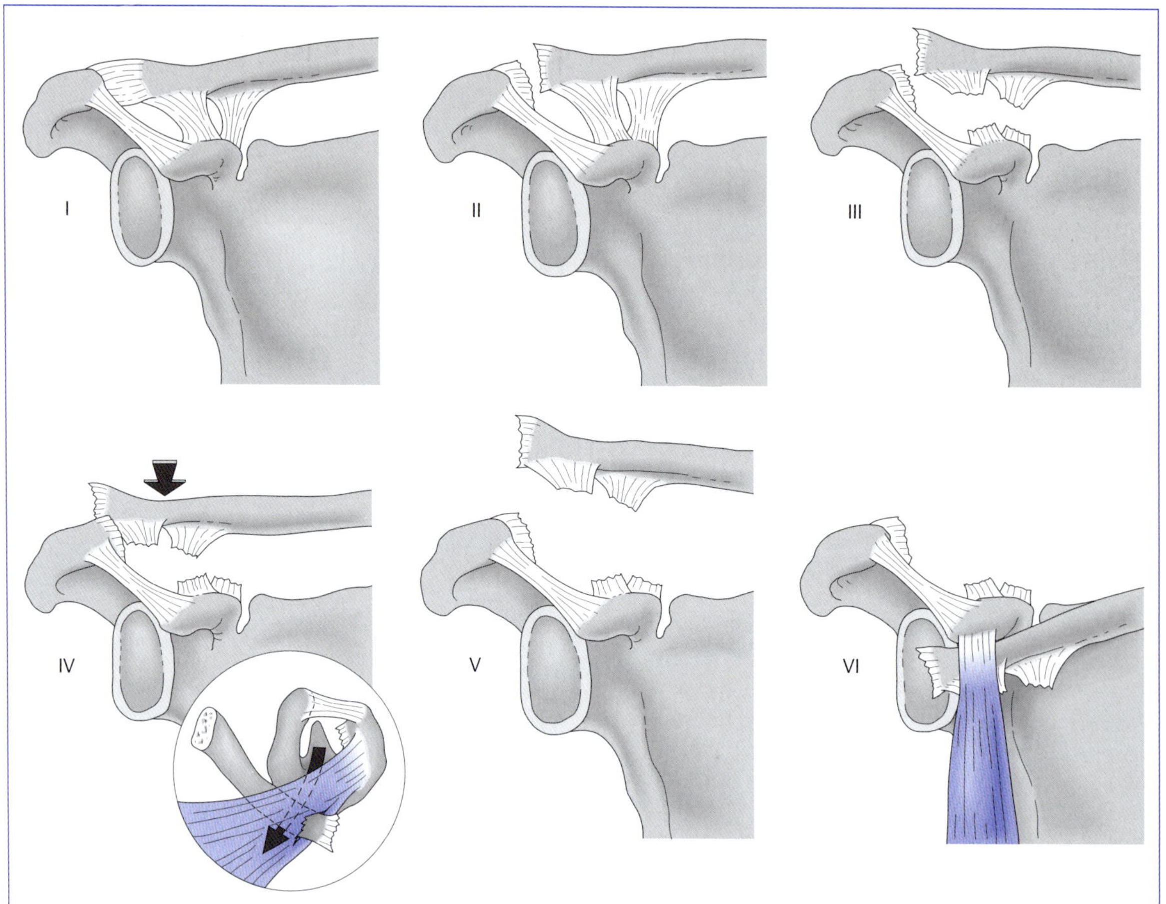

3.5 Klassifikation der Akromioklavikulargelenkluxationen nach Rockwood (aus 15).

Läsion vom Grad Rockwood IV (Verrenkung der Clavicula nach dorsal unter die Trapeziusfasern) und vom Grad Rockwood VI (Luxation der Clavicula unter den Processus coracoideus) muss operiert werden. Wir bevorzugen die Mini-open-Repair-Technik mit Fadenankern in der Basis des Processus coracoideus und transossärer Refixation der Clavicula sowie Augmentation der Bänder mittels reißfestem Fadenmaterial. Diese Technik kann man nun auch endoskopisch assistiert bei Einsatz der neuen reißfesten Fäden durchführen, dies ist jedoch sehr zeitaufwändig und schwierig.

Frakturen des proximalen Humerus

Fünf Prozent aller Extremitätenbrüche sind Humeruskopfbrüche. Meist sind Hochrasanztraumata die Ursache für diese Frakturen bei Sportlern unter 45 Jahren. Bei den über 60-Jährigen führen oft schon banale Stürze zu Mehrfragmentfrakturen (Osteoporose). Eine therapeutische Herausforderung sind die dislozierten Mehrfragmentfrakturen aktiver erwerbstätiger und sporttreibender Menschen. Die Vitalität des Humeruskopfes hängt von der Versorgung über die beiden Tuberkula ab, da es kein zentrales Gefäß gibt. Das Risiko der Kopfnekrose steigt mit der Anzahl der dislozierten Fragmente. Dies wurde auch in der Klassifikation der Humeruskopfbrüche nach Habermeyer, einer Kombination aus Neer- und AO-Klassifikation, berücksichtigt. Eine 4-Fragment-Fraktur (**3.6**) stellt somit eine primär avaskuläre Fraktur dar, daher muss die Versorgung äußerst vorsichtig und möglichst weichteilschonend durchgeführt werden. Wird die Indikation zur operativen Stabilisierung und damit zur frühfunktionellen Nachbehandlung gestellt, sollten die Frakturen zu einem möglichst frühen Zeitpunkt versorgt werden.

Konservative Therapie: Da das Glenohumeralgelenk sehr rasch zur Einsteifung neigt, wird heute die Indikation für konservativ-ruhigstellende Verfahren eher eng gestellt. Frakturen, bei denen die Kontur des Oberarmkopfes und die Position der Tuberkula ein humeroscapuläres Gleiten ohne Impingement-Syndrom erlauben, können konservativ behandelt werden. Ferner müssen für eine konservative Therapie die Frakturen soweit stabil sein, dass nach Rückgang der ersten Schmerzphase eine Übungsbehandlung aufgenommen werden kann. Unter diese Indikation fallen auch die unverschobenen Frakturen des Tuberculum majus.

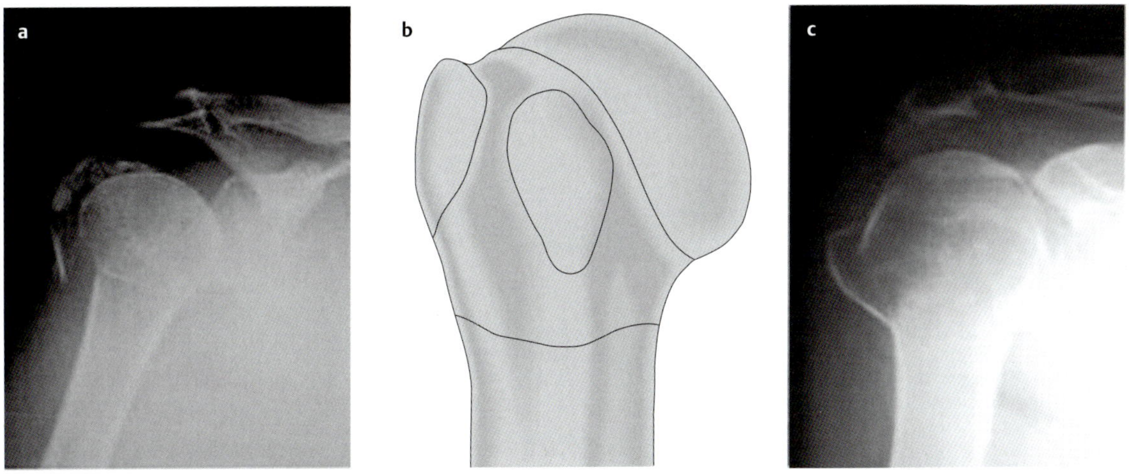

3.6a–c 4-Fragment-Fraktur des Humeruskopfes.

Operative Therapie: Operativ werden in der Regel alle Frakturen behandelt, die mit Verwerfungen der Kontur des Oberarmkopfes oder der eigentlichen Gelenkfläche einhergehen. Operativ versorgt werden auch die nicht eingestauchten subkapitalen Frakturen am Übergang zum Schaft, da eine konservative Therapie eine 6- bis 8-wöchige Ruhigstellung erfordern würde. Reposition und Verschraubung isolierter Abrisse der Tuberkula sind technisch anspruchsvoll, lassen sich jedoch in vielen Fällen minimalinvasiv gedeckt durchführen. Bei Frakturen im Collum chirurgicum, aber auch bei rekonstruktiven Osteosynthesen bei Mehrfragmentfrakturen, kommt die eigens für diese Problemfrakturen entwickelte winkelstabile proximale Humerusplatte zum Einsatz (3.7).

Nachbehandlung: Diese gleicht sich bei konservativer und operativer Therapie: Während der ersten Schmerzphase wird das Schultergelenk durch einen Schulter-Arm-Verband ruhiggestellt; neben Eisauflagen werden Analgetika verordnet. Die krankengymnastisch geführte Übungsbehandlung beginnt ab dem dritten Tag und erstreckt sich bei allen proximalen Humerusfrakturen über Wochen bis Monate.

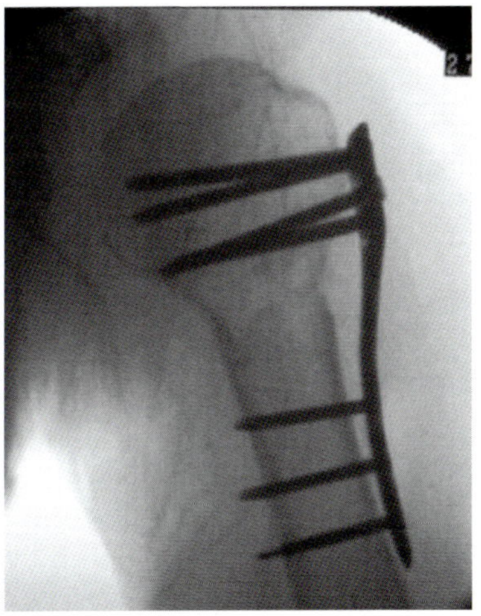

3.7 Winkelstabile proximale Humerusplatte Philos.

Zusammenfassung

Wie am Kniegelenk, hat sich auch an der Schulter die minimalinvasive Versorgungstechnik durchgesetzt. Sowohl die endoskopischen Verfahren zur Versorgung der Instabilität, der Bizepssehnenpathologien und der Rotatorenmanschettenrupturen als auch die gedeckten Repositionen und Osteosynthesen mit den neuen winkelstabilen Implantaten haben wesentlich dazu beigetragen, die Patienten rascher wieder zur Berufs- oder Sportausübung zu befähigen.

Literatur

1. Andrews JR, Carson WG, Mc Leod WD. Glenoid labrum tears related to the long head of the biceps. Am Sports Med. 1985; 13:337–41.
2. Bankart ASB. Recurrent or habitual dislocation of the shoulder joint. Br Med J. 1923; 2:1123–33.
3. Burkhart SS, Esch JC, Jolson RS. The rotator crescent and rotator cable: An anatomic description of the shoulder's „suspension bridge". Arthroscopy. 1993; 9:611–6.
4. Burkhart SS, Morgan CD. The peel back mechanism: its role in producing and extending posterior type II SLAP-lesions and its effect on SLAP repairs rehabilitation. Arthroscopy. 1998; 14:637–40.
5. Dann K, Wahler G, Huber M, Tschabitscher M. Arthroskopische Bankart-Operation mit biodegradierbaren Fadenankern und Retrogradertechnik. Arthroskopie. 2002; 15:5–10.

6. Dann K, Wahler G, Wagner M, Rüter A. Operative Arthroskopie und offene Stabilisierungsverfahren des Glenohumeralgelenkes. In: Rüter A, Trentz O, Wagner M, Hrsg. Unfallchirurgie, 2. Aufl. München: Urban & Fischer; 2004:751–68.
7. Gerber C. Observations on the classification of instability. In: Warner JJP, Ianotti JP, Gerber C, eds. Complex and revision problems in shoulder surgery. Philadelphia: Lippincot Raven; 1997:9–18.
8. Habermeyer P, Lichtenberg S. Operative Arthroskopie des Glenohumeralgelenkes. In: Habermeyer P, Hrsg. Schulterchirurgie, 3. Aufl. München: Urban & Schwarzenberg; 2002:237–71.
9. Henry JH, Genung JA. Natural history of glenohumeral dislocation revisited. Am J Sports Med. 1982; 10:135–7.
10. Hovelius L. Shoulder dislocation in Swedish ices hockey players. Am J Sports Med. 1978; 6:373–7.
11. Hovelius L. Incidence of shoulder dislocation in Sweden. Clin Orthop Rel Res. 1982; 166:127–31.
12. Hovelius L, Augustini BG, Fredin H, Johansson O, Norlin R, Thorling J. Primary anterior dislocation of the shoulder in young patients. J Bone Joint Surg. 1996; 78-A:1677–84.
13. Itoi E, Sashi R, Minagawa H, Shimizu T, Wakabayashi L, Sato K. Position of immobilization after dislocation of the glenohumeral joint. A study with use of magnetic resonance imaging. J Bone Joint Surg. 2001; 83-A:661–7.
14. Jakobsen BW, Sojberg JO. Primary repair after traumatic anterior dislocation of the shoulder joint. A prospective randomized study comparing open Bankart procedure and non-operative treatment. J Shoulder Elbow Surg. 1996; 6:28 (abstract).
15. Jerosch J, Castro WHM. Orthopädisch-traumatologische Gelenk- und Wirbeldiagnostik. Stuttgart: Thieme; 2001.
16. Jobe FW, Kvitne RS. Shoulder pain in the overhand or throwing athletes. Orthop Rev. 1989; 18:963–75.
17. Matson FA III, Thomas SC, Rockwood Jr C. Anterior glenohumeral instability. In: Rockwood CA Jr, Matsen FA III, eds. The shoulder. Philadelphia: Saunders; 1990: 526–622.
18. Neer CS II, Foster CR. Inferior capsular shift for involuntary inferior and multidirectional instability of the shoulder: A preliminary report. J Bone Joint Surg. 1980; 62-A:897–907.
19. Norlin R. Interarticular pathology in acute, first-time anterior shoulder dislocation: an arthroscopic study. Arthroscopy. 1993; 9:546–9.
20. Resch H. Klassifikation und Pathomorphologie der vorderen Schulterinstabilität. Arthroskopie. 1995; 8:156–61.
21. Resch H. OP-Strategien bei Luxationen, Knorpel- und Sehnenverletzungen: Auffrischkurs. Sportverl Sportsch. 1995; 1:A1–10.
22. Snyder SJ, Karzel RP, Del-Pizzo W, Ferkel RD, Friedman MJ. Slap lesions of the shoulder. Arthroscopy. 1990; 6:274–9.
23. Steinbrück K. Epidemiologie von Sportverletzungen. Sportverl Sportsch. 1999; 13:45–52.
24. Sunder PA, Jakobsen BW. Results of conservative treatment of traumatic primary anterior shoulder dislocation correlated to initial arthroscopic findings. J Shoulder Elbow Surg. 1997; 6:213 (abstract).
25. Walch G, Boileau P, Noel E, Donell ST. Impingement of the deep surface of the supraspinatus tendon on the posteriosuperior glenoid rim; an arthroscopic study. J Shoulder Elbow Surg. 1992; 1:238–45.
26. Wheeler JH, Ryan JB, Arciero RA, Molinari RN. Arthroscopic versus non-operative treatment of acute shoulder dislocations in young athletes. Arthroscopy. 1989; 5:213–7.
27. Williams MM, Snyder SJ, Buford D Jr. The Buford complex – The „cord-like" middle glenohumeral ligament and absent anterosuperior labrum complex. A normal anatomic capsulabral variant. Arthroscopy. 1994; 10:241–7.

3.2 Leiste

L. Löffler

Einleitung

Der Leistenschmerz beim Sportler ist ein häufiges Problem, und es gibt eine Reihe von Risikosportarten. Mehr als 60 % der Fußballer leiden während ihrer Karriere unter Leistenschmerzen. Auch bei Handballern und Volleyballern zählt der Leistenschmerz zu den typischen Beschwerden. Sportarten wie Tennis und Squash sowie Ausdauersportarten wie Joggen, Marathonlauf und Skilanglauf stellen die zweite große Risikogruppe dar. Aber auch Kraftsport und Geräteturnen führen zu Leistenschmerzen, ebenso das Fechten. Dabei ist die Belastung der Leiste ganz unterschiedlich: Beim Kraftsport kommt es vor allem zur Axialstauchung und zur Fehlbelastung der Hüfte, bei Tennis und Squash zur Dehnung der Adduktoren, ebenso wie beim Skilauf (Skating). Beim Ausdauersport, wie Joggen und Marathonlauf, kommt es zur Fehlbelastung der periartikulären Strukturen der Hüften, ausgelöst durch Laufstil, Beinlängendifferenz oder inadäquates Schuhwerk. Bei Fußball, Volleyball und Handball führt extremes passives Abspreizen zu Adduktorenverletzungen (Grätsche) und nicht selten zum Muskelriss.

Anatomie

Die Leistenregion setzt sich zusammen aus (👁 **3.8**):

- knöchernen Strukturen, wie Sitzbein, Schambein, Symphyse und vor allem dem Hüftgelenk,
- Kapselbandstrukturen des Hüftgelenks,
- Sehnenansätzen an Schambein, Trochanter major und minor sowie an der Spina iliaca anterior inferior (hier sind zu nennen: M. adductor longus, M. gracilis, Mm. adductor magnus et brevis im Bereich des Schambeins sowie der M. rectus abdominis an der Symphyse; weitere Muskelsehnenansätze stammen vom M. iliopsoas am Trochanter minor, vom M. rectus femoris an der Spina iliaca anterior inferior, vom M. sartorius und vom M. tensor fasciae latae an der Spina iliaca anterior superior sowie vom M. pectineus unmittelbar neben dem M. rectus abdominis).

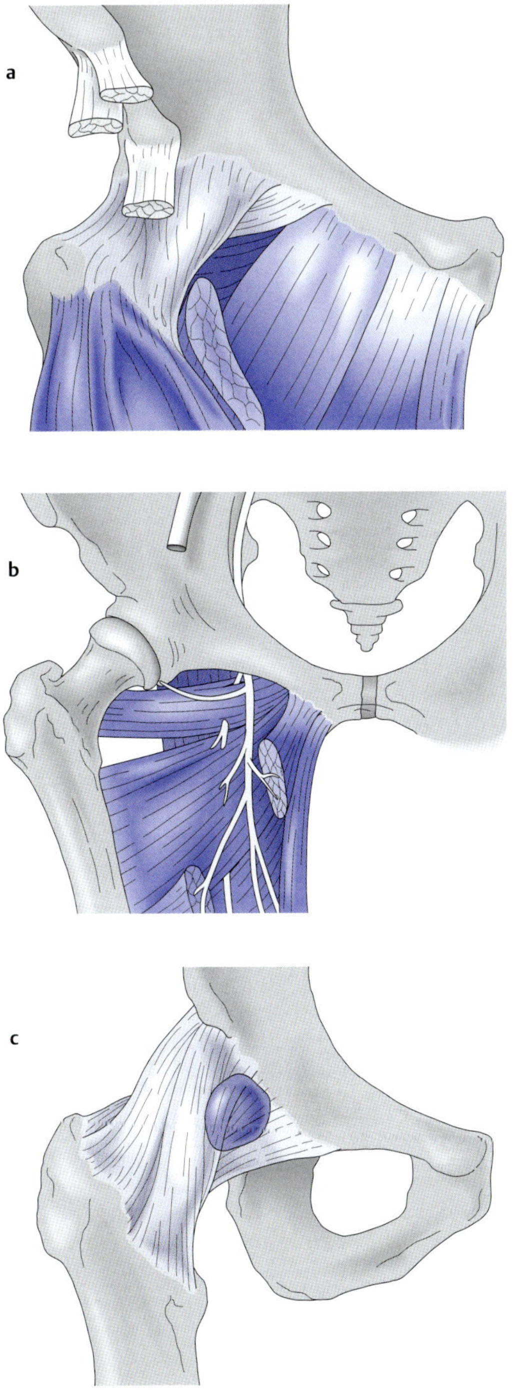

3.8 Anatomie der Leiste.
a Muskel und Sehnen.
b Nerven.
c Hüftgelenk.

Leistenschmerz

Beim Leistenschmerz unterscheidet man den funktionellen vom strukturellen Schmerz. Unter funktionellen Leistenschmerzen versteht man die Ansatztendinosen, vor allem im Bereich des M. adductor longus, des M. gracilis, des M. pectineus, des M. rectus femoris, des M. iliopsoas und des M. rectus abdominis. Diese Ansatztendinosen haben ihre Ursache häufig in einer muskulären Dysbalance, einer Verkürzung von Muskelgruppen, einer Überlastung von Muskeln oder auch in Blockierungen des Iliosakralgelenks. Von diesen Ansatztendinosen unterscheidet man die strukturellen Leistenschmerzen, welche zum einen von der Hüfte ausgehen (z. B. Koxarthrose), zum andern von der Symphyse. Im Bereich des Iliosakralgelenks gibt es funktionelle und strukturelle Veränderungen: Es kann durch Blockierungen zu Leistenschmerzen kommen, aber auch eine Arthrose des Iliosakralgelenks kann eine Schmerzausstrahlung in die Leiste bewirken. Bei Kindern und Jugendlichen ist die Aufmerksamkeit auf die Apophysen und Epiphysen (Epiphyseolysis capitis femoris) zu richten. Neben Lockerungen und Ausrissen (Rektusapophyse) kann es auch zu Nekrosen kommen (Morbus Perthes, Morbus van Neck). Während die strukturellen knöchernen Veränderungen in erster Linie durch Röntgenuntersuchungen, Szintigramm, Magnetresonanztomographie (MRT) und Computertomographie (CT) zu diagnostizieren sind, stellt man die funktionellen Beschwerden an den Sehnenansätzen klinisch fest, selten sonographisch; MRT und Szintigramm sind nur zum Ausschluss anderer Erkrankungen (Ermüdungsfraktur) notwendig.

Anamnese und klinische Diagnostik

Anamnese: Bei der Anamnese ist natürlich in erster Linie nach der Sportart zu fragen. Typische Sportarten, die zu Leistenschmerzen führen, sind in erster Linie Fußball sowie Lauf- und Sprintsportarten (Hürdenlauf). Gefährdet sind darüber hinaus Geher und Springer, aber auch Ausübende mancher Kampfsportarten, wie Karate, Judo, Taek Won Do und vor allem Fechten. Zudem ist nach dem Schmerzbeginn bzw. nach Schmerzauslösern zu fragen. Eine akute Verletzung lässt immer auf eine Muskel- oder Sehnenruptur schließen. Ein langsamer Beginn bzw. ein chronischer Verlauf spricht mehr für eine Überlastung der Gelenke bzw. der Sehnenansätze. Daraus ergibt sich ein entsprechendes diagnostisches und schließlich therapeutisches Vorgehen. Die Angabe der Schmerzlokalisation ist wichtig, kann aber auch irreführend sein. Hüftaffektionen werden häufig in das Knie projiziert, Blockierungen des Iliosakralgelenks strahlen in die Leiste aus. Angaben über akute Belastungssteigerungen im

Training oder bei Wettkämpfen können ein wichtiger Hinweis sein.

Klinische Untersuchung: Bei der Untersuchung steht an erster Stelle der lokale Druckschmerz. Der Leistendruckschmerz über dem Hüftgelenk spricht für eine unmittelbare Gelenkaffektion. Der Druckschmerz am Adduktorenansatz lässt eine Ansatztendopathie oder Ruptur vermuten, ist aber unspezifisch. Eine Abduktionseinschränkung im Seitenvergleich spricht für eine funktionelle oder echte Verkürzung der Adduktoren. Ein Dehn- oder Kontraktionsschmerz gegen Widerstand lässt eine Tendopathie vermuten. An die Palpation schließt sich die funktionelle Untersuchung der Hüfte an. Die Innenrotationseinschränkung spricht für einen artikulären Befund, z.B. Kapsulitis, Arthritis oder Arthrose. Die alleinige Abduktionseinschränkung ist unspezifisch und findet sich auch bei Blockierung des Iliosakralgelenks. Eine komplexe *Bewegungseinschränkung* spricht immer für ein Hüftleiden. Im Anschluss folgt eine gezielte manuelle Diagnostik von Wirbelsäule und Iliosakralgelenk. Eine echte Beinlängendifferenz sollte ausgeschlossen werden. Zeichen für eine Blockierung des Iliosakralgelenks sind eine *variable Beinlängendifferenz* bei der Untersuchung im Liegen, ein positiver *Spinetest* sowie das *Vorlaufphänomen* (👁 **3.9**), zudem der typische *Irritationspunkt nach Sell* am Iliosakralgelenk. An die Funktionstests der Lendenwirbelsäule sollte immer eine neurologische Untersuchung angeschlossen werden, wenn ein positiver Test nach Lasègue oder ein positiver Femoralisfunktionstest (Wurzeln L3/4) vorliegt. Bei sensiblen oder motorischen Ausfällen, Reflexausfällen und isolierter Lendenstrecksteife sollte eine MRT zum Ausschluss eines raumfordernden Prozesses in Verbindung mit einer serologischen Untersuchung (Spondylitis) angeschlossen werden; dies gilt vor allem für therapieresistente Affektionen des Iliosakralgelenks.

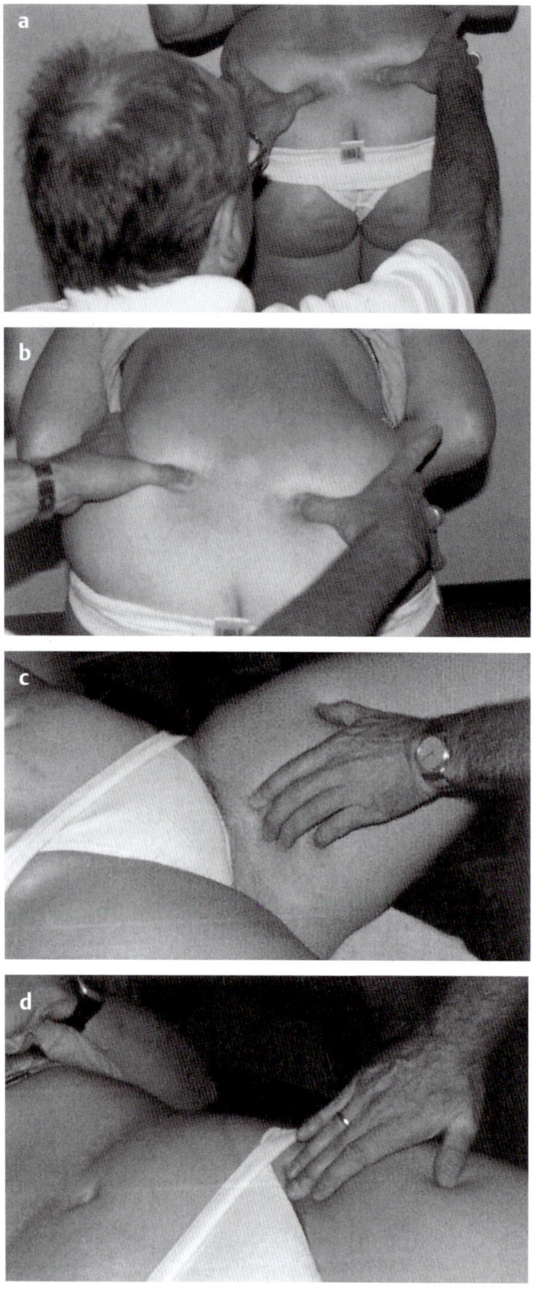

👁 **3.9** Klinische Untersuchung.
a Beckentiefstand links.
b Vorlaufphänomen links.
c Druckschmerz am M. adductor longus.
d Leistendruckschmerz.

Bildgebende Diagnostik

Sonographie

Beim Leistenschmerz handelt es sich in erster Linie um ein Weichteilproblem. Bei der Bildgebung steht deshalb an erster Stelle die Ultraschalldiagnostik zur Darstellung der Sehnenansätze und der Muskulatur sowie der Hüftgelenkkapsel. Zu Darstellung der Hüfte wird ein 7,5-MHz-Linearschallkopf ventral über der Hüfte aufgesetzt. Beim Gelenkerguss finden sich eine Kapselabhebung und eine Flüssigkeitsansammlung in der Kapsel (👁 **3.10c**). Bei Ansatztendinosen erkennt man eine ödematöse Aufquellung mit Rarefizierung der Fasern oder eine Einblutung mit echoarmen Bezirken, im Spätstadium Ossifikationen mit Schallschatten. Bei Muskelverletzungen können verschiedene Formen und Stadien der Risse (Faserriss, Bündelriss, kompletter Riss) differenziert werden (👁 **3.11b**). Eine Kontrolle des Therapieverlaufs ist möglich. Die Therapie richtet sich nach dem klinischen und sonographischen Befund.

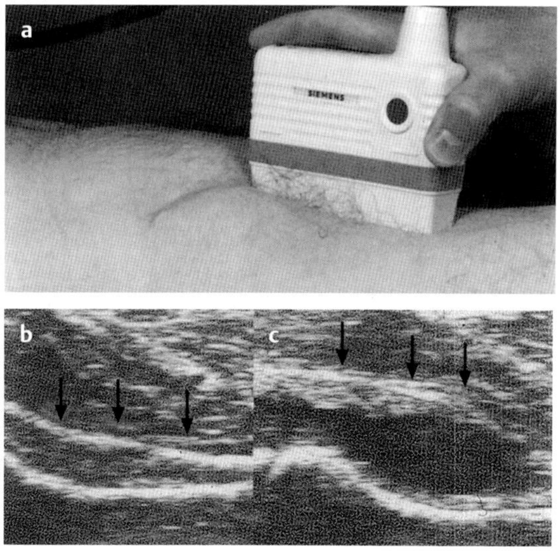

3.10 Sonographie der Hüfte.
a Schallkopfposition.
b Normaler Hüftbefund.
c Gelenkerguss.

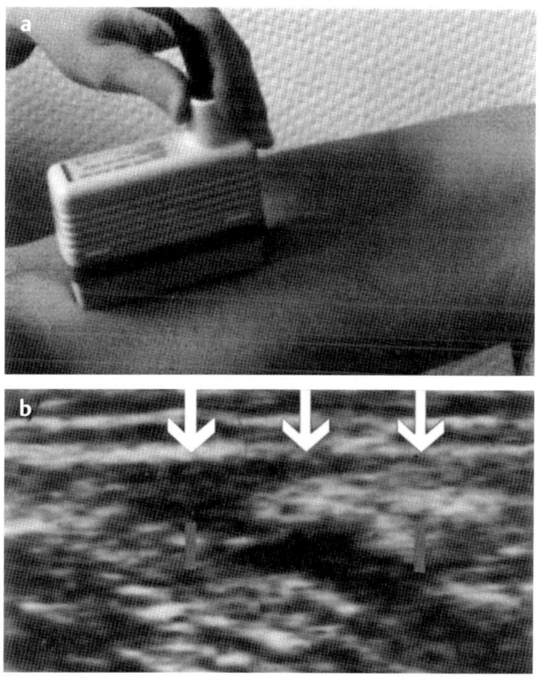

3.11 Sonographie des M. adductor longus.
a Schallkopfposition.
b Muskelriss.

Röntgendiagnostik

Nach der sonographischen Abklärung der Weichteile ist in allen Fällen das Anfertigen eines Röntgenbildes zur Darstellung der knöchernen Strukturen der Leistenregion anzuschließen. Im Bereich des Hüftgelenks ist nach Arthrose, Kopfnekrose und Frakturen (Ermüdungsfraktur) zu fahnden. Immer wird die Hüftform (Dysplasie, Morbus Perthes, abgelaufene Epiphysenlösung) beurteilt (**3.12a–c**). Die nächste zu untersuchende Struktur ist die Symphyse. Drei Schweregrade von Läsionen können differenziert werden: Im Stadium I findet sich eine Verbreiterung des Gelenkspalts bis zu 10 mm, im Stadium II zusätzlich Usuren, und die Subluxation gehört zum Stadium III (Abstand von > 10 mm mit Verschiebung) (**3.13**). Die dritte zu untersuchende Struktur ist das Iliosakralgelenk. Leichte degenerative Veränderung sind häufig und ohne Bedeutung. Bei Gelenkspaltverbreiterung oder Sklerosierung müssen Entzündungen ausgeschlossen werden (HLA-B 27). Bei Verletzungen im jugendlichen Alter interessiert der Ausriss von Apophysen (Sitzbein, Spina iliaca anterior inferior, Trochanter minor). Ein Tumor ist im Wachstumsalter als Ursache von Leistenschmerzen immer auszuschließen. Im Anschluss sollte in Einzelfällen bei entsprechendem klinischen Befund die Lendenwirbelsäule geröntgt werden. Neben degenerativen Veränderungen ist nach entzündlichen Veränderungen, Tumoren und Instabilitäten zu suchen.

Magnetresonanztomographie

Nur wenn Anamnese, klinisches Bild sowie Sonographie- und Röntgendiagnostik zu keiner Diagnose führen, ist die MRT angezeigt. Diese kann sowohl bei Weichteilverletzungen als auch bei knöchernen Veränderungen und Gelenkläsionen weiterhelfen. Bei Muskelverletzungen findet man einen ausgeprägten Signalanstieg. Die Diagnostik ist hochsensibel, aber unspezifisch. Gleiches gilt für die Diagnostik von Sehnenansatzläsionen (vermehrte Signalintensität am Sehnenansatz). Dehnungen, Risse und Ansatztendinosen können nur in Verbindung mit Anamnese und klinischem Bild differenziert werden. Bei Ermüdungsfrakturen ist die MRT hochsensibel und der Röntgendiagnostik überlegen. Das gilt auch für Nekrosen in der Frühphase. Bei Tumorverdacht ist die MRT unverzichtbar, ebenso bei Verdacht auf Entzündungen im Becken- und Lumbalbereich. Bei therapieresistenten Blockierungen im Bereich des Iliosakralgelenks sollte ein Diskusproplaps ausgeschlossen werden.

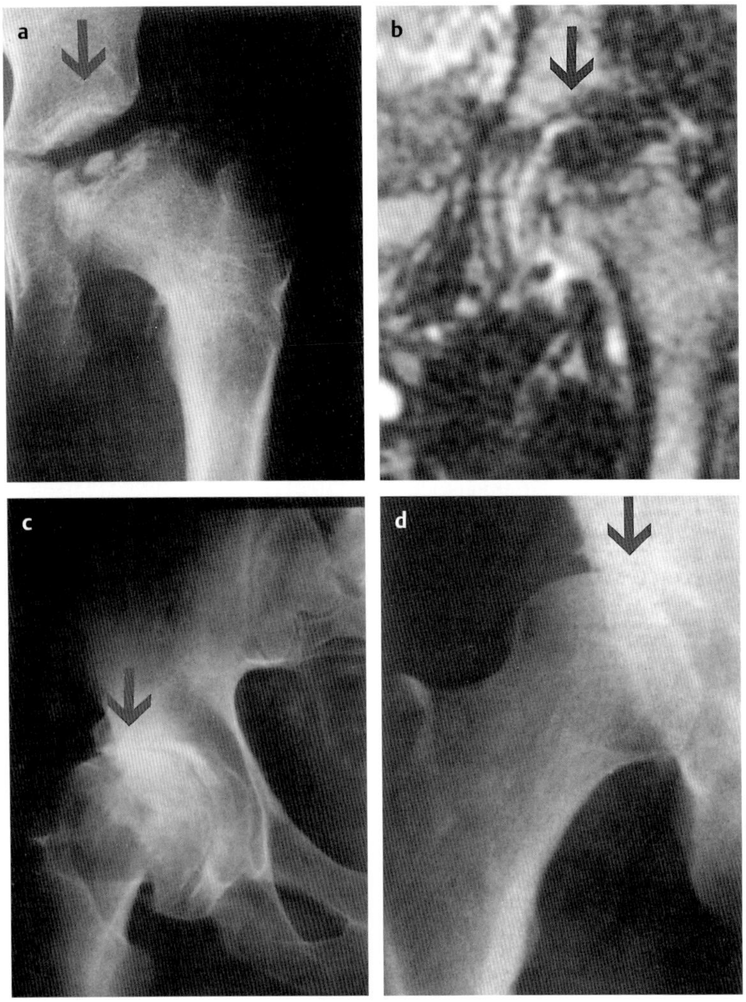

3.12 Bildgebende Diagnostik bei Hüftschmerz.
a Morbus Perthes, Stadium III.
b Morbus Perthes, Stadium II (Magnetresonanztomogramm).
c Koxarthrose bei Zustand nach Epiphysenlösung.
d Koxarthrose bei Dysplasie.

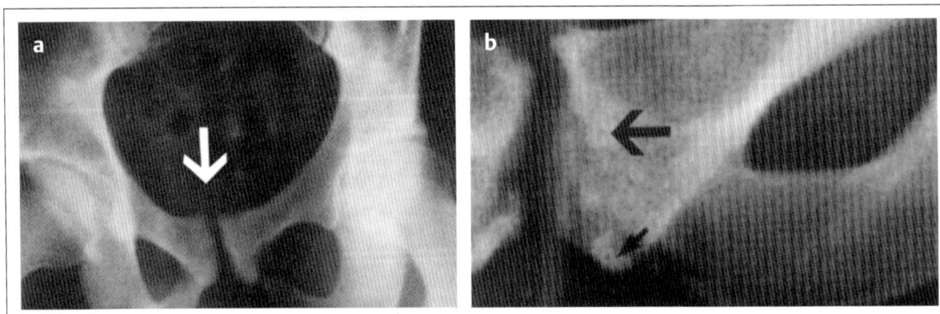

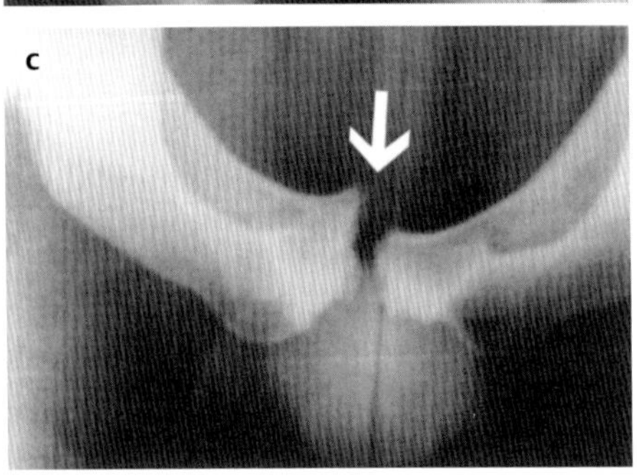

3.13 Bildgebende Diagnostik bei Symphysenschmerz.
a Symphysitis Typ I.
b Symphysitis Typ II.
c Symphysenlockerung (Typ III).

Tendinosen der Leiste

Untersuchung: Die Tendinosen (Sehnenansatzentzündungen) der Leiste haben ihre Ursache in einer muskulären Dysbalance. Zu prüfen sind daher eine Verkürzung der Adduktoren (Abspreizhemmung), eine Verkürzung des M. iliopsoas (Hüftbeugekontraktur) sowie eine Verkürzung des M. rectus abdominis. Neben der Verkürzung der Adduktoren kann auch eine Schwäche der Agonisten Ursache für eine Sehnenansatzüberlastung sein, wie z. B. eine Schwäche der Abduktoren oder des M. rectus abdominis. Besonders zu prüfen ist die Kraft der Glutäalmuskulatur. Bei Insuffizienz findet sich neben einem Duchenne-Hinken und einem positiven Trendelenburg-Zeichen meist auch eine Schwäche bei Abduktion des gestreckten Beines gegen Widerstand (Seitlage). Nicht zuletzt führt eine Hypertrophie der Antagonisten zu einer Sehnenansatzreizung im Bereich der Agonisten
Ursachen: Die Ursachen der Tendinosen im Bereich der Leistenregion liegen meist in funktionellen Störungen, die zur Fehl- und Überlastung der Sehnenansätze führen. In erster Linie sei eine Beinlängendifferenz bei Langstreckenläufern mit entsprechendem Beckentiefstand erwähnt. Dadurch kommt es zur Scherbelastung im Iliosakralgelenk und damit zu Blockierung und Irritation. Durch den fortgeleiteten Schmerz entstehen Reizungen, vor allem im Bereich der Adduktorenansätze mit entsprechendem Lokalbefund. Eine weitere Ursache für eine Blockierung des Iliosakralgelenks geht von der Lendenwirbelsäule aus: Hohlkreuz, Wirbelgleiten, Skoliose, Morbus Scheuermann und Diskopathie führen zu einer Bewegungseinschränkung der Lendenwirbelsäule und damit zu Fehl- und Überlastung des Iliosakralgelenks. Bewegungseinschränkungen der Hüftgelenke (Koxarthrose) führen ebenso zur Blockierung des Iliosakralgelenks. Daraus leitet sich der Schluss ab, dass bei Blockierungen des Iliosakralgelenks immer nach Funktionsstörungen in der Umgebung gefahndet werden muss.
Histologie: Es finden sich Faserverquellung, interfibrillöses Ödem, Fibrillenaufsplitterung und Fragmentation (3).

Krankheitsbilder

Anhand von 4 klassischen Krankheitsbildern, die einen Leistenschmerz auslösen können, soll ein pragmatisches diagnostisches und therapeutisches Vorgehen dargestellt werden. Hierzu gehören das Adduktor-longus- bzw. das Gracilis-Syndrom, das Rektus-femoris-Syndrom, das Rektus-abdominis-Syndrom und die Symphysitis. Die Grobdifferenzierung der 4 Krankheitsbilder erfolgt durch den typischen lokalen Druckschmerz am Ansatz der jeweiligen Sehnengruppe am Becken bzw. über der Symphyse.

Adduktor-longus-/Gracilis-Syndrom

Diagnostik: Betroffen sind in erster Linie Fußballer und Sprinter; die Beschwerden werden ausgelöst durch extreme aktive oder auch passive Überdehnung der Adduktoren. Typisch ist der lokale Druckschmerz am Adduktorenansatz, wobei der M. adductor longus als dünner Sehnenstrang direkt subkutan gut zu tasten ist (👁 **3.8c**). Verstärkt wird der Schmerz durch passives Dehnen und Adduktion gegen Widerstand. Die Adduktoren sind meist verkürzt (Abduktionseinschränkung im Seitenvergleich). Eine Blockierung des Iliosakralgelenks ist auszuschließen. Bei Blockierung des Iliosakralgelenks sollte die Funktion der Lendenwirbelsäule geprüft werden. Besteht darüber hinaus eine komplexe Bewegungseinschränkung der Hüfte, muss sich eine sonographische und röntgenologische Untersuchung anschließen (Erguss, Koxarthrose; 👁 **3.10c, 3.12c**). Eine Hüftbeugekontraktur ist häufig für lumbale Schmerzen verantwortlich. Bei wiederholten Adduktorenproblemen ist eine Schwäche der Adduktoren im Seitenvergleich zu prüfen. Eine MRT ist bei unklaren Fällen bzw. Therapieresistenz zum Ausschluss einer Ermüdungsfraktur, einer Hüftkopfnekrose sowie von Tumoren, Entzündungen oder Muskelläsionen erforderlich.
Therapie: Je nach Schmerzcharakter und klinischem Befund steht die Schonung/Spielpause an erster Stelle, unterstützt durch lokale oder orale Antiphlogistika. Blockierungen des Iliosakralgelenks oder der Lendenwirbelsäule sind in der Frühphase erst durch Vorbehandlung lösbar. Mobilisierungen sind Manipulationen vorzuziehen. Die Chirotherapie ist immer mit einer physikalischen Therapie zu kombinieren. Hierzu gehören Eisapplikation in der Frühphase sowie später Wärmeanwendungen, Massage und Dehnen der Adduktoren, zudem die Querfriktion nach Cyriax, wenn sonographisch eine Muskelläsion ausgeschlossen ist. Nach Behandlung der akuten Symptomatik ist die Ursache der Tendopathie zu behandeln, z. B. Behebung einer muskulären Dysbalance. Dies bedarf einer oft mehrmonatigen intensiven Behandlung, wobei Arzt, Physiotherapeut und Trainer zusammenarbeiten müssen. Wiederholte lokale Steroidinfiltrationen sind abzulehnen. Die operative Behandlung in Form von Sehneneinkerbung oder -durchtrennung hat an Bedeutung verloren.

Rektus-femoris-Syndrom

Diagnostik: Die Ansatztendinose des M. rectus femoris an der Spina iliaca anterior inferior ist neben der Adduktorentendopathie die zweithäufigste Sehnenreizung bei Fußballern, Sprintern, Hürdenläufern und Weitspringern. Allein durch den Druckpunkt lassen sich die beiden Krankheitsbilder differenzieren. Hinzu kommen der Anspannschmerz bei Beugung gegen Widerstand sowie der Dehnschmerz, vor allem bei einer Hüftbeugekontraktur. Ursächlich liegt eine Schwäche der Antagonisten (ischiokrurale Muskulatur) vor. Nach Behandlung der Hüftbeugekontraktur ist der Schwerpunkt der Therapie auf die Kräftigung der ischiokruralen Muskulatur zu legen. Auszuschließen ist immer eine Blockierung im Iliosakralgelenk oder in der Lendenwirbelsäule. Häufig besteht eine Hyperlordose mit Verkürzung der der Rückenstreckmuskulatur oder eine Instabilität am lumbosakralen Übergang (Spondylolisthesis bei Spondylolyse). Die sonographische Untersuchung des Sehnenansatzes an der Spina iliaca anterior inferior lässt Entzündungen (echoarmes Ödem), Einrisse und Einblutungen oder, im Spätstadium, Verkalkungen erkennen oder ausschließen (im Seitenvergleich).

Therapie: An erster Stelle der Therapie steht auch hier die Schonung bzw. Wettkampfpause, unterstützt von Analgetika und Antiphlogistika sowie lokalen Eisanwendungen und Elektrotherapie. Nach Abklingen der akuten Symptomatik schließt sich die Massage mit Wärme, Querfriktion des Sehnenansatzes und vor allem Dehnung der verkürzten Strukturen an. Nach Ausgleich der Hüftbeugekontraktur und der Hyperlordose durch gezielte Krankengymnastik folgt das Auftrainieren der Antagonisten. Dies sollte in Zusammenarbeit zwischen Trainer, Arzt und Physiotherapeut erfolgen.

Rektus-abdominis-Syndrom

Diagnostik: Zu den Hauptrisikogruppen gehören wiederum die Fußballer, Tennisspieler (Hyperlordosierung der Lendenwirbelsäule), Turner (Reck) und nicht zuletzt Gewichtheber. Typisch für diese Erkrankung ist der Druckschmerz am Ansatz des M. rectus abdominis am Oberrand des Schambeins unmittelbar neben der Symphyse. Verstärkt wird der Schmerz durch aktives Anspannen der Bauchmuskeln (Aufsitzen aus Rückenlage) oder durch Heben des gestreckten Beines gegen Widerstand. Beim Sit-up-Test zeigt sich oft eine Schwäche der Bauchmuskeln. In Rückenlage findet sich eine Hyperlordose der Lendenwirbelsäule in Verbindung mit einer Hüftbeugekontraktur. Lässt sich die Hyperlordose durch Hüftbeugung nicht ausgleichen, weist dies auf eine Verkürzung der Rückenstrecker hin. Die sonographische Untersuchung hat eine geringe Bedeutung (ödematöse Aufquellung des Muskel-Sehnen-Ansatzes), da der Seitenvergleich fehlt. Eine chirurgische und internistische Untersuchung sollte bei fehlendem orthopädischen Befund angeschlossen werden (Unterbauch, Leistenkanal, urologische Probleme). Ein Röntgenbild kann Veränderungen der Symphyse ausschließen.

Therapie: Auch hier steht an erster Stelle der Therapie beim akuten Befund die Schonung in Verbindung mit Antiphlogistika, aber meist nur sehr kurz (**Cave:** Eis). Bald nach Abklingen der akuten Symptomatik sollte das Dehnen der verkürzten Muskulatur (M. rectus femoris, M. rectus abdominis, M. iliopsoas) zur Behandlung der Hüftbeugekontraktur angeschlossen werden. Im Anschluss wird die Lendenwirbelsäule behandelt (Hyperlordose, Instabilität). Bei freier Funktion der Muskulatur sollte die muskuläre Dysbalance ausgeglichen werden. Dazu gehört in erster Linie das Auftrainieren der Bauchmuskulatur unter entsprechender Anleitung und Überwachung durch Arzt und Physiotherapeuten in Zusammenarbeit mit dem Trainer.

Symphysitis

Diagnostik: Die Entzündung der Symphyse ist im fortgeschrittenen Stadium meist eine hartnäckige, eventuell sogar therapieresistente Erkrankung. Sie wird bei Fußballern, Eishockeyspielern, Gehern sowie auch bei Läufern und Fechtern beobachtet. Die Früherkennung ist wichtig , bevor es zu bleibenden Schäden kommt, was oft das Ende der Karriere bedeutet. Typisch ist der klassische Druckschmerz über der Symphyse, aber auch im Bereich der Adduktoren und des M. rectus abdominis. Spezifischer ist der Schmerz im Einbeinstand unter Abduktion der Gegenseite. Durch Scherkräfte kommt es zur Irritation der Symphyse, was die Diagnose der Symphysitis bestätigt. Angeschlossen wird dann die Röntgendiagnostik. Die strukturellen Veränderungen werden in 3 Schweregrade unterteilt (👁 **3.13**). Die MRT zeigt eine erhöhte Signalintensität mit Defekten und auch Fehlstellung. Bei Verdacht auf Infekt (Überwärmung, Zustand nach Injektion) bedarf es einer entsprechenden Labordiagnostik (C-reaktives Protein, Blutkörperchensenkungsgeschwindigkeit).

Therapie: Schonung ist die Therapie der Wahl, unterstützt von oralen Antiphlogistika. Vor lokalen Steroidinjektionen wird dringend gewarnt (Infekt- und Nekrosegefahr). Wiederholte Injektionen führen meist nicht nur zu Nekrose oder Infekt, sondern vor allem sehr bald zur Instabilität des Gelenks durch Fehl- und Überbelastung einerseits sowie durch die Stoffwechselstörung andererseits. Bei kurzzeitiger Schmerzbefreiung, ohne dass die Ursachen für die Fehlbelastung beseitigt sind, kommt es zur weiteren Schädigung des Gelenks. Vorzuziehen ist die Physiotherapie, die in erster Linie die Ursachen beseitigen muss. An erster Stelle steht das Dehnen der verkürzten Muskulatur nach Abklingen der akuten Symptomatik. Dazu gehören der M. rectus abdominis, die Adduktoren, die Rückenstrecker, die Glutäalmuskulatur und aller Hüftbeuger. Im Anschluss erfolgt die Kräftigung der Adduktoren als Antagonisten der verkürzten Glutäalmuskulatur zum Schutz der Symphyse. Es gilt vor allem, die oft erhebliche Diskrepanz zwischen schwachen und verkürzten Adduktoren einerseits sowie den sehr kräftigen Glutäalmuskeln andererseits zu beseitigen. Es gilt der Grundsatz „Dehnen vor Kräftigung“. Nur so kann die Symphyse beim Grätschen und Abspreizen geschützt werden. Mitbehandelt werden immer Lendenwirbelsäule und Iliosakralgelenk. Blockierungen in diesem Bereich lösen nicht nur die Symphysitis aus, sondern machen sie auch therapieresistent. In schweren Fällen kann das Tragen eines Beckengurtes hilfreich sein, vor allem während der Rehabilitation zur Prophylaxe. Bei kompletter Instabilität ist meist eine Arthrodese mit Platte indiziert, was häufig das Ende der Karriere bedeutet.

Zusammenfassung

Beim Leistenschmerz unterscheidet man *funktionelle* von *strukturellen Ursachen*. Zahlreiche Ursachen von Leistenschmerzen zeigen sich in der bildgebenden Diagnostik nicht, sondern nur im Rahmen einer eingehenden klinischen und anamnestischen Untersuchung lässt sich die Diagnose stellen. Strukturelle Veränderungen – wie Koxarthrose, Kopfnekrose oder Ermüdungsfraktur – sind eher die Ausnahme, sollten aber immer durch ein Röntgenbild ausgeschlossen werden. Neben der Anamnese und der *funktionellen klinischen Untersuchung* empfehlen sich bildgebende Verfahren zur Darstellung der Weichteile, wie Sonographie und MRT. Ein Röntgenbild zum Ausschluss von strukturellen Veränderungen am Becken ist obligat. Bei der *eingehenden Sportanamnese* sind natürlich die Sportart und der Leistungsgrad (Trainingsumfang) entscheidend. Die spezielle Form der Fehlbelastung (sportartspezifische Verletzung) kann im Gespräch mit Athlet und Trainer unter Kenntnis der Sportart eruiert werden. Bei der funktionellen Untersuchung achtet man neben der Verkürzung verschiedener Muskelgruppen auch auf eine Insuffizienz bzw. Abschwächung der Muskelgruppen sowie natürlich auf Bewegungseinschränkungen der Lendenwirbelsäule sowie des Sakroiliakal- und des Hüftgelenks. Bei der Therapie stehen die Schonung und die orale antiphlogistische Behandlung als Schmerztherapie an erster Stelle. Selten sind lokale Steroidinjektionen indiziert. Eine zentrale Funktion hat die *Physiotherapie*. Neben physikalischen Anwendungen (Eis, Wärme) steht das Dehnen verkürzter Muskelstrukturen nach Ausschaltung der funktionellen Störung (z. B. Blockierung des Iliosakralgelenks) im Vordergrund. Dazu gehören Massagen und Querfriktionen der Sehnenansätze. Am Schluss steht die Behandlung der muskulären Dysbalance. Dies sollte immer in Koordination zwischen Arzt, Physiotherapeut und Trainer erfolgen. Im Mittelpunkt steht in diesem Dreigestirn natürlich der Athlet, der immer schmerzfrei trainieren sollte, ohne Notwendigkeit der Einnahme schmerzstillender Medikamente. Bereits im Training sollte das *Vermeiden schädigender Bewegungen und Belastungen* erlernt werden. Nur so ist eine dauerhafte und erfolgreiche Rehabilitation des Athleten möglich.

Literatur

1. Winkel D, Hrsg. Das Sakroiliakalgelenk. Stuttgart: Fischer; 1992.
2. Engelhardt M, Hintermann B, Segesser B. GOTS Manual Sporttraumatologie. Bern: Huber; 1997.
3. Feldmeier C. Grundlagen der Sporttraumatologie. München: Zenon; 1988.
4. Maibaum S, Braun M, Jagomast B, Kucera K. Therapielexikon der Sportmedizin. Heidelberg: Springer; 2001.
5. Niethard FU. Kinderorthopädie. Stuttgart: Thieme; 1997.
6. Peterson L, Renström P. Verletzung im Sport. Prävention und Behandlung,. 3. Aufl. Köln: Deutscher Ärzteverlag; 2002.
7. William JGP. Sportatlas der Sportverletzungen, 2. Aufl. Hannover: Schlütersche; 1988.

3.3 Kniegelenk

M. Galla, P. Lobenhoffer

Einleitung

Das Kniegelenk ist das größte und komplexeste Gelenk des menschlichen Körpers und weist die längsten Hebelarme auf. Im Sinne eines biologischen stufenlosen Getriebes setzt es die Muskelkräfte in Bewegung um. Verletzungen im Sport entstehen besonders bei Mannschaftssportarten (Fußball), beim Skisport und bei Kampfsportarten. Verletzungen dieses komplexen Systems erfordern die Wiederherstellung der knöchernen Anatomie, der korrekten Achsenstellung, der Bandstabilität und der Kongruenz der Gelenkflächen.

Anatomie

Bau: Das Kniegelenk wird aus knöchernen Strukturen, Knorpel, Menisken sowie aus Kapsel-Band-Strukturen gebildet. Während die unelastischen knöchernen Strukturen (Femur und Tibia) Kompressionskräfte absorbieren, liegt die Funktion der kniegelenkübergreifenden Muskulatur in der Bewegung und der dynamischen Stabilisierung des Kniegelenks. Der Kapsel-Band-Apparat enthält in hoher Dichte Rezeptoren, die neben der ligamentären Stabilität dem sensorischen Feedback und somit der Koordination dienen. Zur Ausübung sportlicher Tätigkeiten ist eine funktionelle Stabilität des Kniegelenks erforderlich, das heißt eine Stabilität sowohl bei Bewegungsbelastungen als auch in Ruhe. Dies wird gewährleistet durch das Zusammenspiel des neuromuskulären Systems, des Kapsel-Band-Komplexes und der Gelenkgeometrie.

Funktion: Das Kniegelenk ist ein Drehscharniergelenk, das Rotationsbewegungen (Flexion/Extension sowie Ab-/Adduktion und Innen-/Außenrotation des Unterschenkels) und Translationsbewegungen (vordere/hintere Verschiebung, Distraktions-/Kompressionsbewegungen zwischen Tibia und Femur, mediale/laterale Seitverschiebung) erlaubt. Die Betrachtung des Kniegelenks als funktionelle Einheit hat sowohl für das Verständnis des Verletzungsmechanismus als auch für die diagnostischen Maßnahmen Bedeutung. Ziel der Therapie ist immer die Wiederherstellung der funktionellen Einheit des Gelenks.

Diagnostik

Eine genaue Anamnese mit Erfragung des Unfallmechanismus und die klinische Untersuchung führen zur gezielten Durchführung weiterführender Diagnostik. Die körperliche Untersuchung umfasst neben Inspektion und Palpation Funktions- und Stabilitätstests. Als bildgebende Verfahren des Kniegelenks sind die konventionelle Röntgendiagnostik, die MRT und die CT von Bedeutung. Neben den Standardprojektionen (anterior-posterior, seitlich und axial) stehen in der Röntgendiagnostik auch Spezialaufnahmen bei besonderen Fragenstellungen zur Verfügung (Tunnelaufnahme, Schrägaufnahmen, Belastungsaufnahmen, Défilé-Aufnahmen der Patella). Die MRT ermöglicht eine Darstellung der knöchernen Gelenkanteile, des Weichteilgewebes, des hyalinen Knorpels und der Menisken und hat heute in der Routinediagnostik von Kniebinnenläsionen einen festen Stellenwert erlangt. Die CT kann zur Beurteilung komplexer Frakturverläufe herangezogen werden. Nuklearmedizinische Methoden, wie die Szintigraphie, können Auskunft über den Osteoblastenstoffwechsel und entzündliche Prozesse geben. Aufgrund der vielfältigen Möglichkeiten der bildgebenden Verfahren ist heute eine Arthroskopie nur noch selten aus rein diagnostischen Zwecken notwendig.

Sportverletzungen des Kniegelenks

Meniskusläsionen

Funktion der Menisken: Die Menisken vergrößern die Kontaktfläche zwischen Femurkondyle und Tibiaplateau und dienen somit der Lastverteilung bzw. Lastübertragung im Kniegelenk. Sie schützen den Gelenkknorpel vor zu hohen mechanischen Belastungen. Nach Entfernung eines Meniskus steigt der lokale Druck auf den Knorpel um mindestens ein Drittel an. Darüber hinaus besitzen die zirkulär angeordneten Kollagenfaserbündel der Menisken eine stabilisierende Funktion.

Diagnostik: Verletzungen des Meniskus treten hauptsächlich bei axialer Belastung mit gleichzeitiger Rotationsbewegung des Kniegelenks auf, wobei häufig bereits degenerative Vorschäden bestehen. Die Diagnose einer Meniskusläsion wird vor allem anhand der klinischen Untersuchung gestellt. Hier imponieren insbesondere der Druckschmerz über dem Gelenkspalt und der Beugerotationsschmerz. Es gibt zusätzlich eine Vielzahl von Meniskustests (z. B. nach Steinmann, Apley, Payr etc.). Ein Kniegelenkerguss und Gelenkblockaden können vorliegen. Als bildgebendes Verfahren besitzt die MRT zur Beurteilung von Meniskusschäden heute einen großen Stellenwert. Die Einteilung der Meniskusläsionen erfolgt gemäß **T 3.1** (12).

Therapie: Bei der Wahl des Therapieverfahrens einer Meniskusläsion ist die Lokalisation des Meniskusrisses von Bedeutung. Die Vaskularisation des Meniskus erfolgt von der Randzone her aus der Gelenkkapsel. In Abhängigkeit von der Durchblutung werden eine rot-rote Zone (Zonen 0–1, peripheres Drittel) mit guter Vaskularisation, eine rot-weiße Zone (Zonen 1–2, mittleres Drittel) und eine vollständig avaskuläre weiß-weiße Zone (Zonen 2–3, inneres Drittel) unterschieden. Eine Meniskusnaht sollte angestrebt werden bei instabilen Längsrissen mit einer Länge von > 10 mm im randleistennahen Meniskusdrittel, da hier sehr gute Heilungschancen bestehen. In den vergangenen Jahren wurde die Indikationsstellung für die Meniskusnaht auch auf Läsionen in der Zone 2 erweitert.

T 3.1 Einteilung der Meniskusläsionen (nach 12)

Grad	Magnetresonanztomographiebefund	Pathologischer Befund
I	lokale, punktförmige Signalintensitätserhöhung ohne Verbindung zur Meniskusoberfläche	mukoide Degeneration
IIa	mehrere punktförmige Signalintensitätserhöhungen ohne Verbindung zur Meniskusoberfläche	ausgedehnte mukoide Degeneration
IIb	lineare Signalintensitätserhöhungen ohne Verbindung zur Meniskusoberfläche	ausgedehnte mukoide Degeneration, intrameniskale Ruptur
III	lineare oder unregelmäßig konfigurierte Signalintensitätserhöhungen mit Kontakt zur Meniskusoberfläche, Deformierung, Dislokation von Meniskusfragmenten	Meniskusriss mit Verbindung zur Meniskusoberfläche

Ist bei fortgeschrittener Degeneration keine Refixation möglich, sollte in der avaskulären weiß-weißen Zone eine möglichst sparsame Teilresektion des Meniskus durchgeführt werden. Die Nachbehandlung nach Meniskusrefixation erfolgt frühfunktionell. Je nach intraoperativer Stabilität der Refixation und Lokalisation des Risses kann die Limitierung der Beugung mittels Orthese sinnvoll sein. Nach einer Meniskusteilresektion sind eine sofortige schmerzadaptierte Vollbelastung und ein uneingeschränktes Bewegungsausmaß erlaubt.

(Osteo-)Chondrale Läsionen

Diagnostik: Traumatische Knorpelverletzungen werden häufig nicht sofort exakt diagnostiziert. Da chondrale Läsionen in der konventionellen Röntgendiagnostik nicht nachweisbar sind, werden die relativ unspezifischen klinischen Symptome als Knieprellung gewertet. Franke unterteilt die traumatischen Knorpelläsionen in Knorpelkontusionen mit makroskopisch erhaltener Struktur, Knorpelimpressionen, Knorpelfrakturen bzw. Knorpelfissuren und osteochondrale Frakturen bzw. Flake Fractures (7). Die MRT kann gute Hinweise auf chondrale Läsionen geben, vor allem das so genannte Bone Bruise (Knochenödem) lässt sich gut darstellen.

Therapie: Die Arthroskopie stellt sowohl diagnostisch als auch therapeutisch das Mittel der Wahl dar. Die Tasthakenuntersuchung ermöglicht eine Beurteilung der Knorpeloberfläche. Neben der Entfernung freier Gelenkkörper können das Kniegelenk gespült und die Knorpelläsionen geglättet werden. Bei lokalen vollschichtigen Knorpeldefekten bzw. osteochondralen Läsionen stehen verschiedene Behandlungsmethoden zur Auswahl. Aufwändigen Verfahren, wie der autologen Chondrozytentransplantation (ACT) oder der matrixassoziierten Chondrozytenimplantation (MACI), stehen technisch einfachere Techniken, wie die Mikrofrakturierung und die Pridie-Bohrung, gegenüber. Letztere Methoden führen jedoch lediglich zur Bildung von Ersatzfaserknorpel anstelle des hyalinen Knorpels. Als weitere Technik ist der osteochondrale autologe Transfer (OAT) zu nennen, bei dem Knorpel-Knochen-Zylinder aus wenig belasteten Arealen der lateralen Femurkondyle oder der femoralen Notch entnommen (Donor) und in den Bereich des Knorpeldefekts implantiert werden. Bei Einsatz multipler Zylinder spricht man auch von einer Mosaikplastik. Knorpelschäden bis zu eine Fläche von 1 cm^2 können débridiert werden. Die Mikrofrakturierung bzw. die Pridie-Bohrung ist für Defekte bis zu einer Fläche von 2,5 cm^2 geeignet, alternativ kann bei chondralen Läsionen mit einer Größe zwischen 1 cm^2 und 2,5 cm^2 die OAT-Technik angewendet werden. Weist das betroffene Knorpelareal eine größere Fläche als 2,5 cm^2 auf, kann bei entsprechend starken Beschwerden eine ACT bzw. eine MACI indiziert sein. Der Erfolg der genannten Behandlungsmethoden setzt einen physiologischen Verlauf der mechanischen Tragsachse voraus. Im Fall einer Achsenfehlstellung (Varus- oder Valgusfehlstellung) mit entsprechender Belastungserhöhung in einem Gelenkkompartiment muss zunächst die mechanische Achse durch eine Umstellungsosteotomie korrigiert werden. Gegebenenfalls lassen sich die Verfahren auch im Sinne eines einzeitigen Eingriffs kombinieren. Alle erwähnten Verfahren mit Ausnahme der Knorpelglättung erfordern postoperativ mindestens eine 6-wöchige Phase der Teilbelastung.

Vordere Kreuzbandruptur

Funktion des vorderen Kreuzbandes: Das vordere Kreuzband bildet zusammen mit dem hinteren Kreuzband den zentralen Pfeiler des Kniegelenks und verhindert die anteriore Translation des Tibiakopfes. Angesichts der Zunahme der sportlichen Freizeitaktivitäten der Bevölkerung ist ein Anstieg der Kapsel-Band-Verletzungen zu verzeichnen.

Verletzungen: Sportarten mit den häufigsten Rupturen des vorderen Kreuzbandes sind Skifahren und Fußball. Der Verletzungsmechanismus des vorderen Kreuzbandes kann eine isolierte Hyperextension oder Hyperflexion sein, ein varus- oder valgusforciertes Rotationstrauma oder die alleinige Anspannung des M. quadriceps bei Landung aus dem Sprung mit gebeugtem Kniegelenk (Skiabfahrtsrennen). Die Patienten berichten über ein Rupturknacken und ein Zerreißungsgefühl.

Diagnostik: Ein Hämarthros ist meist nachweisbar. Wegweisend bei der klinischen Untersuchung ist der Lachman-Test in 20–30° Beugung. Dabei wird eine pathologische Verschiebung der Tibia nach vorn ausgelöst. Die Instabilität wird im Seitenvergleich gemessen und wie folgt dokumentiert: + (3–5 mm), ++ (5–10 mm), +++ (10–15 mm). Bei der Stabilitätsprüfung muss bedacht werden, dass Läsionen des hinteren Kreuzbandes eine spontane hintere Schublade verursachen und somit eine vordere Translation vorgetäuscht werden kann (9). Der Pivot-Shift-Test simuliert die anteriore Subluxation der Tibia und ist bei chronischen Instabilitäten positiv. Bei akuten Verletzungen ist dieser Test aufgrund des Schmerzes und des Hämarthros nicht bei jedem Patienten durchführbar. Sollte eine operative Versorgung geplant sein, ist in jedem Fall eine Narkoseuntersuchung vorzunehmen. Neben den konventionellen Röntgenaufnahmen des Kniegelenks in 2 Ebenen ist eine MRT hilfreich, um Begleitverletzungen zu beurteilen (Knochenmarködem, Spongiosafrakturen, Meniskusläsionen).

Konservative Therapie: Der Spontanverlauf bei Insuffizienz des vorderen Kreuzbandes ist bei fortgesetzter hoher körperlicher Aktivität von einer hohen Inzidenz sekundärer Gelenkschäden, wie Meniskusläsionen und Arthroseentwicklung, gekennzeichnet. Im Allgemeinen wird daher eine operative Therapie empfohlen. Eine konservativ-funktionelle Behandlung kann bei Patienten mit minimal instabilen Kniegelenken, bei vorbestehender Arthrose, bei geringen Sportambitionen und im höheren Alter durchgeführt werden. Ein intensives Aufbautraining der Quadrizeps- und Ischiokruralmuskulatur, kombiniert mit Reflex- und Koordinationstraining, kann zu sehr guten Erfolgen führen.

Operative Therapie: Der Ersatz des vorderen Kreuzbandes mit autologem Sehnenmaterial hat sich gegenüber der augmentierten Naht durchgesetzt. Die am häufigsten verwendeten Sehnen beim primären Ersatz sind das freie Patellarsehnentransplantat mit 2 Knochenblöcken sowie das mehrsträngige Transplantat aus dem Pes-anserinus-Komplex (Semitendinosus- und Gracilissehne). Alternativ kann ein freies Quadrizepssehnentransplantat (ein Knochenblock) gewählt werden. Auch Revisionen rupturierter oder insuffizienter Kreuzbandtransplantate lassen sich meist mit ortsständigen Transplantaten durchführen, gegebenenfalls auch durch Entnahme der Sehnen von der Gegenseite. Die Verwendung allogener Bindegewebetransplantate (Achillessehne, Tibialis-anterior-Sehne) ist ebenfalls möglich, wegen der Gefahr der Übertragung viraler Erkrankungen aber auf Ausnahmefälle beschränkt. Der offene Kreuzbandersatz hat mit der Entwicklung verbesserter Arthroskopieinstrumente an Bedeutung verloren, sodass heute meist die arthroskopische Technik gewählt wird. Von fundamentaler Bedeutung sind die anatomisch korrekte Platzierung der Bohrkanäle sowie eine mechanisch stabile femorale und tibiale Fixation. Diese kann gelenknah durch Interferenzschrauben (aus Metall oder Polylactat) oder gelenkfern, z. B. durch einen Kippknopf (EndoButton, Firma Smith & Nephew; **3.14a**), vorgenommen werden. Querverriegelnde Implantate (TransFix, Firma Arthrex; RigidFix, Firma Mitek) können sowohl bei Patellarsehnen- als auch bei reinen Bindegewebetransplantaten zur Anwendung kommen und weisen eine sehr hohe Stabilität auf. Bei einer isolierten Ruptur des vorderen Kreuzbandes sollte erst nach Abklingen der akuten Schwellungs- und Inflammationsphase bei aktiv vollständig streckbarem und weitgehend frei beugbarem Kniegelenk eine Ersatzplastik des vorderen Kreuzbandes durchgeführt werden (10). In dem Zeitintervall bis zur operativen Versorgung sind physiotherapeutische und physikalische Maßnahmen indiziert. Ein primäres arthroskopisches Débridement der Bandstümpfe bietet keine Vorteile bei bestehender freier Extension.

Postoperative Nachsorge: Postoperativ wird das Bein in Streckung gelagert. Bei Verwendung eines gebündelten Semitendinosustransplantats wird eine Teilbelastung von mindestens 4 Wochen empfohlen, während bei einem Ersatz mittels Patellarsehnentransplantat nach Erreichen eines ausreichenden Muskeltonus (in der Regel nach 2–3 Wochen) eine Vollbelastung erlaubt ist. Von Bedeutung sind bei beiden Verfahren die frühzeitige Bewegungstherapie, wobei der Bewegungsumfang nicht limitiert ist, sowie Kryothe-

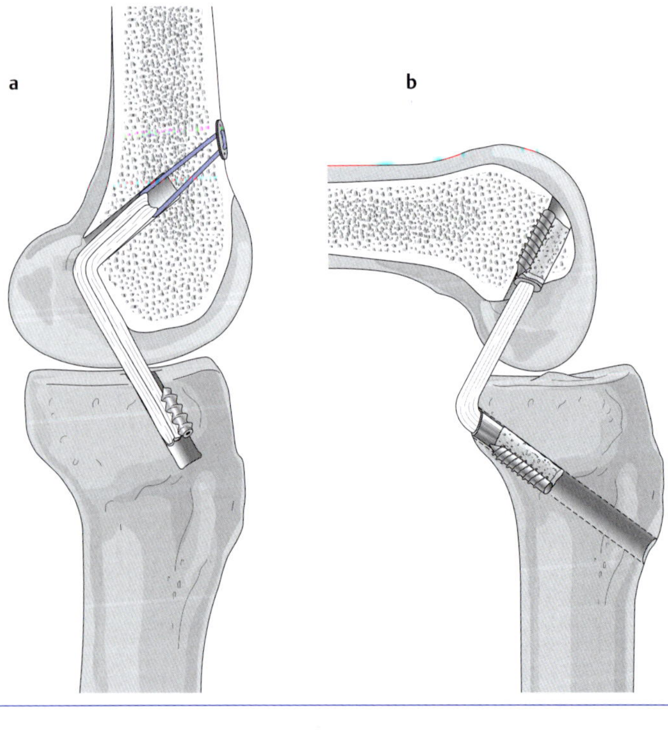

3.14 Techniken der Kreuzbandersatzplastik.
a Vordere Kreuzbandersatzplastik mit Semitendinosus-Gracilis-Transplantat und femoral extrakortikaler Fixation mittels Kippknopf.
b Hintere Kreuzbandersatzplastik durch Patellarsehnentransplantat mit Knochenblöcken.

rapie, Koordinationsübungen und Strombehandlungen (EMS-Geräte). Auf eine Orthese kann meist verzichtet werden.

Komplikationen: Neben den allgemeinen Operationsrisiken sind als mögliche Komplikationen eine verbleibende Knieinstabilität, Transplantatversagen und -lockerung, eine Kraftminderung, eine Behinderung beim Knien, Kniescheibenschmerz und vor allem die Arthrofibrose mit Bewegungseinschränkung durch überschießende Bridenbildung zu nennen. Bei Verdacht auf eine Arthrofibrose sollte eine frühzeitige Rearthroskopie und gegebenenfalls ein arthroskopischer oder offener Revisionseingriff durchgeführt werden.

Hintere Kreuzbandruptur

Diagnostik: Rupturen des hinteren Kreuzbandes treten wesentlich seltener auf als Verletzungen des vorderen Kreuzbandes. Eine Insuffizienz des hinteren Kreuzbandes resultiert in Beugestellung des Kniegelenks in einer posterioren Subluxation des Tibiaplateaus, die muskulär nur eingeschränkt und unter erhöhten Knorpeldrücken retropatellar und im medialen Kompartiment kompensiert werden kann. Bei der klinischen Untersuchung fällt bei der seitlichen Inspektion bei 90° gebeugtem Bein eine spontane hintere Schublade mit dorsalem Durchhang auf. Die hintere Schublade wird in 90°-Beugung überprüft und der Befund wie oben beschrieben mit + bis +++ im Seitenvergleich dokumentiert (s. Abschnitt „Vordere Kreuzbandruptur"). Besteht zusätzlich eine posterolaterale Instabilität, kann analog zum Pivot-Shift-Test bei Rupturen des vorderen Kreuzbandes die Subluxation des Tibiaplateaus bei Rupturen des hinteren Kreuzbandes mit dem Reversed-Pivot-Shift-Test überprüft werden. Eine MRT-Untersuchung kann durchgeführt werden, um Rupturmorphologie und -lokalisation darzustellen. Bereits auf der seitlichen Röntgenaufnahme des Kniegelenks ist oft die posteriore Subluxation des Tibiaplateaus erkennbar.

Therapie: Der Spontanverlauf bei einer isolierten Insuffizienz des hinteren Kreuzbandes ist in den ersten Jahren meist relativ günstig. Das Problem dieser Verletzung liegt in der längerfristigen Entwicklung einer medialen und retropatellaren Arthrose. Daher sollte auch bei isolierter Ruptur des hinteren Kreuzbandes eine Stabilisierung des Gelenks angestrebt werden. Bei knöchernen tibialen Ausrissen des hinteren Kreuzbandes sollten eine offene Reposition und eine Stabilisierung mit einem Kleinfragmentplättchen erfolgen. Bei rein ligamentären Rupturen sind die Ergebnisse der Nahtversorgung nicht ausreichend sicher. Als operative Therapie kommt daher nur der Bandersatz infrage. Vielfach sind die rupturierten Bandfasern jedoch nicht retrahiert, und daher kann durchaus eine konservative Behandlung erwogen werden, wenn in der Heilungsphase eine hintere Schublade verhindert wird. Hierzu kann eine aktive Orthese (z. B. PCL-Jack, Firma Albrecht) eingesetzt werden. Als Ersatzplastik bei ligamentären Rupturen stehen, wie beim Ersatz des vorderen Kreuzbandes, autologe Transplantate – wie die Patellarsehne (👁 **3.14b**), die Quadrizepssehne oder gebündelte Transplantate aus der Pes-anserinus-Gruppe – zur Verfügung. In Revisionssituationen werden auch Allografts verwendet. Besteht eine akute Multiligamentverletzung mit Riss mehrerer wesentlicher Bandstrukturen (z. B. Kniegelenkluxation), sollte eine anatomische Rekonstruktion der Bandverbindungen in den ersten 2 Wochen erfolgen, da andernfalls eine anatomische Präparation aufgrund der Narbenbildung nicht mehr möglich ist. Üblich sind nach Ersatz des hinteren Kreuzbandes eine Teilbelastung von mindestens 9 Wochen, eine Restriktion der Beugung bis 90° für die ersten Wochen und eine Betonung des Quadrizepstrainings bei strikter Vermeidung isolierter Kontraktionen der ischiokruralen Muskeln. Die Verordnung einer Orthese, die eine Subluxationsstellung des Tibiakopfes nach dorsal verhindert, ist sinnvoll.

Seitenbandrupturen

Funktion der Seitenbänder: Die Seitenbänder des Kniegelenks sind in 0°-Streckstellung maximal gespannt und stabilisieren das Kniegelenk gegen Varus- bzw. Valgusstress.

Diagnostik: Die Stabilitätsprüfung erfolgt in Streckstellung und in 30°-Beugung. Die Instabilität wird analog zur vorderen und hinteren Translation des Tibiaplateaus bei Kreuzbandverletzungen von + bis +++ dokumentiert (s. Abschnitt „Vordere Kreuzbandruptur").

Anatomie: Der mediale Bandapparat ist ein komplexes System aus 3 Schichten und 3 Segmenten. Die äußerste Schicht besteht aus dem medialen Retinakulum, die mittlere Schicht wird aus dem oberflächlichen Innenband und dem hinteren Schrägband gebildet. Das tiefe Kapselband mit seiner Anheftung am Innenmeniskus bildet die tiefe Schicht. Im vorderen Segment des Bandkomplexes befinden sich das Retinakulum und die synoviale Kapsel, im mittleren Segment verlaufen die Strukturen des Innenbandkomplexes, und im hinteren Segment findet sich das hintere Schrägband mit dem Semimembranosusansatz. Das Innenband verläuft vom medialen Femurepikondylus distal unter den Pes-anserinus-Ansatz. Dorsal des Epicondylus medialis befinden sich schmerzleitende afferente Nervenendigungen, was die hohe Schmerzhaftigkeit von Innenbandverletzungen in diesem Bereich erklärt (4).

Konservative Therapie: Der verwobene mediale Seitenbandkomplex weist eine sehr gute spontane Heilungstendenz auf. Isolierte Rupturen des medialen Kollateralbandes können auch bei deutlicher Aufklappbarkeit (> +) konservativ behandelt werden (2,

13), wobei eventuell eine Orthesenversorgung sinnvoll ist. Es ließ sich nachweisen, dass sich eine frühfunktionelle Therapie positiv auf Geschwindigkeit und Qualität der Bandheilung auswirkt. Die Reißfestigkeit des Innenbandes nach Heilung nimmt nicht ab, da der Festigkeitsverlust des ungerichteten Narbenkollagens durch die Hypertrophie der Narbe kompensiert wird.

Operative Therapie: Die Indikation zur operativen Therapie der medialen Bandruptur besteht bei komplexen Bandinstabilitäten des Kniegelenks, bei einer Verletzung der Innenmeniskusaufhängung mit Instabilität, bei Luxation der Innenbandfasern in das Gelenk und bei einem großen dislozierten knöchernen Ausriss. Intraligamentäre Risse werden mit resorbierbaren Fäden adaptiert, ansatznahe Rupturen können mit transossären Nähten oder Nahtankern versorgt werden. Die langen Fasern des oberflächlichen Innenbandes sollten stets transossär stabil refixiert werden. Verletzungen des lateralen Kollateralbandes treten wesentlich seltener und meist in Verbindung mit anderen kapsuloligamentären Verletzungen auf.

Das laterale Seitenband verläuft femoral vom Epicondylus lateralis zur Fibulaspitze und wird von der Sehne des M. popliteus unterkreuzt. Die Schichten des lateralen Kapsel-Band-Apparats zeigen eine wesentlich stärker abgrenzbare Strukturierung als die Medialseite des Kniegelenks, sodass ein schlechteres spontanes Heilungspotenzial zu erwarten ist (8). Die primäre operative Rekonstruktion sollte frühzeitig erfolgen, wobei sich bei stärkerer Schädigung des Außenbandes neben der Anwendung von Nahtankern eine primäre Augmentation mit einem Bizeps- oder Traktusstreifen empfiehlt.

Postoperative Nachsorge: Nach Rekonstruktion der Seitenbänder empfiehlt sich das Tragen einer Orthese als Schutz gegen Varus- bzw. Valgusstress für 6 Wochen. Eine axiale Vollbelastung mit angelegter Orthese ist nach Versorgung einer isolierten Bandruptur erlaubt, bei Vorliegen von Komplexverletzungen richtet sich die Nachbehandlung nach dem Behandlungsschema der führenden Bandverletzung.

Quadrizepssehnenruptur und Ruptur des Lig. patellae

Verletzung: Die Quadrizepssehnenruptur ereignet sich typischerweise durch eine willkürliche maximale Anspannung des Muskels gegen Widerstand, z. B. beim Stolpern oder wenn der Patient versucht, einen Sturz mit seinem leicht gebeugten Bein abzufangen. Die Ruptur tritt im distalen freien Quadrizepssehnenanteil auf und wird durch degenerative Vorschäden begünstigt. Erkrankungen wie Diabetes mellitus, Niereninsuffizienz, Hypoparathyreoidismus, Gicht und Adipositas per magna können zu degenerativen Veränderungen des Sehnengewebes führen (11). Sowohl lokale Steroidinjektionen als auch eine systemische Steroidtherapie wirken prädisponierend. Die Quadrizepssehnenruptur tritt meist einseitig bei über 40-jährigen Patienten auf. Die seltenere Ruptur des Lig. patellae ereignet sich meist am unteren Patellapol, nur selten am tibialen Sehnenansatz. Auch hier gelten Vorschädigungen der Sehne als begünstigend (z. B. Infektionen, Tuberkulose, villonoduläre Synovitis, Polyarthritis, Steroidtherapie, Transplantatentnahme zum vorderen Kreuzbandersatz, Kniealloarthroplastik) (6). Im Vergleich zur Quadrizepssehnenruptur liegt hier jedoch häufiger ein direktes Trauma zugrunde, sodass mehr jüngere Altersgruppen betroffen sind.

Diagnostik: Bei der vollständigen Kontinuitätsunterbrechung des Kniestreckapparats sind die aktive Kniestreckung und die muskuläre Kniestabilisierung unter Belastung aufgehoben. Handelt es sich um eine Quadrizepssehnenruptur, bei der die seitlichen Retinakula vollständig oder teilweise erhalten sind, kann die aktive Streckung lediglich gemindert sein (s. unten, „Patellafraktur"). Bei der klinischen Untersuchung kann der Defekt der Quadrizeps- bzw. Patellarsehne als Delle getastet werden, welche im Verlauf durch Schwellungszunahme und Hämatombildung maskiert sein kann. In der seitlichen Röntgenaufnahme des Kniegelenks kann bei Ruptur der Quadrizepssehne ein relativer Tiefstand der Patella nachweisbar sein, während die Patellarsehnenruptur zu einem Patellahochstand führt. Die sonographische Untersuchung eignet sich hervorragend zur Dokumentation der Verletzung, sodass eine MRT meist überflüssig ist.

Konservative Therapie: Eine konservative Behandlung mit 6-wöchiger Teilbelastung (15–20 kg) und Vermeidung der maximalen Knieflexion ist nur bei Partialrupturen der Quadrizepssehne möglich, bei denen der Sehnenhauptanteil erhalten ist.

Operative Therapie: Die operative Therapie kompletter Quadrizepssehnenrupturen sollte frühzeitig erfolgen, da eine Verzögerung der operativen Rekonstruktion des Streckapparats zu einer Retraktion des proximalen Sehnenstumpfes führen kann. Nach Anfrischen des Sehnenstumpfes und der oberen Patellabasis werden 3 Bohrkanäle in Längsrichtung durch die Patella angelegt. Der proximale Sehnenstumpf wird mit Fäden angeschlungen (Kirchmayr-, Krackow- oder Mason-Allen-Nähte) und die Nähte durch die Bohrkanäle gezogen und über den Knochenbrücken geknotet. Die Risse der seitlichen Retinakula müssen unbedingt durch eine fortlaufende Naht mitversorgt werden (👁 **3.15**). Die operative Behandlung der Patellarsehnenruptur besteht in direkten Adaptionsnähten, sofern die Läsion im Sehnenverlauf liegt. Knochennahe Risse hingegen sollten mit transossären Nähten reinseriert werden. In jedem Fall ist eine Sicherung der Naht mittels patellotibialer Drahtcerclage oder PDS-Kordel ratsam.

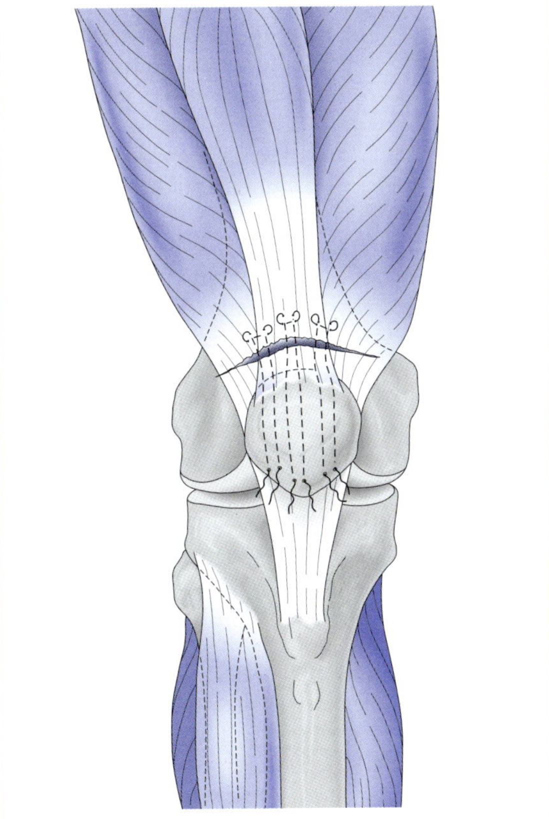

3.15 Nahttechnik bei Quadrizepssehnenrupturen: nach Anfrischen der Rupturränder Anschlingen des Sehnenstumpfes und Refixation durch 3 transossäre nichtresorbierbare Nähte.

Postoperative Nachbehandlung: Die Nachbehandlung der Rekonstruktion des Kniestreckapparats umfasst eine mindestens 6-wöchige Teilbelastung (15–20 kg) an Unterarmgehstützen und eine Limitierung der Kniebeugung auf 60° für 4 Wochen; während der fünften und sechsten Woche ist eine Steigerung auf 90° erlaubt. Eine vollständige Immobilisation ist aufgrund fehlender Stimulation zur Regeneratbildung und Ausbildung intraartikulärer Adhäsionen nicht sinnvoll.

Patellaluxation

Die traumatische Luxation der Patella nach lateral führt meist zu einer Zerreißung des medialen Retinakulums und des medialen patellofemoralen Ligaments sowie eventuell zur Abscherung osteochondraler Flakes. Liegt eine reine Weichteilverletzung vor und hat sich die Patella stabil in die Gleitrinne reponiert, kann eine konservative funktionelle Therapie erfolgen. Größere osteochondrale Flakes sollten frühzeitig refixiert werden, wobei Kunststoffstifte zur Fixation Anwendung finden können. Große Kapsel-Band-Rupturen im Bereich des medialen Retinakulums und des medialen patellofemoralen Ligaments sollten durch eine offene Naht versorgt werden. Handelt es sich um eine Rezidivluxation und liegt eine anatomische Prädisposition, wie z. B. eine Patella- oder Patellagleitlagerdysplasie, und/oder ein Genu valgum vor, müssen weiterführende Maßnahmen in Betracht gezogen werden. In einigen Fällen ist ein Weichteileingriff mit einem lateralen Release und einer medialen Zügelung des Retinakulums (Operation nach Insall) ausreichend. In schwerwiegenden Fällen mit ausgeprägter Dysplasie ist eine Medialisierung der Tuberositas tibiae (Operation nach Elmslie-Trillat) sinnvoll. Auch eine Wiederherstellung der femoralen Gleitrinne mittels Trochleoplastie (Operation nach Déjour) ist möglich, wird aber nur selten durchgeführt. Nach diesen Eingriffen ist meist eine Teilbelastung für 6 Wochen erforderlich, gegebenenfalls sollte die Beugung passager limitiert werden.

Patellafraktur

Funktion der Patella: Als größtes Sesambein des Menschen dient die Patella der Verbesserung des Hebelarms der Quadrizepsmuskulatur. Am medialen und lateralen Rand der Patella strahlen die aponeurotischen Fasern der Quadrizepsmuskultatur ein. Diese so genannte Retinakula besitzen eine wichtige Funktion und ermöglichen im Sinne eines Reservestreckapparats sogar bei einer Fraktur der Patella einen gewissen Grad an aktiver Streckung.

Verletzung: Patellafrakturen entstehen vor allem bei direkten Anpralltraumen. Anhand des Verlaufs der Frakturlinien werden folgende Frakturtypen unterschieden:

- Querfrakturen,
- Längsfrakturen,
- Sternfrakturen,
- Trümmerfrakturen,
- Abrissfrakturen und Polausrisse,
- osteochondrale Frakturen.

Therapieplanung: Bei dislozierten Frakturen, die meist mit einer Zerreißung der Retinakula einhergehen, müssen diese Strukturen wiederhergestellt werden. Aufgrund der Kontraktion des M. quadriceps femoris führen Querfrakturen der Patella mit Retinakulumverletzung oftmals zu einer erheblichen Dislokation der Fragmente. Patellalängsfrakturen hingegen werden durch die intakten Retinakulumzügel stabilisiert, sodass oftmals keine Osteosynthese erforderlich ist.

Konservative Therapie: Die konservative funktionelle Behandlung ist bei stabilen Patellafrakturen ohne Dislokation bzw. mit nur geringem Dislokationsgrad (z. B. Längs- und Sternfrakturen) möglich. Während der Dislokationsgrad anhand der Röntgenbilder beurteilt werden kann, wird die Stabilität klinisch geprüft. Ist der Patient in der Lage, das Bein gestreckt anzuheben, ist der Streckapparat funktionsfähig und eine sekundäre Dislokation eher nicht zu erwarten. Der Patient wird an Unterarmgehstützen teilbelastend (15–20 kg) mobilisiert. Aktive und passive Bewegungsübungen sind schrittweise bis 90° Beugung erlaubt. Kryotherapie und antiphlogistische Medikation sind bei Ergussbildung indiziert. Mit der Belastungssteigerung kann nach 6 Wochen begonnen werden. Eine Sperrorthese sollte lediglich bei älteren Patienten und bei Patienten mit mangelnder Compliance Anwendung finden.

Operative Therapie: Eine klare Operationsindikation stellen Patellaquerfrakturen mit Dislokation von ≥ 2 mm im Bereich der Gelenkfläche sowie Trümmerfrakturen dar. Offene Frakturen müssen durch Débridement, Lavage und interne Stabilisierung versorgt werden. Ein häufig angewendetes Osteosyntheseverfahren ist die Zuggurtung. Das klassische Verfahren unter Verwendung von 2 in Längsrichtung parallel verlaufenden K-Drähten und einer Drahtcerclage wird heutzutage aufgrund der Weichteilirritation durch die Drähte und der häufig unbefriedigenden Ergebnisse mit Cerclagelockerung und Frakturdiastase immer seltener durchgeführt (5). Zunehmend Verbreitung findet die mechanisch belastungsstabilere Schraubenosteosynthese (6,5-mm-Spongiosaschrauben mit Unterlegscheibe). Bewährt hat sich vor allem die Kombination der Schraubenosteosynthese mit der Zuggurtungsosteosynthese. Die beiden Schrauben dienen der Längsstabilisierung, und der Cerclagedraht (1,2 mm) wird im proximalen Fragment durch einen transossären Kanal geführt. Im distalen Fragment wird der Draht möglichst knochennah hinter den Schrauben um den distalen Patellapol gelegt und die Drahtschlinge durch Verwinden der beiden Enden gespannt. Bei allen oben genannten Varianten der Zuggurtungsosteosynthese kommt es zur Neutralisation der Distraktionskräfte, die im ventralen Anteil der Patella durch die Quadrizepsmuskulatur erzeugt werden. Da bei Flexion des Kniegelenks eine interfragmentäre Kompression erzeugt wird, kann sich nach diesen Osteosyntheseverfahren eine frühfunktionelle Nachbehandlung anschließen. Abrissfrakturen und Polausrisse werden mittels Zuggurtungsosteosynthese versorgt. Osteochondrale Fragmente, die meist Folge einer Patellaluxation sind, die sich aufgrund ihrer geringen Größe nicht zur Schraubenosteosynthese eignen, können mit bioresorbierbaren Implantaten, wie z. B. mit resorbierbaren Pins, refixiert werden.

Im Fall einer Trümmerfraktur sind eine exakte Reposition aller Fragmente und eine genaue Rekonstruktion der Gelenkfläche nicht immer möglich. Daher kann eine partielle Patellektomie erforderlich sein. Das Hauptfragment bleibt erhalten, während die kleinen zertrümmerten Fragmente unter Erhalt des periostalen Schlauches und der Retinakulumfasern reseziert werden. Bei Entfernung proximaler Fragmente muss die Quadrizepssehne mit kräftigen nichtresorbierbaren Fäden am Hauptfragment refixiert werden. Bei Zertrümmerung des inferioren Pols wird nach Resektion der Fragmente das Lig. patellae mittels transossärer Nähte refixiert und zur Sicherung der Naht ein Cerclagedraht durch die Patellarsehne und die Tuberositas tibiae gelegt. Beim Anlegen der transossären Nähte ist ein Verkippen (Tilt) der Patella zu vermeiden. Erfordert die Frakturform ein Resektionsausmaß über die Hälfte der Kniescheibe hinaus, ist eine komplette Patellektomie indiziert, da ansonsten eine Verkippung der Restpatella nahezu unvermeidbar ist. Da die Patellektomie immer eine Kraftminderung des M. quadriceps femoris zur Folge hat, kommt diese Behandlungsmethode nur bei nichtrekonstruierbaren Trümmerfrakturen zur Anwendung. Nach vorsichtigem Herausschälen der Knochenfragmente aus dem Streckapparat werden die Quadrizepssehne und die Patellarsehne mit Durchflechtungsnähten adaptiert. Bei allen genannten operativen Verfahren muss im Fall der Retinakulumruptur der Reservestreckapparat genäht werden.

Postoperative Nachsorge: Die Patienten werden ab dem ersten postoperativen Tag mit einer Teilbelastung von 15–20 kg an Unterarmgehstützen mobilisiert. Ab der siebten Woche kann nach abschließender radiologischer Verlaufskontrolle mit der Belastungssteigerung begonnen werden. Der Bewegungsausmaß wird für die ersten 2 postoperativen Wochen auf 0-0-60° limitiert, anschließend erfolgt eine Steigerung der Flexion auf 90°. Nach der sechsten postoperativen Woche sollte der Bewegungsumfang freigegeben werden. Eine Orthesenversorgung ist nur in Ausnahmefällen erforderlich.

Fehlbelastungsfolgen des Kniegelenks

Knorpelschäden

Ätiologie: Der Zusammenhang zwischen sportlicher Belastung und Entwicklung degenerativer Gelenkveränderungen wird in der Literatur kontrovers diskutiert. Es herrscht Einigkeit darüber, dass die Wechseldruckbelastungen bei einer regelmäßigen und maßvollen Belastung auch bei Patienten mit Arthrose für den Erhalt der mechanischen Gelenkfunktion von Bedeutung sind. Eine regelmäßige Be- und Entlastung des Gelenkknorpels fördert die Aufnahme von Nährstoffen aus der Synovialflüssigkeit, während Immobilisation den Metabolismus reduziert und zu einer vermehrten Fettdepotablagerung auf den Gleitflächen führt. Die meisten Autoren berichten, dass sogar Leistungs- und Hochleistungssport zu keiner frühzeitigen Arthroseentwicklung führen, sofern keine Gelenktraumatisierung vorliegt. Unbestritten können sportbedingte Überlastungsschäden auftreten, wenn die

T 3.2 Einteilung des Knorpelschadens nach dem ICRS-Score

Grad	Arthroskopischer Befund
I	oberflächliche Läsionen, Knorpelerweichung
II	Oberfläche aufgebrochen bis 50 % der Knorpeltiefe
III	Schäden tiefer als 50 % der Knorpeltiefe
IV	Knorpeldefekte mit frei liegendem subchondralem Knochen

Belastungsintensität die individuelle körperliche Disposition übersteigt. Als Prädispositionen gelten die Varus- oder Valgusfehlstellung des Beines, vorbestehende traumatische oder degenerative Meniskusläsionen, eine Instabilität des Kniegelenks, bereits bestehende Veränderungen des Gelenkknorpels (Chondromalazie) sowie Flake Fractures und intraartikuläre Frakturen. Die Einteilung des Knorpelschadens erfolgt nach dem ICRS-Score (**T 3.2**).

Konservative Therapie: Bei der Auswahl der Sportart sind bei diesen Patienten gleichmäßige Bewegungsabläufe ohne große Impulsbelastungen zu bevorzugen. Das Training sollte stets unterhalb der Schmerzgrenze durchgeführt werden. Neben der Einnahme oraler Analgetika/Antiphlogistika können intraartikuläre Injektionen eine vorübergehende Linderung erbringen. Die Wirksamkeit von Hyaluronsäurepräparaten ist umstritten. Eine Sanierung des geschädigten Knorpels ist jedoch durch keine der genannten Methoden zu erzielen.

Operative Therapie: Um das Auftreten sportbedingter Knorpelläsionen und deren Verschlimmerung bei der genannten Prädisposition zu vermeiden, sollte primär die Ursache behoben werden. Eine Korrektur der mechanischen Belastungsachse bei Fehlstellung und eine Bandersatzplastik zur Stabilisierung des Kniegelenks sind sinnvoll. Bei lokalen vollschichtigen Knorpeldefekten bzw. osteochondralen Läsionen stehen die oben genannten Behandlungsmethoden zur Auswahl [s. Abschnitt „(Osteo-)Chondrale Läsionen"]. Bei weit fortgeschrittener Destruktion bleibt der Gelenkersatz mit einer Alloarthroplastik als Schlittenprothese oder als bikondylärer Gleitflächenersatz.

Insertionstendopathien

Ätiologie: Als Ursache für Tendopathien werden exzessive repetitive zyklische Belastungen der Sehne gesehen. Die häufigste Insertionstendopathie des Kniegelenks ist das Patellaspitzensyndrom (Jumper's Knee). Die Diagnose wird anhand der Anamnese und des klinischen Erscheinungsbildes mit Schmerz und Schwellungszunahme im Sehnenansatzbereich an der Patellaspitze nach Belastung gestellt. Neuere Untersuchungen konnten widerlegen, dass die Symptome durch entzündliche Prozesse hervorgerufen werfen. Anstelle erhöhter Werte der Entzündungsmediatoren wurden einsprossende Gefäße und Nerven im Bereich der Tendinose nachgewiesen (1). Neben der Neovaskularisation zeigte sich bei histologischen Aufarbeitungen eine hyaline Degeneration des Gewebes mit Granulationsgewebe und Mikrorissen. Makroskopisch imponiert das betroffene Gewebe grau und aufgefaserter als das gesunde Sehnengewebe.

Konservative Therapie: Insertionstendopathien werden im Allgemeinen zunächst konservativ behandelt. Unter der Einnahme oraler Antiphlogistika und bei körperlicher Schonung in Kombination mit physikalischen Maßnahmen – wie Kälte- und Wärmeanwendungen, Querfriktion am Sehnenansatz und Ultraschalltherapie – werden gute Therapieerfolge erzielt. Infiltrationen mit Kortikosteroiden können zu einer vorübergehenden Beschwerdelinderung führen, bergen jedoch die Gefahr einer Sehnenschädigung.

Operative Therapie: Ein operativer Eingriff sollte bei Beschwerdepersistenz oder -rezidiv nach Ausschöpfung der konservativen Maßnahmen erfolgen. Die beschriebenen Verfahren reichen von einer Längsstichelung der Sehne über eine Exzision oder Anbohrung des Patellaspitze bis zum arthroskopischen Débridement des Hoffa-Fettkörpers und der Patellaspitze. Die besten postoperativen Ergebnisse wurden bei keilförmiger Exzision des nekrotischen Sehnengewebes mit Patellaspitzendenervierung berichtet, wobei Rezidive im späteren Verlauf nicht selten sind (3).

Postoperative Nachsorge: Nach der operativen Behandlung ist eine Vollbelastung möglich, eine forcierte Beugung über 90° sollte jedoch für 6 Wochen vermieden werden.

Literatur

1. Alfredson H. What's the role of neovascularisation in chronic tendon pain? In: Amendola A, ed. Evolving strategies in the diagnosis and treatment of tendinopathy. Isakos Sports Medicine Committee; 1995:16–8.
2. Anderson DR, Weiss J, Takai S, Ohland KJ, Woo SL. Healing of the medial collateral ligament following a triad injury: a biomechanical and histological study of the knee in rabbits. J Orthop Res. 1992; 10:485–95.
3. Biedert R. Chronic jumper's knee: surgical treatment for partial tendon rupture. In: Amendola A, ed. Evolving strategies in the diagnosis and treatment of tendinopathy. Isakos Sports Medicine Committee; 1995:46–50.
4. Biedert R, Lobenhoffer P, Lattermann C, Stauffer E, Müller W. Free nerve endings in the medial and posteromedial capsuloligamentous complex: occurrence and distribution. Knee Surg Sports Traumatol Arthrosc. 2000; 8:68–72.
5. Böstmann O, Kiviluoto O, Santavirta S. Fractures of the patella treated by operation. Arch Orthop Trauma Surg. 1983; 102:78–81.
6. Caborn DNM, Boyd DW. Tendon ruptures. In: Fu F, Harner CD, eds. Knee surgery. Baltimore: Williams & Wilkins; 1994:911–25.
7. Franke K. Überlastungsfolgen am Kniegelenk – Möglichkeiten der operativen Therapie. Orthopäde. 1980; 9:198–200.

8. Krukhaug Y, Molster A, Rodt A, Strand T. Lateral ligament injuries of the knee. Knee Surg Sports Traumatol Arthrosc. 1998; 6:21–5.
9. Lobenhoffer P. Kniebandverletzungen. I. Anatomie, Biomechanik, Diagnostik, Indikationsstellung. Chirurg. 1990; 70:219–30.
10. Meighan AA, Keating JF, Will E. Outcome after reconstruction of the anterior cruciate ligament in athletic patients. A comparison of early versus delayed surgery. J Bone Joint Surg. 2003; 85-B:521–4.
11. Mittlmeier T, Ewert A. Verletzungen des Kniestreckapparats. Unfallchirurg. 2001; 104:344–57.
12. Reicher MA, Hartzman S, Duckwiler GR, Bassett LW, Anderson LJ, Gold RH. Meniscal injuries: detection using MR imaging. Radiology. 1986; 159:753–7.
13. Woo SL, Niyibizi C, Mayras J, Kalvakovich K, Weaver-Green CM. Medial collateral knee ligament healing. Combined medial collateral and anterior cruciate ligament injuries studied in rabbits. Acta Orthop Scand. 1996; 68:142–8.

3.4 Sprunggelenk und Fuß

V. Valderrabano, B. Hintermann

Rückfußanatomie

Der Fuß (Pes) ist Teil der unteren Extremitäten und setzt sich aus 28 Knochen zusammen:

- 7 tarsale Knochen (Talus, Calcaneus, Os naviculare, Os cuboideum, Ossa cuneiformia mediale, intermedium und laterale),
- 5 metatarsale Knochen,
- 14 Phalangen (Großzehe: 2 Phalangen; für jeden anderen Zeh: 3 Phalangen),
- 2 Sesamoide am ersten metatarsophalangalen Gelenk.

Das Rahmenskelett des Fußes besteht aus dem Tarsus (7 ungleichmäßige Knochen), wobei man diesen meist nach Mittelfuß (Os naviculare, Os cuboideum und 3 Ossa cuneiformia) und Rückfuß (Calcaneus und Talus) unterscheidet. Dreizehn Sehnen überspannen das Sprunggelenk (extrinsische Muskeln) und enden an einem der Fußknochen. Eine Vielzahl von Muskeln entspringen innerhalb des Fußes und setzen auch wieder dort an (intrinsische Muskeln). Über 100 Bänder wirken im komplexen Zusammenspiel von Fuß- und Sprunggelenken als statische Stabilisatoren.

Oberes Sprunggelenk (OSG)

Das obere Sprunggelenk oder talocrurale Gelenk besteht aus dem knöchernen Gelenk der distalen Tibia („Tibial Plafond"), dem Malleolus medialis (Tibia), dem Malleolus lateralis (Fibula) und der Trochlea des Talus. Das obere Sprunggelenk wird von mehreren Bändern stabilisiert: Lig. deltoideum (mediales kollaterales Band – eine komplexe Anordnung verschiedener Bänder in einer tiefen und einer oberflächlichen Schicht; 7), lateraler kollateraler Bandapparat (Lig. fibulotalare anterior – LFTA –, Lig. fibulocalcaneale – LFC – und Lig. fibulotalare posterior – LFTP), anteriores und posteriores inferiores Tibiofibularband, transversales Tibiofibularband und Interosseusband. Close (14) stellte fest, dass das Lig. deltoideum die talare Abduktion stark einschränkt. Er bewies, dass – auch wenn alle lateralen Strukturen entfernt werden – das intakte Lig. deltoideum nur einen Abstand von 2 mm zwischen Talus und Malleolus medialis zulässt. Nach Durchtrennung des tiefen Lig. deltoideum wurde ein Abstand von 3,7 mm zwischen Talus und Malleolus medialis möglich. Das Tibiocalcanearband (das stärkste oberflächliche Band) schränk ausschließlich die Talusabduktion ein, die tieferen Bestandteile wirken zusätzlich gegen die Außenrotation (53). Bei der Dorsalextension wird das LFTP maximal belastet und das LFC gespannt, während das LFTA locker ist. Bei der Plantarflexion jedoch ist das LFTA gespannt, und LFC sowie LFTP werden locker (56). Durch die verschiedenen Divergenzmuster zwischen LFTA und LFC sind Abweichungen dieses Schemas möglich.

Unteres Sprunggelenk (USG)

Das USG – subtalares oder talocalcanales Gelenk – besteht aus einem knöchernen Gelenk zwischen Talus und Calcaneus und besitzt 3 Gelenkflächen: posteriore, mediale und anteriore Gelenkfläche. Die posteriore Gelenkfläche ist größer als die anderen beiden, hat eine konvexe Form und artikuliert mit dem talaren Körper. Die mittlere Gelenkfläche ist leicht konkav und befindet sich auf dem Sustentaculum tali. Die anteriore Gelenkfläche ist konkav und liegt normalerweise lateral der mittleren Gelenkfläche. Die mittlere und anteriore Gelenkfläche artikulieren mit dem Taluskopf. Zwischen der posterioren Gelenkfläche sowie der anterioren und der mittleren Gelenkfläche befindet sich der Tarsalkanal, der sich nach lateral öffnet und den Sinus tarsi bildet. Das subtalare Gelenk wird von intrinsischen und extrinsischen Bändern stabilisiert (55). Die intrinsischen Bänder sind das interossäre talocalcaneare Ligament (ITCL), das den Tarsalkanal füllt, und das zervikale Band (zweiköpfiges Band), das den Sinus tarsi füllt. Sowohl ITCL als auch zervikales Band können durch einen lateral verstauchten Knöchel verletzt oder bei entzündlicher Arthritis in Mitleidenschaft gezogen werden und zu einer subtalaren Instabilität führen (43). Die extrinsischen Bänder des subtalaren Gelenks sind: das Lig. fibulocalcaneare (LFC), das laterale talocalcaneare Band (unterhalb des LFC), das tibiocalcaneare Band (oberflächlicher Deltoidus), das mediale talocalcaneare Band (mediales Tuberculum tali – Sustentaculum tali) und das posteriore talocalcaneare Band (laterales Tuberculum tali – posteriorer Calcaneus).

Transversales tarsales und tarsometatarsales Gelenk

Das Chopart-Gelenk ist das transversale tarsale Gelenk, das proximal durch Talus und Calcaneus sowie distal durch Os naviculare und Os cuboideum gebildet wird. Wichtige Bänder in und um dieses Gelenk sind das plantare calcaneonaviculare Band (Spring-Ligament; Coxa pedis), das calcaneonaviculocuboide Band (zweiköpfig), das dorsale talonaviculare Band sowie das dorsale und das plantare calcaneocuboide Band. Das Lisfranc-Gelenk ist das tarsometatarsale Gelenk zwischen Ossa cuneiformia und Os cuboideum (proximal) sowie der Basis der 5 Ossa metatarsasalia (distal) (52). Die tarsometatarsalen Gelenke werden von dorsalen, plantaren und interossären Bändern stabilisiert. Das Lisfranc-Band ist ein starkes plantares Band, welches das mediale Os cuneiforme mit der Basis des zweiten und längsten Os metatarsale verbindet. Rund 20 % der Patienten besitzen 2 eigenständige Stränge des Lisfranc-Bandes (dorsal und plantar). Zwischen der Basis des ersten und zweiten Os metatarsale gibt es keine Bänder; dies führt zu einer relativen Schwäche zwischen dem ersten und den restlichen Ossa metatarsalia. Ein anderer wichtiger Mittelfuß- und Gewölbestabilisator ist die Plantaraponeurose (auch Plantarfaszie genannt). Die Plantaraponeurose besteht aus starkem fibrösen Gewebe und ist in 3 Komponenten unterteilt: zentrale, mediale und laterale Komponente. Sie entspringt am Tuber calcanei und setzt an den Ossa metatarsalia sowie den Plantarflächen der Zehen an. Dies ermöglicht den von Hicks (26) beschriebenen „Windlass"-Mechanismus.

Metatarsophalangeale Gelenke

Das metatarsophalangeale (MTP-)Gelenk des Hallux unterscheidet sich durch den sesamoiden Mechanismus von allen anderen Zehen. Bei der Großzehe artikulieren die Sesamoide an ihrer dorsalen Oberfläche mit den medialen und lateralen Gelenkflächen plantarseits des ersten Metatarsalköpfchens. Ein intersesamoidaler Hügel (Crista) trennt die beiden Gelenkflächen. Die 2 Sesamoide, das laterale und das mediale, sind in die beiden Sehnen des M. flexor hallucis brevis integriert. Darüber hinaus wird das erste MTP-Gelenk auf der plantaren medialen und lateralen Seite von fächerförmigen kollateralen und sesamoidalen Bändern stabilisiert. Die Haubenbänder der Extensorexpansion und die Kapsel formen die stabilisierende Struktur dorsal.

Epidemiologie von Sportverletzungen des Fußes

Verletzungen der unteren Extremitäten machen in den meisten Sportarten den Großteil aller Verletzungen aus, vor allem bei Sportarten, bei denen man läuft, springt oder tritt. In einer auf Sportmedizin spezia-

T 3.3 Inzidenz von Sprunggelenk- und Fußläsionen in Hochrisikosportarten (adaptiert nach 13)

Sportart	Erstautor	Jahr	Niveau	Läsion des oberen Sprunggelenks (Häufigkeit in %)	Fußläsion (Häufigkeit in %)
Ballett	Garrick (21)	1986	unterschiedlich	17	22
Basketball	Henry (24)	1982	professionell	18	6
Bergsteigen	Tomczak (62)	1989	keine Angabe	40	35
Eishockey	Park (50)	1980	(Junioren)	4	1
Eislaufen	Smith (58)	1982	(Alter: 11–19 Jahre)	29	8
Fußball	Nielsen (48)	1989	unterschiedlich	36	8
	Woods (69)	2003	professionell	11	keine Angabe
Laufen	Bishop (5)	1999	professionell	36	keine Angabe
Orientierungslauf	Johansson (32)	1986	Elite	26	13
	Hintermann (29)	1992	unterschiedlich	24	11
Snowboarden	Bladin (6)	1993	unterschiedlich	(Fuß und Sprunggelenk)	23
Squash/Racquetball	Soderstrom (59)	1982	keine Angabe	20	7
Tanzen	du Toit (15)	2001	unterschiedlich	(Fuß und Sprunggelenk)	33
Volleyball	Solgard (60)	1995	unterschiedlich	31	keine Angabe

lisierten Klinik wurden die 19 häufigsten Sportverletzungen beobachtet. Ein Viertel der 12681 Verletzungen waren Fuß- und Sprunggelenkverletzungen. Der prozentuale Anteil an Verletzungen von Fuß und Sprunggelenk sowie das Verhältnis zwischen Distorsionen und Unfällen durch Überbeanspruchung an diesen Stellen variierte dabei stark von Sportart zu Sportart (22). Wenn man die einzelnen Studien verschiedener Sportarten als Anhaltspunkte für die Verletzungsrate an Fuß und Sprunggelenk nimmt (T 3.3), kann man das Ausmaß des Problems, das durch Sportverletzungen entsteht, abschätzen, indem man die Verletzungsraten mit der Anzahl aktiver Sportler der jeweiligen Sportart multipliziert. Offensichtlich haben einige Sportarten ein extrem hohes Risiko für Verletzungen an Fuß und Sprunggelenk – wie Fußball, Basketball, Snowboarden und andere (T 3.3, 👁 3.16, 3.17) –, während man bei anderen Sportarten nur einem minimalen Risiko ausgesetzt ist, etwa bei Golfspielen, Rudern, Radfahren, Reiten, Fallschirmspringen, Kegeln und anderen.

Ätiologische Faktoren und klinisches Bild von Sprunggelenk- und Fußsportverletzungen

Sportartspezifisches Verletzungsprofil: Die klinische Palette von Sprunggelenk- und Fußverletzungen im Sport ist sehr vielfältig. Das Verletzungsmuster kann sowohl akuter als auch chronischer Natur sein (T 3.4) und ist oft typisch oder gar pathognomonisch für die jeweilige Sportart (T 3.5). Das Risiko, sich bei einer gewissen Sportart zu verletzen, hängt von verschiedenen Faktoren ab – etwa davon, ob man mit an-

T 3.4 Differenzialdiagnostik der häufigsten Sprunggelenk- und Fußsportverletzungen

Lokalisation	Differenzialdiagnosen
Oberes Sprunggelenk	▪ akute Ligamentverletzungen (lateral, medial, Syndesmose) ▪ chronische Instabilität des oberen Sprunggelenks (lateral, medial, Rotationsinstabilität) ▪ osteochondrale Läsionen des Talus ▪ posteriores Impingement-Syndrom, Os trigonum ▪ Meniskoidsyndrom ▪ ventrale Osteophytenbildung („Soccer-Ankle") ▪ Stressfrakturen (Tibia, Fibula) ▪ akut-traumatische Frakturen
Rückfuß	▪ plantare Fasziitis ▪ Tendovaginitis, Tendinitis, Tendinopathie, Sehnenruptur (Achillessehen, Sehnen der Mm. tibialis posterior et anterior, peronäal, Sehne des M. flexor hallucis longus) ▪ Sehnenluxationen (peronäal, Sehne des M. tibialis posterior) ▪ Sinus-tarsi-Syndrom ▪ Tarsaltunnelsyndrom ▪ akut-traumatische Frakturen (Calcaneus-, Talus-, Prozessusfrakturen) ▪ Distorsionen, Luxationen, Instabilität des Subtalargelenks ▪ Malalignement: Valgus/Pronation, Varus/Supination
Mittelfuß	▪ Stressfrakturen (Os naviculare, Metatarsalia II/III, Jones-Fraktur) ▪ Avulsionsfrakturen (Metatarsale V, Os naviculare) ▪ symptomatischer akzessorischer Navikularknochen ▪ Distorsionen, Luxationen, Instabilität des Chopart- und des Lisfranc-Gelenks ▪ Osteonekrosen ▪ Kompartmentsyndrom ▪ plantare Fibromatose ▪ Morton-Neurom (meistens im III. Interdigitalraum) ▪ Malalignement: Pes cavus, Pes planus, einseitiger Pes planovalgus et abductus (Sehnenruptur des M. tibialis posterior) ▪ akut-traumatische Frakturen
Vorfuß	▪ Hallux valgus, Hallux rigidus ▪ Turf Toe (Ruptur der metatarsophalangealen Plantarplatte, häufig Im Bereich der Metatarsophalangealregion I) ▪ Sesamoiditis und Stressfrakturen der Sesamoidknochen ▪ Metatarsalgien ▪ metarsophalangeale und interphalangeale Luxationen ▪ Krallen- und Hammerzehen ▪ Zehennagel- und Hauterkrankungen ▪ thermische Läsionen, Gangrän ▪ akut-traumatische Frakturen

3.5 Sportartspezifische Läsionen

Sportart	Typische Läsionen
American Football	▪ Turf Toe
Ballett	▪ posteriores Impingement des oberen Sprunggelenks ▪ Os trigonum ▪ Flexor-hallucis-longus-Tendovaginitis
Basketball	▪ Distorsion des oberen Sprunggelenks ▪ Metatarsale-V-Avulsionsfraktur ▪ chronische Instabilität des oberen Sprunggelenks
Fußball	▪ Soccer-Ankle ▪ Distorsion des oberen Sprunggelenks ▪ chronische Instabilität des oberen Sprunggelenks ▪ Peronäalsehnenluxation
Laufen (Athletik, Marathonlauf)	▪ Plantarfasziitis ▪ Sesamoiditis ▪ Sehnendegenerationen und -rupturen ▪ Stressfrakturen (Diaphyse der Metatasalia II und III, Basis des Metatarsale V, Os naviculare, Os cuboideum) ▪ Tarsaltunnelsyndrom
Orientierungslaufen	▪ Distorsion des oberen Sprunggelenks ▪ chronische Instabilität de oberen Sprunggelenks ▪ Peronäalsehnenluxation
Snowboarden	▪ Fraktur des Processus lateralis tali

deren Spielern oder Hindernissen konfrontiert wird, aber auch von der Geschwindigkeit, der Spielumgebung, den Trainingsmethoden und der Ausrüstung. Alle diese Faktoren sind von außen vorgegeben (extrinsisch), während physische und Charaktereigenschaften des Sportlers als intrinsische Faktoren wirken (13). Faktoren, die üblicherweise mit Fuß- und Sprunggelenkverletzungen assoziiert werden, sind anatomische oder biomechanische Abnormalitäten, ungenügende Flexibilität, zu wenig Kraft bzw. Muskelungleichgewicht, ungeeignetes Schuhwerk und/oder das Benutzen von Einlagen sowie die Art der Spielfläche (12).

Einfluss anatomischer Besonderheiten: Unterschiedliche anatomische Begebenheiten werden oft spezifischen Sportverletzungen zugeordnet. So wird etwa die Ausrichtung der unteren Extremität und/oder eine Überpronation mit Knie-, Fuß- und Sprunggelenkverletzungen oder die Konfiguration des Fußes mit Stressfrakturen der unteren Extremität assoziiert. Der Glaube, dass Läufer, die anfänglich überpronieren, ein höheres Risiko einer laufbedingten Verletzung haben, ist bei den meisten Läufern und ihren Trainern immer noch vorherrschend, obwohl keine verlässliche Studie diese Theorie stützt. Die vielleicht beste Studie über Verletzungen durch Laufen – die Ontario-Kohortenstudie – zeigte, dass keine der anthropometrischen Variabeln – wie etwa Anteversion des Schenkelhalses, Knie- und Patellaausrichtung, Rückfuß valgus und Hohl-/Plattfuss – sowie Abnutzungsmuster des Laufschuhs das Risiko einer Verletzung signifikant verändern (66). Fuß- und Sprunggelenkverletzungen (Distorsionen des OSG, Stressfrakturen, Sehnenrisse etc.) beim Tanzen wurden mit schlechter Technik oder Malalignement in Verbindung gebracht (9). Kinetische Kettendysfunktionen des Fußes wurden bei Tänzern erst als Folgeerscheinung einer Verletzung beschrieben (41). Tatsächlich scheinen anatomische/biomechanische Veränderung gelegentlich mit Verletzungen zusammenzuhängen. Busseuil et al. und andere Autoren haben gezeigt, dass ein Rückfuß valgus mit einem höheren Risiko für Fuß- und Sprunggelenkverletzungen zusammenhängt (13, 27). Wenn Athleten mit Überpronation Einlagen benutzen würden, könnten Fuß- und Sprunggelenkverletzungen durch Überbeanspruchung signifikant verhindert werden (27, 68).

Einschränkung der Flexibilität: Ein häufiger Grund für Verletzungen des Fußes und des Sprunggelenks ist eine ungenügende Flexibilität als Folge eingeschränkter Gelenkbewegung. Eine eingeschränkte Dorsalextension am Sprunggelenk ist bei Schmerzen im anterioren Sprunggelenk ein Faktor, der oft bei Fußballspielern beobachtet wird und mit anterioren tibialen Osteophyten und/oder einer meniskoiden Läsion („Soccer Ankle") in Zusammenhang gebracht wird (👁 **3.16**) (19). Es gibt 2 verschiedene Hypothesen, welche die Bildung von talotibialen Osteophyten bei einem anterioren Impingement-Syndrom erklären: hyperplantare Flexion versus wiederholter Ballaufprall. In einer biomechanischen Studie haben Tol et al. die Hypothese unterstützt, dass die Spornbildung beim anterioren Impingement-Syndrom des OSG durch den wiederholten Aufprall eines Balles zurückzuführen ist, was als repetitives Mikrotrauma des anteromedialen Sprunggelenkaspekts angesehen werden kann (61). Auch andere Probleme rund um Fuß und Sprunggelenk werden häufig mit einer eingeschränkten Sprunggelenkdorsalflexion in Verbindung gebracht, dazu gehören der Turf Toe (Riss der plantaren Platte des Großzehengrundgelenks) (67), Hallux-valgus-Deformitäten (4), Mittelfußzerrungen und die plantare Fasziitis (54), Distorsionen des OSG (18) sowie Achillessehnenentzündung, Wadenzerrung (1) und Hyperpronation (13, 27). Obwohl diese Krankheitsbilder mit einer straffen Achillessehne in Verbindung gebracht werden, ließ sich ein solcher Zusammenhang noch in keiner Studie nachweisen. Ein Defi-

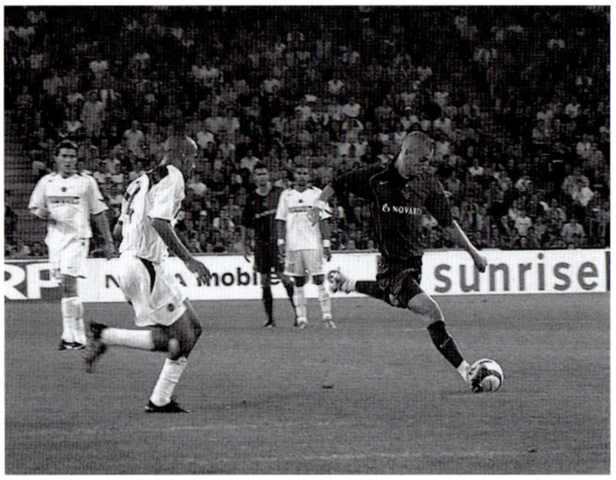

3.16 Fußball. Fußball stellt bezüglich Sprunggelenk- und Fußverletzungen eine Hochrisikosportart dar. Sportartspezifische Läsionen sind: Sprunggelenkdistorsionen, chronische Sprunggelenkinstabilität, Soccer-Ankle (Foto: Courtesy FC Basel; S. Grossenbacher).

zit in der Dorsalextension am ersten metatarsophalangealen Gelenk, wie typischerweise bei einem Hallux rigidus (42), wird häufig mit alten Turf-Toe-Verletzungen in Verbindung gebracht (67). Eine Bewegungseinschränkung am interphalangalen Gelenk steht oft in Zusammenhang mit Deformationen wie Hammer- oder Krallenzehe und verursacht dadurch Probleme (11).

Hypermobilität: Eine Hypermobilität auf der anderen Seite kann das Verletzungsrisiko an Fuß und Sprunggelenk ebenfalls erhöhen. Das Hypermobilitätssyndrom wird als potenzielle Quelle von muskuloskelettalen Symptomen beschrieben (13). In den meisten Fällen besteht kein Zusammenhang zwischen diesem Syndrom und Bindegewebestörungen, wie Down-Syndrom, Marfan-Syndrom, Ehlers-Danlos-Syndrom und Osteogenesis imperfecta. Für gewisse Sportarten ist jedoch eine hohe Flexibilität notwendig: Balletttänzer, Turmspringer und Turner zeichnen sich durch die außergewöhnliche Beweglichkeit ihrer Füße und Sprunggelenke aus, welche ihnen eine maximale Plantarflexion erlaubt, wobei der Fuß parallel zum Unterschenkel verläuft. Obwohl diese erhöhte Beweglichkeit offensichtliche Vorteile aufweist, konnte auch eine größere Anzahl von Verletzungen bei Balletttänzern mit höherem Bewegungsumfang beobachtet werden (39). Durch ein Impingement kann dies zudem zu Schmerzen im posterioren Sprunggelenk führen.

Sprunggelenkinstabilität: Ein instabiles Sprunggelenk bedeutet eine pathologische Zunahme an Gelenklaxität (13, 30) und wird häufig bei einigen wenigen Hochrisikosportarten – wie Fußball (3.16), Basketball und Orientierungslauf (s. T 3.3) – beobachtet. Eine Instabilität im Sprunggelenk kann wie folgt klassifiziert werden: laterale, mediale oder rotationsbedingte Instabilität sowie akute oder chronische Instabilität. Die chronische Sprunggelenkinstabilität hat in den vergangenen Jahren eine große epidemiologische und sozialmedizinisch präventive Bedeutung in Sportmedizin und Orthopädie erlangt, was zu höheren Gesundheitskosten und einem höheren Risiko führte, posttraumatische Arthrose im Sprunggelenk zu erleiden (23). Es ist bekannt, dass der verstauchte Knöchel eine der häufigsten Verletzungen beim Sport ist (20) und in 85 % der Fälle durch ein Inversionstrauma verursacht wird (3). Jeden Tag verstauchen sich in den USA insgesamt 23 000 Personen den Knöchel (36). Obwohl die meisten dieser Sprunggelenkbänderverletzungen mittels physikalischer Rehabilitation und nichtoperativ behandelt werden können, werden 20–40 % der Patienten mit Sprunggelenkverletzungen unter einer chronischen Sprunggelenkinstabilität und späterer Invalidität leiden (8). Die größte Veranlagung für eine chronische Sprunggelenkinstabilität scheint zu haben, wer in der Vergangenheit bereits an einem verstauchten Knöchel litt (18). Bezüglich des Pathomechanismus herrscht der Glaube vor, dass die chronische Sprunggelenkinstabilität durch eine mechanische Instabilität (posttraumatische Bandlaxität, intraartikuläre Pathologien, veränderte Gelenkmechanismen; 63), eine funktionale Instabilität (Propiozeption, neuromuskuläres Kontroll- oder Kraftdefizit; 25) oder eine Kombination der beiden (63) ausgelöst wird. Was die Verbindung zwischen Propiozeption und neuromuskulärer Gelenkkontrolle betrifft, konnte bewiesen werden, dass eine chronische Sprunggelenkinstabilität zu einem Defizit bei Propiozeption, Geschwindigkeit der Nervenleitfähigkeit, neuromuskulärer Reaktionsgeschwindigkeit, Haltungskontrolle und Kraft führt. Neuere Studien legen nahe, dass eine Veränderung in der Muskelspindelaktivität der Muskeln, die das Sprunggelenk stabilisieren, wichtiger sein könnte als eine Veränderung in den artikularen Mechanorezeptoren des Sprunggelenks (38). Es wurde ein Kraftverlust bei Eversion und Inversion beobachtet (35).

Muskulatur: Die Vermutung, dass eine schwache Muskulatur ein Individuum anfällig für Verletzungen beim Sport macht, konnte durch verschiedene Studien untermauert werden: Fußballspieler, die in den vorangegangenen 2 Monaten eine unbedeutende Verletzung erlitten, nicht richtig rehabilitiert wurden und eine schlechte Muskelkraft aufwiesen, zeigten ein um 20 % höheres Risiko, sich später eine schwerwiegende Verletzung zuzuziehen (18). Bei 1139 jungen Fußballspielern wurden während eines Sommertrainingslagers 216 Verletzungen beobachtet. Die meisten dieser Verletzungen betrafen das Sprunggelenk. Der Großteil der Unfälle ereignete sich bei großen Spielern mit geringer Haltekraft, was bedeutet, dass junge Männer mit einem ausgewachsenen Skelett aber schwachen Muskeln verglichen mit ihren Mitspielern einem höheren Verletzungsrisiko ausgesetzt waren.

Andere Studien kamen zu dem Schluss, dass Kraftdifferenzen zwischen rechtem und linkem Bein von mehr als 10% das Verletzungsrisiko erhöhen (10). Dieser Befund entspricht der Beobachtung, dass ein prophylaktisches Programm, das durch Rehabilitation 90% der Muskelkraft wiederherstellt, die Häufigkeit von Verletzungen bei Fußballspielern um 75% senkt (17). Andere Studien haben ebenfalls gezeigt, dass Muskelaufbau das Verletzungsrisiko positiv beeinflussen kann (2).

Präventive Maßnahmen bei Sprunggelenk- und Fußsportverletzungen

Durch die Analyse der Risikofaktoren ist es gelegentlich möglich, deren Einfluss zu reduzieren oder komplett zu eliminieren und damit das Verletzungsrisiko zu senken. Darauf zielt die präventive Sportmedizin ab. Beispiele solcher Präventivmaßnahmen umfassen z.B. Regeländerungen beim amerikanischen Fußball, um den „Crackback Block" zu vermeiden (51), sowie Verbesserungen des Kunstrasens und der Unterpolsterung, ausgelöst durch die Forschung über den Zusammenhang zwischen künstlichem Rasen und Verletzungen (40). Bei Softball und Baseball in den USA helfen Maßnahmen wie „Break-away Bases", Helme beim Abschlag, ein Gesichtsschutz am Helm, leichtere Bälle sowie eine fundierte und repetitive Ausbildung über die Grundlagen, jedes Jahr Millionen von Unfällen zu vermeiden und Milliarden von Dollar an Gesundheitskosten zu sparen (31). Bei einer 3-jährigen Studie mit Juniorelitelangläufern sank die Verbreitung von Überbeanspruchungsverletzungen der unteren Extremitäten von 62% auf 22%, wenn die Schuhe individuell angepasst oder Einlagen verwendet wurden (28). Präventive Maßnahmen, um Fuß- und Sprunggelenkverletzungen zu vermeiden, umfassen das Aufwärmen/Einlaufen (13), die Überwachung durch einen Arzt oder Physiotherapeuten (17), die Reduktion der Muskelstraffheit (16), den Gebrauch stoßabsorbierender (46) oder gegebenenfalls orthopädischer Schuheinlagen (57), externen Support durch Schoner etc. (37) sowie prophylaktisches Bandagieren (49).

Häufig übersehene Sportverletzungen des Fußes

Tibialis-posterior-Sehnendysfunktion

Diagnostik: Die Tibialis-posterior-Sehnenysfunktion stellt eine häufig verpasste, aber nicht seltene Entität im Sport dar. Diese kann sowohl degenerativer als auch traumatischer Natur sein und führt zu einer meist einseitigen und progressiven Pes-planovalguset-abductus-Deformität (Knick-Senk-Fuß-Deformität mit Vorfußabduktion) (64). Die Diagnose wird primär klinisch gestellt. Wegweisend für die Diagnose sind Inspektion und Palpation im Sehenverlauf. Als typisches klinisches Zeichen wird das „Too-many-Toes"-Zeichen beschrieben, welches durch die Abduktion des Vorfußes entsteht. Des Weiteren besteht eine Schwäche im Zehenspitzenstand; der Rückfuß kann nur ungenügend angehoben werden und verbleibt in der Valgusstellung (64). Die radiologische Untersuchung des Fußes unter Belastung ist in manchen Fällen ein geeignetes Mittel, um die Deformität im Seitenvergleich zu quantifizieren. Mittels MRT kann eine Degeneration der Tibialis-posterior-Sehne dargestellt werden, ebenso entzündliche Begleiterscheinungen in der Sehnenscheide, wie Flüssigkeitsansammlungen.

Therapie: Im Stadium 1 (entzündliches Stadium) sind konservative Maßnahmen angezeigt, wie orthopädische Fußbettung mit medialer Abstützung, adjuvante Kräftigungsgymnastik und – abhängig von den Schmerzen – lokale oder auch systemische entzündungshemmende Medikamente (34). Im Stadium 2 (elongierte oder rupturierte Sehne, flexible Rückfußdeformität) ist zur Wiederherstellung der Tibialis-posterior-Muskel-Sehnen-Einheit ein operatives Vorgehen indiziert (34). Während eine elongierte Sehne verkürzt wird, readaptiert man eine rupturierte Sehne. Wie von Johnson (33) vorgeschlagen, wird die Augmentation der Naht mit der Sehne des M. flexor digitorum longus allgemein empfohlen. Als Alternativen bietet sich die Augmentation der Naht mit der Sehne des M. flexor hallucis longus oder mit einem freien Sehnentransplantat (Plantarissehne, Sehne des M. peronaeus brevis) an. Es hat sich indessen gezeigt, dass eine alleinige Weichteilrekonstruktion meist nicht genügt. Michelson fand nach 2 Jahren zu mehr als 50% Rezidive (45). Daher wird heute allgemein die Augmentation mit einer verlängernden oder medialisierenden Calcaneusosteotomie empfohlen (47). Im Stadium 3 (degenerative und fixierte Rückfußdeformität) ist die Fußdeformität so weit fixiert, dass die Fußstellung durch eine Sehnenrekonstruktion allein nicht korrigiert werden kann (34). Zumindest die Schmerzsituation lässt sich aber häufig nachhaltig verbessern. Die Arthrodese des unteren Sprunggelenks allein, wie von verschiedenen Autoren empfohlen, korrigiert zwar die Valgusfehlstellung des Rückfußes, nicht aber die Abduktionsstellung des Mittel- und des Vorfußes. Daher wird auch die Triple-Arthrodese mit Einbeziehung des Talonavikulargelenks gefordert.

Snowboarder's Ankle

Eine „Snowboarder's Ankle" ist die Fraktur des Processus lateralis tali (👁 **3.17**), die typischerweise bei Snowboardern vorkommt und häufig in der Akutdiagnostik mit einer schweren lateralen Sprunggelenkdis-

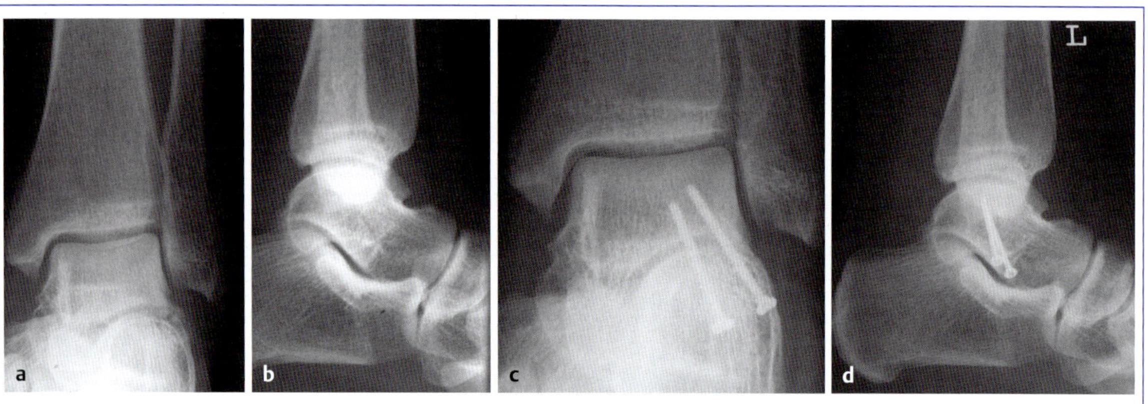

3.17 Fraktur des Processus lateralis tali – typische Fußverletzung beim Snowboarden. Die Fraktur des Processus lateralis tali ist eine snowboardspezifische Rückfußläsion, die durch eine Kombination von Dorsalextension, axialem Impact, Eversion und Außenrotation zu einem Absprengen des Processus gegen die hintere Gelenkfacette des Calcaneus führt. Die Röntgenbilder (**a, b**) zeigen einen feinen Frakturspalt am Processus lateralis tali. Eine zweifache Schraubenosteosynthese (**c, d**) ist bei großfragmentigen Läsionen die Therapie der Wahl (65).

torsion verwechselt werden kann: Es bestehen Functio laesa, starke Dolenz, Schwellung und Hämatombildung im lateralen Rückfußbereich. Die vollständige und effiziente Diagnostik besteht in einer gründlichen Patientenerfragung im Hinblick auf den Unfallmechanismus (Kombination von axialer Stauchung des Unterschenkels, Fall parallel zur Längsachse des Brettes, Rückfußdorsalextension und -eversion sowie Unterschenkelaußenrotation), einer genauen Untersuchung des Snowboarders, einer 3fachen Röntgenserie (OSG anterior-posterior, seitlich, Broden-View) und bei Frakturbestätigung der Durchführung einer CT zur Festlegung des Frakturtyps und somit der adäquaten Therapie. Nach der McCrory-Blading-Klassifikation (44) stellt die Typ-I-Fraktur eine Kleinfragmentfraktur, die Typ-II-Fraktur eine Großfragmentfraktur und die Typ-III-Fraktur eine mehrfragmentäre Fraktur dar. Generell werden nichtdislozierte Frakturen konservativ mit einem Gips, die dislozierten Frakturen operativ mittels Schraubenfixation versorgt. Prognostisch konnten Valderrabano et al. kürzlich nachweisen, dass das operative Vorgehen mit einem besseren Outcome einhergeht (65).

Stressfrakturen

Bei Sportlern mit chronischen diffusen Fußschmerzen sollte stets an Stressfrakturen gedacht werden. Stressfrakturen kommen bei Ausdauersportlern häufig vor und sind vor allem im Bereich der distalen Fibula/Tibia, des Talus, des Os naviculare, des Calcaneus, des Os metatarsale V (Jones-Fracture) und des Os metatarsale II (Marschfraktur) zu finden. Bilddiagnostisch können solche Frakturen mittels eines konventionellen Röntgenbildes in vielen Fällen nicht diagnostiziert oder erst sehr spät verifiziert werden; eine MRT oder eine Knochenszintigraphie kann die Diagnose sicher bestätigen. Die konservative Behandlung mittels Gips- oder Orthosenruhigstellung, konsequenter Stockentlastung sowie Sportpause führt in den meisten Fällen zur vollständigen Ausheilung.

Literatur

1. Adirim TA, Cheng TL. Overview of injuries in the young athlete. Sports Med. 2003; 33:75–81.
2. Askling C, Karlsson J, Thorstensson A. Hamstring injury occurrence in elite soccer players after preseason strength training with eccentric overload. Scand J Med Sci Sports. 2003; 13:244–50.
3. Baumhauer JF, Alosa DM, Renstrom AF, Trevino S, Beynnon B. A prospective study of ankle injury risk factors. Am J Sports Med. 1995; 23:564–70.
4. Baxter DE. Treatment of bunion deformity in the athlete. Orthop Clin North Am. 1994; 25:33–9.
5. Bishop GW, Fallon KE. Musculoskeletal injuries in a six-day track race: ultramarathoner's ankle. Clin J Sport Med. 1999; 9:216–20.
6. Bladin C, Giddings P, Robinson M. Australian snowboard injury data base study. A four-year prospective study. Am J Sports Med. 1993; 21:701–4.
7. Boss AP, Hintermann B. Anatomical study of the medial ankle ligament complex. Foot Ankle Int. 2002; 23:547–53.
8. Brand RL, Collins MD, Templeton T. Surgical repair of ruptured lateral ankle ligaments. Am J Sports Med. 1981; 9:40–4.
9. Brown TD, Micheli LJ. Foot and ankle injuries in dance. Am J Orthop. 2004; 33:303–9.
10. Burkett LH. Causative factors in hamstring strains. Med Sci Sports Exerc. 1970; 2:39–42.
11. Clanton TO, Butler JE, Eggert A. Injuries to the metatarsophalangeal joints in athletes. Foot Ankle. 1986; 7:162–76.
12. Clanton TO, Schon LC. Athletic Injuries to the soft tissues of the foot and ankle. In: Mann RA, Coughlin MJ, eds. Surgery of the foot and ankle. St. Louis: Mosby; 1993: 1095–224.
13. Clanton TO, Wood RM. Etiology of injury to the foot and ankle. In: DeLee JC, Drez D, Miller MD, eds. Orthopaedic sports medicine – Principles and practice. Philadelphia: Saunders; 2003:2224–74.

14. Close JR. Some applications of the functional anatomy of the ankle joint. J Bone Joint Surg. 1956; 38A:761–81.
15. du T V, Smith R. Survey of the effects of aerobic dance on the lower extremity in aerobic instructors. J Am Podiatr Med Assoc. 2001; 91:528–32.
16. Ekstrand J, Gillquist J. Soccer injuries and their mechanisms: a prospective study. Med Sci Sports Exerc. 1983; 15:267–70.
17. Ekstrand J, Gillquist J, Liljedahl SO. Prevention of soccer injuries. Supervision by doctor and physiotherapist. Am J Sports Med. 1983; 11:116–20.
18. Ekstrand J, Hilding J. The incidence and differential diagnosis of acute groin injuries in male soccer players. Scand J Med Sci Sports. 1999; 9:98–103.
19. Ferkel RD, Karzel RP, Del Pizzo W, Friedman MJ, Fischer SP. Arthroscopic treatment of anterolateral impingement of the ankle. Am J Sports Med. 1991; 19:440–6.
20. Garrick JG. The frequency of injury, mechanism of injury, and epidemiology of ankle sprains. Am J Sports Med. 1977; 5:241–2.
21. Garrick JG. Ballet Injuries. Med Probl Perform Arts. 1986; 1:123–7.
22. Garrick JG, Requa RK. The epidemiology of foot and ankle injuries in sports. Clin Podiatr Med Surg. 1989; 6:629–37.
23. Gross P, Martin B. Risk of degenerative ankle joint disease in volleyball players: study of former elite athletes. Int J Sports Med. 1999; 20:58–63.
24. Henry JH, Lareau B, Neigut D. The injury rate in professional basketball. Am J Sports Med. 1982; 10:16–8.
25. Hertel J. Functional instability following lateral ankle sprain. Sports Med. 2000; 29:361–71.
26. Hicks JH. The mechanics of the foot: The plantar aponeurosis and the arch. J Anat. 1954; 88:25–31.
27. Hintermann B. Long-term results after static correction of the lower extremity in young cross-country skiers. Swiss Praxis. 1992; 81:389–93.
28. Hintermann B. [Shoe supports and corrective shoes in performance athletes – a 3-year study in young cross-country skiers]. Schweiz Rundsch Med Prax. 1992; 81:389–94.
29. Hintermann B, Hintermann M. A Study of the 1991 Swiss 6-days orienteering event. Sci J Orienteering. 1992; 2:72–8.
30. Hintermann B, Valderrabano V, Boss A, Trouillier HH, Dick W. Medial ankle instability: An exploratory, prospective study of 52 cases. Am J Sports Med. 2004; 32:183–90.
31. Janda DH. The prevention of baseball and softball injuries. Clin Orthop. 2003; 20–8.
32. Johansson C. Injuries in elite orienteers. Am J Sports Med. 1986; 14:410–5.
33. Johnson KA. Tibialis posterior tendon rupture. Clin Orthop. 1983; 140–7.
34. Johnson KA, Strom DE. Tibialis posterior tendon dysfunction. Clin Orthop. 1989; 196–206.
35. Kaminski TW, Hartsell HD. Factors contributing to chronic ankle Instability: A strength perspective. J Athl Train. 2002; 37:394–405.
36. Kannus P, Renstrom P. Treatment for acute tears of the lateral ligaments of the ankle: operation, cast, or early controlled mobilization. J Bone Joint Surg Am. 1991; 73:305–12.
37. Karlsson J, Andreasson GO. The effect of external ankle support in chronic lateral ankle joint instability. An electromyographic study. Am J Sports Med. 1992; 20:257–61.
38. Khin MH, Ishii T, Sakane M, Hayashi K. Effect of anesthesia of the sinus tarsi on peroneal reaction time in patients with functional instability of the ankle. Foot Ankle Int. 1999; 20:554–9.
39. Klemp P, Chalton D. Articular mobility in ballet dancers. A follow-up study after four years. Am J Sports Med. 1989; 17:72–5.
40. Levy IM, Skovron ML, Agel J. Living with artificial grass: a knowledge update. Part 1: Basic science. Am J Sports Med. 1990; 18:406–12.
41. Macintyre J, Joy E. Foot and ankle injuries in dance. Clin Sports Med. 2000; 19:351–68.
42. Mann RA. Intermediate to long term follow-up of medial approach dorsal cheilectomy for hallux rigidus. Foot Ankle Int. 2000; 21:156.
43. Martin LP, Wayne JS, Monahan TJ, Adelaar RS. Elongation behavior of calcaneofibular and cervical ligaments during inversion loads applied in an open kinetic chain. Foot Ankle Int. 1998; 19:232–9.
44. McCrory P, Bladin C. Fractures of the lateral process of the talus: a clinical review. „Snowboarder's ankle". Clin J Sport Med. 1996; 6:124–8.
45. Michelson J, Conti S, Jahss MH. Survivorship analysis of tendon transfer surgery for posterior tibial tendon rupture. Orthop Trans. 1992; 16:30–1.
46. Mundermann A, Nigg BM, Humble RN, Stefanyshyn DJ. Foot orthotics affect lower extremity kinematics and kinetics during running. Clin Biomech (Bristol, Avon). 2003; 18:254–62.
47. Myerson MS, Corrigan J, Thompson F, Schon LC. Tendon transfer combined with calcaneal osteotomy for treatment of posterior tibial tendon insufficiency: a radiological investigation. Foot Ankle Int. 1995; 16:712–8.
48. Nielsen AB, Yde J. Epidemiology and traumatology of injuries in soccer. Am J Sports Med. 1989; 17:803–7.
49. Olmsted LC, Vela LI, Denegar CR, Hertel J. Prophylactic ankle taping and bracing: A numbers-needed-to-treat and cost-Benefit analysis. J Athl Train. 2004; 39:95–100.
50. Park RD, Castaldi CR. Injuries in junior ice hockey. Phys Sports Med. 1980; 8:81–90.
51. Peterson TR. The cross-body block, the major cause of knee injuries. JAMA. 1970; 211:449–52.
52. Potter HG, Deland JT, Gusmer PB, Carson E, Warren RF. Magnetic resonance imaging of the Lisfranc ligament of the foot. Foot Ankle Int. 1998; 19:438–46.
53. Rasmussen O, Kroman-Andersen C, Boe S. Deltoid ligament: functional analysis of the medial collateral ligamentous apparatus of the ankle joint. Acta Orthop Scand. 1983; 54:36–44.
54. Riddle DL, Pulisic M, Sparrow K. Impact of demographic and impairment-related variables on disability associated with plantar fasciitis. Foot Ankle Int. 2004; 25:311–7.
55. Sarrafian SK. Biomechanics of the subtalar joint complex. Clin Orthop. 1993; 17–26.
56. Sarrafian SK. Anatomy of foot and ankle. Philadelphia: Lippincott; 1994:239–40.
57. Simkin A, Leichter I, Giladi M, Stein M, Milgrom C. Combined effect of foot arch structure and an orthotic device on stress fractures. Foot Ankle. 1989; 10:25–9.
58. Smith AD, Micheli LJ. Injuries in competetive figure skaters. Physician Sportsmed. 1982; 10:36–47.
59. Soderstrom CA, Doxanas MT. Racquetball. A game with preventable injuries. Am J Sports Med. 1982; 10:180–3.
60. Solgard L, Nielsen AB, Moller-Madsen B, Jacobsen BW, Yde J, Jensen J. Volleyball injuries presenting in casualty: a prospective study. Br J Sports Med. 1995; 29:200–4.
61. Tol JL, Slim E, van Soest AJ, van Dijk CN. The relationship of the kicking action in soccer and anterior ankle impingement syndrome. A biomechanical analysis. Am J Sports Med. 2002; 30:45–50.
62. Tomczak RL, Wilshire WM, Lane JW, et al. Injury patterns in rock climbers. J Osteopath Sports Med. 1989; 3:11–6.
63. Tropp H, Odenrick P, Gillquist J. Stabilometry recordings in functional and mechanical instability of the ankle joint. Int J Sports Med. 1985; 6:180–2.
64. Valderrabano V, Hintermann B, Wischer T, Fuhr P, Dick W. Michael-Jäger-Preis 2001: Muskuläres Rehabilitationspotential nach später Sehnenrekonstruktion am Bei-

spiel des M. tibialis posterior. Sportorthop Sporttraumatol. 2001; 17:235–45.
65. Valderrabano V, Perren T, Ryf C, Rillmann P, Hintermann B. Snowboarder's talus fracture – treatment outcome of 20 cases after 3.5 years. Am J Sports Med. in press.
66. Walter SD, Hart LE, McIntosh JM, Sutton JR. The Ontario cohort study of running-related injuries. Arch Intern Med. 1989; 149:2561–4.
67. Watson TS, Anderson RB, Davis WH. Periarticular injuries to the hallux metatarsophalangeal joint in athletes. Foot Ankle Clin. 2000; 5:687–713.
68. Williams DS III, McClay D I, Baitch SP. Effect of inverted orthoses on lower-extremity mechanics in runners. Med Sci Sports Exerc. 2003; 35:2060–8.
69. Woods C, Hawkins R, Hulse M, Hodson A. The Football Association Medical Research Programme: an audit of injuries in professional football: an analysis of ankle sprains. Br J Sports Med. 2003; 37:233–8.

3.5 Muskulatur und Sehnen

R. Smigielski

Einleitung

Muskelverletzungen sind im Sport ein ernstes Problem und machen 10–55 % der gesamten im Sportbereich anfallenden Verletzungen aus. Je nach Verletzungsschwere können sie einen Sportler für mehrere Monate von der Sportaktivität ausschließen und bei unsachgemäßer Behandlung sogar zum Karriereende führen. Nach Neumann führen Muskelverletzungen in bis zu 16 % aller Fälle zum Ausfall beim Fußball (9). Nur wenige Sportler sind sich bewusst, dass falsch behandelte Muskelverletzungen zu erneuten Verletzungen führen. Eine große Rolle im Bereich der Muskelverletzungsprophylaxe spielt die richtige Vorbereitung mit Erwärmung und Dehnungsübungen. Eine geringe Umgebungstemperatur prädestiniert zu Muskelverletzungen.

Verletzungsmechanismen

In der Fachliteratur werden zahlreiche Verletzungsmechanismen beschrieben. Die meisten sind auf eine heftige, über die Toleranzgrenzen hinausgehende Muskeldehnung zurückzuführen. Eine derartige Situation kommt bei der exzentrischen Kontraktion vor, zu der es beispielsweise bei starker Beschleunigung kommt, wenn zugleich eine Streckung im Hüftgelenk vorliegt, was die Spannung der Beugemuskeln und die Streckung im Kniegelenk herbeiführt, wodurch diese übermäßig gedehnt werden. Sonstige, gleich häufig auftretende Mechanismen sind: plötzliches Stoppen der Beschleunigungsbewegung oder unerwarteter Wechsel der exzentrischen Kontraktion in eine konzentrische, wie beispielsweise beim Abprall nach dem Sprung nach unten. Häufig kommt es zu Verletzungen bei Ermüdung des Muskels, wenn sich zusätzlich Störungen der Bewegungskoordinierung überlagern. Außerordentlich wichtig scheinen auch entsprechende Aufwärmübungen zu sein. Ein nicht ausreichend erwärmter Muskel zeichnet sich durch einen zu geringen Gefäßdurchfluss aus. Dies führt zu einer höheren Verletzungsempfindlichkeit. Am stärksten sind die über zwei Gelenke verlaufenden und häufig antagonistische Funktionen ausübenden Muskeln betroffen. Ähnlich verhält es sich bei unzureichend ausgeheilter Kontusion. Wenn in der Muskelstruktur Bindegewebenarben entstehen, verliert diese ihre Elastizität, und an der Narben-Muskel-Grenze kommt es zu weiteren Muskelverletzungen. Einen weiteren Verletzungsmechanismus stellen direkte Muskelverletzungen dar, z. B. beim Kontakt mit dem Gegenspieler oder beim Aufprall gegen ein hartes Hindernis.

Klassifikation

Muskelverletzungen können in akute und chronische Verletzungen unterteilt werden. Eine weitere Aufteilung kann aufgrund der Lokalisation erfolgen. Wir unterscheiden eine Verletzung des Ansatzes, des Muskelbauchs, der Muskel-Sehnen-Verbindung, der Sehne und des Sehnenansatzes am Knochen. Die üblichen Klassifizierungen von Muskelverletzungen umfassen, je nach Autor, 3 oder 4 Stufen:

- Typ I: Anriss oder Überdehnung eines Muskels, bei welchem es zur Strukturvernichtung von < 5 % der Muskelfasern gekommen ist;
- Typ II: Kontinuitätsunterbrechung von > 5 % der Muskelfasern;
- Typ III: vollständiger Muskelriss mit Funktionsverlust.

Hämatome

Die jeweilige Muskelverletzung geht mit der Entstehung eines Hämatoms einher. Ausmaß und Lage des Hämatoms sind von entscheidender Bedeutung für die weitere Behandlung und für den Muskelheilungsprozess. Der Hämatomumfang ist direkt proportional zum Blutdurchfluss und umgekehrt proportional zur Muskelspannung bei der Verletzung. Wenn wir uns vorstellen, dass der Blutdurchfluss in den Muskeln im Ruhezustand 0,8 Liter/min beträgt und bei Körperarbeit 18 Liter/min, dann ist es leicht zu verstehen, dass eine Verletzung während der Muskelarbeit zu einer größeren Blutung führen kann. Hinsichtlich der Lokalisierung sind Hämatome in intramuskuläre und oberflächliche aufzuteilen. Ein oberflächliches Hämatom entsteht häufiger, wenn bei Direktverletzung der Muskel angespannt ist. Die Verletzung entsteht infolge eines von außen einwirkenden Stoßes. Ein intramuskuläres tiefes Hämatom entsteht dann, wenn der Muskel bei der Verletzung entspannt ist. Dieses Hämatom liegt gewöhnlich in Knochennähe und neigt zur Bildung extraossärer Verkalkungen. Ein zwischen den Muskeln entstehendes Hämatom entsteht infolge von Verletzungen der Zwischenmuskelscheidewand. Die letztgenannte Hämatomart ist eine Mischform zwischen intramuskulärem und Zwischenmuskelhämatom; dieses ist meistens Folge von Verletzungen, die aus übermäßiger Dehnung und direkter Muskelverletzung entstehen.

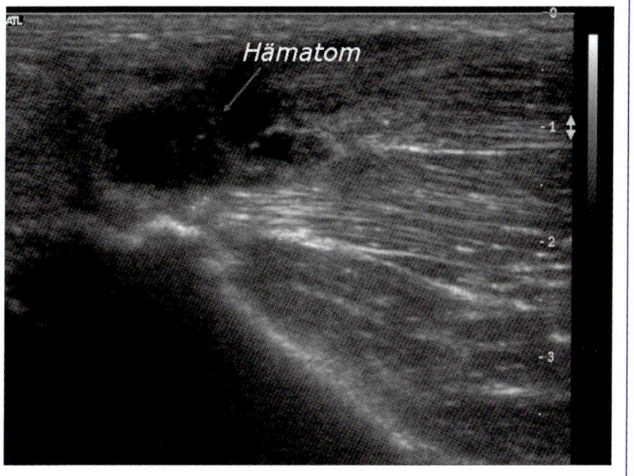

3.18 Mittels der Sonographie können Hämatomumfang, Muskelstruktur und Verletzungsart schnell, nichtinvasiv und kostengünstig beurteilt werden.

Diagnostik

Anamnese: Einen wesentlichen Diagnostikbestandteil stellt die Anamnese bezüglich des Verletzungsmechanismus dar.

Körperliche Untersuchung: Im klinischen Befund dominiert die Funktionsbeeinträchtigung des verletzten Muskels. Beim ersten und manchmal auch beim zweiten Verletzungstyp kann das Fehlen von Beschwerden beim entspannten Muskel typisch sein. Bei Verletzungen vom Typ II wird gelegentlich eine Kontinuitätsunterbrechung des Muskels tastbar sein, und bei Typ III dominiert eine Deformation des verletzten Muskels mit Funktionsverlust. Die Verletzungsumgebung ist häufig angeschwollen und bei Berührung schmerzhaft. Nach einigen oder mehreren Stunden wird eine Verfärbung der Verletzungsgegend sichtbar. Häufig ist ein schmerzhafter Krampf des verletzten Muskels zu tasten.

Bildgebung: Bildgebende Untersuchungen sind von signifikanter Bedeutung. Insbesondere werden diese Untersuchungen zur Beurteilung von Hämatomart und -umfang sowie zur Beurteilung des Verletzungstyps benötigt. Die Sonographie macht es möglich, schnell, nichtinvasiv und kostengünstig den Hämatomumfang, die Muskelstruktur und die Verletzungsart zu beurteilen (3.18). Unter direkter Sonographiekontrolle können das Hämatom punktiert und Injektionen in die Verletzungsstelle vorgenommen werden. Ferner ermöglicht die Sonographie eine Beurteilung sowohl der Muskeln als auch der Sehnen dynamisch bei deren Bewegung, was Informationen über den Störungscharakter der Muskel-Sehnen-Einheit liefert. Leider ist die Sonographie weitgehend von Geschicklichkeit und Erfahrung des Untersuchers abhängig. Eine MRT ist außerordentlich hilfreich, insbesondere bei intravenöser Kontrastmittelgabe, was die Verletzungszonen von Muskeln und Sehnen hervorragend abbildet und Informationen über die Pathologie liefert. Bei akuten Verletzungen kommt die MRT jedoch seltener zum Einsatz als bei chronischen Muskelpathologien oder z. B. bei Enthesopathien. Der Nachteil dieser Untersuchung besteht darin, dass sie keine Möglichkeit bietet, Muskel-Sehnen-Einheiten dynamisch bewerten zu können. Es gibt auch keine Möglichkeit, unter MRT-Kontrolle Eingriffe vorzunehmen. Ferner entstehen erheblich höhere Untersuchungskosten. Die klassische Radiologie liefert hauptsächlich Informationen über die Koexistenz von Knochenverletzungen oder über das Vorkommen extraossärer Verkalkungen in den Muskeln. In besonderen Fällen, insbesondere bei Enteshopathieverdacht, ist die 3-Phasen-Szintigraphie hilfreich.

Behandlung bei akuten Muskelverletzungen

Hämatom: Der Hauptzweck der direkten Behandlung nach der Verletzung ist die Blutungseinschränkung und dadurch die Einschränkung der Hämatombildung – je umfangreicher das posttraumatische Hämatom, desto größer die Bindegewebenarbe und desto ungünstiger die Bedingungen zur Muskelregeneration. Unter Beachtung dessen, dass bei Anstrengung die Muskeldurchblutung mehrfach höher ist als im Ruhezustand, ist auch eine weitaus umfangreichere Blutung an der Verletzungsstelle zu erwarten. Direkt nach der Verletzung ist der Wettkämpfer von der weiteren Sportaktivität auszuschließen. Ein Druckverband mit elastischer Binde oder mittels Druckmanschette ist anzulegen. Durch regelmäßige, jede Stunde wiederholte 20-minütige Kühlung des Muskels wird sowohl die Blutung als auch die Ödembildung reduziert und der Entzündungszustand eingeschränkt. Die Extremität ist hochzulagern. Empfohlen wird auch eine Entlastung der Extremität. Im Verlauf der ersten 12–24 Stunden sollte es zum Abschluss der Hämatombildung und zur Stabilisierung des Verletzungsumfangs kommen. Dies ist eine besonders wichtige Zeit, während derer der Sportler der Beobachtung bedarf. Eine starke Druckzunahme in den Weichgeweben infolge der Hämatomvergrößerung bedarf mitunter einer chirurgischen Entlastung (Hämatomevakuierung und Blutungsstillung). In dieser Zeit dürfen weder Maßnahmen zur Erwärmung der verletzten Körpergegend noch Massagen vorgenommen werden. Es wird vielmehr empfohlen, muskelrelaxierende Medikamente einzusetzen. Nach Ablauf von 12–24 Stunden wird es möglich, die Hämatomausdehnung zu beurteilen und zugleich die Punktion unter Sonographiekontrolle vorzunehmen. Durch Verringerung oder Entfernung des Hämatoms wird der Muskelheilungs- und -regenerationsprozess optimiert.

Leider kann das Hämatom durchaus nach Ablauf von etwa 72 Stunden vom flüssigen in einen festen Zustand übergehen. Hierbei besteht die Möglichkeit, dieses über einen kleinen Schnitt chirurgisch zu entlasten oder aber, was in unserer Praxis bevorzugt wird, das feste Hämatom wieder in die flüssige Form zu überführen und es danach unter Sonographiekontrolle zu aspirieren. Dies wird durch Verabreichung von Plasminogenaktivator direkt in das Gewebehämatom möglich. Nach der Verflüssigung des Hämatoms wird es mittels Punktion entfernt. Gewöhnlich findet der Eingriff etwa 12–24 Stunden nach der Medikamentenverabreichung statt (👁 **3.19**).

Rezidivierende Blutungen: Ein häufiges Problem bei Muskelverletzungen stellen rezidivierende Blutungen in die Verletzungsstelle dar. Diese müssen notfalls mehrfach punktiert werden. Alle 2–3 Tage soll eine Sonographiekontrolle erfolgen. Wird das Hämatom belassen, so kann dies eine umfangreiche Bindegewebenarbe zur Folge haben und bei Muskelpartien, die in Knochennähe liegen, die Bildung von intramuskulären

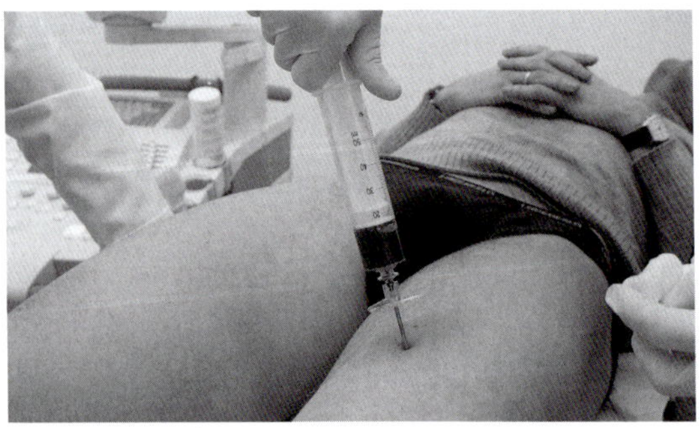

👁 **3.19** Punktion von 70 cm^3 Blut nach vorheriger Verflüssigung eines Muskelhämatoms durch Plasminogenaktivator. Positionsbestimmung mittels Sonographie.

Verkalkungen begünstigen. Eine derartige Situation führt zur Elastizitätsabnahme des Muskels und prädisponiert zu erneuten Verletzungen.

Konservative und operative Behandlung

Therapieplanung: Empfehlungen bezüglich der angemessenen Behandlungswahl sind immer individuell auf den einzelnen Wettkämpfer abzustimmen und hängen vom Verletzungsumfang ab. Ausschlaggebend ist das Bewusstsein über den Verlauf des Heilungsprozesses im Bereich des Muskels und über dessen Einschränkungen. Sportler erwarten eine rasche Rückkehr zur vollen Sportaktivität. Nach Ablauf von etwa 72 Stunden werden eine ungefähre Beurteilung des Verletzungsumfangs sowie eine Entschlussfassung über die weiteren Behandlungsmaßnahmen möglich. Verletzungen vom Typ I und ein Teil der Verletzungen vom Typ II können konservativ behandelt werden. Nach Abschluss der Behandlung in der akuten Phase und nach Hämatomentfernung wird ein elastischer Druckverband für die Dauer von bis zu 2–3 Wochen empfohlen. Der Beginn modifizierter Übungen wird nicht früher als nach Ablauf von einer 5-tägigen Ruhephase genehmigt (je nach Verletzungscharakter und Verletzungsumfang).

Wiederbeginn des Trainings: Das Training ist während der ersten Tage auf statische, belastungsfreie Übungen zu beschränken, anschließend erfolgt eine zunehmende Belastung. Nach Ablauf von etwa einer Woche darf mit dynamischen Übungen begonnen werden, mit einer durch den Schmerz limitierten Intensität. Je nach Abnahme der Schmerzen werden dynamische Übungen von erhöhter Intensität eingeführt. Nach Ablauf von etwa 2 Wochen darf mit Dehnungsübungen begonnen werden. Bei Dehnungsübungen ist darauf zu achten, dass diese beidseitig zur Anwendung kommen. Nach 2 Wochen wird auch mit dem sensomotorischen Training begonnen. Drei Wochen nach der Verletzung wird ein Training mit Sportelementen eingeführt (wie Radfahren auf dem Fahrradergometer oder Schwimmen). Nach etwa 4 Wochen kann ein sportartspezifisches Training einsetzen. Das hier vorgeschlagene Vorgehen stellt lediglich ein Rahmenprogramm dar und ist dem jeweiligen Verletzungsfall anzupassen. Während der ersten 2 Wochen dürfen Muskelrelaxanzien und nichtsteroidale Antiphlogistika eingesetzt werden. Nach den Übungen wäre es angebracht, die verletzte Körpergegend abzukühlen. Erst zwei Wochen nach der Verletzung darf eine Massage mit Muskeldehnungselementen vom Muskelansatz bis zur Verletzungsstelle durchgeführt werden.

Operation: Für den optimalen Behandlungsprozess ist eine richtige und rasche Entscheidung zum chirurgischen Eingriff wichtig. Bei Muskelverletzungen vom Typ III ist der Entschluss unverzüglich zu treffen und der Eingriff selbst am besten innerhalb von 48 Stunden vorzunehmen. Zur Frage, ob ein gerissener Muskel zusammengenäht werden sollte, gibt es Laborforschungen, bei welchen 3 Gruppen von Forschungstieren nach Muskelverletzungen von etwa 50 % des Muskelquerschnitts gebildet wurden. Bei Tieren, bei denen der Muskel zusammengenäht wurde, kam es zur besten Muskelregeneration und einer maximalen Kontraktionskraft von etwa 80 % im Vergleich zur Gegenextremität. Bei Tieren, die nach Muskelverletzung in einem Gipsverband immobilisiert wurden, kam es zur schwächsten Muskelfaserregeneration, und die maximale Kontraktionskraft im Vergleich zur Gegenseite betrug nur etwa 18 %. Eine Bindegewebenarbe füllte den Raum nach Muskelverletzungen sowohl in den tiefen als auch in den oberflächlichen Schichten auf. Interessant war die Tatsache, dass in der Gruppe von Tieren, bei denen es nach der Muskelverletzung erlaubt wurde, sich frei zu bewegen, die maximale Kontraktionskraft etwa 35 % betrug und die Muskelfaserregeneration besser war als bei immobilisierten Tieren. Die Forschungsergebnisse zeigen eindeutig, dass große Muskelverletzungen mit Kontinuitätsdurchtrennung chirurgisch zu versorgen sind. Nach dem Eingriff ist die Extremität etwa 7 Tage lang zu immobilisieren und zu entlasten. Anschließend darf nach Begutachtung der Eingriffstelle mittels Sonographie mit der angemessenen Rehabilitation begonnen werden. Weitere Empfehlungen zur operativen Behandlung umfassen Verletzungen von Muskeln, die über keine agonistischen Muskeln verfügen oder wo vorhandene Muskeln nicht in der Lage sind, die Arbeit des verletzten Muskels zu kompensieren. Ein typisches Beispiel eines derartigen Muskels stellt der große Brustmuskel dar. Dieser wird üblicherweise bei der Ausstoßbewegung oder bei dynamischem Schlag durch Treffen auf Widerstand verletzt. Meist kommt es dabei zur Verletzung des Sehnenansatzes am Humerus oder der Muskel-Sehnen-Verbindung. Der operative Eingriff beruht auf der Reinsertion der Sehne am Knochen oder auf der Wiederherstellung der Muskel-Sehnen-Verbindung mit Rekonstruktion der ursprünglichen Sehnenarchitektur (👁 **3.20**). Bei Reinsertion der Sehne am Knochen dürfen sowohl der Sehnenstumpf in eine vorgeschaffenen Knochenrille eingenäht als auch Befestigungsanker eingesetzt werden.

Knochen-Sehnen-Ansatz-Verletzungen: Eine weitere Gruppe von Verletzungen, bei denen eine chirurgische Behandlung empfohlen wird, stellen Verletzungen von Sehnenansätzen dar. Insbesondere wird dabei eine angemessene chirurgische Versorgung von denjenigen Muskeln relevant, die bei der Beckenstabilisierung während des Stehens auf einem Bein mitwirken. Dieser Gruppe gehören beispielsweise die Adduktoren an. Sehr häufig gehen diesen Muskelrissen einige Wochen andauernde Schmerzen voraus. Diese sind meist auf eine Muskelansatzenthesiopathie zurückzuführen. Diese Pathologie betrifft hauptsächlich die Sehne des langen Adduktorenmuskels. Bei früh diagnostizierten Veränderungen kann der Heilungsprozess eventuell durch Anbohrung des Muskelansatzes am Schambein stimuliert werden. Unseren Beobachtungen ist zu entnehmen, dass es nach einem derartigen Eingriff, der geringfügig invasiv und ambulant vorgenommen werden kann, binnen 3–4 Wochen zur Ausheilung von Veränderungen und zur Rückbildung von Beschwerden kommt. Gelegentlich sind die Veränderungen dennoch so umfangreich, dass eine chirurgische Entfernung von degeneriertem Gewebe aus dem Muskelansatz notwendig wird. Bei einem Muskelabriss vom Knochenansatz ist eine Reinsertion des Ansatzes an den Knochen vorzunehmen (👁 **3.21**). Für Wettkampfsportler ist die Kniebeugemuskulatur von besonderer Bedeutung. Diese Muskulatur neigt häufig zu Verletzungen. Abrisse des gemeinsamen

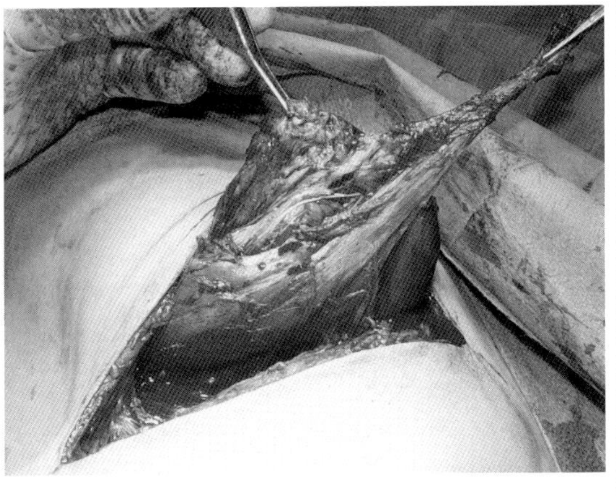

👁 **3.20** Reinsertion der Sehne des M. pectoralis major an den Humerus.

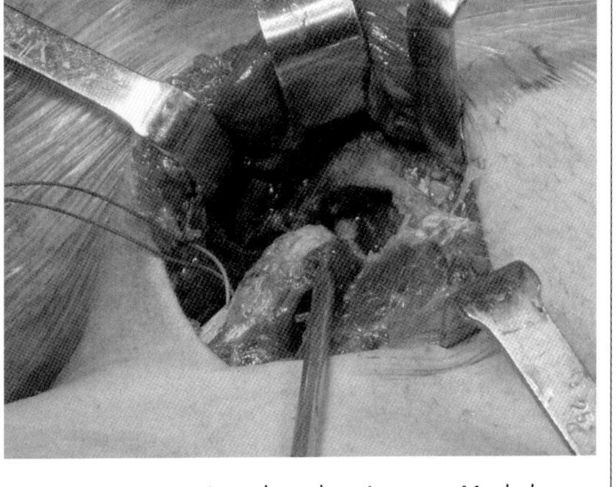

👁 **3.21** Reinsertion des abgerissenen Muskels am Knochenansatz.

Ansatzes der Beugemuskelsehnen vom Sitzbeinhöcker sollten operativ behandelt werden.

Postoperative Nachsorge: Das Vorgehen nach dem chirurgischen Eingriff erfordert die Schonung der versorgten Extremität für die Dauer von etwa 3 Wochen. Während dieser Zeit werden vom Patienten isometrische Übungen der operierten Muskelgruppe durchgeführt. Die Nutzung von Unterarmgehstützen wird empfohlen. Nach 3 Wochen wird der Patient einer Sonographie unterzogen. Verläuft der Heilungsprozess erwartungsgemäß, darf der Sportler mit Dehnungsübungen sowie mit intensiver werdenden Kraftübungen beginnen. Nach etwa 5 Wochen werden dynamische Übungen genehmigt. Die nächste Sonographiekontrolle erfolgt nach 6 Wochen. Bei normalem Verlauf darf der Sportler dann zu seiner normalen Sportaktivität zurückkehren.

Muskelregeneration

Ablauf: Die Regeneration von gerissenen kontraktilen Muskelfasern verläuft innerhalb von 3 Wochen. Bei kompletten Rupturen kann dieser Prozess zwischen 6 und 13 Wochen in Anspruch nehmen. Der Heilungsprozess wird durch ein intramuskuläres und/oder Zwischenmuskelhämatom verlangsamt. Der Heilungsprozess eines Muskels beginnt in der ersten Minute nach dem Trauma und dauert etwa 2 Wochen. Direkt nach dem Trauma kommt es zur Degeneration von verletzten Muskelteilen und zu einer Entzündungsreaktion an der Verletzungsstelle. Gleichzeitig beginnt bereits in der ersten Woche nach der Verletzung die Muskelfaserregeneration und erreicht den Gipfel nach Ablauf von etwa 2 Wochen. Eine Narbe bildet sich 2 Wochen nach der Verletzung und reift 4 Wochen lang. Entsteht ein Hämatom zwischen den Stümpfen der gerissenen Sehne, dann wird die Bildung von Bindegewebenarben noch verstärkt.

Beeinflussung des Heilungsprozesses: Ziele der Beeinflussung des Heilungsprozesses sind die Minimierung der Bildung von Narben und die Beschleunigung des Faserregenerationsprozesses. Die möglichst rasche Hämatomentfernung aus dem Verletzungsbereich ist von außerordentlicher Bedeutung. Die Hämatomentfernung unter Sonographiekontrolle ist wertvoll. Notfalls kann dieser Eingriff mehrmals wiederholt werden.

In Tierversuchen wurde festgestellt, dass Injektionen von Gewebewachstumsfaktoren in die Verletzungsstelle die Muskelheilung positiv beeinflussen. Es wurden IGF-1 (Insulin-like Growth Factor-1), bFGF (Basic Fibroblast Growth Factor) sowie NGF (Nerve Growth Factor) 2, 5 und 7 Tage nach Muskelverletzung (50 % des Querschnitts) verabreicht. Bei allen Tieren, bei denen Wachstumsfaktoren injiziert wurden, konnte eine wesentlich bessere Muskelfaserregeneration festgestellt werden. Auch wurde die Kraft der maximalen Kontraktur der durch Wachstumsfaktoren stimulierten Muskeln im Vergleich zur Kontrollgruppe stärker. Die stärkste muskelregenerationsstimulierende Wirkung wird von IGF-1 entwickelt. Im klinischen Alltag ist der Einsatz von PDGF (Platelet-derived Growth Factor) aufgrund der einfachen Verfügbarkeit und der geringen Kosten möglich. Die Wirkung von PDGF ist nicht so stark wie diejenige von IGF-1, dennoch wirkt es stimulierend, unter anderem auf die Proliferation von Satellitenzellen, die im Bereich der Muskelgeweberegeneration eine Schlüsselrolle spielen. In unserer Praxis setzen wir ein Serum mit Plättchenwachstumsfaktoren ein (👁 3.22). Die Zubereitungsdauer des Präparats vor der Verabreichung beträgt 40–60 min. Die Gewebe, die mit Plättchenwachstumsfaktoren behandelt wurden, heilten schneller aus. Dies hat zur Folge, dass der Sportler um 30 % früher wieder mit der sportlichen Aktivität beginnen kann.

Hemmung der Narbenbildung: In Forschungsarbeiten wurden durch das Präparat Decorin eine Hemmung der Bildung von Bindegewebenarben und eine Optimierung der Muskelregeneration nach Verabreichung in die Verletzung festgestellt. Decorin ist menschliches Proteoglykan, das als Hemmstoff von TGF-B1 (Transforming Growth Factor B1) wirkt. TGF-B1 wird in die durch Trauma berührten Gewebe ausgeschieden und ist unter anderem für die Bildung von Bindegewebe und Narben zuständig, wodurch die Regeneration von Muskelfasern eingeschränkt wird. Das Präparat wird 15 Tage nach der Muskelverletzung verabreicht, also während der Heilungsphase, in der es zur stärksten Bildung von Bindegewebe kommt. Die Wirkung wurde sowohl mit histologischen Untersuchungen als auch im Vergleich der maximalen Muskelkontraktionskraft mit einer Kontrollgruppe bestätigt. Dieses Verfahren wird auch in der Thoraxchirurgie und in der Urologie eingesetzt.

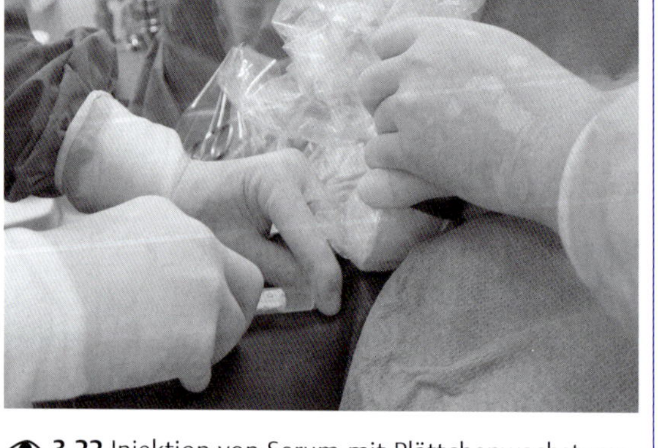

👁 **3.22** Injektion von Serum mit Plättchenwachstumsfaktoren (Platelet-derived Growth Factor, PDGF) in den Bereich der Muskelruptur.

Rezidivierende/chronische Muskelverletzungen

Wiederholte Muskelverletzungen, meist derselben Muskelgruppen, können zur Sportaufgabe zwingen. Sie sind häufig auf unzureichende Ausheilung der primären Muskelverletzung zurückzuführen sowie auf zu frühe Wiederaufnahme der Sportaktivität. Die Verletzung derselben Muskelgruppe führt zur Bildung weiterer Narben im Muskel, wodurch dessen Elastizität eingeschränkt wird. Ein derartiger Verlauf bedarf einer langfristigen Rehabilitation mittels intensiven Dehnungsübungen, kombiniert mit exzentrisch-konzentrischen Übungen der Muskel-Sehnen-Einheit. In manchen Fällen muss eine Narbenentfernung erfolgen, um optimale Voraussetzungen zur Muskelheilung zu schaffen. Nach dem Eingriff verläuft der Rehabilitationsprozess ähnlich wie nach der Versorgung einer frischen Verletzung.

Intramuskuläre und intradesmoide Verknöcherungen

Sowohl intramuskuläre als auch intradesmoide Verknöcherungen entstehen infolge von Störungen im Heilungsprozess der Muskel-Sehnen-Verletzungen. Meist kommt es nach einem Trauma oder bei wiederholten Verletzungen desselben Muskelbereichs zur Verknöcherung von in Knochennähe gelegenen Muskelgruppen. In der Prophylaxe der extraossären Verkalkungen sind die Hämatomentfernung sowie wiederholte Kontrollen des Heilungsprozesses durch Nachuntersuchungen entscheidend. Verknöcherungen können die Ursache von Schmerzen sein und bedürfen gelegentlich der chirurgischen Behandlung (👁 **3.23**). Auch Verletzungen mit avulsiven Ansatzrissen neigen zur Bildung extraossärer Verkalkungen. Diese Verkalkungen können eine Einschränkung der Gelenkbeweglichkeit hervorrufen. Sollte eine derartige Verknöcherung die körperliche Leistung des Sportlers beeinträchtigen, so sind diese Verknöcherungen chirurgisch zu entfernen. Äußerst selten kommen Verkalkungen im Sehnenbereich vor. Besonders prädisponiert dafür ist die Sehne des M. semimembranosus. Intradesmoide Verknöcherungen verursachen eine segmentäre Änderung der Sehnensteifheit und prädisponieren zu wiederholten Verletzungen der Sehnen-Muskel-Verbindung.

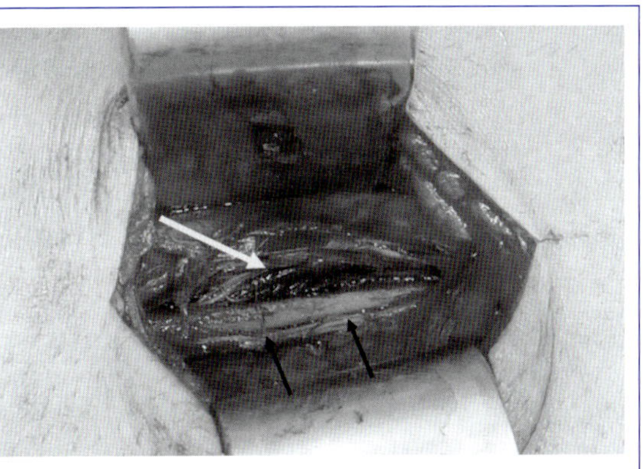

👁 **3.23** Die Ossifikation von Muskelgewebe nach einem Trauma kann eine chirurgische Behandlung erfordern.

Komplikationen

Seltene Komplikationen, die einer operativen Behandlung bedürfen, stellen Drucksyndrome der distalen Nerven dar, welche auf Narbenbildung zurückzuführen sind. Symptome sind Schmerzen und Überempfindlichkeit bei Anstrengung. Narben können auch Druck auf Blutgefäße ausüben, wodurch Schmerzen während der Belastung entstehen können.

Literatur

1. Best T, Garrett WE Jr. Muscle-tendon unit injuries, sports injuries. Basic principles of prevention and care. Oxford: Blackwell; 1993
2. Fukushima K, Badlani N, Usas A, Riano F, Fu F, Huard J. The Use of an antifibrosis agent to improve muscle recovery after laceration. Am J Sports Med. 2001; 29:394–402.
3. Huard J, Li Y, Fu FH. Muscle injuries and repair: Current trends in research. J Bone Joint Surg. 2002; 84A:822–32.
4. Jarvinen M. Muscle injuries. Clinical practice of sports injury prevention and care. Oxford: Blackwell; 1994.
5. Kaariainen M, Kaariainen J, Jarvinnen T, Sievanen H, Kalimo H, Jarvinen M. Correlation between biomechanical and structural changes during the regeneration of skeletal muscle after laceration injury, J Orthop Res. 1998; 16:197–206.
6. Kasemkijwattana C, Menetrey J, Bosch P, et al. Use of growth factors to improve muscle healing after strain injury. Clin Ortop. 2000; 370:272–85.
7. Menetrey J, Kasemkijwattana C, Day CS, et al. Growth factors improve muscle healing in vivo. J Bone Joint Surg. 2000; 82B:131–7.
8. Menetrey J, Kasemkijwattana C, Fu FH, et al. Suturing versus immobilization of a muscle laceration. A morphological and functional study in a mouse model. Am J Sports Med. 1999; 27:222–9.
9. Neumann K. Muskel- und Sehnenverletzungen. Unfallchirurg. 1998; 101:382–490.
10. Peterson L, Renstrom P. Sports injuries. London: Martin Dunitz; 2002.

3.6 Stressreaktionen des Knochens

K. H. Graff

Einleitung

Definition: Die *Stressreaktion* ist ein Strukturschaden des Knochens infolge ungewohnter, wiederholter oder stereotyper Beanspruchungen. Von der *Stressfraktur* unterscheidet sie sich in der Darstellung des morphologischen Schadens in den bildgebenden Verfahren. Die „Ermüdung" ist ein physiologisches Phänomen. Der früher übliche Begriff der *Ermüdungsfraktur* sollte deshalb nicht verwendet werden. Der Terminus *„Stress"* gibt treffender das Übermaß an mechanischem Reiz wieder. Bei einem rein szintigraphischen Befund oder einer nichtfrakturtypischen Darstellung in bildgebenden Verfahren sollte er durch den Begriff *„Stressreaktion"* ersetzt werden (21). In der Regel heilen Stressreaktionen und Stressfrakturen aus. Die späte Diagnose führt zur verzögerten Heilung und zu erheblichen Trainingsausfällen im Sport.

Beispiele: Der menschliche Knochen wird als das „stabilste" Körpergewebe angesehen. Man kann sich kaum vorstellen, dass ein Knochen durch „banale" körperliche oder sportliche Beanspruchung bricht. Auch Ärzte denken im Beschwerdefall manchmal zuletzt an eine Stressfraktur. Typisch für die Entstehung einer Stressfraktur ist das Beispiel einer 56-jährigen Frau, die im Urlaub einmal „etwas für sich tun wollte". Bei einer Strandwanderung barfuss über etwa zehn Kilometer kam es nach etwa der Hälfte der Strecke zu zunehmenden Schmerzen im rechten Fuß. Am Ende der Strecke konnte sie schmerzbedingt nur noch „auf der Hacke" auftreten. Die Beschwerden wurden, obwohl eine erhebliche Schwellung des Mittelfußes vorlag, zunächst ärztlicherseits als „Überlastung" diagnostiziert. Erst nach dem Urlaub wurde anhand von Röntgenbildern eine komplette Stressfraktur des dritten Mittelfußknochens festgestellt (👁 **3.24**). Dass nicht nur ein spektakuläres Trauma zum Knochenbruch führen muss, wurde bereits 1855 vom preußischen Arzt Breithaupt festgestellt. Er diagnostizierte bei Soldaten nach Märschen die „Marschfraktur" im Mittelfuß.

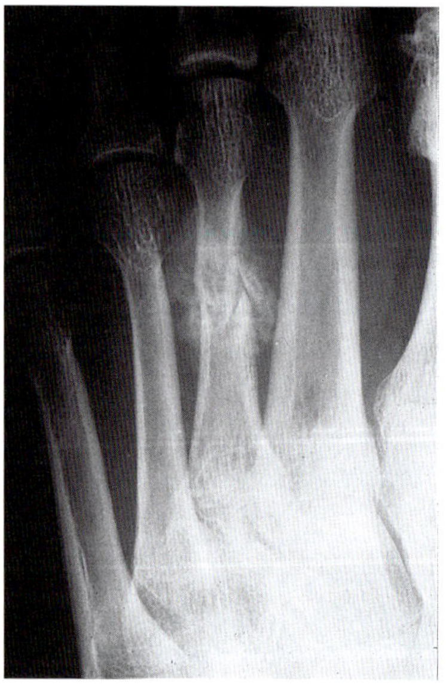

👁 **3.24** Typische Stressfraktur am dritten Mittelfußknochen („Marschfraktur") mit Bruchspalt und zunehmendem perifokalen Kallus.

Ätiologie

Fatigue Fracture, Insufficiency Fracture: Das Überschreiten der individuellen Belastbarkeitsgrenze des Knochens ist für die Entstehung von Stressfrakturen/Stressreaktionen verantwortlich (6, 40, 52, 56). Der enge Zusammenhang zwischen Belastungs- und Trainingsformen einerseits sowie der Lokalisation des Schadens andererseits deutet auf die mechanische Komponente bei der Entstehung hin (9, 21, 22, 38, 40, 42). So werden bei dynamischen Sportarten mit hohem Anteil an Lauf- und Sprungbelastungen Stressschäden des Knochens fast ausschließlich an der unteren Extremität beobachtet. Übermäßige oder ungewohnte Beanspruchungen führen zur mechanischen „Zermürbung" des „gesunden" Knochens" („Fatigue Fracture"), „normale" mechanische Beanspruchungen können Knochengewebe geringerer Festigkeit schädigen („Insufficiency Fracture") (43). Allerdings entspricht diese Einteilung keinem im Einzelfall nachweisbaren Befund. Es wird immer wieder die Frage gestellt, ob durch diagnostische Maßnahmen eine individuell verminderte Knochenfestigkeit festgestellt werden kann, um prophylaktisch Maßnahmen ergreifen zu können oder um von vorneherein auf Trainings- und Belastungsformen zu verzichten, von denen einen hohe Belastung des Skeletts erwartet wird. Durch diagnostische Verfahren lassen sich individuelle Unterschiede in der Gewebefestigkeit, der Robustheit und der Trainingstoleranz bei Sportlern schwer erfassen, auch nicht durch die bisher möglichen Knochendichtemessungen. Sie existieren allerdings. Der Zusammenhang zwischen Knochenfestigkeit und hormoneller Konstellation ist unbestritten. Polytope Stressfrakturen in kurzer zeitlicher Abfolge ohne „übermäßige" Beanspruchung bei Athletinnen mit auffallenden Hormonprofilen (verringerte Spiegel osteogener Hormone) und verminderten Knochendichtewerten wurden beschrieben (18, 21, 24, 40, 57). Allerdings entstehen Stressreaktionen auch bei normaler hormoneller Konstellation.

Fraktur: Eine „Fraktur" wird definiert als vollständige oder unvollständige Kontinuitätstrennung des Knochens (8, 25). Die traumatische Fraktur unterscheidet sich allerdings von der Stressfraktur in der Dynamik der Entstehung, dem Beschwerdeverlauf und der Morphologie:

- Die komplette Kontinuitätstrennung bei Stressfrakturen ist im Sport im Gegensatz zur „traumatischen Fraktur" selten.
- Die Beschwerden führen zwar nicht immer, aber in der Regel bereits *vor* der Fraktur zur Belastungsunfähigkeit.
- Die Form der umschriebenen Zerstörung des Knochens ist oft nicht „frakturtypisch". Anstelle eines Frakturspalts sieht man nicht selten Defektzonen der Knochenstruktur, die in den bildgebenden diagnostischen Verfahren die morphologischen Kriterien einer Osteonekrose erfüllen (19, 21, 23). Der Begriff der *Stressreaktion* ist in diesen Fällen sinnvoller, da der Blick des Unerfahrenen nicht zwangsläufig auf einen Frakturspalt im Röntgenbild fixiert wird (21).

Diagnostik

Beschwerden, klinisches Bild

Anamnese: Die Regel, dass Anamnese und klinischer Befund die Richtung zur Diagnose weisen, gilt auch bei Stressphänomenen des Knochens. Die Unterscheidung in gängige Formen (wie z. B. im Mittelfußbereich sowie an Fibula und Tibia; 👁 **3.25**) und Sonderformen – Stressschäden mit fehlender oder „untypischer" Darstellung in bildgebenden Verfahren, Stressfrakturen mit atypischem Beschwerdebild und klinischem Verlauf sowie seltener Lokalisation (z. B. Handwurzel, Fußwurzel, Beckenregion; 👁 **3.26**) – lässt sich durch die neueren bildgebenden Verfahren nicht mehr ganz aufrechterhalten (21). Anamnestisch hinweisend ist die zunehmende Belastungsunfähigkeit für dynamische und besonders reaktive Trainings- und Belastungsformen (z. B. Sprünge und Landungen). Der Zeitraum von Beschwerdebeginn bis zur Belastungsunfähigkeit kann sowohl Stunden als auch Wochen oder Monate betragen.

Klinischer Befund: Der Untersuchungsbefund kann sehr diskret sein. Bei einigen Formen sind lokale Periostschwellungen typisch, wenn auch nicht obligatorisch und zu Beginn diskret (Mittelfußknochen, Tibia, Fibula), bei anderen Formen wiederum kaum anzutreffen (Hand-, Fußwurzel). Akute Verlaufsformen mit plötzlichem Beschwerdebeginn oder mit akuter Verschlimmerung bereits vorhandener Beschwerden kommen vor. Typisch ist hierbei der plötzliche, heftige lokale Schmerz oder eine schmerzbedingte Instabilität in der Bewegungsausführung mit anschließender Belastungsunfähigkeit (z. B. beim Aufsetzen des Fußes, bei Absprung oder Landung). Diskrepanzen zwischen subjektiven Beschwerden sowie klinischem und vor allem auch radiologischem Befund können die richtige Einschätzung des Beschwerdebildes erschweren. Zu häufig verzögert sich die korrekte Diagnose durch die Annahme von „Überlastungsbeschwerden", „Knochenhautentzündungen" und „Sehnenscheidenentzündungen".

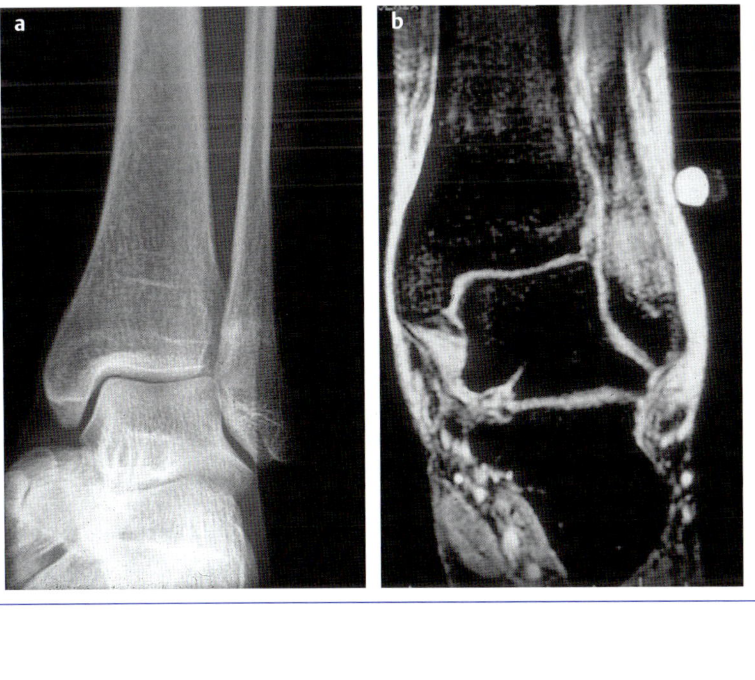

👁 **3.25** Fibulastressfraktur: diskreter Röntgenbefund (**a**) und Magnetresonanztomographiebefund (**b**).

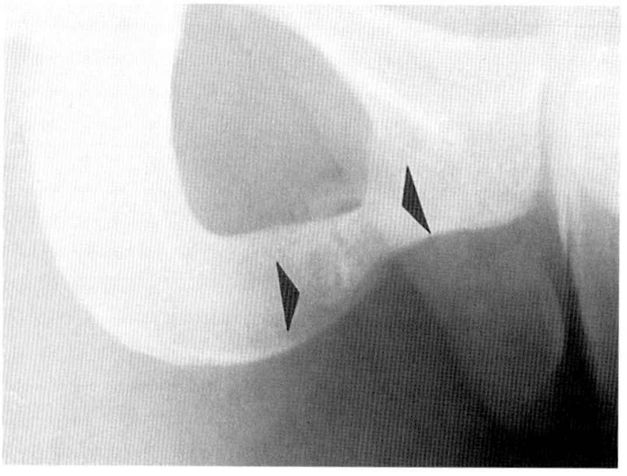

3.26 Schambeinstressfraktur (Pfeile).

Bildgebende Verfahren

Der radiologische Nachweis kann je nach Lokalisation und Knochenart (Röhrenknochen, spongiöser Knochen) schwierig sein oder auch fehlen. Radiologische Kriterien sind: periostale Reaktionen, endostale Verdichtungen, fokale Sklerosierungen und externe Kallusbildungen. **Frakturlinien** können vorhanden sein oder fehlen. Das Stadium der Verletzung zum Zeitpunkt der Diagnose beeinflusst erheblich die Darstellung im Röntgenbild (6). Zielaufnahmen und Röntgentomogramme wurden bei seltener Lokalisation oder fraglichen Befunden durch den Einsatz von MRT und CT in der weitergehenden Diagnostik verdrängt (4, 30, 53). Ausmaß und Stadium der Schädigung sowie perifokale Gewebereaktion stellen sich insbesondere im Bereich der spongiösen Knochenregionen (z. B. Hand- und Fußwurzel) ungleich früher und besser dar und erleichtern wesentlich die Frage der Behandlungsart (3.27). Das Szintigramm erfasst normaler-

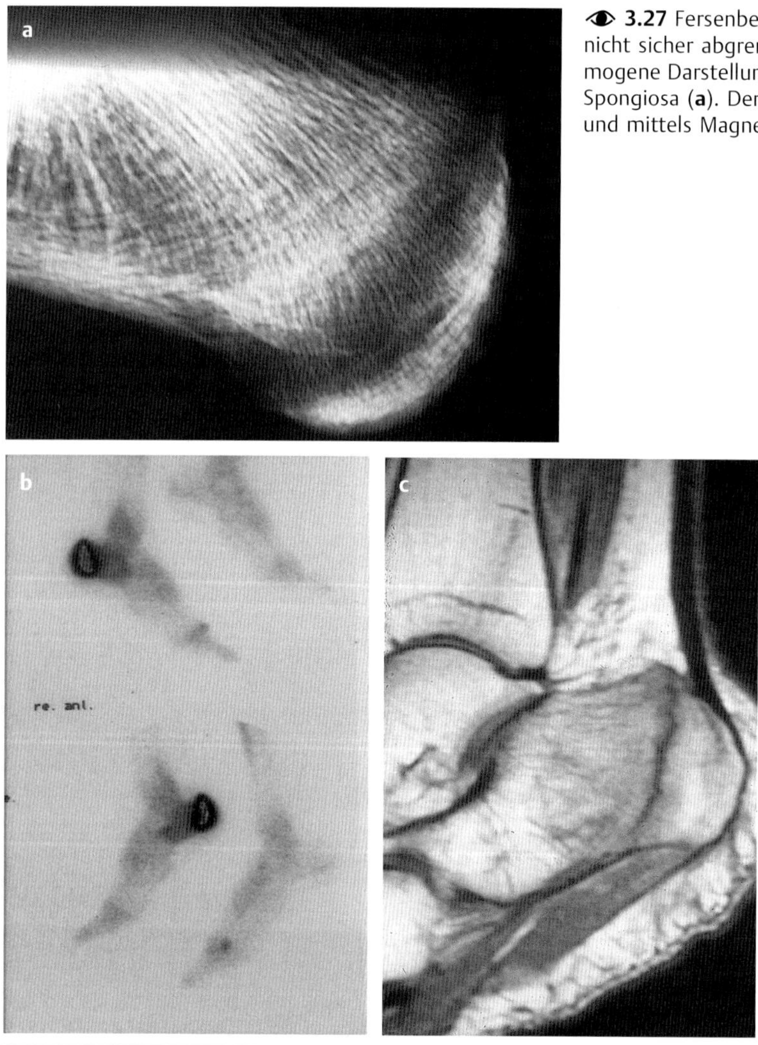

3.27 Fersenbeinstressfraktur. Fraktur radiologisch nicht sicher abgrenzbar, allerdings Verdacht durch inhomogene Darstellung des Knochens und Rarefizierung der Spongiosa (**a**). Der Nachweis gelingt szintigraphisch (**b**) und mittels Magnetresonanztomographie (**c**).

weise frühzeitig Stressfrakturen und Stressreaktionen (14, 23, 44). Abgesehen davon, dass es sich um eine unspezifische Untersuchungsmethode (15, 44) handelt, sollte nicht nur aus Strahlenschutzgründen bei den oft jungen Patienten der CT oder der MRT der Vorzug gegeben werden. Der Automatismus „Röntgen, Szintigramm, CT bzw./und (!!) MRT“ muss nicht nur aus Kostengründen hinterfragt werden. Auf keinen Fall sollte die Szintigrafie als allgemeine Suchmethode die exakte klinische und sportfunktionelle Untersuchung ersetzen. Die Mehranreicherung des radioaktiven Kontrastmittels an einem Knochenabschnitt im Szintigramm als Hinweis auf eine vermehrte Knochendurchblutung kann gerade bei Sportlern aus Disziplinen mit sehr dynamischen Bewegungsformen (z. B. Springer, Sprinter) zur falsch-positiven Diagnose führen. Eine **biopositive Durchblutungssteigerung** auf den Belastungsreiz hin kann als Verletzung fehlinterpretiert werden (21). Als Entscheidungshilfe unter zeitlichem Druck oder bei unklarer, seltener Lokalisation bzw. Verlauf kann die Szintigraphie gerechtfertigt sein.

Differenzialdiagnosen

Bei negativem Röntgenbefund, nicht eindeutigem Befund in den Schichtaufnahmen und gleichzeitig positivem Szintigramm unterliegt die primäre Beurteilung dem diagnostischen Fingerspitzengefühl und der Erfahrung des Untersuchers (21). Dies gilt auch für morphologische Sonderfälle, wie angeborene Teilungen und Separierungen von Skelettanteilen ohne Krankheitswert (z. B. Os naviculare pedis bipartitum, Sesambeine der Großzehe) (30). Die früher teils schwierige Abgrenzung von Stressfrakturen zur chronisch sklerosierenden Osteomyelitis, dem osteogenen Sarkom, der Osteomalazie, dem Osteoidosteom (6) sowie der Osteonekrose des Knochens (21) ist durch die zunehmende Qualität der Schichtuntersuchungen einfacher geworden.

Therapie

Voraussetzungen: Jede Fraktur löst gesetzmäßige Reaktionen des ortsständigen Gewebes aus, die zu einer Wiederherstellung der Knochenkontinuität führen sollen. Voraussetzung für die regelrechte Knochenfrakturheilung sind der innige Kontakt der Knochenfragmente, die ununterbrochene Ruhigstellung und die ausreichende lokale Durchblutung (1). Unter diesen Gesichtspunkten nehmen Stressfraktur und Stressreaktion eine Sonderstellung ein. Der innige Kontakt der Knochenfragmente ist bis auf seltene Ausnahmen primär erhalten. Die relative „Ruhigstellung“ ist durch Trainingsreduktion bei normaler Alltagsbelastung für einige Formen der Stressfrakturen ausreichend. Die mangelhafte Durchblutung, wie sie im Bereich der direkten Strukturschädigung mikroangiographisch nachgewiesen wurde (52), ist bei manchen Stressfrakturen offensichtlich ein wesentlicher Faktor für die oft langwierige Heilung bis zur vollen Belastungsfähigkeit. Die im Szintigramm darstellbare Mehrdurchblutung ist ein Hinweis auf das reparative Bemühen des ortsständigen, perifokalen Gewebes.

Vorgehen: Stressfrakturen werden allgemein als therapeutisch unproblematisch angesehen. Vorherrschendes Therapieprinzip ist das konservative Vorgehen durch Trainingspause und relative Belastungskarenz – wesentlich seltener als früher die komplette Immobilisierung. Selten ist die operative Versorgung kompletter oder inkompletter Formen angezeigt (13, 15, 23, 27, 30, 41, 45, 52).

Prävention: Die Vorbeugung von Sportverletzungen und Sportschäden setzt die kritische Auseinandersetzung mit den möglichen Ursachen voraus. Als Ursachen von Stressschäden am Skelett wurden Diskrepanzen zwischen *allgemeiner* Belastungsfähigkeit und geforderter Beanspruchung diskutiert (z. B. Marschfraktur). Im Sport spielt nachweislich das Einwirken *spezieller* Beanspruchungsformen die wesentliche Rolle für die sportart- und disziplinspezifische Entstehung von Stressschäden des Knochens (21). Die Vorbeugung dieser Verletzungsart erfordert die Analyse der vom Sportler geforderten Trainingsformen, Trainingsfrequenzen, Techniken der Übungsausführung und der individuellen Trainingstoleranzen (21, 23, 33, 35). Die muskuläre Stabilisierung von Skelett- und Gelenkabschnitten, die Optimierung z. B. des Sportgerätes „Schuh“ und die individuelle Fußbettung können zur Prophylaxe beitragen.

Literatur

1. Adler CP. Knochenkrankheiten. Stuttgart: Thieme-Verlag; 1983.
2. Allen ME. Stress fracture of the humerus. A case study. Am J Sports Med. 1984; 12:244–5.
3. Branch T, Partin C, Chamberland P, Emeterio E, Sabetelle M. Spontaneous fractures of the humerus during pitching. Am J Sports Med. 1992; 20:468–70.
4. Breitner S, Yousri T. Die Streßfrakturen der Tibia im Kernspintomogramm. Sportschaden Sportverletzung. 1993; 1:37–9.
5. Caine D, Roy S, Singer KM, Broekhoff J. Stress changes of the distal radial growth plate. A radiographic survey and review of the literature. Am J Sports Med. 1992; 20:290–8.
6. Daffner H. Stress fractures. Current concepts. Skeletal Radiol. 1978; 2:221–9.
7. David R, Brill M. Sports nuclear medicine bone. Imaging for lower-extremity pain in athletes. Clin Nuclear Med. 1983; 8:101–6.
8. Debrunner AM. Orthopädie. Die Störungen des Bewegungsapparates in Klinik und Praxis. Bern: Huber; 1983.
9. Devas MB. Stress fracture of the tibia in athletes or „Shin Soreness“. J Bone Joint Surg. 1958; 40:227–39.

10. Devas MB. Stress fractures in children. J Bone Joint Surg. 1963; 45B:528–41.
11. Donati RB, Echo BS, Powell CE. Bilateral tibial stress fractures in a six-year-old male. A case report. Am J Sports Med. 1990; 18:323–5.
12. Farquharson-Roberts MA, Fulford PC. Stress fracture of the radius. J Bone Joint Surg. 1980; 62-B:194–5.
13. Fullerton LR, Snowdy HA. Femoral neck stress fractures. Am J Sports Med. 1988; 16:365–77.
14. Geslien GE, Thrall IH, Espinosa JL, et al.: Early detection of stress fractures using 99 TC-polyphosphate. Radiology. 1976; 121:683–7.
15. Georgen TG, et al. Tarsal navicular stress fractures in runners. Am J Radiol. 1981; 136:201–3.
16. Giladi M, Milgrom C, Simkin A, Danon Y. Stress fractures. Identifiable risk factors. Am J Sports Med. 1991; 19:647–52.
17. Graff KH. Beurteilung der Sporttauglichkeit aus orthopädischer Sicht. Deut Zeitschr Sportmed. 1987; 1:4–11.
18. Graff KH. Sind Streßfrakturen „Hormonfrakturen"? Zur aktuellen Diskussion über die Ursachen dieses Sportschadens. Sportverletzung Sportschaden. 1991; 5:74–6.
19. Graff KH. Streßfrakturen – Streßreaktionen. In: Wirth CJ, Hrsg. Überlastungsschäden im Sport. Stuttgart: Thieme; 1993:185–92.
20. Graff KH. Streßreaktionen. In: Engelhardt M, Hintermann B, Segesser B, Hrsg. GOTS-Manual Sporttraumatologie. Bern: Huber; 1997.
21. Graff KH, Heinold D. Streßreaktionen am knöchernen Skelett des Athleten. Sportverletzung Sportschaden. 1987; 1:30–52.
22. Graff KH, Krahl H. Überlastungsschäden im Fußbereich beim Leichtathleten. Leichtathletik. 1984; 3:81–7.
23. Graff KH, Krahl H, Kirschberger R. Streßfrakturen des Os naviculare pedis. Z Orthop. 1986; 124:228–37.
24. Graff KH. Abschließende Stellungnahme: Sind Streßfrakturen „Hormonfrakturen"? Sportverletzung Sportschaden. 1991; 5:79–80.
25. Hille E. Dehnungsmeßtechnische Untersuchungen am Os naviculare pedis. In: Cotta H, Krahl H, Steinbrück K, Hrsg. Die Belastungstoleranz des Haltungs- und Bewegungsapparates. Stuttgart: Thieme; 1980.
26. Jäger M, Wirth CJ. Praxis der Orthopädie. Stuttgart: Thieme; 1986.
27. Johansson C, Ekenman I, Törnkvist H, Eriksson E. Stress fractures of the femoral neck in athletes. The consequence of a delay in diagnosis. Am J Sports Med. 1990; 18:524–8.
28. Johnson AW, Weiss CB, Wheeler DL. Stress fractures of the femoral shaft in athletes – More common than expected. Am J Sports Med. 1994; 22:248–55.
29. Kadel NJ, Teitz CC, Kronmal RA Stress fractures in ballet dancers. Am J Sports Med. 1992; 20:445–9.
30. Keene JS, Lash EG. Negative bone scan in a femoral neck stress fracture. Am J Sports Med. 1992; 20:234–9.
31. Khan KM, Fuller PJ, Brukner PD, Beng CK, Burry HC. Outcome of conservative and surgical management of navicular stress fracture in athletes. Eighty-six cases proven with computerized tomographie. Am J Sports Med. 1992; 20:657–66.
32. King WD, Wiss DA, Ting A. Isolated fibular shaft fracture in a sprinter. Am J Sports Med. 1990; 18:209–10.
33. Köhler A, Zimmer EA. Grenzen des Normalen und Anfänge des Pathologischen im Röntgenbild des Skeletts. Stuttgart: Thieme; 1982.
34. Krahl H, Knebel KP. Medizinische und trainingsmethodische Aspekte der Absprungphase beim Flop. Leistungssport. 1978; 6:501–6.
35. Krahl H, Knebel KP, Steinbrück K. Kinematographische Untersuchungen zur Frage der Fußgelenkbelastung und Schuhversorgung des Sportlers. Orthopäd Praxis. 1978; 11:821–4.
36. Leinberry CF, McShane RB, Stewart WG, Hume EL. A displaced subtrochanteric stress fracture in a young amenorrheic athlete. Am J Sports Med. 1992; 20:485–7.
37. Norfrey JF, et al. Early confirmation of stress fractures in joggers. J Am Med Ass. 1980; 243:1647–9.
38. Orava S, Hulkko A. Delayed unions and nonunions of stress fractures in athletes. Am J Sports Med. 1988; 16:378–82.
39. Orava S, Karpakka J, Hulkko A, Takala T. Stress avulsion fracture of the tarsal navicular. An uncommon sports-related overuse injury. Am J Sports Med. 1991; 19:392–5.
40. Orava S, Myllylä T. Stressfrakturen der Sesambeine des ersten Metatarsophalangealgelenkes. Bericht über 5 Fälle bei Sportlern. Med Sport. 1982; 22:4–5.
41. Orava S, Puranen J, Ala-Ketola L. Stress fractures caused by physical exercise. Acta Orthop. Scand. 1978; 49: 19–27.
42. Pavlow H, Torg JS, Freiberger RH. Tarsal navicular stress fractures: Radiographic evaluation. Radiology. 1983; 148:641–5.
43. Pecina M, Bojanic I, Dubravcic S. Stress fractures in figure skaters. Am J Sports Med. 1990; 18:277–9.
44. Pentcost RL, Murray RA, Brindlay HH. Fatigue, insufficiency and pathologic fractures. J Am Med Ass. 1964; 187:111–4.
45. Prather JL, Musynowitz ML, Snowdy HA, et al. Scinigraphic findings in stress fractures. J Bone Joint Surg. 1977; 59A:869–74.
46. Reider B, Yurkofsky J, Mass D. Scaphoid waist fracture in a weight lifter. A case report. Am J Sports Med. 1993; 21:329–31.
47. Rettig AC. Stress fracture of the ulna in an adolescent tournament tennis player. Am J Sports Med. 1983; 11:103–4.
48. Schils J, Hauzeur JP. Stress fracture of the sacrum. Am J Sports Med. 1992; 20:769–70.
49. Strudwick WJ, Goodman S. Proximal fibular stress fracture in an aerobic dancer. A case report. Am J Sports Med. 1992; 20:481–2.
50. Tanabe S, Nakahira J, Bando E, Yamaguchi H, Miyamoto H, Yamamoto A. Fatigue fracture of the ulna occurring in pitchers of fast-pitch softball. Am J Sports Med. 1991; 317–21.
51. Teitz CC, Harrington RM. Patellar stress fracture. Am J Sports Med. 1992; 20:761–5.
52. Torg JS, et al. Stress fractures of the tarsal navicular. J Bone Joint Surg. 1982; 64-A:700–12.
53. Towne LC, Blazina ME, Cozen LN. Fatigue fracture of the tarsal naviculare. J Bone Joint Surg. 1970; 52A:376–8.
54. Wagenitz A, Hoffmann R, Vogt T, Südkamp NP. Verbesserte Diagnostik von Streßfrakturen durch Kontrast-MRT. Sportverletzung Sportschaden. 1994; 3:143–5.
55. Ward WG, Bergfeld JA, Carson WG. Stress fracture of the base of the acromial process. Am J Sports Med. 1994; 22:146–7.
56. Wilkerson RD, Johns JC. Nonunion of an olecranon stress fracture in an adolescent gymnast. Am J Sports Med. 1990; 18:432–4.
57. Wilson ES, Katz FN. Stress fractures. Radiology. 1969; 92:481–6.
58. Wurster G. Stellungnahme zum Beitrag: Sind Stressfrakturen „Hormonfrakturen"? Sportverletzung Sportschaden. 1991; 5:77–8.

3.7 Kinder und Jugendliche

S. Nehrer

Allgemeine Grundlagen

Einleitung

Situation: Die Leistungsentwicklung im Spitzensport erfordert in zunehmendem Maße die Aufnahme eines zielorientierten Trainingsprozesses bereits im Kindes- und Jugendalter. Aber auch das vermehrte Interesse am Breitensport und an modernen Trendsportarten bringt junge Sportler in hohe Belastungsbereiche. Der aktive und passive Bewegungsapparat wird hier in der Phase der Entwicklung und des Wachstums gefordert und leider auch manchmal überfordert. So sehr sportliche Betätigung im Kindes- und Jugendalter als Entwicklungsimpuls wichtig erscheint, so sehr müssen wir auch die Grenzen der Adaptation des wachsenden Organismus respektieren.

Aufgaben der Kinderorthopädie: Die Kindersportorthopädie beschäftigt sich einerseits mit der Behandlung von orthopädischen Erkrankungen im Sport, andererseits sieht sie aber auch einen wichtigen Auftrag in der Prävention von Sportschäden und Verletzungen. Hierbei ist die Erhebung der Sporteignung und der Sporttauglichkeit im Rahmen einer sportmedizinischen Grunduntersuchung von großer Bedeutung. Die Erhebung einer genauen Anamnese und eine gründliche Untersuchung stellen die Grundlage einer solchen Beurteilung dar. Orthopädische Krankheitsbilder, die alters- und wachstumsassoziiert auftreten, beeinflussen die Sporttauglichkeit enorm. So können die Gelenkveränderungen bei Hüftdysplasie, Osteonekrosen oder Epiphysiolysen die sportliche Belastbarkeit des Gelenks entscheidend verändern. Auch Veränderungen der Wirbelsäule – wie Spondylolisthesen, Morbus Scheuermann oder Skoliosen – beeinflussen je nach Ausprägung die sportliche Belastbarkeit. Die vermehrte Zugwirkung der Sehnenansätze im Wachstum führt zur Überlastung der Sehneninsertionen, die durch das intensive Betreiben von Sport noch zusätzlich beansprucht werden. Die sportartspezifische Belastung kann die Entstehung solcher Erkrankungen beeinflussen, daher ist sportmedizinisches Wissen notwendig, um eine Gefährdung der Gesundheit zu verhindern. Am häufigsten finden wir Trainingsfehler mit zu hohen Belastungen zu einem biologisch zu frühen Zeitpunkt als Ursache von Überlastungsschäden. Nur allzuoft enden dann hoffnungsvolle Sportkarrieren in frühen Jahren. Ein langfristiger, systematischer, altersadäquater Trainingsaufbau mit laufender sportmedizinischer Betreuung kann eine harmonische Leistungsentwicklung ermöglichen und dabei auch die Gesundheit und den Spaß am Sport erhalten.

Strukturen der Halte- und Bewegungsorgane: Entwicklung, Wachstum und Belastbarkeit

Belastbarkeit: Die Fähigkeit der Stütz- und Bewegungsorgane (wie Knorpel, Knochen, Muskeln, Sehnen und Bänder), einer mechanischen Beanspruchung ohne Schädigung zu widerstehen, bezeichnet man als Belastbarkeit. Wird diese Grenze überschritten, so kommt es entweder akut im Trauma zur Schädigung oder bei häufigen Mikrotraumen zur chronischen Veränderung dieser Strukturen mit Beeinflussung der Funktionsfähigkeit. Sowohl bei der akuten Schädigung der wachsenden Strukturen als auch bei der chronischen Überlastung werden die langfristigen Auswirkungen dieser Veränderungen oft erst im Erwachsenenalter manifest. Die Belastbarkeit des Bewegungsapparats ist abhängig vom biologischen Alter des Kindes. Das biologische und das chronologische Alter können mitunter bis zu 2 Jahren differieren, besonders ist auch hier der geschlechtsspezifische Unterschied ausschlaggebend. Insgesamt können Beurteilungen der Belastbarkeit des Bewegungsapparats nicht nach dem Lebensalter, sondern nur anhand der biologischen Entwicklung, die z. B. anhand eines Handwurzel- oder Beckenkammröntgenbildes (17) festgestzustellen sind, erhoben werden. Im Weiteren entscheiden die bisher durchgeführten Trainingsmaßnahmen, Phasen längerer Inaktivität, die allgemeine Geschicklichkeit und die koordinativen Fähigkeiten sowie die genetischen Grundlagen über die individuelle Belastbarkeit des Kindes.

Knochen: Der kindliche Knochen hat eine größere plastische Verformbarkeit, insgesamt genügt aber eine geringere Krafteinwirkung für die Entstehung einer Fraktur. Die Schwachstellen des Knochens beim Kind sind die Wachstumsfugen, die aufgrund ihres Aufbaus besonders während Wachstumsschüben eine vermehrte Empfindlichkeit gegenüber Scherkräften aufweisen, da sie hier nur durch fibröse Strukturen gesichert sind (10). Insgesamt kann die Verletzbarkeit des wachsenden Skelettes proportional zu seiner momentanen Wachstumsgeschwindigkeit gesehen werden.

Knorpel: Der kindliche Gelenkknorpel ist elastischer und regenerationsfähiger als der von Erwachsenen, sodass wir hier mit einer besseren Regeneration von Knorpeldefekten rechnen können. Aufgrund der höheren Wasserbindungsfähigkeit und auch der höheren Dicke des Gelenkknorpels ist er auch gegenüber Überlastungsschäden weniger anfällig. Wie in den Wachstumszonen erscheint aber auch hier besonders zur Zeit der hormonellen Umstellung in der Pubertät eine vermehrte Empfindlichkeit dieser Strukturen vorhanden zu sein.

Muskulatur: Die Muskelkraft nimmt im Kindesalter kontinuierlich zu. So weisen 6-Jährige etwa 20% und 10-Jährige etwa 40% der maximalen Muskelkraft eines erwachsenen Mannes auf. Ab dem 10. Lebensjahr kommt es zur stärkeren geschlechtsspezifischen Ausprägung der Maximalkraft.

Bänder: Die ligamentären Strukturen weisen gegenüber dem Erwachsenen eine deutlich größere Elastizität auf, und Bandrupturen sind daher im Wachstumsalter äußerst selten. Viel häufiger treten hier knöcherne und knorpelige Bandausrisse im Bereich der apophysären Ansatzbereiche der Sehnen auf, da diese Übergangszonen mechanisch instabiler sind als das Band oder die Sehne selbst.

Beurteilung der Belastbarkeit: Die sportliche Belastbarkeit im Kindes- und Jugendalter muss immer im Zusammenhang mit der Gesamtkomplexität der psychophysischen Entwicklung des Kindes gesehen werden. So erscheint es wichtig, die Meilensteine der psychomotorischen Entwicklung des Kindes auch anamnestisch abzufragen, um einen Gesamtüberblick über die biologische Entwicklung des zu beurteilenden Kindes zu bekommen. Der Wachstumsprozess des Organismus ist ein schubhafter Prozess und verläuft in den unterschiedlichen Organsystemen mit verschiedener Dynamik. Für die sportliche Belastbarkeit ist sicher der pubertäre Wachstumsschub eine kritische Phase, da es hier zu einer ausgeprägten muskulären Dysbalance zusammen mit koordinativen Defiziten und einem unharmonischen Körperbau kommt. Hier ist besonders das Verständnis des Trainers gefordert, den jungen Sportler während dieser kritische Zeit zu betreuen.

Spezielle sportorthopädische Krankheitsbilder

Kinderorthopädische Erkrankungen sind immer im Zusammenhang mit dem Alter, dem Wachstum und der Entwicklung sowie den durchgeführten Aktivitäten zu sehen. So unterscheiden wir wachstumsassoziierte Erkrankungen, altersassoziierte Erkrankungen und belastungs- bzw. sportinduzierte Erkrankungen der Bewegungsorgane im Kindesalter. Grundlegend davon unterscheiden sich Erkrankungen, die das Gesamtbestehen des Organismus betreffen und als Systemskeletterkrankungen bezeichnet werden, die aber meist insgesamt mit einer verminderten Belastbarkeit verbunden sind und sich oft mit sportlicher Betätigung nicht vereinbaren lassen. Am häufigsten finden wir hier das Marfan-Syndrom, die Osteogenesis imperfecta tarda und milde Formen des Ehlers-Danlos-Syndroms. Insgesamt muss besonders auf Kinder mit abnormer Beweglichkeit, häufiger Frakturneigung und instabilen Gelenken mit spontanen habituellen Luxationen geachtet und diese hinsichtlich ihrer Sporttauglichkeit genau evaluiert werden. Bei der Beurteilung sportorthopädischer Probleme sollte immer die altersspezifische Erkrankungsdisposition des Bewegungsapparats berücksichtigt werden. Im Folgenden sind nun die wichtigsten kinderorthopädischen Veränderungen aufgelistet. Für eine genaue Beschreibung der Ätiologie, der Pathogenese und des Verlaufs sowie der Therapie dieser kinderorthopädischen Erkrankungen muss auf einschlägige Lehrbücher verwiesen werden.

Kinderorthopädische Probleme der Extremitäten

■ Hüfte

Angeborenen Hüftdysplasie: Die Entwicklungsstörungen der Hüfte, die mit einer dysplastischen Veränderung des Gelenks einhergehen, können die Belastbarkeit des Hüftgelenks deutlich einschränken. Eine Abklärung dieser Restdysplasie sollte bei Kindern in Sportarten mit hoher Laufbelastung bei einer Anamnese mit Hüftbehandlung im Kindesalter unbedingt durchgeführt werden. Des Weiteren ist darauf hinzuweisen, dass es besonders im pubertären Wachstumsschub noch einmal zu einer Wachstumsverzögerung im Bereich des Acetabulums mit Ausbildung einer Spätdysplasie kommen kann.

Morbus Perthes: Die Hüftkopfnekrose des Kindes hat einen Häufigkeitsgipfel um das 4.–6. Lebensjahr, in dem intensive sportliche Belastungen eigentlich noch nicht vorkommen. Entscheidend ist aber die Beurteilung der Belastbarkeit des Hüftgelenks bei Zustand nach Morbus Perthes, da es hier zu ausgeprägten Verformungen des Hüftkopfes kommen kann. Die Überprüfung der Hüftgelenkbeweglichkeit und radiologische Nachkontrollen bis zum Wachstumsabschluss sind obligat.

Epiphysiolysis capitis femoris: Die atraumatische Epiphysenlösung des Femurkopfes ist in den meisten Fällen mit einer Adipositas und einer Entwicklungsverzögerung bei meist männlichen Patienten (Fröhlich-Syndrom) vergesellschaftet. In den letzten Jahren haben wir aber auch Epiphysiolysen zunehmend im Zusammenhang mit Sportarten wie Inlineskaten oder längeren Wanderungen bei eher asthenischen Kindern im Prädilektionsalter gesehen. Auf chronische Veränderungen der Epiphyse im Sinne einer langsamen Dislokation der Epiphyse am Schenkelhals und einer nachhaltigen Verformung des Hüftkopfes im Sinne einer Tilt Deformity wurde schon vor vielen Jahren im Zusammenhang mit Fußball hingewiesen. Auch hier ist für die Belastbarkeit des Hüftgelenks die Ausprägung der Verformung des Hüftkopfes nach Ablauf der Erkrankung entscheidend für die Belastbarkeit.

Coxitis: Eine weitere Hüftgelenkerkrankung ist die Coxitis, die sowohl als Infektrheumatoid (Coxitis fugax) als auch als bakterielle Arthritis oder Monarthritis bei juveniler rheumatischer Erkrankung gesehen werden kann. Auch hier sind ausgeprägte Destruktionen des Hüftgelenks möglich.

Apophysenschäden der Lenden-Becken-Hüft-Region: Apophysen sind Wachstumsfugen im Bereich von Sehnenansätzen. Vonseiten der wachstumsassoziierten Erkrankungen im Bereich der Lenden-Becken-Hüft-Region sind vor allem die Apophysen im Bereich des Beckenkamms betroffen, wobei am häufigsten der M. rectus femoris, die ischiokrurale Muskulatur sowie die Adduktoren beteiligt sind (6). Bei diesen Apophysenschäden kommt es von geringen Alterationen bis zu kompletten Ausrissen der Sehnenansätze, entsprechend erfolgt die Schmerzprojektion in den Bereich der Leiste oder des Gesäßes (21). Die radiologische Pathomorphologie zeigt von zarten Kalkverschattungen im Bereich des Sehnenansatzes bis zu partiellen Verknöcherungen sekundärer Ossifikationszentren ein sehr variables Bild (**3.28**). Wichtig erscheint hier, die Differenzialdiagnose, vor allem bei osteolytischen Prozessen, im Auge zu behalten, da sowohl Infekte als auch tumorähnliche Veränderungen am Skelettsystem ähnliche Veränderungen hervorrufen können (1).

Knie

Morbus Osgood-Schlatter: Die schmerzhafte Schwellung der Tuberositas tibiae mit sekundären Veränderungen im Bereich der Apophyse des Ansatzes der Patellarsehne wird oft mit Überlastungen des Streckapparats des Kniegelenks assoziiert (7). Der Wachstumsschub der Tibia und besonders der distalen Femurepiphyse sowie die Belastungen durch körperliche Aktivität, insbesondere bei Sportarten wie Fußball, wirken auf den Streckapparat und führen zu dessen Anhebung und zum partiellen Ausriss der Patellarsehnenapophyse. Aufgrund sekundärer Ossifikationsstörungen können sich hier Ossikel bilden, die nach Ablauf der Erkrankung schmerzhaft bleiben und zu diesem Zeitpunkt auch entfernt werden können (**3.29**). Im Vordergrund der Behandlung stehen sicher eine Sportpause bei kniebelastenden Sportarten sowie die Wiederherstellung der Muskelbalance um das Kniegelenk herum.

Sinding-Larsen-Johansson-Syndrom: Dieses Syndrom beschreibt eine Überlastung der Insertionsstelle am distalen Patellapol und tritt ebenfalls in engem Zusammenhang mit Überlastungen des Streckapparats des Kniegelenks beim Jugendlichen auf. Meist sind hier kalkdichte, schollige Veränderungen am distalen Patellapol zu sehen, die auch druckschmerzhaft verändert sind.

Chondropathia patellae: Die Chondropathia patellae oder der vordere Knieschmerz des Jugendlichen ist ein komplexes Krankheitsbild des Kniegelenks. Einerseits ist die Überlastung des Streckapparats im Wachstumsalter, andererseits die Belastung des Kniegelenks bei sich ändernden Knieachsen und Koordinationsdefiziten ausschlaggebend für die Entstehung des Knieschmerzes. Des Weiteren können auch Veränderungen der Synovialis, wie beim Plicasyndrom, sowie anatomische Variationen der Patellaform, aber auch Imbalancen der bindegewebigen Führung der Patella – der Retinakula – für das Entstehen des Krankheitsbildes verantwortlich sein. Sinnvoll erscheint es, bei chronischem Knieschmerz eine MRT durchzuführen, um Pathologien im patellaren Gleitlager oder peripatellar auszuschließen. Ist der MRT-Befund negativ, erscheint eine arthroskopische Abklärung nicht sinnvoll, in manchen Fällen kann aber eine Plica infra- oder suprapatellaris oder osteochondrale Herde im Bereich des Gleitlagers sowie der Patella gefunden und auch arthroskopisch erfolgreich behandelt werden. Vordringlich erscheint es, den Streckapparat innerhalb des Belastungsrahmens („Envelope" nach Scott Dye) zu bringen (2). Die Wiederherstellung des muskulären Gleichgewichts von Streck- und Beugemuskulatur, die Verbesserung der intramuskulären Koordination des

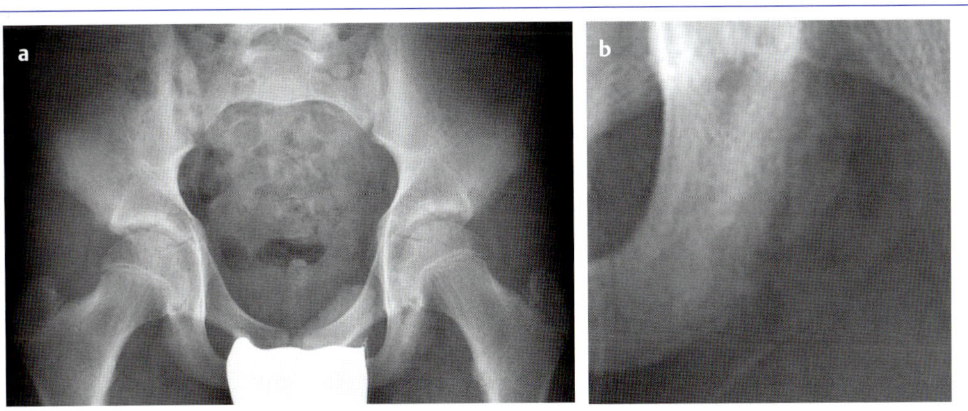

3.28 a Beckenübersichtsaufnahme eines 14-jährigen Geräteturners mit einer schalenartigen Knochenabhebung am Tuber ossis ischii (**b** Vergrößerungsaufnahme). Weiterhin erkennt man eine geringe Dislokation und feinzipfelige Ausziehungen ohne eindeutige Fragmentation der Apophyse.

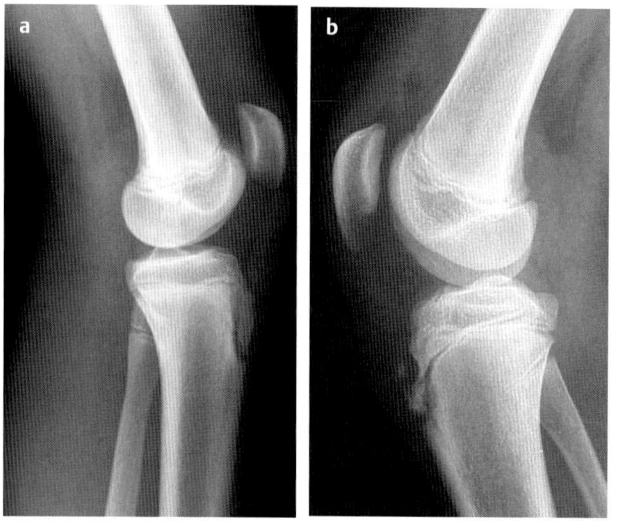

3.29 Morbus Osgood-Schlatter. Man erkennt eine Zerklüftung und eine Fragmentation des apophysealen Knochenkerns an der Tuberositas tibiae. Diese erscheint insgesamt deutlich verplumpt (**a**), mit feinzipfeligen Ausläufern. Weiterhin zeigt sich bei beiden Patienten (**a, b**) ein kleines knöchernes Fragment in der verdickt imponierende Patellarsehne. Für die Diagnostik reicht im Regelfall das konventionelle Röntgenbild aus, im Zweifelsfall kann eine Magnetresonanztomographie durchgeführt werden.

M. quadriceps zur Verbesserung der Patellaführung und die muskuläre Stabilisierung des Beines vom Becken aus sind wichtige Aspekte in der konservativen Behandlung von Chondropathien. Die langfristige Prognose ist als gut anzusehen, vor allem im Wachstumsalter und der Pubertät sollte man von operativen Behandlungskonzepten Abstand nehmen. Die radiologische Analyse des femoropatellaren Gleitlagers und der Patellaform sowie MRT und kinematische MRT helfen, langfristige Konzepte zu erstellen. Release-Operationen und Schwenkosteomien der Tuberositas erscheinen nur nach klarer Objektivierung des individuellen Pathomechanismus sinnvoll.

Scheibenmeniskus: Im Zuge der Entwicklung des Kniegelenks kann es zur mangelhaften Ausprägung der diskoiden Form vor allem des lateralen Meniskus kommen. In diesem Fall bleibt die komplette Septierung des lateralen Kompartments bestehen, was oft zu Einrissen der zentralen Portion dieses so genannten Scheibenmeniskus führt. Die Fixierung dieses Meniskus ist sehr variabel, was sich oft in dem klinischen Bild eines Schnappens oder einer Gelenkarretierung im lateralen Kompartment zeigt. Bei Rissen ist hier die arthroskopische partielle Entfernung unter Wiederherstellung der normalen Meniskusform notwendig und im Fall der Instabilität die Fixation instabiler Anteile. Die Prognose der Gelenkfunktion bei kompletter Entfernung ist leider nicht sehr gut und geht mit einer deutlichen Einschränkung der sportlichen Belastbarkeit einher.

Osteochondritis dissecans: Die Osteonekrose von Segmenten der konvexen Gelenkfläche des Femurkondylus beim Jugendlichen ist in seiner Ätiologie weitgehend ungeklärt, wird aber oft im Zusammenhang mit rezidivierenden Traumen oder sportlicher Überlastung gesehen. Entscheidend für die Prognose bei diesem Krankheitsbild ist die Intaktheit der Knorpelkappe über dem Osteonekroseherd. Maßnahmen wie das Anbohren der Nekroseareale haben keinen sicheren therapeutischen Erfolg erbracht. Die chirurgische Intervention ist aber bei instabilen oder ausgebrochenen Fragment mit sekundären Gelenkbeschwerden sicher notwendig. Entscheidend für das therapeutische Vorgehen ist auch das Alter des Patienten: Während osteochondritische Herde vor der Pubertät eine gute Prognose haben, sind vor allem größere Herde nach der Pubertät mit ausgeprägten Defekten der Gelenkoberfläche und der Ausbildung einer sekundären Früharthrose verbunden. In diesen Fällen erscheint eine chirurgische Intervention mit einem Versuch der Refixation oder mit osteochondraler Transplantation oder Knorpelzelltransplantation durchaus sinnvoll.

Patellaluxation: Rezidivierende Patellaluxationen sind meist mit einer dysplastischen Veränderung im Bereich des femoropatellaren Gleitlagers bei valgischen Knieachsen verbunden. Für die Therapie ist entscheidend, ob es durch die Patellaluxation zu osteochondralen Schädigungen an der Patella oder im femoropatellaren Gleitlager gekommen ist. Therapeutisch kommen hier sowohl konservative Maßnahmen mit Bandagen und muskulärer Stabilisierung als auch eine operative Umlenkung der Zugrichtung des Streckapparats infrage.

Beinachsenfehlstellungen: Die Entwicklung der Achsenverhältnisse beginnt mit einer ausgeprägten O-Bein-Stellung beim Säugling und setzt sich dann in eine zunehmende X-Bein-Stellung fort, die meist um das 3.–5. Lebensjahr ihr Maximum erfährt, um dann in die normale gering valgische Beinachsenstellung zu münden. Ausgeprägte, fixierte Veränderungen der Beinachsen in Valgus- oder Varusstellung (O- oder X-Bein) führen speziell bei hoher sportlicher Aktivität zu Überlastungen der jeweilig betroffenen Gelenkflächen im Kniegelenk. Bei Abweichungen von mehr als 7–10° von der Normalachse erscheint eine chirurgische Geradestellung durch entsprechende Umstellungsosteotomien angeraten zu sein.

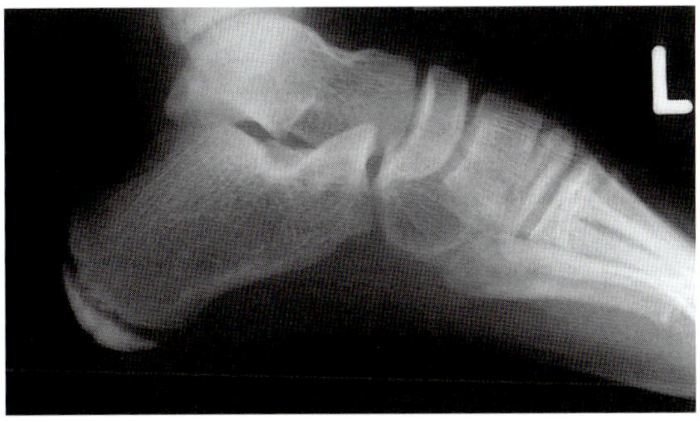

3.30 Überlastungsschaden der Calcaneusapophyse bei einem 12-jährigen Fußballer mit einer verstärkten Sklerosierung und Verbreiterung der Apophyse.

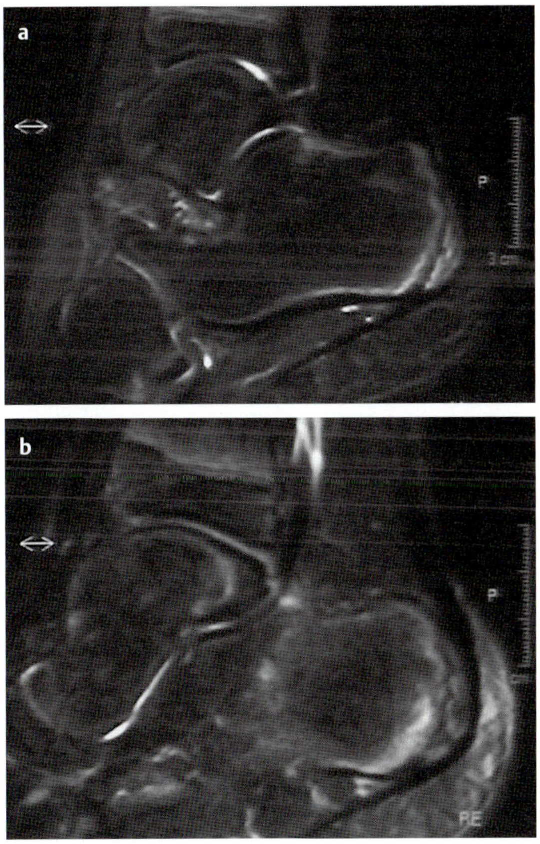

3.31 a, b Magnetresonanztomographisches Korrelat zu 3.30. Sagittale STIR-Sequenz mit inhomogenem Signalverhalten der Apophyse. Es finden sich hyperintense Signalanhebungen (Knochenmarködem) sowie auch hypointense Areale. Auch das umgebende Weichteilgewebe kommt in der STIR-Sequenz hyperintens zu Darstellung (Hinweis auf eine lokale Entzündung).

■ Fuß

Wie beim Erwachsenen ist die Versorgung mit einem adäquaten Schuh wichtigste Prophylaxe der Entstehung von Problemen im Bereich des Fußes. Der Schuh sollte eine entsprechende Stützung des Rückfußes mit Dämpfung im Auftritt sowie mit möglichst natürlicher Führung des Fußes während der Abrollbewegung ermöglichen. Korrekturen am Schuh sowie Einlagen sollten in einer Laufbandanalyse auf ihre Wirksamkeit hin überprüft werden. Einlagen bestehen am besten aus weichen Materialien, wie Schaumstoff oder Kork. Ein typisches kinderorthopädisches Problem ist die Sever-Erkrankung (Apophysitis calcanei), wobei die Apophyse des Calcaneus schmerzhaft ist und sich im Röntgenbild eine Kondensierung und oft auch eine Fragmentierung der Epiphyse zeigt (**3.30, 3.31**). Hier kann durch entsprechende Weichbettung der Ferse und passagere Sporteinschränkung Abhilfe geschaffen werden.

Kinderoprthopädische Probleme der Wirbelsäule

Die Wirbelsäule als zentrales Achsorgan stellt sowohl hinsichtlich Diagnose und Therapie aufgetretener Veränderungen als auch hinsichtlich der Prävention von Sportschäden und der Beurteilung der Sporttauglichkeit eine große Herausforderung für den Sportmediziner dar. Einerseits klagen in rückenbelastenden Sportarten, wie Turnen, bis zu 64 % (23) der Sportler im Spitzensport über lumbale Schmerzsyndrome, andererseits werden in epidemiologischen Studien bis zu 70 % der Sportuntauglichen wegen Veränderungen an der Wirbelsäule vom Sport freigestellt. Die Ursachen für lumbale Schmerzsyndrome liegen in Struktur- und Funktionsstörungen sowie Bandscheibenschäden oder anderen seltenen Ursachen, wie Tumoren oder Infektionen. Unter den strukturellen Störungen der Wirbelsäule finden wir die Skoliose, die juvenile Osteochondrose (Morbus Scheuermann) und die Spondylolyse bzw. Spondylolisthese am häufigsten. Ausprägung und Schwere dieser Krankheitsbilder beeinflussen wesentlich die sportorthopädische Beurteilung hinsichtlich Sporteignung und Sporttauglichkeit. Besonders bei der Beratung von Sportler und Trainer ist ein differenziertes Vorgehen unter Berücksichtigung der Belastbarkeit des zentralen Achsorgans und der spezifischen Belastung im Training unbedingt erforderlich.

■ Skoliose

Skoliosen bzw. Seitverbiegungen finden sich in Sportlerkollektiven in einer Häufigkeit von etwa 10 % bei Freizeitsportlern und mit deutlich höheren Prozentzahlen bei Speerwerfern (11). In der orthopädischen Literatur schwanken die Angaben über die Häufigkeit einer Skoliose zwischen 0,2 % und 4 %, wobei es sich hier um behandlungsbedürftige fixierte Verbiegungen mit Winkelgraden von > 15° nach Cobb handelt. Inwieweit eine einseitige Belastung bei langjährigem intensiven Training zu einer fixierten Fehlhaltung führt, ist zu diskutieren, aber in der Kausalität nicht bewiesen. Fixierte schwere Skoliosen sind im Sport ausgesprochen selten, man findet sie aber öfter gerade in Disziplinen, die als Therapie bei Skoliose angeordnet werden, wie z. B. Schwimmen. Bei der Beurteilung der Sportfähigkeit müssen verschiedene Faktoren berücksichtigt werden, wie Ursache, Alter, Belastungsintensität und Sportart. Wichtig erscheint eine kontinuierliche klinische und radiologische Kontrolle, um eine Progredienz der Skoliose zu verhindern. Bei Cobb-Winkeln von > 10° sind stereotype einseitige Belastungen nicht anzuraten, ab einem Cobb-Winkel von 25° ist kein Leistungssport mehr zu empfehlen.

Juvenile Osteochondrose

In der Literatur finden sich einerseits unterschiedliche Häufigkeitsangaben und andererseits kontroverse Ansichten über die Belastbarkeit bei Morbus Scheuermann. Die Häufigkeitsangaben schwanken von 0,3% bis 8% in Normalkollektiven und betragen bis zu 50% bei Leistungsturnern (14). Besonders in den Studien von Pollähne wird auf die unterschiedliche Genese von Wirbelkörperveränderungen bei Jugendlichen hingewiesen. So müssen Wirbelaufbaustörungen mit Veränderungen an den Apophysen von mikrotraumatischen Deckplatteneinbrüchen und der juvenilen Osteochondrose unterschieden werden. Die typischen Veränderungen der Adoleszentenkyphose liegen in der mittleren Brustwirbelsäule, betreffen mehr als 3 Wirbel und zeigen einen Kyphosewinkel von > 40° (15). Das pathognomonische Zeichen ist das Schmorl-Knötchen in den Wirbeldeckplatten. In der von Schmidt angegebenen Stadieneinteilung können nach Pollähne für die Stadien 1 und 2 passagere und kontrollierte Einschränkungen auf Leistungssportniveau erfolgen. In den Stadien 3 und 4 sollten kyphosierende Sportarten sowie Sportarten mit hoher axialer Belastung verboten werden. Auch hier ist die Beurteilung des Stadiums, des Alters, der Lokalisation, der Belastungsintensität und der Sportart erforderlich (13).

Spondylolyse und Spondylolisthese

Krankheitsbild: Die Spondylolisthese stellt eine Ventralverschiebung des Wirbelkörpers mit seinen Bogenwurzeln sowie seinen kranialen Gelenk- und Querfortsetzen dar. Die Ventralverschiebung wird durch Spondylolyse (Spaltbildung) oder Elongation der Zwischengelenkstücke (Intraartikularportion, Isthmus) möglich. Der dorsale Anteil des Wirbelbogens mit kaudalen Gelenk- und Dornfortsätzen verbleibt in anatomischer Position (24). Auch andere Spaltbildungen des Wirbelbogens, wie die Spina bifida, sowie die retroisthmische Spalte und Fehlbildungen der Wirbelsäule, arthrotische Veränderungen der Wirbelbogengelenke in Verbindung mit ligamentärer und segmentaler Instabilität sowie Luxationsfrakturen können Ursachen für ein Wirbelgleiten sein.

Diagnostik: Die Diagnose der Lyse und der Listhese wird in typischer Weise am seitlichen Röntgenbild der Lendenwirbelsäule oder an der um 45° gedrehten Aufnahmen gestellt. Die Graduierung der Spondylolisthese erfolgt nach Meyerding, wobei das Ausmaß der Verschiebung des kranialen gegenüber dem kaudalen Wirbel in 4 Stadien gegliedert wird (19).

Ätiologie: Als ursächlich für die Spondylolyse und die Spondylolisthese werden Scher- und Druckbelastungen im Bereich der unteren Lendenwirbelsäule und des lumbosakralen Übergangs angesehen (20). Knöcherne Fehlentwicklungen und mechanische Faktoren werden kontrovers diskutiert (5, 12). Das Vorkommen von Spondylolysen schon bei der Geburt wird allgemein verneint, vielmehr treten sie erst mit dem Wachstum auf. In histologischen Untersuchungen finden sich bei Heranwachsenden reaktive Zeichen mit Kallusbildung, bei Erwachsenen meist inaktives Pseudoarthrosegewebe. Das signifikant erhöhte Vorkommen von Spondylolysen und -listhesen in Spitzensportlerkollektiven in wirbelsäulenbelastenden Sportarten mit vermherter Wirbelsäulenhyperlordose unterstützt die Theorie der Spondylolyse als Ermüdungsbruch (11, 16). Durch mechanische Überlastung bei ungünstigen anatomischen Verhältnissen kommt es durch rezidivierende Mikrotraumata zur Entstehung einer Umbauzone in der intraartikulären Portion des Wirbelbogens mit folgender Stressfraktur. Im Zuge von Reparationsversuchen kann nun eine Pseudarthrose entstehen oder eine Elongation der Intraartikularportion mit folgender Listhese (18). In epidemiologischen Studien konnte gezeigt werden, dass Spondylolysen und Spondylolisthesen in Kollektiven von Spitzensportlern der Sportarten Turnen (23), Stabhochspringen (22) und Speerwerfen (11) häufiger vorkommen. Im Gegensatz dazu konnte in gemischten Sportlerkollektiven und speziell auch in Freizeitsportlerkollektiven keine vermehrte Häufung von Spondylolysen und Spondylolisthesen gegenüber der Normalbevölkerung gefunden werden (4,4%, n = 6250). Diese Zahlen geben einen deutlichen Hinweis auf die entscheidende Rolle der biomechanischen Belastung in der Entstehung dieser Erkrankung. Pollähne konnte in seinen Arbeiten die deutliche Zunahme der Spondylolyse- und Spondylolisthesehäufigkeit mit steigendem Trainingsalter nachweisen (13).

Klinisches Bild: Kinder bieten meist eine lumbale myalgieforme Schmerzsymptomatik mit einem Belastungs- und Hyperextensionsschmerz. In schweren Fällen können Gangstörungen und das Bild einer Hüften-Lenden-Strecksteife auftreten. In 20–30% der Fälle ist die Listhese mit einer Skoliose kombiniert. Bei einer Listhese eines Grades von > I–II nach Meyerding ist eine Stufenbildung der Dornfortsätze palpabel. Typischerweise bilden die Kinder das Bild einer ischiokruralen Verkürzung mit positivem Pseudo-Lasègue-Zeichen aus. Kaudasyndrome und radikuläre Läsionen (meist Wurzel S1) sind selten. Die Olisthesen im Kindesalter sind meist im Segment LWK 5/SWK 1 lokalisiert.

Therapie: Bei Vorliegen einer inzipienten Spondylolyse oder Spondylolisthese stehen konservative Maßnahmen zunächst im Vordergrund. Über heilgymnastische Programme sollten eine muskuläre Stabilisierung und das Ausgleichen muskulärer Dysbalancen erreicht werden. Bei schmerzdominierten Krankheitsbildern können eine lokale physikalische Therapie und eine vorübergehende Miederruhigstellung versuchsweise zur Anwendung kommen, wobei aber der muskulären Stabilisierung wenn möglich immer der Vorzug zu geben ist. Bei progredienter Listhese, therapieresistenten Schmerzsyndromen sowie radikulärer oder Kaudasymptomatik ist die dorsale Spondylodese oder kombinierte Verfahren möglich; die Indikation zur Operation muss jedoch individuell gestellt werden.

Prognose: Prognostisch ungünstige Faktoren bei Spondylolyse für das Auftreten einer Spondylolisthese sind eine bestehende Symptomatik der Lyse im Kindesalter, weibliches Geschlecht und dysplastische Störungen im Bereich des lumbosakralen Übergangs, wie Spina bifida, Keilwirbelbildung von LWK 5 und ein kurzer, abgerundeter SWK 1. Bei Vorliegen derartiger Veränderungen müssen wirbelsäulenbelastende Sportarten ärztlicherseits verboten werden. Einseitige Spondylolysen und geringe Spondylolisthesen bedingen ein partielles Sportverbot für wirbelsäulenbelastende Übungen und eine deutliche Reduktion des Trainingsumfangs. Diesen Sportlern sollte der Wechsel auf eine weniger belastende Sportart angeraten werden (4). Durch regelmäßige radiologische und klinische Kontrollen müssen die erhobenen Einschränkungen der Sportfähigkeit kontrolliert werden. Als besonders ungeeignete Sportarten bei Spondylolysen und Spondylolisthesen können folgende angeführt werden (20):

- Leichtathletik (Sprung- und Wurfdisziplinen),
- Geräteturnen und Wettkampfgymnastik,
- Trampolin- und Kunstspringen,
- Ringen und Judo,
- Delphinschwimmen,
- Gewichtheben.

Aufgaben der Kinderorthopädie: Bei Wirbelsäulenveränderungen erscheinen die sportorthopädische Beratung und Aufklärung von Trainer, Vereinsfunktionären und dem Athleten selbst als eine unbedingte Voraussetzung. Es sollten sowohl Prinzipien der Trainingsgestaltung hinsichtlich Umfang und Intensität als auch die Durchführung der Trainingsübungen mit dem Trainer geklärt werden. Besonders beim Erlernen neuer Bewegungen, z. B. beim Turnen, kann es durch unkoordinierte Fehlbelastungen der Wirbelsäule bei Überstreckbewegungen zu biomechanisch bedenklichen Bewegungen der Lendenwirbelsäule kommen. Hier kann durch entsprechende Sicherungsmaßnahmen und koordinative Vorübungen Abhilfe geschaffen werden. Aber auch im nichtleistungsorientierten Sport entstehen durch fehlerhaftes Ausführen gymnastischer Übungen bedenkliche Belastungen im lumbosakralen Übergang. Hyperextensionsbewegungen mit Rotationskomponente sowie axiale Stauchungsbelastungen sollten bei Vorliegen von Lyse und Listhese vermieden werden. Bei Vorliegen muskulärer Dysbalancen mit daraus folgender ventraler Beckenkippung kann der Sportler durch entsprechende Dehnungs- und Kräftigungsprogramme eine günstigere biomechanische Situation im lumbosakralen Übergang schaffen. Ein Sportverbot sollte wenn möglich nicht generell, sondern nur partiell, das heißt für bestimmte Sportarten und Bewegungen, ausgesprochen werden. Hier ist es besonders wichtig, auf attraktive Alternativen zur betriebenen Sportart hinzudrängen. Ein generelles Sportverbot scheint meist nur bei schwerwiegenden Veränderungen notwendig.

Sport im Kindesalter

Sportorthopädische Beurteilung der Belastbarkeit

Die sportmedizinische Beurteilung der Belastbarkeit eines Kindes für die Ausübung von Sport muss sich einerseits an der individuellen Entwicklung und Reife des Kindes, andererseits an den leistungsphysiologischen Parametern der Stoffwechselentwicklung, wie verminderte anaerobe Kapazität, orientieren. Für das Erlernen komplizierter Bewegungsketten erscheint die Zeit der Grundschule am geeignetsten, und diese Zeit soll zum Training der grundlegenden Techniken der Sportarten genutzt werden. Bezüglich der Kraftbelastungen sehen wir besonders bei überhöhten abrupten Zugbelastungen an den Sehnenansätzen und Apophysen sowie bei auftretenden Scherkräfte an den Epiphysen kritische Momente der Belastbarkeit, sodass Fremdgewichte und hohe Stauchungsmomente unbedingt vermieden werden müssen. Eine verpflichtende sportärztliche Eignungsuntersuchung durch den Sportorthopäden vor Aufnahme des Leistungssports ist zu fordern. Wettkampfgeräte, Regeln und Trainingsgestaltung müssen individuell an die jeweilige Belastbarkeit des Kindes angepasst werden. Sportmediziner und Trainer müssen gemeinsam einen Trainingsplan, der kindgerecht gestaltet wird, erstellen und umsetzen. Neben dem Sport sollten auch noch andere Lebensbereiche – wie Familie, Freunde, Spiele und Hobbys – genügend Platz finden. Besonders ist zu vermeiden, dass zu viele Sportarten gleichzeitig trainiert werden, da die Gesamtbelastung entscheidend für die Entstehung von Überlastungssyndromen ist. Wettkämpfe im Kindesalter sind wichtig, sollten aber nicht zu ernst genommen werden, da die langfristige Leistungsentwicklung und der Erhalt der Gesundheit auch hier Vorrang haben. Entscheidend ist festzustellen, wer wann für welche Sportart wie und mit welcher Technik geeignet ist.

Sportverbot und Leistungssportverbot

Liegen pathologische Veränderungen bei kinderorthopädischen oder sportorthopädischen Krankheitsbildern vor, so muss in vielen Fällen die sportliche Belastung passager oder dauernd herabgesetzt werden. Ein ärztliches Attest zur Freistellung vom Schul- oder Leistungssport sollte gegebenenfalls neben der Diagnose folgende Angaben enthalten: Dauer, Umfang, Voll- oder Teilfreistellung, verbotene Belastungen, Alternativen und einen Kontrolltermin des Sportverbots. Die Empfehlungen bezüglich der Sporteinschränkung werden bei den einzelnen Krankheitsbildern besprochen und bedürfen oft einer individuellen Abstimmung.

Zusammenfassung

Zusammenfassend kann man feststellen, dass sportorthopädische Probleme in Kindesalter in vielen Fällen vermeidbar sind. Als häufigste Ursachen sind zu beobachten, dass hohe Belastungen oder falsche Trainingsmethoden und -inhalte zu früh angewendet werden. Der berühmte Sportorthopäde Lyle Micheli (9), der an der Harvard Medical School Kindersportorthopädie betreibt, hat das Problem des Kindersports in einem Satz sehr prägnant dargestellt: **„Too much, too soon."**

Literatur

1. Barnes ST, Hinds RB. Pseudotumor of the ischium. J Bone Joint Surg. 1972; 54A:645.
2. Dye SF. Radionuclide imaging of the patellafemoral joint in young adults with anterior knee pain. Orthop Clin North Am. 1986; 17(2):249–62.
3. Engel A, Windhager R. Der Stellenwert des Ossikels in der Therapie bei Morbus Osgood- Schlatter. Sportverletzung Sportschaden. 1987; 2:100–8.
4. Engelhardt M, Reuter I, Freiwald J, Bohme T, Halbsgut A. Spondylolysis and spondylolisthesis and sports. Orthopäde. 1997; 26:755–9.
5. Junghanns H, Hrsg. Die Wirbelsäule in Forschung und Praxis, Bd 89. Stuttgart: Hippokrates; 1980.
6. Klose HH, Schuchhardt E. Die beckennahen Apophysenabrisse. Orthopäde. 1980; 9:229–36.
7. Kvist M, Kujala U. Osgood Schlatter's and Sever's disease in young athletes. Duadecim. 1984; 100:142–50.
8. Menge M. Sportartspezifische Belastungsauswirkungen an der Wirbelsäule. In: Rickert H, Hrsg. Sport an der Grenze menschlicher Leistungsfähigkeit. Heidelberg: Springer; 1981:201.
9. Micheli ML, Gerbino PG. Epidemiology of children's sports injuries. Orthop Trans. 1979; 3:88.
10. Morscher E, Desaulles PA. Die Festigkeit des Wachstumsknorpel in Abhängigkeit von Alter und Geschlecht. Schweizer Med Wochenschr. 1964; 17:582.
11. Neusel E, et al. Röntgenologische Langzeitbeobachtungen bei Speerwerfern der Spitzenklasse. Sportverletzung Sportschaden. 1987; 2:76.
12. Niethard FU, Pfeil J, Weber M. Etiology and pathogenesis of spondylolytic spondylolisthesis. Orthopäde. 1997; 26: 750–4.
13. Pollähne W. Ergebnisse der Wirbelsäulenlängsschnittauswertung bei Hochleistungsturnern und Hochleistungsschwimmern aus radiologischer Sicht. Dtsch Z Sportmed. 1991; 42(7):292–308.
14. Pollähne G, Steinbrück K. Wirbelsäulenschäden durch Sport. In: Cotta H, Krahl H, Hrsg. Die Belastungstoleranz des Bewegungsapparates. Stuttgart: Thieme; 1980:78.
15. Puhl W, Weber M, Wetzel R. Längsschnittuntersuchungen bei Morbus Scheuermann zum Krankheitswert röntgenologischer Veränderungen. In: Junghanns H, Hrsg. Die Wirbelsäule in Forschung und Praxis, Bd 1. Stuttgart: Hippokrates; 1985: 41–2.
16. Riehl KA, Bernett P. Spondylolyse und Spondylolisthesis im Sport. Dtsch Z Sportmed. 1991; 1:12.
17. Risser JC. The iliac apophysis: an invaluable sign in the management of scoliosis. Clin Orthop. 1958; 11:111.
18. Schiffel P, et al. Sportmedizinische Empfehlungen zur Prophylaxe und Belastungsgestaltung bei Sportlern mit Spondylolyse. Med Sport. 1989; 29:244.
19. Schwerdtner HP, Merz F, Böhmer D. Röntgenologische Verlaufskontrollen der Wirbelsäule bei Kunstturnern und -turnerinnen nach langjährigem Training. In: Cotta H, Krahl H, Hrsg. Die Belastungstoleranz des Bewegungsapparates. Stuttgart: Thieme; 1980:232–4.
20. Steinbrück K. Die Bedeutung mechanischer Faktoren bei der Entstehung der Spondylolyse. Z Orthop. 1980; 118:456.
21. Steinbrück K, Krahl H. Apophysäre Frakturen am Becken bei Jugendlichen. In: Pförringer W, Rosemeyer B, Bär HW, Hrsg. Sport-Trauma und Belastung. Erlangen: Perimed; 1985:545–60.
22. Theiss F. Typische Verletzungen bei Stabhochspringern unter besonderer Berücksichtigung der Lendenwirbelsäule. Dtsch Z Sportmedizin. 1980:161–72.
23. Wismach J. Wirbelsäulenveränderungen bei Kunstturnerinnen. Sportverletzung Sportschaden. 1988; 2:95.
24. Zippel H. Die Spondylolisthesen. Med Sport. 1980; 20:65–78.

3.8 Senioren

C. H. Siebert

Einleitung

Epidemiologie: Der zunehmende Altersanstieg in unserer modernen Gesellschaft führt zwangsläufig dazu, dass auch vermehrt Senioren am Sport aktiv teilnehmen können. Es wächst der Anspruch an eine hohe Lebensqualität im Alter, die im Freizeitbereich bei vielen Bürgern auch sportliche Aktivitäten beinhaltet. Die höheren Ansprüche an diese Freizeitgestaltung bei besserer Gesundheit führen auch zu immer belastenderen Aktivitäten dieser Altersgruppe (11). Für das Jahr 2010 kann in Deutschland mit über 20 Mio. (> 25 % der Bevölkerung) potenziell Sporttreibenden, die älter als 60 Jahre sind, gerechnet werden (17). Entsprechend erwarten die Senioren Unterstützung und Beratung durch ihren sportmedizinisch tätigen Arzt.

Sportarten: Die angelsächsische Definition der „Masters"- oder „Veteran"-Klasse gestattet seit langem eine organisierte Sportausübung, vor allem im Schwimmen, auf nationalem und internationalem Parkett. Somit kann weltweit dem Trend des Seniorensports auch im Sinne von Leistungssport Rechnung getragen werden. Die Fitness- und Wellnessindustrie hat den Seniorenbereich inzwischen für sich entdeckt und bietet neben Walking, Tai-Chi, Rückenschulung und Krafttraining ein breit gefächertes Angebot an. In den USA nehmen bereits heute mehr als 10 % der über 75-Jährigen an Krafttraining teil – mit steigender Tendenz. Ziele sind die Reduktion der Sturzgefahr und der Erhalt der Eigen- bzw. Selbstständigkeit (3). Das National Institute of Aging verbindet diese Entwicklung mit folgenden, im Internet veröffentlichten Empfehlungen (3):

- mindestens 2 Tage pro Woche trainieren;
- Übungen im Stehen oder im Sitzen durfühern;
- Übungen bevorzugen, die große Muskelgruppen beanspruchen;
- gezielt die Greiffunktion trainieren;
- jede Übung 8- bis 15-mal wiederholen und dann eine zweite Serie durchführen;
- Pausen zwischen den Serien einhalten;
- bei Kraftübungen nicht die Luft anhalten;
- Dehnungsübungen nicht vergessen;
- bei eventuellem Einsatz von Gewichten mit 1 kg anfangen und langsam steigern;
- bei Schmerzen Übungen abbrechen.

Nutzen des Sports: Wenn man dann noch berücksichtigt, dass Studien einen positiven Zusammenhang zwischen einem höheren Aktivitätsniveau und einer verbesserten geistigen Fitness älterer Menschen aufzeigen, ist der „Boom" schon vorprogrammiert (21). Allgemein stellt die körperliche Belastung heute schon die zentrale Säule innerhalb der Osteoporoseprävention und -rehabilitation dar. Neben der Reduktion der Sturzhäufigkeit wird ein positiver Einfluss auf die Knochendichte festgestellt, wobei Einigkeit bezüglich der idealen Trainingsinhalte unter Experten weiterhin nicht besteht (12). Generell liegt eine verlangsamte und verringerte Adaptionsfähigkeit bei reduzierter Leistungsfähigkeit beim älteren Sportler vor, aber eine Trainierbarkeit besteht auch noch im hohen Alter. Ein Anstieg der Anzahl an Senioren, die nach endoprothetischer Versorgung ihren gewohnten sportlichen Aktivitäten nachgehen möchten, wird mit der Umkehr der Alterspyramide ebenfalls zwangsläufig erfolgen. Und die Lebenserwartung steigt weiter, während „Anti-Aging" zu einem neuen Schlagwort geworden ist. Nur eine regelmäßige körperliche Aktivität kann aber sicherstellen, dass der unvermeidliche biologische Alterungsprozess eingedämmt wird. Die Lebensqualität der Senioren ist somit maßgeblich abhängig vom Aktivitätsniveau. Neben dem „Aktivbleiben" im Alltag werden somit altersangepasste Trainingsprogramme und geeignete Sportarten gesucht. Nur durch eigene Aktivität kann der ältere Mensch seine Gesundheit und Leistungsfähigkeit und somit auch seinen Lebensstil erhalten. Viele Sportvereine haben dieses Segment längst erkannt. Diese Aktivitäten und Ansprüche gilt es professionell sportmedizinisch zu begleiten. Während es sich beim jüngeren Sportler häufig um die Versorgung von Sportverletzungen dreht, stehen beim Seniorensportler Beratung und Verletzungsprävention an erster Stelle.

Alterung

Allgemeine Veränderungen: Die Anpassungsfähigkeit des menschlichen Organismus nimmt im Alter ab, während die verschleißbedingten Veränderungen (Arthrose) zunehmen. Trotzdem ist eine sportliche Betätigung für Kreislauf, Atmungsorgane und die allgemeine Leistungsfähigkeit im Sinne einer Leistungsverbesserung sinnvoll. Hier sind Ausdauersportarten zu bevorzugen, da unter anderem eine Verminderung des koronaren Risikos durch Ökonomisierung der Herzarbeit, eine Gewichtsreduktion sowie eine Verbesserung des Stoffwechsels und des Blutdruckes zu erzielen sind (13).

Bewegungsorgane: Für den Bereich der Bewegungsorgane gilt, dass der Alterungsprozess unter anderem zu einer reduzierten Körperbeherrschung, zu einer Verlangsamung der Muskelaktionen bei Abnahme der Muskelkraft und zu einem Beweglichkeitsverlust führt. Die Rückbildung im neuromuskulären Bereich fördert bei ungünstiger Wahl der Sportart die Entstehung von Sportschäden. Die muskulären Dysbalancen und mangelhaften Steuerungsmöglichkeiten können einen ausreichenden muskulären Schutz der Gelenke nicht mehr gewährleisten. Hierbei ist natürlich die altersbedingte Veränderung des Gelenks selbst mit zu berücksichtigen. Eine Aktivierung vorbestehender Leiden, wie Cox- oder Gonarthrose, kann durch sportliche Belastung erfolgen und sollte durch ein dosiertes Vorgehen vermieden werden. Die reduzierte Knochenqualität bringt zusätzlich ein erhöhtes Frakturrisiko mit sich, während der Elastizitätsverlust der Halte- und Bewegungsorgane zu einem Anstieg der Häufigkeit an Muskel- und Sehnenverletzungen führt. Generell bietet dieses Kollektiv an Sportlern somit das gesamte Spektrum an Sportverletzungen. Bei der sportlichen Betätigung muss dies – ebenso wie rasche Ermüdbarkeit, erhöhte Verletzbarkeit und Abnahme der Anpassungsfähigkeit des älteren Sportlers – berücksichtigt werden. Der Bedarf an verlängerten Regenerationsphasen im Alter ist ebenfalls nicht außer Acht zu lassen (16). Somit bringt die akute körperliche Belastung, auch bei trainierten Senioren, ein nicht zu vernachlässigendes Gesundheitsrisiko mit sich (11). Der nichttrainierte Mensch verliert zwischen dem 20. und dem 70. Lebensjahr etwa 30–40 % seiner Skelettmuskelmasse. Auch die Leistungsfähigkeit des kardiopulmonalen Systems entspricht im 60. Lebensjahr nur noch etwa 66–75 % des früheren maximalen Sauerstoffaufnahmewertes und nimmt im Alter weiter kontinuierlich ab (8). Bei Fortsetzung der muskulären Untätigkeit käme es unter anderem zur Progression der Gelenkknorpeldegeneration, Rückbildung der Knochenmasse, Koordinationsverlust, Zunahme der Risikofaktoren und meist zu einer weiteren Gewichtszunahme. Gerade nach längeren Pausen muss die sportliche Betätigung deshalb behutsam aufgebaut werden.

Bestehende Erkrankungen: Auch die Anzahl von mit zu berücksichtigenden Nebenerkrankungen, wie z. B. des Herz-Kreislauf-Systems und des Stoffwechsels, aber auch der Bewegungsorgane, wie z. B. Osteoporose, erhöht sich im Alter. Eine Vorstellung bei einem sportmedizinisch erfahrenen Internisten wird in vielen Fällen unumgänglich sein, um die kardiopulmonale Leistungsfähigkeit zu determinieren (1, 13). Eine angemessene Auswahl bezüglich der durchzuführenden Sportart kann dann im Sinne einer interdisziplinären Zusammenarbeit erfolgen.

Sportverletzung/Sportschaden

Häufigkeit: In epidemiologischen Untersuchungen ist die Verletzungshäufigkeit bei älteren Sportlern eher gering. Bei den über 45-Jährigen in den USA treten etwa 3 behandlungsbedürftige sport- oder freizeitbedingte Notfälle pro 1000 Bürger und Jahr auf (Männer: 4,3; Frauen: 2,2), während Jugendliche einen 15fach höheren Wert aufweisen (Jungen: 75,4; Mädchen: 36,3) (2). Bei den älteren Mitbürgern wird das Fahrrad am häufigsten im Zusammenhang mit Verletzungen genannt (4). Während bei Erfassung aller Sportverletzungen die älteren Sportler im Vergleich prozentual weniger betroffenen sind, kann es durchaus zu Verzerrungen des Bildes kommen, wenn man isoliert Sportarten wie Golf betrachtet, die vermehrt von dieser Altersgruppe betrieben werden (👁 **3.32**) (20).

Betreuung des älteren Sportlers: Dem orthopädisch-traumatologisch ausgelegten Sportmediziner fällt bei der Betreuung des Seniorenbereichs die Aufgabe der Beurteilung der Bewegungsorgane und der daraus resultierenden Konsequenzen im Sinne der Prävention zu. Schwerwiegende Sportverletzungen in dieser Altersgruppe sind glücklicherweise eher die Ausnahme (11). Bei der Ausübung muss sich aber auch der Sportreibende der altersbedingten Veränderungen seines Organismus bewusst sein. Eine entsprechend umfassende Aufklärungsarbeit ist zu fordern, während

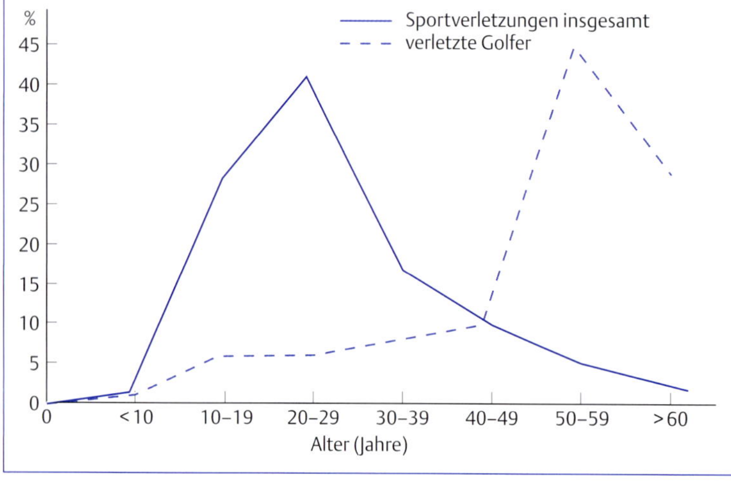

👁 **3.32** Altersverteilung von Sportverletzungen insgesamt und von verletzten Golfern (nach 20).

eine regelmäßige und maßvolle körperliche Belastung angestrebt werden sollte. Bei dem Thema „Sport des älteren Menschen“ kommt man zwangsläufig zu der Frage nach Sport bei Arthrose (9, 10). Auch wenn es zu dieser Thematik wenig evidenzbasierte Erkenntnisse gibt, sollte man das Ausmaß des Gelenkverschleißes im Rahmen der Beratung mitberücksichtigen. Hier gilt es, das individuell richtige Ausmaß an Belastung zum Erhalt der Knorpel- und Knochenstrukturen zu finden, während Fehl- oder Überbelastung des alternden Bewegungsapparats zu vermeiden sind. Dass ein erhöhtes Körpergewicht zu einer Mehrbelastung der Gelenke führt, ist naheliegend, sodass die positive Wirkung der sportlichen Belastung den Nachteilen einer lokalen Reizung arthrotischer Gelenke gegenübergestellt werden muss.

Training des älteren Sportlers

Geeignete Sportarten: Nach einem ausgiebigen Aufwärmprogramm reicht es im Allgemeinen ein Sportprogramm von 2–5 Stunden pro Woche durchzuführen. Man sollte einen langsamen Belastungsaufbau und ein Training im Ausdauerbereich (z. B. Herzfrequenz von 180 minus Lebensalter) anstreben. Eine Belastung im Bereich von 65 % der Maximalkraft ist für den Alterssport völlig ausreichend. Das Training sollte im schmerzfreien Bereich erfolgen und die vorliegenden Bewegungsausmaße, vor allem im Bereich der großen Gelenke, berücksichtigen. Verletzungsvorbeugung und -vermeidung stehen bei der Wahl der Sportart im Mittelpunkt. Als Hilfsmittel können Wasser (Aquajogging), das Fahrrad und Trainingsgeräte erfolgreich genutzt werden, da sie Belastungen der Gelenke unterhalb des Niveaus des eigenen Körpergewichts ermöglichen. Die Wahl der Sportart ist von der individuellen Eignung und Erfahrung abhängig. **T 3.6** kann lediglich als Richtlinie für die sportmedizinische Beratung dienen. Es sollten Sportarten mit geringer Impulsbelastung ohne Extrembewegungen mit möglichst gleichmäßigen und rhythmischen Bewegungsabläufen bevorzugt werden (5). Auch bei verschleißbedingten Veränderungen können durch eine muskuläre Kräftigung, eine Verbesserung der Bewegungsausmaße und eine Schmerzreduktion positive Effekte an den Bewegungsorganen erzielt werden. Eine allmähliche Belastungssteigerung ist aber unbedingt zu fordern, da Frakturen, vor allem der oberen Extremitäten, unter den Sportverletzungen bei älteren Sportlern mit reduzierter Knochenfestigkeit in den Mittelpunkt des Interesses rücken (19). Der alterungsbedingte Verlust der Dämpfungseigenschaften des Gewebes sollte vor allem bei der Wahl des Schuhwerks und des Bodenbelags (hohe Stoßabsorption) Berücksichtigung finden.

T 3.6 Sportarten im Alter

Geeignet	Bedingt geeignet	Ungeeignet
▪ Schwimmen (Kraul, Rückenschwimmen) ▪ Aquajogging ▪ Radfahren ▪ Rudern ▪ Wandern/Skiwandern/Walking ▪ Gymnastik/Fitnesstraining	▪ Golf ▪ Tennis/Tischtennis ▪ Reiten ▪ Kegeln/Bowling ▪ Jogging ▪ alpines Skilaufen	▪ Squash ▪ Geräteturnen ▪ Bergwandern (vor allem „Bergabwandern“) ▪ Kampfsportarten ▪ Mannschafts-/Ballsportarten ▪ Eislaufen

Ausdauersport, Gewichtstraining: Generell gilt für Ausdauersport – wie Laufen, Radfahren, Walking, Skilanglauf etc. –, dass eine mäßige, aber regelmäßige (mindestens 2-mal pro Woche 30 min) Betätigung angestrebt werden sollte. Eine Intensitätssteuerung kann über ein Pulsmessgerät erfolgen, aber allgemein reicht eine Laufbelastung, die eine entspannte Unterhaltung mit dem Laufpartner noch ermöglicht. Auf die soziale Komponente beim Seniorensport sei in diesem Zusammenhang lediglich hingewiesen. Sollte eher ein Gewichtstraining angestrebt werden, gilt für den älteren Sportler nach ausgiebigem Aufwärmen und ausreichender Regenerationszeit der Grundsatz „geringes Gewicht – häufige Wiederholungen“. Ziele des Alterssports sind unter anderem die Kräftigung der gelenkschützenden Muskulatur sowie die Verbesserung des Gangbildes, der Koordination und der Reaktionsfähigkeit. Eine regelmäßige und maßvolle Belastung sollte so lange wie möglich erfolgen.

Umgebungsbedingungen: Außentemperaturen müssen bei dieser Altersgruppe aufgrund der reduzierten Anpassungsfähigkeit des Organismus vermehrt berücksichtigt werden. Eine verlängerte Aufwärmphase bei kalter Witterung ist genauso erforderlich wie ein Aussetzen der sportlichen Aktivität bei hohen Temperaturen.

Vorbereitung: Vor der Wiederaufnahme des Trainings sollte eine medizinische Abklärung inklusive klinischer Untersuchung erfolgen. Dabei sollten internistische und orthopädische Gesichtspunkte, insbesondere anamnestische Angaben zu belastungsbedingten Symptomen, im Vordergrund stehen. Bei bestehender Sportfähigkeit kann dann ein individuelles Trainingsprogramm, nach Möglichkeit unter Berücksichtigung einer gelenkschonenden Sportart, erstellt werden (**T 3.7**).

T 3.7 Möglicher Trainingsplan bei Sportwiederaufnahme

Woche	Samstag	Sonntag	Montag	Dienstag	Mittwoch	Donnerstag	Freitag
1	10 min	10 min	frei	10 min	frei	10 min	frei
2	15 min	10 min	frei	12 min	frei	10 min	frei
3	15 min	10 min	frei	15 min	frei	10 min	frei
4	15 min	10 min	frei	10 min	10 min	10 min	frei
5	15 min	10 min	frei	12 min	10 min	12 min	frei
7	15 min	12 min	frei	15 min	12 min	15 min	frei
10	15 min	20 min	frei	20 min	15 min	20 min	frei

Ausblick

Aufgabe des Sportmediziners ist es, beim älteren Sportler vor allem beratend tätig zu werden, Risiken aufzuzeigen und die sportlichen Ambitionen in vernünftige Bahnen zu lenken. Ein rigides ärztliches Verbot der Lieblingssportart eines Betroffenen hilft da sicherlich nicht weiter. Die Lebensqualität, auch bei der Sportausübung, sollte beim Senior den Wettkampfehrgeiz ablösen. Sportverletzungen gilt es präventiv entgegenzuwirken, und wenn sie trotzdem auftreten, sind sie nach den bekannten orthopädisch-unfallchirurgischen Behandlungsschemata unter Berücksichtung der biologischen Gegebenheiten zu versorgen. Die Bemühungen des Deutschen Sportbundes im Bereich „Alterssport" gilt es zu unterstützen, da ein „erfolgreiches Altern" auch erhebliche gesundheitspolitische Implikationen hat.

Literatur

1. Breuer C. Vorsorgeuntersuchung, Freizeitsportler. In: Siebert CH, Breuer C, Krüger S, Miltner O, Hrsg. Tipps und Tricks für den Sportmediziner. Heidelberg: Springer; 2004:355–63.
2. Centers for Disease Control and Prevention. Nonfatal sports- and recreational injuries treated in emergency departments. Morb Mortal Wkly Rep. 2002; 51:736–40.
3. Centers for Disease Control and Prevention. Strength training among adults aged > 65 years. Morb Mortal Wkly Rep. 2004; 53:25–8.
4. Ekman R, Welander G, Svanstrom L, Schelp L, Santesson P. Bicycle-related injuries among the elderly. Public Health. 2001; 115:38–43.
5. Freiwald J, Greiwing A, Engelhardt M. Bewegung und Sport bei Arthrose. Sportorthop Sporttraumatol. 2003; 19: 197–206.
6. Garrick JG, Requa RK. Sports and fitness activities: The negative consequences. J Am Acad Orthop Surg. 2003; 11:439–43.
7. Hörterer H, Münch EO, Murrisch T. Senioren: Alterungsvorgänge, Verletzungen und Fehlbelastungsfolgen. In: Engelhardt M, Hintermann B, Segesser B, Hrsg. GOTS-Manual Sporttraumatologie. Bern: Hans; 1997:192–4.
8. Hollmann W, Hettinger T. Sportmedizin Arbeits- und Trainingsgrundlagen, 3. Aufl. Stuttgart: Schattauer; 1990:621–6.
9. Horstmann T. Sportfähigkeit bei Arthrose und nach endoprothetischer Versorgung. Sportorthop Traumatol. 2000; 16:26–9.
10. Horstmann T, Heitkamp HC, Haupt G, Merk J, Mayer F, Dickhut H-H. Möglichkeiten und Grenzen der Sporttherapie bei Coxarthrose- und Hüftendoprothesen-Patienten. Deut Zeitschr Sportmed. 2001; 52:274–8.
11. Jeschke D, Zeilberger K. Altern und körperliche Aktivität. Dtsch Aerztebl. 2004; 101:A789–98.
12. Kemmler W, v Stengel S, Weineck J, Engelke K. Empfehlungen für ein körperliches Training zur Verbesserung der Knochenfestigkeit. Deut Zeitschr Sportmed. 2003; 54:306–16.
13. Krüger S. Herzsportgruppe, ambulant. In: Siebert CH, Breuer C, Krüger S, Miltner O, Hrsg. Tipps und Tricks für den Sportmediziner. Heidelberg: Springer; 2004:136–9.
14. Mayer F, Gollhofer A, Berg A. Krafttraining mit Älteren und chronisch Kranken. Deut Zeitschr Sportmed. 2003; 54:88–93.
15. Neumann G, Engelhardt M. Bis an die Grenzen – wo sind die Grenzen? Sportorthop Traumatol. 2000; 16:35–40.
16. Siebert CH. Endoprothesen, Sportfähigkeit. In: Siebert CH, Breuer C, Krüger S, Miltner O, Hrsg. Tipps und Tricks für den Sportmediziner. Heidelberg: Springer; 2004:80–2.
17. Statistisches Bundesamt. Bevölkerung Deutschlands bis 2050. www.destatis.de; 2003.
18. Steinbach K. Arthrose und Sport. Deut Zeitschr Sportmed. 2001; 52:109–12.
19. Steinbrück K. Epidemiologie. In: Engelhardt M, Hintermann B, Segesser B, Hrsg. GOTS-Manual Sporttraumatologie. Bern: Huber; 1997:19–9.
20. Steinbrück K. Verletzungsmuster beim Golfsport. Sportorthop Sporttraumatol. 1999; 15:91–3.
21. Verhese J, Lipton RB, Katz MJ, et al. Leisure activities and the risk of dementia in the elderly. NEJM. 2003; 348:2508–16.
22. Zichner L, Engelhardt M. Senioren: Sport und Arthrose. In: Engelhardt M, Hintermann B, Segesser B, Hrsg. GOTS-Manual Sporttraumatologie. Bern: Huber; 1997:195–7.

4 Ausdauersportarten

4.1 Laufen

I. Reuter

Einleitung

Laufen hat seit den 1970er-Jahren in den USA und seit den 1980er-Jahren in Europa stark an Popularität gewonnen. Der erste Laufwettbewerb in Deutschland wurde 1880 auf der Pferderennbahn in Hamburg organisiert. Der Marathonlauf gehört seit 1896 zum olympischen Programm der Männer, bei den Frauen seit 1984. In den vergangenen 100 Jahren kam es zu einer deutlichen Leistungsverbesserung auf den verschiedenen Wettkampfstrecken: So betrug der erste Weltrekord im Marathonlauf der Männer 2:55:18,4 h (1908), heute steht er bei 2:04:50. Die Weiterentwicklung des Leistungssports hat die Entwicklung des Laufens zur Massensportart begünstigt. Die Zahl der Freizeitläufer wird in Deutschland derzeit auf 10 Mio. geschätzt. Der Sportart Laufen wird ein präventiver Effekt in Bezug auf Herz-Kreislauf-Erkrankungen (24), aber auch positive Effekte bei der Behandlung von Depressionen und Kopfschmerzen zugeschrieben. Allerdings kann Laufen auch durch eine hohe Belastung der Muskulatur, der Sehnen, der Bänder, der Knorpel und der Knochen der unteren Extremität zu Verletzungen am Stütz- und Bewegungsapparat führen (19).

Sportartspezifisches Belastungs- und Anforderungsprofil

Phasen: Laufen ist eine zyklische Sportart, das heißt es kommt zu einer rhythmischen Wiederholung eines Bewegungsablaufs ohne zwischengeschaltete Pause. Der Bewegungszyklus kann in verschiedene Phasen zerlegt werden, am einfachsten in eine Stütz- und eine Schwungphase (17). Bauersfeld und Schroeter (4) unterschieden eine vordere und eine hintere Stütz- und Schwungphase. Die Muskelaktivität unterscheidet sich in den einzelnen Bewegungsphasen: Während der vorderen Stützphase kommt es zu einer dynamisch exzentrischen Dehnung der vorderen Oberschenkelmuskulatur und der Wadenmuskulatur, insbesondere des M. gastrocnemius; somit wird die Bewegung des Beines abgebremst und der Stoß der Landung abgefangen, die Streckmuskulatur wird gleichzeitig durch eine Kontraktion der Beuger unterstützt. In der hinteren Stützphase (Abstoß vom Boden) kommt es frühzeitig zu einer dynamisch-konzentrischen Muskelaktivität der vorderen Oberschenkelmuskulatur, die zusammen mit den Fußstreckern einen Großteil des Impulses zur Vorwärtsbewegung gibt. Da jedoch insbesondere die Aktivität der Fußstrecker nicht bis zum Ende der Stützphase anhält, tragen die Waden- und die ischiokrurale Muskulatur in der zweiten Hälfte der hinteren Stützphase wesentlich zum Vorwärtsimpuls bei (21). Nach dem Ablösen des Fußes vom Boden beginnt die hintere Schwungphase, in der insbesondere der M. rectus femoris und der M. tibialis anterior aktiv sind. Der M. rectus femoris streckt die Hüfte und reguliert die Kniebeugung. Die Dorsalflexion des Fußes wird durch die Aktivität des M. tibialis anterior kontrolliert. Mit der Kniestreckung des hinteren Schwungbeins setzt die vordere Schwungphase ein, in der vorwiegend der M. tibialis anterior aktiv ist. Am Ende der vorderen Schwungphase wird erneut die Landung und damit die vordere Stützphase eingeleitet.

Muskelbelastung: Die Rumpf- und die Nackenmuskulatur werden während des Laufes isometrisch-statisch beansprucht, sie stabilisieren Kopf und Oberkörper und ermöglichen eine stabile Armarbeit. Es ist naheliegend, dass Lauftechnik, Achsenfehlstellungen und Ermüdung bzw. krankhafte Veränderungen der Muskulatur die Aktivität der Muskulatur beeinflussen. Dadurch verändern sich die Belastungsspitzen während der Bewegung, und diese Veränderungen können langfristig zu bestimmten Verletzungsmustern prädisponieren.

Einfluss der Lauftechnik auf die Belastung des Bewegungssystems

Der Einfluss der Lauftechnik zeigt sich in dem Vergleich zwischen Vorfußläufer und Fersenläufer: Beim Vorfußläufer kommt es zu einer deutlich erhöhten Belastung der Wadenmuskulatur, der Zehengrundgelenke und der Mittelfußknochen, während beim Fersenläufer die Wadenmuskulatur stark gedehnt wird und die vordere Schienbeinmuskulatur sich extrem kontrahieren muss, um die Landung des Fußes abzufangen. Schrittlänge und Schrittfrequenz haben ebenfalls einen Einfluss auf die Belastung der Gewebestrukturen: Eine hohe Schrittfrequenz mit geringer Schrittlänge erzeugt zwar geringe Stauchungskräfte, führt jedoch langfristig zu einer Verkürzung der Hüftbeugemuskulatur und zu einer Abschwächung der Hüftstrecker. Damit entsteht eine Ventralkippung des Beckens mit einer verstärkten Lendenlordose. Häufige Folgen sind Rücken- und Knieschmerzen. Andererseits steigt mit der Schrittlänge die Belastung der Kniestrecker und der Wadenmuskulatur in der vorderen Stützphase an. Daher gibt es für jeden Läufer einen individuell optimalen Kompromiss zwischen Schrittlänge und Schrittfrequenz.

Muskuläre Ermüdung

Ermüdungszustände wirken unterschiedlich auf Flexoren und Extensoren; insbesondere der M. rectus femoris neigt beim Läufer zur Verkürzung. Durch die vermehrte Hüftbeugung kommt es zu einer Sitzhaltung beim Laufen, die von der geringeren Kniebeugung in der vorderen Stützphase und der schwächeren Kniestreckung in der hinteren Stützphase unterstützt wird. Ein schlechter Trainingszustand prädisponiert zu einer Sitzhaltung beim Laufen.

Die Bedeutung von Achsenfehlstellungen

Auch wenn es heute umstritten ist, dass bestimmte Achsenfehlstellungen zu einer Verletzungshäufung führen, so lassen sich doch einige biomechanische Abnormalitäten als Risikofaktoren für bestimmte Verletzungsmuster herausarbeiten (1, 14). Die 3 wichtigsten biomechanischen Abnormalitäten sind Überpronation, Übersupination und abnormale Hüftbewegung. Pronation und Supination des Fußes erfolgen im subtalaren Gelenk.

Überpronation: Der Begriff der Überpronation ist schwierig zu definieren, da es keine Normwerte der Pronation gibt. Nach Agosta (1) spricht man von Überpronation, wenn der Fuß in einer Bewegungsphase, in der normalerweise supiniert wird, in eine Pronationsstellung gelangt. Eine Überpronation bewirkt in der Stützphase eine Innenrotation des gesamten Beines und lässt damit hohe Reaktionskräfte im medialen Fußbereich entstehen. Daraus resultieren verschiedene Verletzungsanfälligkeiten: Schmerzen im Bereich des ersten Metatarsophalangealgelenks und der Sesambeine sowie Entstehung eines Hallux valgus und von Exostosen. Häufig bilden sich Schwielen im Bereich des Großzehengrundgelenks, welche äußerst schmerzhaft sein können. Die Ausbildung einer Morton-Neuralgie ist nicht selten (interdigitales Pseudoneurom). Weiterhin begünstigt die Überpronation die Absenkung des Längsgewölbes und das Auftreten einer Fasciitis plantaris, insbesondere wenn die Abdruckphase in Pronation erfolgt. Der M. tibialis posterior und der M. soleus versuchen durch verlängerte Kontraktion, welche Achillessehnenbeschwerden und Schmerzen an der Sehne des M. tibialis posterior hervorrufen kann, die Pronation des Fußes auszugleichen. Die Unterschenkelmuskulatur von Athleten mit überproniertem Fuß muss sich verlängern und stärker kontrahieren, um nach Bodenabdruck die Pronationsstellung zu vermindern, was zu Schmerzen am medialen Schienbein führen kann. Eine Überpronation begünstigt auch die Fehlfunktion des patellofemoralen Gelenks, mit Tendenz zur lateralen Subluxation der Patella bei gleichzeitiger Innenrotation der Tibia. Schmerzen im Bereich der Patellarsehne und auch des iliotibialen Bandes treten bei Athleten mit Überpronation gehäuft auf. Stressfrakturen sind ebenfalls häufiger Folge der statischen Fehlbelastung. Dabei sind an erster Stelle Stressfrakturen der Metatarsalia sowie der Sesambeine zu nennen, aber auch die Tibia und die Fibula können bei exzessiver Pronation betroffen sein. Letztere ist besonders gefährdet, wenn die Pronationsstellung des Fußes in der Abdruckphase beibehalten wird.

Übersupination: Eine Übersupination tritt bei einer Schwäche der pronierenden Muskulatur (peronäale Muskulatur) oder bei Überaktivität der supinierenden Muskulatur (M. tibialis posterior, M. gastrocnemius und M. soleus) oder bei einer Valgusstellung im Vorfußbereich auf. Der supinierte Fuß ist weniger flexibel und besitzt geringere Fähigkeiten, den Aufprall zu dämpfen. Damit ist auch der Athlet mit Übersupinationsstellung gefährdet, Stressfrakturen im Bereich der Tibia, der Fibula und der Metatarsalia zu erleiden. Im Gegensatz zum „Überpronierer" mit vermehrter Belastung der medialen Fuß- und Beinstrukturen kommt es beim „Übersupinierer" zu einer vermehrten Belastung der lateralen Komponenten. Damit stehen Stressfrakturen der Metatarsalia 4 und 5 im Vordergrund. Die vermehrte Belastung der lateralen Strukturen erklärt die Häufigkeit von Schmerzen im Bereich des iliotibialen Bandes und die Entwicklung einer Bursitis am femoralen Epikondylus.

Abnormale Hüftbewegung: Beim Laufen bewegt sich die Hüfte in allen 3 Ebenen, es kommt sowohl zu sagittalen und horizontalen als auch zu transversalen Bewegungen. Liegt eine Schwäche der stabilisierenden Muskulatur (M. iliopsoas, M. glutaeus, gerade und schräge Bauchmuskulatur) und/oder der autochthonen Rückenmuskulatur vor, kommt es zu einer vermehrten Hüftbewegung, die zum einen die Effizienz des Bewegungsablaufs stört und zum anderen spezifische Fehlbelastungen hervorruft. Am häufigsten ist eine vermehrte Beckenkippung nach vorn mit fehlender Stabilisierung der Hüfte auf der Seite des Schwungbeins zu beobachten. Die Hüftbeuger sind bei Athleten mit vermehrter Beckenkippung oft verkürzt. Die externen Hüftroller versuchen die Funktion der zu schwachen Glutäalmuskulatur auszugleichen und neigen über eine vermehrte Kontraktion zur Verkürzung. Die dadurch erzeugte leichte Abduktion des Beines verstärkt bei gleichzeitiger Bauchmuskelschwäche die Tendenz zur Überlordosierung der Lendenwirbelsäule und begünstigt Schmerzen im Iliosakralbereich. Ein Ungleichgewicht zwischen Hüftabduktoren und Hüftadduktoren führt zu einer schaukelnden Bewegung der Hüfte mit Absinken der Hüfte während der Schwungphase (Pseudo-Trendelenburg-Zeichen). Eine instabile Hüfte ruft Überlastungen der lateralen Hüft- und Kniestrukturen hervor. Die vermehrte Beckenkippung macht eine stärkere Kniebeugung notwendig, welche die Patella härter gegen den Femur presst. Problemen im patellofemoralen Gelenk wird somit der Weg gebahnt.

Beinlängendifferenzen: Differenzen von > 1,5 cm sind als pathologisch anzusehen. Beschwerden und Bewegungsabnormalitäten entstehen nicht nur an den unteren Extremitäten – mit ungleicher Pronation und Supination der Füße, Zirkumduktionsbewegung des verlängerten Beines, stärkerer Belastung des kürzeren Beines, asymmetrischem Hüftstand –, sondern führen auch zu Kopfneigung, Schulterasymmetrie mit Verspannung der Schulter- und Nackenmuskulatur sowie asymmetrischem Armeinsatz.

Materialbesonderheiten

Laufschuhe

Aufgaben: Wesentliche Aufgaben des Laufschuhs sind, den Bodenaufprall zu dämpfen sowie den Fuß zu stützen und zu führen.

Leisten: Die Schuhform ist durch den so genannten Leisten gekennzeichnet. Es werden der gerade Leisten und verschieden stark gebogene Leisten unterschieden. Während der gerade Leisten eine starke Innenfußstabilisierung bewirkt, bietet der stark gebogene Leisten, der die Abrollbewegung fördert, wenig Stabilität für den Fuß. Daher sollte dieser für Läufer mit guter Lauftechnik sowie ohne Achsen- und Fußfehlstellungen vorbehalten sein und vorwiegend im Wettkampf getragen werden. Der Großteil der Laufschuhe stellt einen Kompromiss zwischen Abrollhilfe und Stabilität dar und hat einen mäßig gebogenen Leisten.

Der **Schaft** umhüllt den Fuß, er gibt Schutz und eine gewisse Führung. Das **Obermaterial** soll wasserfest und atmungsaktiv sein, häufig wird grobmaschiges Nylon verwendet. Die so genannte **Brandsohle** verbindet den Leisten mit dem Schaft und beeinflusst Stabilität und Beweglichkeit des Schuhs. Die **Zwischensohle** unterstützt Pronation oder Supination durch unterschiedliche Materialhärten an Innen- und Außenseiten.

Dämpfung: Neuere Studien weisen darauf hin, dass die propriozeptive Funktion des Fußes bei zu starker Dämpfung beeinträchtigt wird. Zudem geht die Konzentration auf eine möglichst hohe Dämpfung des Schuhs oft zu Lasten der Schuhstabilität, was insbesondere bei Läufern mit Achsenfehlstellungen und bei höherer Laufgeschwindigkeit zu vermehrten Achillessehnenbeschwerden und Supinationstraumen führt.

Laufsohle: Die Laufsohle besteht meist aus Karbon- oder druckgeschäumtem Gummi und weist oft eine abgeschrägte Fersenkante auf. Der Frauenschuh sollte zur besseren Stabilität eine schmalere Ferse aufweisen. Das Profil richtet sich nach dem Untergrund.

Auswahl des Schuhs: Es empfiehlt sich, den Laufschuh entsprechend der Lauftechnik auszuwählen, am besten mit Hilfe eines Lauftests. Beim Lauftest auf dem Laufband muss man beachten, dass sich der Laufstil auf dem Laufband ändert, was unzureichende Rückschlüsse auf die „Normalsituation" zulässt. Das subjektive Wohlbefinden ist wohl der beste Prädiktor für die Eignung eines Laufschuhs (22). Inwieweit man versuchen sollte, durch Laufschuhe Überpronation oder Übersupination zu korrigieren, ist umstritten. Nach Walther (22) können Korrekturen an Laufschuhen zu Überlastungen des Bewegungsapparats führen, da die Gewebe an den spezifischen Bewegungsablauf adaptiert sind.

Laufbekleidung

Funktionalität: Die Laufbekleidung muss funktionell sein, sollte die Körpertemperatur konstant halten und Ausgleich zur Außentemperatur schaffen. Bei kalten Außentemperaturen müssen der Schweiß möglichst ohne Kühleffekt vom Körper weggeleitet und die Muskulatur warmgehalten werden. Dies erzielt man durch eine mehrschichtige Bekleidung, wobei die unterste Schicht aus Materialien mit chemischen Faseranteilen bestehen sollte. Die Zwischenschicht kann aus einem Sweatshirt bestehen oder auch aus einem Material mit hohem Kunstfaseranteil, wie z. B. Gore-Tex oder Coolmax. Die Außenschicht sollte Wind und Wasser abweisen, aber trotzdem atmungsaktiv sein, um den bekannten Saunaeffekt üblicher Regenjacken zu umgehen. Der im Sommer eher gewünschte Kühleffekt durch Verdunstungskälte ist im Winter erkältungs- und verletzungsfördernd und daher zu vermeiden. Baumwollkleidung hat einen starken Kühlungseffekt, da sie sich mit Schweiß vollsaugt, ohne diesen wieder abzugeben. Bei warmen Außentemperaturen kann dies hilfreich sein. Netzhemden sind ideal für sehr heiße Außentemperaturen von > 25 °C, da der durch die Bewegung erzeugte Luftstrom die Haut erreicht und kein Wärmestau entsteht. Bei sehr kalten Temperaturen hilft eine Mütze gegen Wärmeverlust, da der Kopf sehr viel Wärme abstrahlt. Im Sommer bei direkter Sonnenbestrahlung schützt eine dünne Schildmütze gegen einen Sonnenstich.

Socken: Die Laufsocken sollten rutschfest und wärmend sein und eine Blasenbildung verhindern. Daher sind Socken mit hohem Kunstfaseranteil gegenüber Baumwollsocken vorzuziehen. Die Rolle der Socken beim Schutz der Wadenmuskulatur vor Unterkühlung sollte nicht unterschätzt werden, Achillessehnenbeschwerden können auch durch Unterkühlung hervorgerufen sein. Kleidung und Schuhe sollten nicht zu eng ausfallen, da ansonsten Abschürfungen oder Blasen hergerufen werden können.

Typische Verletzungen

Verletzungen beim Laufen betreffen zu 80% die untere Extremität. Laut Literatur sind 37–56% der Läufer einmal im Jahr verletzt (19). Als Verletzungsursachen werden Vorverletzungen, inadäquate Steigerung der Trainingsintensität und des Trainingsumfangs sowie Ermüdung diskutiert. Achsenfehlstellungen kommt, wie oben erwähnt, wohl bezüglich der Verletzungsmuster eine Bedeutung zu. Akute Verletzungen sind im Laufsport selten und betreffen vor allem die untere Extremität (7). Muskelfaser- oder Muskelrisse sowie Bandverletzungen stellen die häufigsten akuten Verletzungen im Laufsport dar.

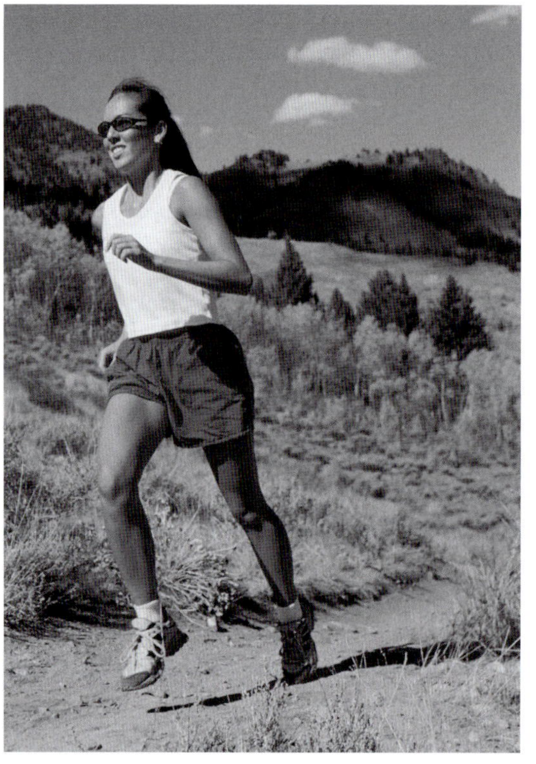

4.1 Beim Crosslaufen kommt es durch unerwartetes Treten in eine Vertiefung häufiger zu Achillessehnenverletzungen (nachgestellte Situation, Foto: photoDisc, Inc, Seattle).

Muskelverletzungen

Unzureichendes Aufwärmen, Restermüdung oder Vorverletzungen begünstigen Muskelverletzungen. Zerrungen machen sich durch krampfartige Beschwerden bemerkbar. Es kommt zu einer Muskeltonusstörung mit Beeinträchtigung der Muskelkoordination. Beim inkompletten oder kompletten Muskelriss verspürt der Athlet meist einen akuten, messerstichartigen Schmerz mit sofortiger Bewegungseinschränkung. Der Schmerz ist gut lokalisiert. Bei Zerreißung größerer Muskelfaseranteile kann das Hämatom rasch äußerlich sichtbar werden. Im Frühstadium ist die Diskontinuität durch eine Delle tastbar. Bei entsprechender Einblutung kann die Delle in der Folgezeit nicht mehr tastbar sein.

Achillessehnenverletzungen

Achillessehnenrupturen sind häufiger bei Absprungbelastungen, kommen aber auch bei älteren Läufern (über 30 Jahre) vor. Auch beim Crosslaufen (**4.1**) kommt es durch unerwartetes Treten in eine Vertiefung häufiger zu Achillessehnenverletzungen. Symptom des akuten Achillessehnenrisses ist ein plötzlicher Schmerzbeginn in der Achillessehnenregion, begleitet von einem akuten Funktionsverlust. Der Athlet beschreibt ein Gefühl, als habe er einen Tritt oder Schlag erhalten. Meist hinken die Sportler deutlich, dennoch können muskelstarke Personen bisweilen den Funktionsverlust erstaunlich gut kompensieren. Im Allgemeinen ist eine Delle im Verlauf der Achillessehne zu tasten.

Sprunggelenkdistorsionen

Fast jeder Läufer erleidet irgendwann beim Sporttreiben ein Umknicktrauma. Ermüdung stellt ein erhöhtes Risiko für Verletzungen dar. Im Ermüdungszustand wird der Stoß beim Aufsetzen des Fußes weniger abgefangen und kann bis zur Wirbelsäule durchdringen und zu Schmerzen führen. Die Abrollbewegung wird weniger korrekt ausgeführt, und die Haltungskontrolle des Beines und des Fußes nimmt ab, was zu vermehrter Supination und Pronation im Sprunggelenk führt. Die dadurch vermehrt belastete Achillessehne kann mit Reizzuständen reagieren. Zudem erhöht eine geringere Stabilisierung des Sprunggelenks die Gefahr des Umknickens bei Bodenunebenheiten. Neben Ermüdung und dem Laufen auf unebenem Gelände begünstigt Laufen in der Dunkelheit und in Gruppen durch Ablenkung und mangelnde Konzentration das Umknicken, welches häufig zu Sprunggelenkdistorsionen führt. Neben Bänderdehnungen kommt es gehäuft zu einer Zerreißung eines oder aller 3 fibularen Bänder. Zusätzlich zum Umknicken in unebenem, rutschigem Gelände oder bei Dunkelheit ist auch beim Straßen- und Bahnlauf, insbesondere bei Wettkämpfen, ein Umknicken beim Treten auf die Bahnumrandung oder beim Abrutschen vom Bordstein zu verzeichnen.

Hautverletzungen

Zur Vollständigkeit sollen bei den akuten Verletzungen die Hautverletzungen (Schürfungen) durch scheuernde Kleidung und die Blasenbildung an den Füßen erwähnt werden. Beides kann das Wohlbefinden und die Leistungsfähigkeit erheblich beeinflussen. Bei der Kleidung muss darauf geachtet werden, dass sie weder zu eng noch zu weit ist und keine plastifizierten Anteile enthält. Das Einreiben mit fetthaltiger Creme kann zusätzlich gegen Wundscheuern helfen. Passendes Schuhwerk und nichtrutschende Socken sowie weiche Fersenkappen helfen, eine Blasenbildungen zu vermeiden. Zusätzlich sollten nasse Füße vermieden werden, wie sie z.B. beim Nutzen von Duschen zur Abkühlung während des Laufens im Sommer entstehen.

Typische Fehlbelastungsfolgen und Überlastungsschäden

Achtzig Prozent der Beschwerden im Laufsport resultieren aus einem Missverhältnis zwischen der Belastbarkeit des Binde- und Stützgewebes und der Belastung durch den Sport. Besonders gefährdet sind schlecht durchblutete Gewebe – wie Bänder, Sehnen und Knorpel –, die sich langsamer als die Muskulatur an Belastungssteigerungen anpassen. Überlastungsreaktionen scheinen bei einem Trainingsumfang von > 80 km pro Woche zuzunehmen. In den vergangenen Jahren hat sich eine Verschiebung der Häufigkeit von Kniebeschwerden (9), die in den 1990er-Jahren etwa 40% der Überlastungsreaktionen ausmachten, zu den Achillessehnenbeschwerden abgezeichnet (13). Ursächlich für Überlastungsschäden werden eine zu schnelle Steigerung der Laufbelastung (Intensität und Umfang), eine ungenügende Regeneration, eine Belastung während eines bestehenden Infekts, Achsabweichungen sowie ein Wechsel des Laufuntergrunds und des Schuhs angeführt.

Achillessehnenerkrankungen

Anatomie: Die Achillessehne ist die kräftigste Sehne des Körpers. Sie bewirkt die Kraftübertragung des M. triceps surae auf den Calcaneus und ist zusammen mit dem M.flexor digitorum für die Plantarflexion des Fußes verantwortlich. Die Sehne ist von einem Gleitgewebe umhüllt, welches die Versorgung der Sehne sicherstellt. Belastungsfähigkeit und Stabilität der Sehne werden durch den gedrehten Faserverlauf erhöht, was jedoch durch den Nachteil einer verschlechterten Durchblutung erkauft wird. Etwa 5 cm oberhalb des Calcaneus ist die Sehne am stärksten verdrillt, was zu einer Minderdurchblutung führt. Dieser Bereich ist auch der verletzungsanfälligste. Schmerzen im Bereich der Achillessehne rühren jedoch nicht immer von der Sehne selbst her: Im Bereich des Sehnenansatzes sind hier insbesondere die Bursa subcutanea calcanea und die Bursa tendinis calcanei zu nennen. Erstere liegt zwischen Achillessehne und Haut, Letztere zwischen dem Calcaneus und der Achillessehne. Ein deutlich prominenter Processus posterior calcanei, eine Instabilität im Sprunggelenk oder eine Überpronation kann zu einer Entzündung der Bursen führen. Der Druck auf die Achillessehne durch Schwellung der Bursa sowie die chronische Reizung können eine Ansatztendinose bedingen. So zeichnet sich eine akute Bursitis calcanea durch eine entsprechende Schwellung im Bereich des Sehnenansatzes aus, während der Druckschmerz und die Schwellung der Bursitis achillea mehr oberflächlich und dorsal lokalisiert sind. Beim zusätzlichen Vorliegen eines hinteren Fortsatzes am Calcaneus spricht man von einer Haglund-Exostose. Typischerweise kommt es zu morgendlichen Anlaufschmerzen sowie Schmerzen beim Beginn des Laufens; Aktivität lindert zunächst den Schmerz, welcher oft Stunden nach der Belastung wieder auftritt. Differenzialdiagnostisch muss auch an einen Fersensporn gedacht werden.

Tendinopathien: Dies sind echte Erkrankungen der Achillessehne und etwa 4–6 cm oberhalb des Calcaneus lokalisiert. Dabei handelt es sich nicht um eine echte Entzündung der Achillessehne. Bei der Operation von Patienten mit chronischen Achillessehnenschmerzen findet man im Allgemeinen schlecht durchblutetes Gewebe mit Zerstörung der normalen Faserstruktur und zu 20% Teilrisse der Sehne. Das paratendinöse Gleitgewebe kann normal ausgebildet sein, häufiger ist es ödematös geschwollen oder teilweise vernarbt. Mikroskopische Untersuchungen solcher Achillessehnen zeigen eine abnormale Kollagenstruktur mit schlechter Heilungstendenz und fehlenden Entzündungszeichen. Im Bereich der Sehnenrisse findet sich im Gewebe eine wahrscheinlich hypoxiebedingte Hypervaskularisation. Daher ist es korrekter, von einer Achillessehnendegeneration statt von einer Entzündung zu sprechen. Tendinopathien der Achillessehnen korrelieren mit den Laufjahren und dem Trainingsumfang. Die Auslösefaktoren der Beschwerden sind vielfältig: mangelnde Regeneration, Wechsel der Laufoberfläche (Sandlaufen), Instabilität des Sprunggelenks und Überpronation, Änderung des Laufschuhs (erniedrigte Vorfußflexibilität der Sohle, flacher Fersenbereich, Eindrücken der Fersenkappe im Achillessehnenbereich mit Einschnürung der Sehne und konsekutiver Stauung, Barfußlaufen), Schwäche und/oder Verkürzung der Wadenmuskulatur sowie eingeschränkte Dorsalflexion. Bisweilen können auch Beinlängendifferenzen und Rotationsstörungen des Beckens zu Achillessehnenbeschwerden beitragen. Schmerzen zeigen sich beim Einlaufen nach Ruhe, lassen jedoch oft auch während der Belastung nur unvollständig nach und treten bereits am Ende oder frühzeitig nach Beendigung der Belastung wieder auf.

Peritendinitis: Eine Peritendinitis der Achillessehne beschreibt eine Verdickung des Peritendineums, welches verdickt, schwartig verhärtet und überwärmt sein kann. Die Haut über der verletzten Stelle ist teilweise überwärmt. Bei der Peritendinitis kann ein Krepitieren der Sehne beobachtet werden. Auch hier besteht oft ein Einlaufschmerz.

Apophysitis des Calcaneus: Dies ist eine seltenere, jedoch bedeutsame Ursache von Achillessehnenbeschwerden bei Jugendlichen, die durch Zug des Achillessehnenansatzes am Calcaneus entsteht (Sever-Erkrankung); es ist die zweithäufigste Osteochondrosis nach der Osgood-Schlatter-Erkrankung. Die Beschwerden treten während des maximalen Wachstums auf. Die Jugendlichen berichten über einen aktivitätsabhängigen Schmerz und eine Verhärtung der Wadenmuskulatur. Es besteht ein Druckschmerz am Ansatzpunkt der Achillessehne. Die Erkrankung heilt oft innerhalb von 12 Monaten aus.

Beschwerden: Die Anamnese und die klinischen Befunde bei Achillessehnenbeschwerden sind vielfältig. Der Schmerz kann nicht nur bei der Achillessehnenruptur plötzlich auftreten, auch eine Bursitis kann scheinbar schlagartig symptomatisch werden. Häufiger ist jedoch der langsam einsetzende und sich steigernde Schmerz, der in seiner Ausprägung von leicht bis unerträglich ausgeprägt sein kann. Auch die Dauer von Achillessehnenschmerzen variiert von Tagen bis zu Jahren. Der maximale Druckpunkt der Beschwerden sowie eine äußere Schwellung können richtungsweisend sein.

Knieschmerzen

Degenerative Meniskusschäden treten bei Läufern weniger häufig auf. Dennoch führten Knieschmerzen bis vor wenigen Jahren die Liste der Überlastungsschäden an. Schmerzen können am Knie in unterschiedlicher Lokalisation auftreten:

- im Bereich der Patella,
- oberhalb des lateralen Kniegelenkspalts,
- medial des inneren Kniegelenkspalts,
- unterhalb der Kniescheibe im Bereich des Hoffa-Fettkörpers.

Patellofemorale Syndrome: Beschwerden im Bereich der Kniescheibe sind bei Läufern häufig und werden auch „Runner's Knee" genannt. Davon abzugrenzen sind Schmerzen im Bereich der Patellaspitze, die meist auf eine Ansatztendinose des Lig. patellae zurückzuführen sind und als „Jumper's Knee" bezeichnet werden. Der Kniescheibenschmerz zeigt eine Schädigung des Knorpels der Kniescheibe an, die Chondropathie. Die Ursachen des patellofemoralen Schmerzes sind vielfältig: zu straffe laterale Retinakulumzügelung, Überpronation des Fußes, vermehrte Außendrehung des Unterschenkels, Genu valgum, zu großer Q-Winkel, dysplastische Patella und Patellagleitanlage, zu festes iliotibiales Band, Hüftinnenrotation mit überaktivem M. tensor fasciae latae sowie verkürzte Oberschenkelbeuge- und Wadenmuskulatur. Oft wird eine Muskeldysbalance mit Ungleichgewicht der Aktivitäten der Mm. vastus medialis et lateralis beobachtet. Die Beschwerden im Bereich der Kniescheibe treten meist zunächst beim Bergablaufen auf oder nach längerem Sitzen (Autofahren, Kino). Die Schmerzen werden aber nicht durch den Knorpel selbst, sondern durch begleitende Synovialitiden oder eine Irritation der parapatellaren Strukturen verursacht.

Entzündung des Hoffa-Fettkörpers: Beschwerden unterhalb des unteren Pols der Kniescheibe sind bei Langläufern häufig durch den Hoffa-Fettkörper bedingt. Der allmählich sich steigernde Schmerzbeginn ist charakteristisch, doch kann der Schmerz auch plötzlich nach einer Überstreckung des Knies auftreten. Die Beschwerden werden durch langes Stehen und Hockstellung verstärkt. Die Patienten geben häufig eine Steifigkeit an. Die aktive Streckung des Knies ist schmerzhaft, oft besteht eine Schwellung.

Schmerzen unterhalb des medialen Kniegelenkspalts: Diese sind meist durch eine Bursitis oder eine Tendinose am Pes anserinus bedingt. Eine Überpronation prädisponiert Läufer für diese Beschwerden. Die Schmerzen sind am stärksten morgens und nach Belastung ausgeprägt, sie nehmen während Belastung und Aufwärmen ab. Die Sportler können oft das Training absolvieren, aber nach einem harten Training am nächsten Morgen kaum noch laufen. Die angrenzende Muskulatur ist oft verhärtet, sodass der M. flexor digitorum longus, der M.soleus und der M.tibialis posterior in die Behandlung eingeschlossen werden müssen. Der Schmerz wird durch Kniebeugung und Innenrotation gegen Widerstand ausgelöst.

Schmerzen oberhalb des lateralen Kniegelenkspalts: Ein Reiben des Tractus iliotibialis (Scheuersyndrom) in diesem Bereich kann Schmerzen unter Belastung hervorrufen. Dabei begünstigen eine varische Knieachse, eine Überpronation im Rückfußbereich und eine Innenrotation der Tibia die Druckbelastung des Femurkondylus.

Fußschmerzen

Fasciitis plantaris: Bei Absinken des Fußgewölbes entsteht vermehrt Zug auf der Ansatzstelle am Fersenbein, und die Sehne schmerzt nach längeren Läufen. Charakteristisch ist ein medialer Fußsohlenschmerz nach Belastung mit lokalem Druckschmerz. Im Bereich des Sehnenansatzes kann sich ein Fersensporn ausbilden. Laufen auf Asphalt sollte gemieden werden, Barfußlaufen (Vorsicht: Achillessehne!) und Fußsohlengymnastik können hilfreich sein.

Senk- und Spreizfuß: Schmerzen beim Senk-Spreiz-Fuß lassen sich durch Einlagen bessern. Weitere Problemzonen am Fuß stellen die Köpfchen der Metatarsalia bei beginnendem Senkfuß dar. Enges Schuhwerk fördert Beschwerden in diesem Bereich, ruft aber auch bisweilen Schmerzen über dem Os cuboideum hervor. Der Schmerzcharakter ist neuralgiform, und es lässt sich in den meisten Fällen eine Sensibilitätsstörung nachweisen.

Stressfrakturen

Ursachen: Stressfrakturen resultieren immer aus einem Ungleichgewicht zwischen Belastbarkeit des Knochens und tatsächlicher Belastung. Ursächlich sind eine rasche Steigerung von Trainingsumfang und/oder Trainingsintensität, eine fehlerhafte Lauftechnik sowie ungeeignete Laufschuhe. Gefährdet sind insbesondere Langstreckenläuferinnen mit einem extrem niedrigen Körpergewicht und Mangelernährung. Athletinnen, die die Kriterien der Anorexia nervosa erfüllen, haben oft eine osteoporotische Stoffwechsellage mit Östrogenspiegelerniedrigung und Zyklusstörungen.

Klinisches Bild: Bei Frauen treten Stressfrakturen häufig im Bereich des Mittelfußes und des Schambeins, bei Männern im Bereich des Mittelfußes und der proximalen Tibia auf. Tibiafrakturen können sowohl bei Läufern mit Überpronation als auch bei Athleten mit vermehrter Supination auftreten. Fibulafrakturen sind häufiger bei „Überpronierern" und harter peronäaler Muskulatur zu finden. Bei Langstreckenläuferinnen ist die Schambeinfraktur mittlerweile die häufigste Stressfraktur und wird meist verzögert diagnostiziert. Die Schmerzen beginnen im Allgemeinen schleichend mit Druckschmerzen über der betroffenen Region. Zunächst stellen sich die Beschwerden nur unter Belastung ein, wobei es üblicherweise nicht wie bei entzündlichen Prozessen zu einem klassischen Einlaufschmerz mit Nachlassen der Schmerzen unter Belastung kommt, sondern zu einem unter Belastung zunehmenden Schmerz. Der Knochen ist nicht mehr in der Lage, den Aufprall des Fußes beim Aufsetzen abzufangen und die Energie zu absorbieren. Je höher der Impact auf der betroffenen Seite ausfällt, desto stärker ist der Schmerz. Beim Fortschreiten der Schmerzen besteht ein Ruheschmerz, der nachts zunehmen kann. Frakturen im hinteren kortikalen Anteil der Tibia können hartnäckige Wadenschmerzen hervorrufen, die nicht selten als Wadenkrämpfe fehlinterpretiert werden. Die klinische Untersuchung ergibt eine Druckempfindlichkeit über der betroffenen Stelle, und es besteht häufig eine leichte Schwellung.

Bildgebende Diagnostik: Das Röntgenbild kann zu Beginn unauffällig sein. Die Knochenszintigraphie zeigt eine vermehrte Durchblutung und damit eine Anreicherung im Bereich der Fraktur. Die Magnetresonanztomographie (MRT) ist das diagnostische Mittel der Wahl und zeigt anfänglich ein Knochenödem, oft aber auch die Frakturlinie.

Therapie: Die Therapie muss Ausprägung und Lokalisation der Stressfraktur berücksichtigen. Die Heilung der Stressfrakturen im Bereich des Schenkelhalses (schlechte Durchblutung), des Os naviculare und der Tibia können sich als problematisch erweisen, während die Heilung von Stressfrakturen im Bereich von Mittelfuß, Fersenbein oder Schambein meist unproblematisch ist. Das Lauftraining muss für etwa 6 Wochen unterbrochen werden; Aquajogging, Schwimmen und Radfahren sind geeignete Trainingsmittel während dieser Zeit. Muskeltraining, gepulste elektromagnetische Stimulation (18) und Beseitigung der Ursache sind adäquate therapeutische Maßnahmen.

Chronisches Kompartmentsyndrom

Ursachen: Unter einem Kompartmentsyndrom versteht man ein chronisches Schmerzsyndrom, welches durch ein Missverhältnis zwischen Platzbedarf der Muskulatur und dem durch die Faszien limitierten zur Verfügung stehenden Raum entsteht. Unter Belastung dehnen sich die Muskeln durch die verstärkte Durchblutung aus. In der Folge kommt es zu einem Druckanstieg in der Muskelloge. Das vordere Kompartmentsyndrom ist das häufigste Kompartmentsyndrom der Läufer und betrifft den M. tibialis anterior, den M. extensor digitorum longus, den M. extensor hallucis longus und den M. peronaeus tertius. Der Schmerz ist an der lateralen vorderen Schienbeinkante lokalisiert. Eine reduzierte Dorsalflexion des Fußes und eine harte, verkürzte Wadenmuskulatur sind prädisponierend. Häufig unerkannt, aber mit ansteigender Häufigkeit auftretend, ist das tiefe hintere Kompartmentsyndrom, welches den M. flexor hallucis longus, den M. flexor digitorum longus und den M. tibialis posterior einschließt. Falls der M. tibialis posterior von einer eigenen faszialen Hülle umgeben ist, kann er hartnäckige chronische Schmerzen hervorrufen (6). Die Schmerzen beim tiefen hinteren Kompartmentsyndrom sind entweder an der medialen Schienbeinkante lokalisiert oder imponieren als tiefer Wadenschmerz. Parästhesien und Muskelschwächen können als Zeichen einer Nervenbeteiligung auftreten.

Klinisches Bild: Typisch für Kompartmentsyndrome sind die unter Belastung zunehmenden Schmerzen im gesamten Muskelbereich, welche auch über das Belastungsende hinaus anhalten können. Die in den Lehrbüchern angegebene Bestimmung des Muskellogendrucks wird in der Praxis wenig angewandt. Die MRT kann das Muskelödem beim Kompartmentsyndrom bei klinischen Unsicherheiten sicher nachweisen. Die Behandlung besteht in Laufpause, Detonisierung und Dehnung. Leider muss in den meisten Fällen eine operative Behandlung erfolgen. Dabei ist auf eine vollständige Spaltung der Muskelfaszie zu achten; diese kann über einen etwa 2–3 cm langen Hautschnitt auch arthroskopisch erfolgen. Etwa 80% der betroffenen Athleten werden beschwerdefrei, ein zeitlich begrenzter Wechsel auf eine Ersatzsportart ist empfehlenswert.

Sehnenansatzreizungen und Bursaentzündungen

Im Bereich des Beckens können eine Abduktoren- und eine Adduktorentendinose, eine Osteitis pubis, eine Apophysitis der Spina iliaca anterior sowie eine Bursitis trochanterica auftreten. Im Bereich des Unterschenkels finden wir das mediale (Knochenhautreizung an der medialen Tibiakante) und das laterale Shin-Splint-Syndrom (Schmerzlokalisation lateral des Schienbeins), die Tendinose des M. tibialis posterior und der Peronäalsehnen sowie die Peronäalsehnenluxation.

Rückenschmerzen

Ursachen: Die Wirbelsäule als zentrale Achse ist besonderen Belastungen ausgesetzt, und die Aufrichtung vom Vierfüßlergang zum zweibeinigen Gang hat ihr einige Schwachstellen verliehen. Vorwiegend die Übergänge von stabilen zu beweglichen Anteilen sind problematisch; im Bereich der Lendenwirbelsäule ist hier der lumbosakrale Übergang besonders zu erwähnen, in dem 70% der Extensions- und Flexionsbewegung stattfinden. Läufer neigen dazu, das allgemeine athletische Training zu vernachlässigen, was zu einer schwachen Bauch- und Rückenmuskulatur führt. Dadurch fehlt die Kraft zum Aufrichten des Rumpfes, und es kommt zu einer vermehrten Beckenkippung nach vorn und zu einer Hyperlordosierung der Lendenwirbelsäule mit vermehrter Belastung der lumbalen Bandscheiben. Lange ununterbrochene Laufbelastungen mit Ermüdung der Muskulatur und ein hoher Wochenkilometerumfang sind prädisponierend für Rückenschmerzen.

Klinisches Bild: Chronische Lumbalgien und Bandscheibenprotrusionen sind häufiger als Bandscheibenvorfälle mit Nervenwurzelschädigung. Dumpfe, tiefsitzende Rückenschmerzen ohne bzw. bei Nervenwurzelirritation mit Schmerzausstrahlung in das Bein sind charakteristisch. Bei Nervenwurzelbeteiligung besteht meist Husten-, Nies- und Pressschmerz. Das Zeichen nach Lasègue ist positiv.

Diagnostik: Die Zwangshaltung gibt keine weitere Information über eine Nervenwurzelbeteiligung, sondern zeigt nur den Muskelhartspann an. Daher sind stets die Reflexe und die Sensomotorik zu überprüfen, einschließlich des Genitalbereichs (Kaudasymptomatik!). Bei Nervenwurzelausfällen sollte eine bildgebende Diagnostik mittels MRT und Nativröntgenuntersuchung umgehend erfolgen.

Therapie: Das konservative Vorgehen umfasst die Entlastung mittels Stufenbettlagerung, die Gabe von Antiphlogistika, peridurale Flutungen mit Lokalanästhetika und Kortison sowie lokale Wärme (heiße Rolle, Fango, Heißluft). Nach Linderung der akuten Schmerzen kann mit Krankengymnastik begonnen werden, insbesondere Bauch- und Rückenmuskulatur sind zu stärken. Massagen sind im akuten Stadium kontraindiziert. Um Rückenbeschwerden zu vermeiden, sollte eine Unterkühlung bei kaltem und nassem Wetter durch geeignete Kleidung und rasches Abtrocknen nach Belastung umgangen werden.

Präventive Maßnahmen

Läufern mit stark abweichender Achsenstellung, vorbestehendem Knorpelschaden, deutlich dysplastischen Hüftgelenken, Spondylolisthesis und starkem Übergewicht sollte von regelmäßig ausgeübtem Laufsport, insbesondere dem leistungsorientierten Laufen, abgeraten werden. Ein allgemeines athletisches Training, ein Flexibilitätstraining und der Ausgleich muskulärer Dysbalancen können die Verletzungsanfälligkeit herabsetzen. Auf eine Stärkung der Bauch-, Rücken- und Glutäalmuskulatur sowie die Dehnung des M. rectus femoris ist zu achten. Das Bewegungsausmaß der Gelenke sollte durch aktive und passive Mobilisation optimiert werden. Dabei sind besonders das Sprunggelenk mit der Neigung zur eingeschränkten Dorsalflexion und die Hüfte mit der eingeschränkten Hüftstreckung zu erwähnen. Auch wenn der Laufstil nur bedingt änderbar ist, so trägt eine Laufschulung mit Training verschiedener Laufvarianten zumindest zur Muskelkräftigung bei und verbessert die Reaktionsfähigkeit bei unebenem Boden. Entsprechendes Aufwärmen und Abwärmen werden empfohlen, obwohl kein Zusammenhang zwischen dem Auftreten von Überlastungsschäden und Aufwärmen gezeigt werden konnte (19, 20). Dennoch muss der Sprinter nicht nur zur optimalen Leistung, sondern auch zur Verletzungsprophylaxe aufwärmen (hohe explosive Intensität), während Freizeitjogger (geringe Intensität) einfach loslaufen können (10). Die Regeneration wird durch Abwärmen verbessert, lockeres Auslaufen ist allen anderen Maßnahmen, einschließlich Stretching, überlegen (10). Daher ist Auslaufen auch zur Verletzungsprophylaxe geeignet. Die Trainingsplanung sollte mit entsprechendem Wechsel von Be- und Entlastung erfolgen, genügend Zeit zur Regeneration geben und abwechslungsreich gestaltet werden. Bei Infekten ist Training kontraindiziert. Zum Laufen ist geeignetes Schuhwerk erforderlich, welches auch gewechselt werden sollte. Allgemeine Empfehlungen beziehen sich auf eine gesunde Ernährung und eine angemessene Gewichtskontrolle sowie ausreichendes Trinken und ausreichenden Schlaf.

Wer kann laufen und wie viel?

Laufen kann im Prinzip jeder. Bestimmte anatomische Gegebenheiten machen einige Menschen für das Laufen unter Trainingsaspekten weniger geeignet, und diesen sollten im Sinne der Gesundheit andere Sportarten – wie Radfahren, Wandern oder Schwimmen – empfohlen werden.

Kinder: Diese können bereits früh zum Laufen mitgenommen werden, wobei das Lauftraining spielerischen Charakter haben sollte. Ab dem 3.–4. Lebensjahr laufen Kinder bei entsprechender Motivation auch im Wettkampf Strecken bis 1000 m. Bei Kindern unter 9 Jahren sollte die Wettkampfdistanz nicht mehr als 3000 m betragen. Im Alter von 9–11 Jahren können durchaus 5000 m, ab 12 Jahren 10 km und ab 15 Jahren auch Halbmarathon (21,1 km) gelaufen werden. Marathon ist ab 18 Jahren erlaubt. Kinder sollten ein vielfältiges, abwechslungsreiches Training mit einer athletischen Grundausbildung erhalten. In unserer Gesellschaft mit zunehmender Bewegungsarmut und Übergewichtigkeit im frühen Kindesalter muss jedoch auch bei Kindern schon mit Fehl- und Überlastungsschäden gerechnet werden.

Senioren: Laufen wird von vielen als Lebenssportart betrieben, das heißt zunehmend werden ältere Menschen noch ein Laufausdauertraining betreiben und auch an Volksläufen teilnehmen. Dabei muss berücksichtigt werden, dass die Muskulatur im Alter mehr Zeit zur Erholung braucht. Zwar kann auch der Seniorensportler Wettkämpfe und Tempoläufe absolvieren, muss aber eine längere Regenerationsphase einplanen. Ein besonderes Problem des Alterssportlers ist die Gelenkarthrose. Risikofaktoren für eine Arthrose sind Alter, Geschlecht und genetische Disposition (Hüftgelenkdysplasie). Ein hohes Körpergewicht wirkt sich ebenfalls negativ aus. Laufen stellt jedoch keinen Risikofaktor zur Entwicklung einer Arthrose dar. Nach neueren Metaanalysen kann festgestellt werden, dass Läufer gegenüber Nichtläufern keine erhöhte Osteoarthritisrate zeigen (12). Ein direkter Zusammenhang zwischen Höhe der Impactkraft und Gelenkdegeneration ließ sich nicht herstellen. Die Datenlage zur sportlichen Betätigung bei bereits bestehender Arthrose ist noch unzureichend. Jedoch ist auch das arthrotische Gelenk zum Erhalt seiner Funktion auf Wechseldruckbelastung angewiesen, und der Knorpel nimmt bei regelmäßiger Be- und Entlastung besser Nährstoffe aus der Synovialflüssigkeit auf, während Immobilisation den Metabolismus reduziert. Bei übergewichtigen Sportlern sollte bei bestehender Arthrose vom Laufen abgeraten werden; es ist mit eher niedriger Intensität und gutem Schuhwerk zu laufen. Ein Anlaufschmerz stellt keine Kontraindikation zur Belastung dar (25), bei fortwährendem Belastungs- und Ruheschmerz darf jedoch keine zusätzliche sportliche Belastung erfolgen. Bei einer Aktivierung der Arthrose durch sportliche Belastung ist eine Trainingspause indiziert, zur Behandlung können nichtsteroidale Antiphlogistika oder auch kortisonhaltige Injektionen in das Gelenk (sorgfältige Indikationsstellung!) eingesetzt werden. Bei Beschwerdefreiheit kann der Patient die sportliche Tätigkeit wieder aufnehmen, sollte jedoch das auslösende Ereignis vermeiden, zudem ist die Belastung deutlich niedriger und/oder eine stärker gelenkentlastende Bewegung, wie Radfahren, zu wählen. Bei Patienten mit endoprothetischer Versorgung stellt Laufen nur eine bedingt geeignete Sportart dar, und den Patienten sollte eher zu Sportarten wie Schwimmen, Radfahren, Wandern und Gymnastik geraten werden.

Nützliche Internetadressen

www.leichtathletik.de
www.gots.org
www.zeitschrift-sportmedizin.de
www.dgsp.de

Literatur

1. Agosta J. Biomechanics of common sporting injuries. Clin Sports Med; 2002:43–83.
2. Alfredson H, Pietila T, Jonsson P, Lorentzon R. Heavy load eccentric calf muscle training for the treatment of chronic Achilles tendinosis. Am J Sports Med. 1998; 26(3):360–6.
3. Astrom M, Westlin N. No effect of piroxicam on Achilles tendinopathy. A randomized study of 70 patients. Acta Orthop Scand. 1992; 63:631–4.
4. Bauersfeldt K-H, Schröter G. Grundlagen der Leichtathletik. Berlin: Sportverlag.
5. Cetti R, Christensen SE, Ejstedt R, Jensen NM, Jorgensen U. Operative versus non-operative treatment of Achilles tendon rupture. A prospective randomized study and review of the literature. Am J Sports Med. 1993; 21(6):791–9.
6. Davey JR, Rorebeck CH, Fowler PJ. The tibialis posterior muscle compartment. An unrecognized cause of exertional compartment syndrome. Am J Sports Med. 1984; 12(5): 391–7.
7. Engelhardt M, Wentz S. Verletzungsarten und -häufigkeiten ausgewählter Ausdauer-, Mehrkampf-, Kraft- und Zweikampfsportarten. Sportorthop Sporttraumatol. 1998; 14(2):53–7.

8. Frederick EC, Clarke TE, Hamill CL. The effect of running shoe design on shock attenuation. In: Frederick EC, ed. Sport shoes and playing surfaces. Champaign: Human Kinetic Publishers; 1984:190–8.
9. Fredericson M. Common injuries in runners – Diagnosis, rehabilitation and prevention. Sports Med. 1996; 21:49–72.
10. Freiwald J, Greiwing A. Prävention von Verletzungen und Fehlbelastungen beim Laufen. Sportorthop Sporttraumatol. 2003; 19:79–83.
11. Grau S, Horstmann T. Dämpfung in der Laufschuhforschung. Sportorthop Sporttraumatol. 2003; 19:85–90.
12. Lane NE, Oehlert JW, Bloch DA, Fries JF. The relationship of running to osteoarthritis of the knee and bone mineral density of the lumbar spine: a 9-year longitudinal study. J Rheumatol. 1998; 25(2):334–41.
13. Mayer F, Grau S. et al. Achillessehnenbeschwerden im Laufsport – eine aktuelle Übersicht. D Zeitschr Sportmed. 2000; 51:161–7.
14. Neely FG. Biomechanical risk factors for exercise-related lower limb injuries. Sports Med. 1998; 26:395–413.
15. Niesen-Vertommen SL, Taunton JE, Clement DB, et al. The effect of eccentric versus concentric exercise in the management of Achilles tendonitis. Clin J Sport Med. 1992; 2:109–13.
16. Nigg BM, Bahlsen HA, Luethi SM, Stokes WS. The influence of running velocity and midsole hardness on external impact forces in heel-toe running. J Biomechanics. 1987; 20:951–9.
17. Nilsson J, Thorstensson A, Halbertsma J. Changes in leg movement and muscle activity with speed of locomotion and mode of progression in humans. Acta Physiologica Scandinavica. 1985; 123:457–75.
18. Rettig AC, Shelbourne KD, McCaroll JR, Bisessi M, Watts J. The natural history and treatment of delayed union stress fractures of the anterior cortex of the tibia. Am J Sports Med. 1988; 16(3):250–5.
19. Van Mechelen W. Running injuries. A review of the epidemiological literature. Sports Med (New Zealand). 1992; 14(5):320–5.
20. Van Mechelen W, Hlobil H, Kemper HC, Voorn WJ, de Jongh HR. Prevention of running injuries by warm-up, cool down, and stretching exercises. Am J Sports Med 1993; 21:711–9.
21. Wakeling JM, Liphardt AM, Nigg BM. Muscle activity reduces soft-tissue resonance at heel-strike during walking. J Biomechanics. 2003; 36:1761–9.
22. Walther M, Aktuelle Trends im Sportschuhbau. Fuss-Sprungg 2004; 2:167–75.
23. Walter SD, Sutton JR, MacIntosh JM. The aetiology of sports injuries. A review of methodologies. Sports Med (New Zealand). 1985; 2(1):47–58.
24. Wilmore JH, Costill DL, eds. Physiology of sports and exercise, 2nd edn. Champain: Human Kinetics; 1999.
25. Zichner L, Engelhardt M. Sporttraumatologische Probleme verschiedener Altersstufen: Senioren: Sport und Arthrose. In: Engelhardt M, Hintermann B, Segesser B, Hrsg. GOTS Manual Sporttraumatologie. Bern: Hans Huber Verlag; 1997:195–8.

4.2 Radfahren

C. Temme

Einleitung

Nach der Entwicklung einiger Fahrradvorstufen durch verschiedene Ingenieure begann im Jahre 1861 Pierre Michaux mit der Produktion von Kurbeln und Pedalen für den Vortrieb und verkaufte viele „Michaulinen", vor allem in Paris. Michaux veranstaltete auch das erste Radrennen am 30. Mai 1868 in Parc de Saint Cloud über 1200 m. Die Entwicklung einer der ersten Profisportarten war hier vorgezeichnet, das Preisgeld betrug 600 Franc. In der Folge wurden immer mehr Radrennen veranstaltet und um die Jahrhundertwende bereits einige Fernfahrten organisiert, welche teilweise bis heute stattfinden. Im Jahre 1903 wurde die erste Tour de France gestartet, schon damals mit dem kommerziellen Hintergrund, einer Sportzeitschrift („L'Auto-Vélo") zu einer größeren Auflage zu verhelfen. Die Tour de France hat sich mittlerweile als größte jährliche und drittgrößte Sportveranstaltung weltweit nach Olympischen Spielen und Fußballweltmeisterschaften etabliert. Der Straßenradrennsport ist eine der international bedeutendsten Sportarten. Im Laufe der Zeit entwickelten sich viele andere Disziplinen, wie Querfeldein (im Gelände auf ähnlichen Rädern), Bahnradsport (verschiedene Unterdisziplinen), Hallenradsport (Kunstradfahren und Radball), BMX (kleinere Fahrräder, 400 m Rundkurs mit Hindernissen und Sprüngen, wird olympisch), Trial (Geschicklichkeitsfahren im Gelände), Liegefahrräder und Mountainbikesport (Crosscountry auf Rundkursen, Downhill und Dualslalom).

Sportartspezifisches Belastungs- und Anforderungsprofil

Die Belastung in den meisten Radsportdisziplinen ist gekennzeichnet durch eine Ausdauer- bis Kraftausdauerbelastung in einer meist statischen Sitzposition mit einem hochfrequenten (60–180 U/min) Bewegungsablauf. Die Wettkämpfe finden in der Regel auf öffentlichen Straßen mit allen natürlichen Hindernissen, ausgenommen des fließenden Verkehrs, statt. Die Geschwindigkeiten betragen im Rennen durchschnittlich etwa 38–45 km/h; die Maximalgeschwindigkeiten liegen deutlich höher, im Endspurt bei 65–75 km/h, auf Abfahrten bei 80–115 km/h. Als Schutzkleidung werden lediglich Helme aus Styropor mit einer Kunststoffoberschale ohne Mittelgesichtsschutz benutzt, sonstige Protektoren werden aufgrund der Behinderung des Bewegungsablaufs und der Gewichtsbelastung sowie der Hitzeentwicklung nicht angewendet (👁 4.2). Im Querfeldeinsport und beim Mountainbiken werden meist ebenfalls öffentliche Wege benutzt, eine weitergehende Schutzkleidung wird nur bei Downhill und Dualslalom sowie BMX (kurze Belastungsphasen) verwendet.

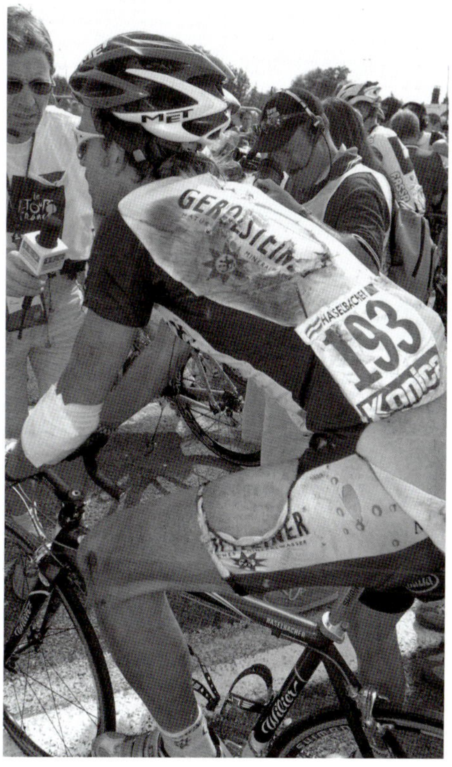

4.2 Multiple Schürfungen nach Sturz bei einem Massensprint bei einer Etappe der Tour de France. Problematisch sind vorwiegend die begleitenden Prellungen. Hier sind Kühlung und antiphlogistische Medikation wichtig, um den Start bei der nächsten Etappe zu ermöglichen. Schutzkleidung ist auf Helm und Handschuhe beschränkt (Foto: Peter Witek).

Materialbesonderheiten

Das Sportgerät des Radsportlers muss dessen individuellen Körpermaßen genau angepasst werden, um eine optimale Sitzposition mit guter Kraftübertragung, aerodynamischer Position und guter Steuerbarkeit zu erreichen. Dabei ist zu berücksichtigen, dass durch eine ungünstige Position Überlastungsbeschwerden Vorschub geleistet wird. Als Besonderheit im Radsport ist die Fixierung der Füße durch die Klickpedalsysteme (skibindungsähnlich) zu erwähnen, dadurch wird eine Kraftübertragung über die gesamten 360° des Bewegungsablaufs möglich, und die gesamte Beugemuskulatur der unteren Gliedmaßen erlangt eine höhere Bedeutung als in fast allen anderen Sportarten. Die kräftigste Komponente für den Vortrieb ist jedoch die Knie- und Hüftstreckmuskulatur (M. quadriceps und Mm. glutaei).

Unfallmechanismen

Die Ursache für einen Sturz beim Radfahren liegt meist entweder im Verlust des Gleichgewichts, z. B. beim Wegrutschen in einer Kurve, oder im Auffahren auf ein Hindernis. Der geübte Straßenradrennfahrer rutscht selten in der Kurve weg, da er es gelernt hat, die Geschwindigkeit richtig einzuschätzen und das Gewicht gleichmäßig auf Vorder- und Hinterrad zu verteilen, um so eine gute Haftung der Reifen auf der Fahrbahn zu gewährleisten. Hindernisse können aber auch für einen geübten Fahrer plötzlich und damit unausweichlich auftreten, z. B. nach einer Kurve, unvermittelt in die Fahrbahn einfahrende Fahrzeuge oder andere Fahrer, welche vor ihm stürzen (**4.2**). Im Mountainbikebereich sind Stürze insgesamt häufiger, zum einen aufgrund der wechselnden Beschaffenheit des Untergrundes, zum anderen aber auch durch Hindernisse (z. B. Äste, Bäume), welche nahe der Fahrspur gelegen sind und bei Ausweichmanövern oder Fahrfehlern touchiert werden. Möglich sind natürlich auch Stürze aufgrund von Materialversagen, dabei ist vor allem an Lenker- und Gabelbrüche zu denken, aber auch an sich lösende Schlauchreifen, wenn hier der Klebekitt austrocknet und nicht erneuert wird.

Typische Verletzungen

Die häufigsten Verletzungen im Radsport sind Hautläsionen, von oberflächlichen Schürfungen bis zu Risswunden und tiefen, stark verschmutzten Lazerationen durch den Aufprall und das Rutschen über den Untergrund oder Hindernisse. Hier können Ellbogen, Hände, Knie, häufig die Hüftregion, Außenknöchel, aber auch Wangen oder der Rücken betroffen sein (**4.2, 4.3**). Unter den schwerwiegenderen Verletzungen sind Klavikulafrakturen und Akromioklavikulargelenksprengungen, bedingt durch den direkten Aufprall beim Sturz auf die Seite, sehr häufig (**4.4**). Kann der Fahrer noch reagieren und die Hand vom Lenker nehmen, kommt es auch zu Olekranonfrakturen und Frakturen im Handgelenkbereich (Unterarmfrakturen, distale Radiusfrakturen oder Frakturen im Bereich der Handwurzel). Im Bereich der unteren Extremität kann es beim direkten Aufprall auf den Trochanter zu Schenkelhalsfrakturen kommen. Kopfverletzungen von Prellungen bis zu schweren Schädel-Hirn-Verletzungen sind nicht selten, sodass die Einführung der Helmpflicht auch im Profibereich im Jahre 2003 überfällig war (2). Bei Stürzen über ein Hindernis sind vielfältige Verletzungen möglich. Durch die zum Teil hohen Geschwindigkeiten von 80–115 km/h bei Abfahrten muss mit vielfältigen Verletzungen und Polytraumen gerechnet werden (**4.5**).

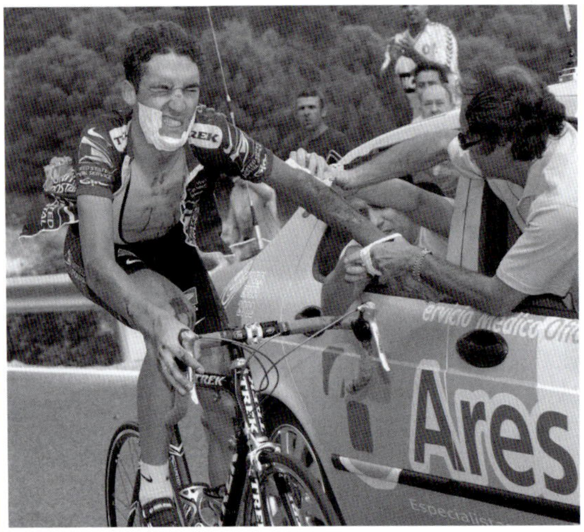

4.3 Besonders bei Etappenrennen muss der Rennarzt die Versorgung aus dem Auto heraus durchführen, da auch verunfallte Fahrer im Zeitlimit das Ziel erreichen müssen, um an den nächsten Etappen teilnehmen zu dürfen (Foto: Peter Witek).

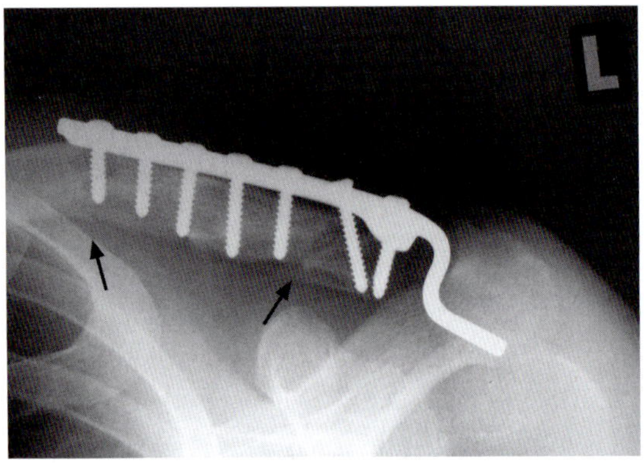

4.4 26-jähriger Radprofi mit Zustand nach osteosynthetischer Versorgung einer dislozierten lateralen Claviculafraktur vor 4 Monaten. Jetzt erneuter Sturz auf die linke Schulter und Fraktur im mittleren Drittel der Clavicula nach adäquatem Trauma. Die Fraktur befindet sich am Plattenrand. Die Therapie erfolgte mittels Rucksackverband, mit dem Ergometertraining konnte nach wenigen Tagen begonnen werden.

Typische Fehlbelastungsfolgen und Überlastungsschäden

Radfahren ist ein gelenkschonender Bewegungsablauf, und es kommt selten zu Überlastungsreaktionen. Dies ist ein Grund für die enormen Trainings- und Wettkampfumfänge, welche die Sportler absolvieren. In wenigen anderen Sportarten können mehrere Tage hintereinander 6–7 Stunden am Stück trainiert oder mehr als 100 Wettkampftage pro Jahr absolviert werden. Überlastungsreaktionen treten bei ungewohnten

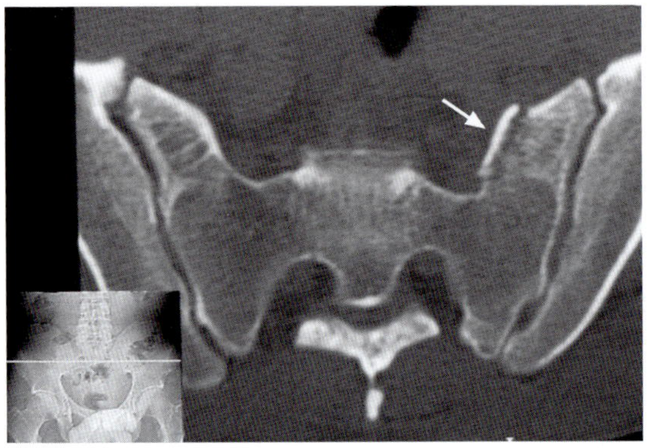

4.5 28-jähriger Radprofi mit unter anderem Fraktur im Sakrumbereich links nach Sturz während der Abfahrt einer Alpenetappe. Das konventionelle Röntgenbild war unauffällig, bei Beschwerdepersistenz wurde das Computertomogramm angefertigt.

Belastungen auf, z. B. beim Anfänger, und bei plötzlichen Trainingssteigerungen, z. B. im Frühjahrstrainingslager. Hier ist der Bewegungsapparat, insbesondere die stabilisierende Haltemuskulatur und die Sehnenansätze, noch nicht auf die Belastung vorbereitet und reagiert mit pathologischen Veränderungen. Änderungen der Biomechanik und Materialfehler können ebenfalls Beschwerden verursachen. Falsch eingestellte Schuhplatten oder eine leicht geänderte Sitzposition führen zu Änderungen der Belastung an Sehnenansätzen und können somit Tendinosen auslösen. Auch die mittlerweile oft sehr steifen Rahmen federn den Großteil der Bodenunebenheiten nicht mehr ab (wie die früher üblichen Stahlrahmen) und können somit Beschwerden begünstigen.

Diagnostik und Behandlungsmaßnahmen

Verletzungen

Ein Rennarzt oder andere Erstversorger müssen zunächst die Umstände des Sturzes, wie Geschwindigkeit und Unfallmechanismus, sowie den Untergrund einschätzen. Seitliches Rutschen auf nasser Fahrbahn führt meist zu geringgradigen Schürfungen, während ein frontaler Aufprall mit einem Überschlag auf gerader Strecke meist schwerwiegendere Verletzungen zur Folge hat. Mit einem Fahrer, der nicht unverzüglich das Rennen wieder aufnimmt, muss Kontakt aufgenommen und eine Erstdiagnostik durchgeführt werden. Dabei ist zu beachten, dass die Fahrer gerade bei Etappenrennen das Ziel erreichen müssen, um am nächsten Tag wieder starten zu dürfen. Man sollte folglich einen leichtverletzten Fahrer nicht gegen seinen Willen aus dem Wettkampf nehmen, sondern ihn bei der Weiterfahrt begleiten und die Fahrtüchtigkeit beobachten (s. 👁 4.3). Zur Erstdiagnostik gehört die palpatorische Untersuchung der Clavicula, der Akromioklavikluargelenke, der Ellbogen- und der Handgelenke sowie der knöchernen Gesichtsvorsprünge. Steht ein Fahrer nicht selbstständig auf, sollten auch Thorax (Kompressionsschmerz), Abdomen (Milz und Leber), Wirbelsäule (Druck-/Klopfschmerzhaftigkeit der Dornfortsätze), Becken (durch gleichzeitigen Druck auf die Trochanteren und dann auf die Beckenschaufeln), Kniegelenke (Patella) sowie die Sprunggelenke untersucht werden. Bei Bewusstlosigkeit ist zunächst von einem Schädel-Hirn-Trauma und/oder einem Thoraxtrauma auszugehen und die entsprechende Erstdiagnostik und -versorgung, einschließlich steifer Halskrause, einzuleiten.

Hautläsionen: Schürfwunden sind zunächst zu reinigen, da sie meist stark verschmutzt sind und ansonsten Wundheilungsstörungen vorprogrammiert sind. Dieses sollte bei oberflächlichen Verletzungen zunächst unter der Dusche mit viel Flüssigkeit geschehen. Erfahrene Sportler bürsten die Wunden aus, empfindsamere Naturen sollten mit einem Waschlappen oder einem nassen Handtuch vorgehen. Tiefere Verletzungen können mit steriler Kochsalzlösung oder Wasserstoffperoxydlösung (3 %) gespült werden. Teilweise ist auch ein chirurgisches Wunddébridement notwendig, um nekrotisches Gewebe und grobe Verschmutzungen zu entfernen. Wasserstoffperoxydlösung bietet sich auch für die Erstversorgung im Wettkampf an, da es desinfiziert und gleichzeitig die Blutung reduziert. Hier sollte anschließend ein Verband mit sterilen Kompressen und Klebemull oder ein Netzverband angelegt werden (s. 👁 4.3). Nach der Wundreinigung und der Naht bei tieferen Verletzungen empfiehlt sich für 12–24 Stunden das Tragen eines desinfizierenden Verbandes, z. B. mit Betaisodonasalbe, und einer Wundgaze, welche ein Ankleben des Verbandes verhindert. Dann sollte, je nach Körperregion, entweder offen und trocken weiterbehandelt oder ein Verband mit Gaze angelegt werden, welcher die Beweglichkeit nicht einschränkt (Netz, Klebemull). In der Hüftregion haben sich selbstklebende Schaumstoffverbände bewährt. Von Klammerpflastern sollte man absehen, da sich diese durch den Schweiß bei Wiederaufnahme der Sporttätigkeit leicht lösen.

Frakturen: Die Erstversorgung erfolgt wie bei jedem Unfall durch Reposition bei grober Fehlstellung, Ruhigstellung und Schmerzmedikation. Nach Transport und durchgeführter Diagnostik wird die Indikation zur konservativen oder operativen Versorgung gemäß den allgemein gültigen Leitlinien gestellt. Bei aktiven Sportlern ist zusätzlich zu überlegen, durch welche Versorgung die mittel- bis langfristige Sportfähigkeit wieder erreicht wird und ob durch ein operatives Eingreifen die Rehabilitationsphase wesentlich verkürzt werden kann (s. 👁 4.5). Bei Klavikulafrakturen und Sprengungen des Akromioklavikulargelenks sollte man bedenken, dass eine mäßige Fehlstellung beim Radsport (im Gegensatz z. B. zum Schwimmsport) nicht beeinträchtigt, diesbezüglich also keine engere Indikationsstellung als bei Nichtsportlern zu treffen ist. Das Ziel beim Radsportler besteht darin, eine rasche Schmerzfreiheit zu erreichen, sodass bei geringer Dislokation die Operationsindikation sich auch nach dem Schmerz des Sportlers richtet. Bei Frakturen im mittleren Klavikuladrittel erfolgt die Versorgung mittels Rucksackverband oder Plattenosteosynthese. Bei lateralen Klavikulafrakturen und Sprengungen des Akromioklavikulargelenks ist ein Rucksackverband meist nicht hilfreich, bei geringer Dislokation reicht eine Einschränkung der Abduktion und der Flexion aus, ansonsten empfiehlt sich die operative Versorgung durch eine Hakenplatte (s. 👁 4.4) oder die Stabilisierung der reponierten lateralen Clavicula mittels PDS-Kordel am Korakoid. Allgemein gilt es, bei der Frakturversorgung eine belastungsstabile, zumindest übungsstabile (sportartspezifisch) Situation anzustreben (4).

Rehabilitation: In der Nachbehandlung ist eine enge Kooperation zwischen behandelndem Arzt, Sportler, Physiotherapeuten und Trainer notwendig. Das lockere Radtraining im Grundlagenausdauerbereich kann nach den meisten Verletzungen zunächst auf dem Ergometer, dann auf der Straße, rasch wieder aufgenommen werden. Damit ist die Nachbehandlung aber längst nicht beendet, da die meisten Verletzungen zu Schonhaltungen und damit zu Fehlhaltungen auf dem Fahrrad mit folgender eingeschränkter Kraftübertragung und/oder häufig zu sekundären Überlastungsschäden führen. Nach einer Ellbogen- oder Schulterverletzung neigt der Sportler beispielsweise oft zu einer Rotationsfehlhaltung des Oberkörpers, um die betroffene obere Extremität am Lenker zu entlasten. Die Folge können Brustwirbelsäulenbeschwerden oder Ansatztendinosen im Kniebereich sein. Die weiterführende Physiotherapie zur Behandlung von muskulären Dysbalancen und die Kontrolle des Bewegungsablaufs sind also auch lange nach einer Verletzung noch sehr wichtig, auch wenn die Renntätigkeit bereits wieder aufgenommen wurde.

Fehlbelastungsfolgen und Überlastungsschäden

Tendinosen: In der Anamnese findet sich in der Regel eine Änderung der Biomechanik (Veränderung der Sitzposition, steiferer Rahmen, neues Schuhwerk, Schuhplattenlockerung), eine Belastungssteigerung, eventuell bei kühlen Witterungsbedingungen, oder ein Elektrolytmangel bei langen Belastungen. Bei manchen Sehnen, wie Achillessehne oder Peronäalsehnen, findet sich meist eine Schwellung des Peritendineums. Bei kniegelenknahen Sehnen, wie den verschiedenen Anteilen der Quadrizepssehne oder den Sehnen der Kniebeuger, tritt selten eine Schwellung auf. Hier findet sich meist eine lokalisierte Druckschmerzhaftigkeit. Oft werden hier fälschlicherweise Meniskusverletzungen oder femoropatellare Probleme diagnostiziert (👁 4.6). Meniskusveränderungen sind beim Radsportler sehr selten; femoropatellare Beschwerden sind ebenfalls selten, kommen jedoch ab und zu vor. Bei letzteren ist die Differenzialdiagnostik zur Abgrenzung einer Ansatztendinose schwierig. Bei Sportlern bis zu einem Alter von Mitte 20 ist die Therapie von Tendinosen meist unkompliziert, bei älteren Sportlern neigen diese Beschwerden zu längeren Krankheitsverläufen. Als erstes ist eine Sportpause oder zumindest eine deutliche Belastungsreduzierung notwendig. Dann sollte eine Kombinationstherapie mit Salbenverbänden (z. B. Diclofenac-Gel), Dehnungsübungen und Elektrotherapie (Iontophorese) parallel dazu durchgeführt werden. Die Salbenverbände haben sich bei den schlanken Radsportlern als sehr effektiv erwiesen; sie können durch die systemische Gabe eines nichtsteroidalen Antiphlogistikums ergänzt werden. Hier ist jedoch zu beachten, dass Radsportler insbesondere im Sommer zu Gastritiden neigen. Sollten unter dieser Therapie die Beschwerden nicht verschwinden, kann zusätzlich die lokale Injektion eines Kortikoids (**Cave:** Anti-Doping-Reglement beachten) indiziert sein. Die Infiltration in das Peritendineum (z. B. Achillessehne) ist mit einer hohen Erfolgsquote verknüpft, wohingegen die kniegelenknahen Tendinosen in der Regel auf diese Therapie nicht ansprechen. Hier ist meist die Korrektur von muskulären Dysbalancen notwendig. Musste ein Sportler aufgrund von Beschwerden länger pausieren, ist bei der Wiederaufnahme des Trainings mit Sorgfalt vorzugehen, um ein Rezidiv zu vermeiden.

Durchblutungsstörungen: Besonders bei Straßenradprofis wurden in den vergangenen Jahren vermehrt Durchblutungsstörungen im Bereich der unteren Gliedmaßen diagnostiziert. In den meisten Fällen handelt es sich dabei um eine Elongation der A. femoralis im Leistenbereich, welche bei der starken Hüftflexion, die bei der geduckten, aerodynamischen Körperhaltung auftritt, zu einem Abknicken der Arterie und damit zu einer Ischämie des betroffenen Beines führt. Die Sportler beklagen dann meist eine einseitige Belastungsschwäche, die Ihnen vom Trainingszustand her unerklärlich erscheint. Bei länger bestehender Problematik kann sich sogar eine echte Stenose ausbilden. Bei der Diagnostik kann die Dopplersonographie in einem Teil der Fälle weiterhelfen und einen verminderten arteriellen Fluss darstellen. In manchen Fällen lässt sich die Elongation nur in der Arteriographie darstellen. Diese Darstellung ist auch für die präoperative Planung notwendig. Die Diagnostik ist insgesamt nicht einfach, oft helfen Untersuchungen unter oder direkt nach Belastung weiter (1). Therapeutisch ist hier meist ein operatives Vorgehen notwendig: Entweder wird durch ein endoskopisches Lösen der elongierten Arterie das Abknicken in Flexion verhindert oder es wird ein Bypass angelegt (3).

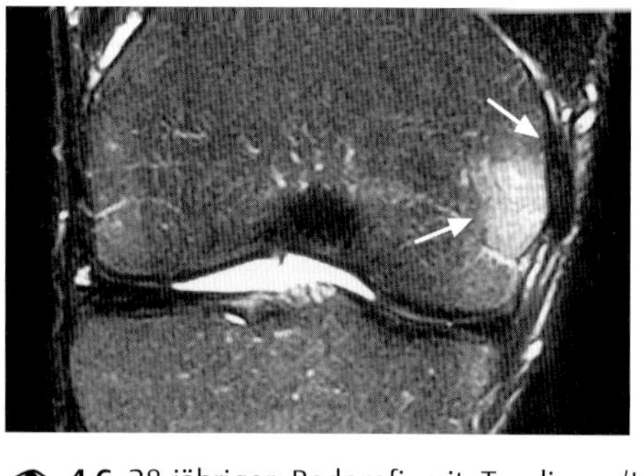

👁 **4.6** 28-jähriger Radprofi mit Tendinose/Ligamentose am Komplex mediales Retinakulum/mediales Seitenband/Ansatz des M. vastus medialis über dem medialen Epikondylus. Man erkennt die Verdickung des Weichteilkomplexes und das begleitende Knochenmarködem.

Halswirbelsäulenbeschwerden: Bei der vornübergebeugten Sitzposition des Radsportlers kommt es zu einer Hyperlordosierung der Halswirbelsäule. Dadurch treten besonders bei Anfängern häufiger Verspannungen und Beschwerden im Bereich der Nackenmuskulatur auf. Ernsthafte Veränderungen oder länger anhaltende Beschwerden werden kaum beobachtet. Die häufig bei „Anfängern" auftretenden Beschwerden klingen nach Gewöhnung an die Sitzposition meist von selbst wieder ab. Sind vorbestehende degenerative Veränderungen Ursache von Beschwerden, kann es notwendig sein, eine aufrechtere Sitzposition einzunehmen, um die Hyperlordosierung abzumildern.

Brust- und Lendenwirbelsäulenbeschwerden: Hier treten hauptsächlich 2 verschiedene Beschwerdemuster auf: zum einen beim Bergauffahren in Verbindung mit vermehrtem Zug am Lenker (gehäuft bei Mountainbikefahrern) Schmerzen im Bereich der Rückenmuskulatur durch vermehrte aktive Muskeltätigkeit (hierbei ist meist die Brustwirbelsäule betroffen), zum anderen gehäuft Beschwerden im Lendenwirbelsäulenbereich durch die lange statische Position in der unphysiologisch entlordosierten Körperhaltung bei schwach ausgebildeter Rumpfmuskulatur. Besonders vor Einführung von Fitnesstraining als Ausgleichssport konnte man häufiger Fehlhaltungen der Brustwirbelsäule durch die kyphosierende Sitzposition beobachten („Radfahrerbuckel"). Diese waren jedoch selten schmerzhaft. Die Sitzposition im Radsport führt durch das Abstützen des Oberkörpers am Lenker mit Verminderung der Gewichtsbelastung der Lendenwirbelsäule zu einer Entlastung auch der Bandscheiben. Ungünstige Belastungen für die Bandscheiben resultieren aus langen statischen Belastungen, welche vor allem auf Zeitfahrmaschinen auftreten. Eine Häufung von Bandscheibenvorfällen oder anderen degenerativen Veränderungen im Wirbelsäulenbereich konnte jedoch nicht beobachtet werden. Die wesentliche Therapie der Beschwerden im Brust- und Lendenwirbelsäulenbereich sind das Auftrainieren und die Tonussteigerung der Rumpfmuskulatur. Symptomatische Maßnahmen, wie orale Einnahme von nichtsteroidalen Antiphlogistika, führen nur zu einer kurzzeitigen Beschwerdelinderung. Gelegentlich kann die Veränderung der Sitzposition oder das Wechseln auf einen weicheren Rahmen notwendig sein.

Sitzprobleme: Bei Sitzproblemen im Radsport muss man zwischen Druckstellen, wunden Stellen und Furunkelbildung im Bereich der Sitzfläche unterscheiden. Diese können einzeln oder kombiniert auftreten. Ursache ist bei Hobbysportlern oft eine zu hohe Sitzposition, welche dann zu einem vermehrten Abknicken der Hüfte und in der Folge zu einem vermehrten Auflagedruck im Dammbereich führt. In diesem Fall kann es auch zu Pudendusneuralgien und Erektionsstörungen kommen. Bei Leistungssportlern treten diese Probleme vorrangig beim Zeitfahren durch die einseitige, stark vornübergebeugte Sitzposition auf. Wundreiben entsteht bei nicht angepasster Kleidung. Zum Radsport gehört eine Radhose, welche ohne Unterwäsche getragen wird und mit einem gepolsterten Einsatz versehen ist. Die modernen Einsätze aus Kunstfasermaterialien sind in der Regel pflegeleicht und müssen nicht, wie ältere Einsätze aus Leder, mit Sitzcreme gepflegt werden. Bei umfangreicher Trainings- oder Wettkampftätigkeit wird jedoch in aller Regel auch heutzutage die Sitzfläche mit Pflegesalben behandelt. Furunkel bilden sich ebenfalls bei nicht angepasster Kleidung und bei mangelnder Körperhygiene. Zusätzlich ist auch die Temperaturentwicklung im Bereich der Sitzfläche zu beachten. Bei der Verwendung von Sätteln oder Sattelüberzügen aus Kunststoff treten höhere Temperaturen durch die Reibung auf als bei Ledersätteln, letztere sind daher bei längeren Belastungen vorzuziehen. Therapeutisch sind die korrekte Einstellung der Sitzposition und eine Materialüberprüfung notwendig. Im Zweifelsfall sollte der Sattel etwas tiefer gestellt werden. Oft ist auch das Wechseln auf ein anderes Sattelmodell notwendig. In seltenen Fällen muss man auch hier auf einen weicheren Rahmen wechseln. Bei Furunkeln sind das Duschen nach jeder Belastung, eine anschließende Desinfektion und stets die Verwendung von frisch gewaschener Wäsche notwendig. Sehr wirksam sind auch Salben, insbesondere Teersalbe. Bei „reifen“ Furunkeln sollte eine Inzision durch den betreuenden Arzt erfolgen.

Präventive Maßnahmen

Verletzungen

Um Verletzungen vorzubeugen, sollte jeder Sportler mehrere Dinge beachten: Zunächst sollte das Material (insbesondere Reifen, Steuersatz, Bremsen) immer in einwandfreiem Zustand gehalten werden. Dann ist das Tragen eines Sturzhelms bei jedem Wettkampf und bei jedem Training unabdingbar, denn viele Kopfverletzungen entstehen durch Fremdverschulden und können somit auch bei kurzen Spazierausfahrten auftreten. Beim Fahren in der Gruppe ist unbedingt ein disziplinierter Ablauf einzuhalten, Neulinge müssen eingelernt werden. Die Streckenplanung ist ebenfalls wichtig. Um das Unfallrisiko zu senken, sind häufiges Linksabbiegen und häufige Überquerungen größerer Straßen zu vermeiden. Beim Abbiegen und beim Wenden ist es notwendig, sich immer durch einen Schulterblick (in der Gruppe durch den führenden Fahrer) über den Verkehr hinter sich zu informieren. Veranstalter von Wettbewerben können ebenfalls viel zur Minimierung des Verletzungsrisikos beitragen: Bei Rundkursen muss durch ausreichendes Absperrpersonal das Einfahren von anderen Fahrzeugen auf die Strecke verhindert werden. Für Fußgänger müssen betreute Überquerungsmöglichkeiten eingerichtet sein. Bei größeren Straßenrennen, bei welchen der Verkehr nur für die durchfahrenden Sportler kurzzeitig angehalten wird, sind genügend viele Vorausfahrzeuge, auch für abgehängte Sportler, einzuplanen. Weit zurückliegende Sportler müssen aus dem Rennen genommen werden, wenn eine korrekte Absperrung nicht mehr zu gewährleisten ist. Bei der Streckenplanung sind Verkehrsinseln und Verengungen der Fahrbahn als unfallträchtige Abschnitte zu berücksichtigen. Diese sollten unbedingt auf den letzten Kilometern einer Rennstrecke vermieden werden. Abfallende Zielankünfte erhöhen ebenfalls unnötig das Verletzungsrisiko. Die Fahrerfelder sollten nicht zu groß werden; bei Feldern mit mehr als 120 Fahrern werden Massenstürze wahrscheinlich, bei Feldgrößen von mehr als 160 Fahrern sind sie fast unvermeidlich. Bei Etappenrennen wird das Gedränge bei Massenankünften noch durch die übliche Zeitmessung erhöht, da Gesamtklassementfahrer ebenfalls um die vorderen Positionen mitkämpfen. Bemühungen von verschiedenen Seiten, bei Feldern von mehr als 160 Fahrern und Massensprintankünften die Zeitmessung für das Gesamtklassement auf 10 km vor den Zielstrich zu verlegen, wurden leider noch nicht in das Reglement aufgenommen.

Fehlbelastungsfolgen und Überlastungsschäden

Die meisten Überlastungsbeschwerden lassen sich durch einfache Maßnahmen verhindern. Zunächst ist bei der Wahl des Fahrrades auf eine richtige Sitzposition zu achten. Aus diesem Grund empfiehlt sich der Kauf bei einem im Rennradbereich erfahrenen Fachhändler, nicht über den Versand. Dies gilt besonders für große Personen oder bei besonderem Körperbau. Der Vereinstrainer sollte die Position dann nochmals kontrollieren. Im Training selbst ist darauf zu achten, Belastungsdauer und -intensität langsam und stufenweise zu steigern. Vor einem Trainingslager müssen zu Hause bereits einige Trainingseinheiten durchgeführt werden, um den Körper auf die Belastung vorzubereiten. Um Beschwerden vorzubeugen, ist zusätzlich ein Training der Rumpfmuskulatur (Bauch, Rücken, schulterblattfixierende Muskulatur) notwendig. Hier bietet es sich an, im Winter Muskulatur durch Fitnesstraining aufzubauen und im Sommer einige Übungen selbstständig mehrmals wöchentlich zur Krafterhaltung durchzuführen. Ergänzend müssen unbedingt Dehnungsübungen der Beinmuskulatur, insbesondere der Knie- und Hüftbeuger, nach jedem Training durchgeführt werden, denn Radfahrer neigen zu Verkürzungen der Muskulatur mit nachfolgenden Haltungsproblemen und Anfälligkeit der Sehnen für chronische Entzündungen. Empfehlenswert ist auch die Ausübung von Ausgleichssport im Winter. Hier bieten sich viele Sportarten an (Skilanglauf, Waldlauf, Eishockey, Schwimmen, Kampfsport, Ballsport, Ski alpin etc.). Effektiv ist es, diesen Ausgleichssport mit Radtrainingseinheiten abzuwechseln.

Nützliche Internetadressen

www.uci.ch (Union Cycliste Internationale)
www.nada-bonn.de (Deutsche nationale Anti-Doping-Agentur
www.rad-net.de (Bund Deutscher Radfahrer)
www.cycling.ch (Schweizer Radsportverband)
www.radsportverband.at (Österreichischer Radsportverband)
www.oeadc.or.at (Österreichs Anti-Doping-Comité)

Literatur

1. Chevalier JM, Enon B, Walder J, et al. Endofibrosis of the external iliac artery in bicycle racers: an unrecognized pathological state. Ann Vasc Surg. 1986; 1(3):297–303.
2. Noakes TD. Fatal cycling injuries. Sports Med. 1995; 20(5):348–62.
3. Schep G, Bender MH, van de Tempel G, Wijn PF, de Vries WR, Eikelboom BC. Detection and treatment of claudication due to functional iliac obstruction in top endurance athletes: a prospective study. Lancet. 2002; 359(9305): 466–73.
4. Temme C, Riepenhof H, Henche HR. Injuries and overuse syndromes in professional cycling. ISAKOS Abstracts. 2003; 4:90.

4.3 Schwimmen

A. Marka

Einleitung

Entwicklung: Schwimmen wurde von alters her von Medizinern als Prophylaxe und Heilmaßnahme empfohlen. Schon ägyptische Hieroglyphen aus dem Jahre 3000 v. Chr. zeigen die Darstellung von schwimmenden Personen. Für den Griechen Diogenian galt ein Mensch als dumm, der „weder buchstabieren noch schwimmen" konnte. Homer beschrieb, wie Odysseus sich schwimmend aus einer Gefahrensituation rettet. Für die Griechen diente Schwimmen auch als Mittel zur Sauberkeit, die Römer nutzten Schwimmen als Erziehungsbestandteil, auch im Hinblick auf seine militärische Verwendung. Im Jahre 1869 begann die moderne Ära des Schwimmsports. In London wurde die „Metropolitan Swimming Club Association", der spätere Britische Schwimmverband, gegründet. Mit der Vereinigung wurden erstmals einheitliche Wettkampfregeln aufgestellt. Im Jahre 1878 wurde mit „Neptun" in Berlin der erste deutsche Schwimmverein gegründet, die ersten Deutschen Meisterschaften fanden 1882 statt. Im Jahre 1886 wurde der DSV (Deutscher Schwimm-Verband) gegründet.

Wettkämpfe, Vereine: Bei den ersten Olympischen Spielen der Neuzeit war Schwimmen nur mit 3 Strecken vertreten, in Athen 2004 starteten Schwimmsportler in 26 Einzel- und 6 Staffeldisziplinen. Schwimmwettbewerbe bei Olympischen Spielen gelten neben der Leichtathletik als die populärsten Veranstaltungen. Im Weltschwimmverband FINA sind 187 Landesverbände vertreten. In Deutschland geben fast alle Kinder und Jugendliche Schwimmen als eine ihrer Lieblingsfreizeitbeschäftigungen an. Am 1.1.2003 waren 610033 Menschen Mitglied in einem deutschen Schwimmverein oder einer Schwimmabteilung. Insgesamt 2512 Schwimmvereine oder -abteilungen waren zum vorgenannten Zeitpunkt beim DSV registriert.

Sportartspezifisches Belastungs- und Anforderungsprofil

Physiologisch treten beim Schwimmen folgende Phänomene auf: Durch den Auftrieb und den hydrostatischen Druck verringert sich das Körpergewicht auf etwa 10% des tatsächlichen Gewichts. Somit werden die Halte- und Bewegungsorgane statisch gering belastet, der Wasserwiderstand führt jedoch zu einem hohen dynamischen Widerstand, da Vortrieb und Auftrieb durch den Einsatz der Körperkraft erfolgen müssen. Freizeit- und Leistungsschwimmer trainieren im Wasser alle Muskelgruppen. Eine bessere Schwimmtechnik führt bei gleicher Sauerstoffaufnahme zu einer besseren Leistung. Kraulschwimmen ist aufgrund des effektiven permanenten Vortriebs im Verhältnis zu den anderen Schwimmarten die ökonomischste Schwimmform. Durch den hydrostatischen Druck findet im Wasser eine Zentralisation des Blutvolumens statt, das Herzvolumen steigt. Außerdem wird interstitielle Flüssigkeit nach zentral verschoben. Durch den Gauer-Henry-Reflex (eine Volumenvermehrung des Extrazellulärraums und damit des Vorhofdrucks führt über darin befindliche Dehnungssensoren zur Hemmung der ADH-Sekretion) wird bei vermehrtem venösen Rückstrom reflektorisch verstärkt Harn gebildet. Nach dem Verlassen des Wassers fließt die Flüssigkeit in ihre ursprünglichen Räume zurück, der relative Flüssigkeitsmangel ist für den Durst nach dem Schwimmen verantwortlich. Die Vitalkapazität sinkt im Wasser um 10 %, der Atmungsaufwand steigt. Die Ökonomie der Atmung durch Verbesserung der inspiratorisch wirkenden Muskulatur steigt, somit ist Schwimmen für Asthmatiker eine geeignete Sportart. Die Hautdurchblutung sinkt, es steht somit der Muskulatur mehr Blut zur Verfügung. Die Laktatbildung ist niedriger als z. B. beim Laufsport, die Ursache ist noch unklar, vermutet werden ein Einfluss der Kühlfunktion des Wassers und die horizontale Sportausübung. Frauen verbrauchen aufgrund ihres niedrigeren spezifischen Gewichts bei gleicher Geschwindigkeit weniger Energie.

Typische Verletzungen

Eine retrospektive Fragebogenstudie mit 50 Leistungsschwimmern im Alter von 15–29 Jahren über ihre sportartbedingten Verletzungen und Fehlbelastungsfolgen innerhalb der vergangenen 4 Jahre zeigte 1993 folgendes Ergebnis (3): Bei einem durchschnittlichen Trainingspensum von 14 Stunden pro Woche war die Verletzungshäufigkeit mit 0,12 Verletzungen/Athlet/Jahr im Vergleich zu Triathlon (0,27) und Zehnkampf (0,97) sehr niedrig. Von den befragten Athleten verletzten sich 44 % im Beobachtungszeitraum. Nur 50 % der Schwimmer suchten wegen ihrer Verletzung einen Arzt auf, und lediglich 10 % der Verletzungen erforderten eine länger als 2 Wochen dauernde Sportpause. Die erfassten Beschwerden der Schwimmsportler waren zu 29 % akute Verletzungen, 71 % wurden als Fehlbelastungsfolgen eingestuft. Die schwerste im Rahmen der Untersuchung registrierte Verletzung war eine Mittelhandfraktur. Schwimmer erleiden häufiger als vermutet Verletzungen außerhalb des eigentlichen Schwimmtrainings im Becken. Beim Laufen auf glatten Fliesen im Schwimmbad zogen sich einige Schwimmsportler erhebliche Verletzungen zu. Hierbei wurden Frakturen bis hin zum Schädel-Hirn-Trauma festgestellt. Sprünge in Untiefen können bei Unachtsamkeit oder beim Training mit Startsprüngen in Lehrschwimmbecken zu Schädel- und Wirbelsäulenverletzungen führen. Häufig sind Verletzungen der Hand und des Armes. Durch heftigen oder ungeschickten Anschlag bzw. Wende, Übersehen des Beckenrandes beim Rückenschwimmen, Einklemmen der Hand in die Wave-Killer-Leinen oder Kontakt mit Schwimmpaddles können Finger-, Mittelhand-, Arm- und Kopfverletzungen entstehen. Bei unachtsamer Rollwende sind auch Fußverletzungen möglich. Beim Schwimmtraining müssen sich Schwimmer fast immer eine Bahn teilen. Durch Tritte oder Schläge auf die Schwimmbrille kann es daher zu Lid- und Orbitaverletzungen kommen. Zu Beginn des Trainingsjahres absolvieren viele Schwimmsportler regelmäßige Lauftrainingseinheiten. Hierbei kommt es gelegentlich, z. B. durch Laufen bei Dunkelheit, zu Distorsionen des oberen Sprunggelenks oder zu fibularen Bandverletzungen.

Typische Fehlbelastungsfolgen und Überlastungsschäden, Behandlungsmaßnahmen, präventive Maßnahmen

Schulter

Nach einer Untersuchung aus dem Jahre 1980 von Hall aus den USA klagten 66 % der von ihm untersuchten Hochleistungsschwimmer über Schulterbeschwerden. Die Ursache liegt in der überdurchschnittlichen Überkopfbeanspruchung des Schultergelenks bei den Schwimmarten Kraul, Rücken und Delphin. Am Schultergelenk besteht ein Missverhältnis zwischen kleiner Gelenkpfanne und relativ zu großem Gelenkkopf. Die Führung des Gelenks ist durch die gelenkumgebenden Weichteile zu gewährleisten. Der Bewegungsablauf bei Freistil-, Rücken- und Delphinschwimmen prädestiniert durch extreme Elevation und Außenrotation zu Reizzuständen subakromialer Strukturen (👁 4.7). Hochleistungsschwimmer absolvieren pro Jahr etwa 750 000 Armzüge. Nach 6- bis 8-jähriger Schwimmkarriere klagen viele Hochleistungsschwimmer über Schulterbeschwerden. Der Gebrauch von Handpaddles verstärkt die Beschwerden. Folgende Krankheitsbilder subsummieren sich unter der „Schwimmerschulter“:

- Impingement-Syndrom mit rezidivierenden Bursitiden subakromial, Supraspinatustendinitis, Bizepssehnentendinitis;
- sekundäres Impingement-Syndrom bei Schulterinstabilität;
- muskuläre Dysbalance des Schultergürtels, das heißt Verkürzung der Innenrotatoren bei Abschwächung der Außenrotatoren;
- Halswirbelsäulenblockaden mit Schmerzausstrahlung in die Schulter;
- Enthesiopathie des M. trapezius am klavikulären Ansatz.

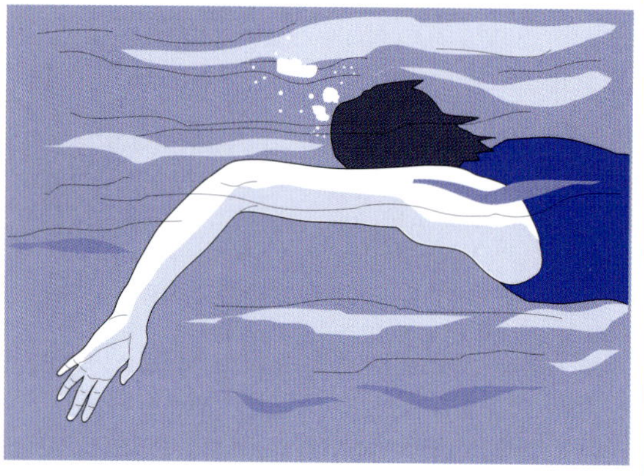

4.7 Extreme Elevation und Außenrotation des Armes beim Kraulen.

Therapie: Therapeutisch werden, je nach diagnostizierter Ursache der „Schwimmerschulter", folgende Maßnahmen eingesetzt:

- nichtsteroidale Antiphlogistika;
- Akupunktur;
- Elektrotherapie, Lasertherapie, Magnetfeldtherapie, Triggerpunktbehandlung, Massagen, Mulligan-Therapie, Akupunktmassage;
- manuelle Therapie zur Verbesserung der Arthrokinematik im Schultergelenk (bei vorhandener Impingement-Symptomatik ist folgende Abfolge von Therapiemaßnahmen sinnvoll: Aufrichtung der Brustwirbelsäule zur Verbesserung der allgemeinen Schulterbeweglichkeit, Training der Depressoren zur Kaudalisierung sowie Übungen zur Zentralisierung des Humeruskopfes im Glenoid, Dehnung verkürzter Strukturen – meistens Innenrotatoren – und Kräftigung der abgeschwächten Muskulatur – meistens Außenrotatoren und Schulterblattstabilisatoren –, Übungen für Anteversion und Elevation);
- zur Verbesserung und Stabilisierung des Behandlungsergebnisses Einsatz von Kinesiotaping;
- Technikumstellung mit Erhöhung der Rotation um die Längsachse beim Kraulschwimmen;
- Infiltrationen (Bursitis, Bizepssehnentendinitis);
- arthroskopische Operationen bei persistierenden Beschwerden und gesicherter, konservativ nicht zufriedenstellend therapierbarer Ursache.

Prävention: Als präventive Maßnahmen zur Vermeidung der „Schwimmerschulter" haben sich folgende Ansätze bewährt:

- Technikoptimierung;
- höhere Wasserlage zur Schonung der Schultern;
- Verbesserung der Rotation um die Längsachse;
- Verbesserung der Kraft der Rumpf- und Hüftmuskulatur zur Stabilisation der Schwimmlage;
- Optimierung der Kopfhaltung – die Kopfspitze, nicht die Nase zeigt direkt nach vorn;
- keine schulterschädigenden Aufwärmübungen, wie extremes Armkreisen oder Partnerdehnung des M. pectoralis zum Aufwärmen;
- Dehnung verkürzter Hüftmuskulatur (kontrakte Hüften können die Ursache von Schulterproblemen sein);
- keine Verwendung von Paddles zu Saisonbeginn und zum Einschwimmen oder bei schlechter Schwimmhaltung und -technik – bei Schulterbeschwerden ist ein Wechsel von Hand- auf Fingerpaddles sinnvoll;
- muskuläre Balancierung des Bereichs Schulter/Nacken/Rücken durch Dehnung der verkürzten Innenrotatoren und Kräftigung der schulteraufrichtenden Muskulatur;
- zu Beginn eines Schulterkräftigungsprogramms Verwendung nur leichter Gewichte.

Kniegelenk

Die zweithäufigsten Beschwerden von Athleten im Schwimmsport betreffen die Kniegelenke. Ein Drittel aller Schwimmer klagt im Laufe der Karriere über Kniebeschwerden. Betroffen sind vor allem Brustschwimmer. Der Brustbeinschlag als unphysiologische Bewegung beansprucht vor allem den medialen Seitenbandapparat des Kniegelenks und somit auch den medialen Meniskus (4.8). Peripatellare Beschwerden, zumeist des medialen Retinakulums, sind auf eine inkomplette Streckung des Kniegelenks beim Brustbeinschlag, auf zu viel Beinschlagtraining, auch mit Flossen, sowie vermehrte Wenden und Starts beim Training in kleineren Becken zurückzuführen.

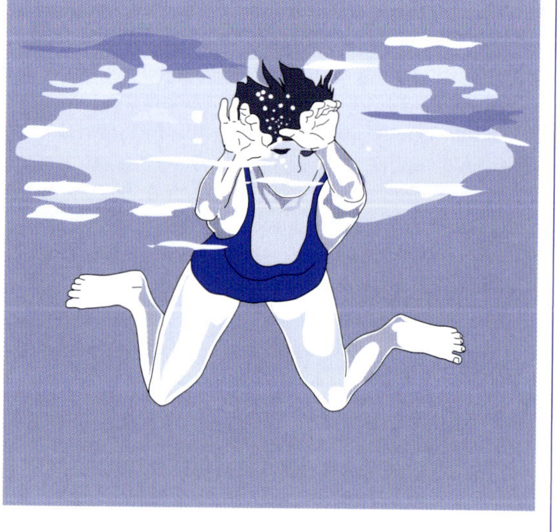

4.8 Beinschlag beim Brustschwimmen.

Therapie: Therapeutisch werden zur Reduktion der Entzündung nichtsteroidale Antiphlogistika, physikalische Therapie (transkutane elektrische Nervenstimulation – TENS, Ultraschall, Reizstrom und Laser) und ein gezieltes balancierendes Muskelaufbauprogramm angewandt.

Prävention: Zur Vermeidung der typischen Brustschwimmerkniebeschwerden ist bei akuten Beschwerden der Trainingsanteil des Brustschwimmens stark zu reduzieren. Dehnübungen, wie das Sitzen zwischen den nach außen gedrehten Füßen, sollten vermieden werden. Starts und Wenden sind nur bei Schmerzfreiheit zu absolvieren. Zur Vermeidung einer permanenten Reizung des medialen Seitenbandapparats und der peripatellaren Strukturen ist eine enge Knieführung zu vermeiden. Die Knie sollten in Schulterbreite angebeugt werden, damit kein vermehrter Valgusstress entsteht. Die vollständige Streckung der Beine am Ende des Beinschlags mindert peripatellare Reizungen. Ein gut trainierter M. vastus medialis ist eine Voraussetzung zur dauerhaften Schmerzfreiheit.

Wirbelsäule

Zwanzig Prozent aller Hochleistungsschwimmer klagen im Laufe ihrer Sportlerkarriere über tiefsitzende Rückenschmerzen bei und nach Belastung. Die Beschwerden treten vor allem beim Delphinschwimmen, gelegentlich auch beim Brustschwimmen auf. Sie sind auf die für die Atemphase notwendige Hyperlordosierung zurückzuführen. Beim Delphin- und Brustschwimmen muss der Oberkörper zum Vorbringen der Arme aus dem Wasser herausgehoben werden, als Beinschlag erfolgt eine peitschenartige Bewegung, die effektiv nur in Hyperlordose der Lendenwirbelsäule auszuführen ist (**4.9**). Bei Hochleistungsschwimmern fanden sich in einer Untersuchung von Pollähne (9) zu etwa 50 % radiologisch nachweisbare Abweichungen der Wirbelsäule vom Normalbefund, wie juvenile Aufbaustörungen, juvenile Osteochondrosen, Spondylolysen und Spondylolisthesen. Allerdings war die Rate der gefundenen Spondylolysen mit 4,87 % im Normbereich der allgemeinen Bevölkerung (etwa 5 %;). Es wird bei Spondylolysen eine Anlagebedingtheit vermutet; bei Neugeborenen wurde jedoch nie eine solche festgestellt – es kommt nach dem 4. Lebensjahr wahrscheinlich durch Ermüdungsfrakturen zur Spondylolyse. Delphin- und Brustschwimmer haben gehäuft eine verkürzte Rückenmuskulatur, die oft für das Ausmaß der Belastung zu schwach ist.

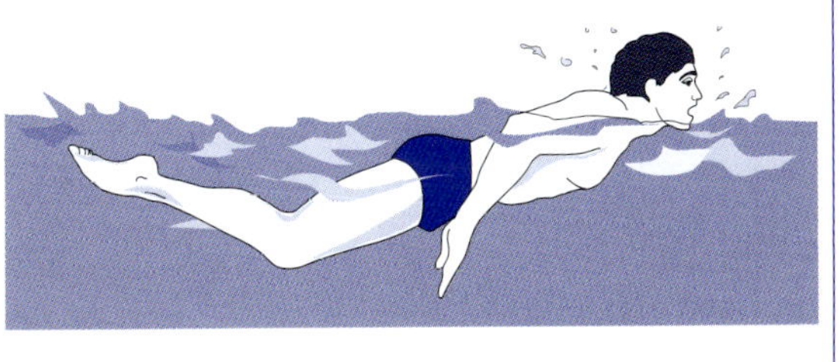

4.9 Peitschenschlagartiger Beinschlag beim Delphinschwimmen.

Prävention: Zur Prävention wirbelsäulenbedingter Beschwerden beim Schwimmen dient eine balancierte, leistungsfähige Bauch- und Rückenmuskulatur. Bei Beschwerden sollten eine Verminderung des Delphintrainingsanteils, die Vermeidung von Delphinschwimmen im ermüdeten Zustand und die Reduktion des Delphinbeinschlagschwimmens mit Schwimmbrett erfolgen. Letzteres führt zur direkten Einleitung eines Impulses auf die untere Lendenwirbelsäule, da die Wellenbewegung im extremen Hohlkreuz absolviert wird und das Brett das Auslaufen der Bewegung im Körper erschwert.

Nase, Ohren und Haut

Eine Chlorallergie ist generell kein Hindernis für eine Leistungsschwimmkarriere, wie das aktuelle Beispiel Ian Thorpe zeigt. Sportler mit bekannter Chlorallergie können bei höheren Chlorkonzentrationen in Schwimmhallen unter Symptomen einer rezidivierenden Rhinitis leiden. Im Freibad treten diese Beschwerden nicht auf. Sie können durch das konsequente Tragen einer Nasenklammer vermieden werden. Zur Prophylaxe von Auskühlung und Infekten sollte eine Abkühlphase nach dem Umziehen eingehalten werden. Beim Schwimmen im Freien müssen die exponierten Stellen unbedingt mit wasserfester Sonnenschutzcreme eingerieben werden. Schwimmer mit empfindlicher Haut sollten nach dem Training eine geeignete Hautpflegecreme verwenden. Bei gehäuften Gehörgangentzündungen können nach dem Schwimmen pflegende Ohrentropfen zur Prophylaxe eingesetzt werden. Bei jahrelangem Training und häufiger Exposition von kaltem Wasser können Exostosen im Gehörgang entstehen. Dies ist als „Surfer's Ear" bekannt, kommt jedoch auch bei Schwimmern vor.

Fazit

Der Schwimmsport ist ein verletzungsarmer Sport. Im Zusammenspiel von Athlet, Trainer und Arzt können Fehlbelastungsfolgen rasch erkannt, wirkungsvoll behandelt und durch präventive Maßnahmen verhindert werden.

Nützliche Internetadressen

www.dsv.de (offizielle Website des Deutschen Schwimm-Verbandes)
www.swiminfo.de (kommerzieller Anbieter, für den DSV und einige Landesverbände offiziell seit 2004 zur Führung der DSV-Bestenlisten tätig)
www.schwimmwelt.de (Partner-Website des DSV, Links zu internationalen und nationalen Verbänden und Anbieterpartner des DSV)
www.dstv-online.de (offizielle Seite der Deutschen Schwimmtrainervereinigung (DSTV), Forum der deutschen Schwimmtrainer)

Literatur

1. Bieder A, Ungerechts BE. Muskelkraftungleichgewichte in der Schultermuskulatur jugendlicher Leistungsschwimmer. Dt Zschr Sportmed. 1995; 46(4):204–12.
2. Braumann K-M. Schwimmen. Dt Zschr Sportmed. 1993; 44(5):203–6.
3. Engelhardt M, Marka A, Wentz S. Verletzungsarten und Verletzungshäufigkeit ausgewählter Ausdauer- und Mehrkampfsportarten – Rückschlüsse für präventives Handeln. Paderborn: Deutscher Sportärztekongress; 1993.
4. Engelhardt M, Reuter I, Freiwald J, Böhme T, Halbsguth A. Spondylolyse und Spondylolisthesis und Sport. Orthopäde. 1997; 26:755–9.
5. Fiedler KM. Schwimmsport – vom Badespaß zum Weltrekord. Berlin: Sportverlag; 1982.
6. Hall G. Hand paddles may cause shoulder pain. Swimming World. 1980; 21:9.
7. Krüger J, Mikoleit J, Heck H. Der Einfluß von Ganzkörperrasur auf Leistung und Laktatverhalten im Schwimmsport. Dt Zschr Sportmed. 2000; 51:55–8.
8. Marka A. Orthopädische Betreuung im Triathlonsport. In: Engelhardt M, Franz B, Neumann G, Pfützner A, Hrsg. 14. Internationales Triathlon-Symposium Xanten 1999. Hamburg: Czwalina; 1999:71–80.
9. Pollähne W. Ergebnisse der Wirbelsäulenlängsschnittauswertungen bei Hochleistungsturnern und Hochleistungsschwimmern aus radiologischer Sicht. Dt Zschr Sportmed. 1991; 42:292–308.
10. Steinbach K. Schwimmen aus orthopädischer Sicht. TW Sport und Medizin. 1993; 5:33–40.
11. Steinbach K. Schwimmen. In: Engelhardt M, Hintermann B, Segesser B, Hrsg. GOTS-Manual Sporttraumatologie 1997. Bern: Huber; 1997:218–22.
12. Weiss M. Gibt es eine Schwimmer-Hypertonie?. Schweiz Z Sportmed. 1985; 33:122–32.
13. Weldon EJ 3rd, Richardson AB. Upper extremity overuse injuries in swimming. A discussion of swimmer's shoulder. Clin Sports Med. 2001; 20(3):423–38.

4.4 Rudern

C. Nührenbörger, A. Urhausen

Einleitung

Entwicklung: Im antiken Ägypten sowie in Griechenland und Rom war Rudern lediglich Mittel zum Zweck und diente als Reise- und Transportmittel. Die Sportart Rudern fand ihren Ursprung im viktorianischen England des 17. und frühen 18. Jahrhunderts, bevor Rudern sich auf dem europäischen Festland und schließlich auch in Amerika verbreitete. Rudern gehört zu den Gründungssportarten der Olympischen Spiele der Neuzeit im Jahre 1896. Im Internationalen Ruderverband sind derzeit 118 Nationen organisiert, wobei Deutschland mit etwa 45 000 sportlich aktiven Vereinsmitgliedern mitgliederstärkste Rudernation ist. Zu den weltweit erfolgreichsten Rudernationen zählen neben Deutschland die USA, Australien und Kanada sowie in Europa Italien, Großbritannien und Rumänien. Im Gegensatz zur fast ausschließlich vereinsgebundenen Organisation in Deutschland ist in den angelsächsischen Ländern Rudern auch in Schulen und Universitäten etabliert. Bekannte Veranstaltungen – wie das seit 1829 ausgetragene Boat-Race der Universitäts-Achter Oxford gegen Cambridge, die Henley-Regatta, der Head-of-the-Charles in Boston/Cambridge oder seit einigen Jahren in Deutschland der Kanal-Cup der Achter in Rendsburg – haben sich als Medienereignisse und Zuschauermagneten etabliert.

Wettkämpfe: Die offizielle Wettkampfdistanz beträgt 2000 m, inoffiziell werden auch Sprintrennen über 500 m und Langstreckenrennen im Achter über bis zu etwa 12 km ausgetragen. Neben den offenen Klassen gibt es Leichtgewichtsruderbootsklassen, in denen die obere Gewichtsgrenze für Männer maximal 2 Stunden vor dem Rennen bei 70 kg (Bootsmittel) bzw. 72,5 kg (individuell) und für Frauen bei 57 kg bzw. 59 kg liegt. Bei den Steuerleuten beträgt das Mindestgewicht 55 kg bzw. 50 kg. Ein Wechsel der Bootsbesatzung auf internationalen Regatten ist nur im Krankheits- oder Verletzungsfall erlaubt. Eine besondere und häufige Herausforderung bei der sportmedizinischen Betreuung beim Ruderwettkampf im Großboot besteht darin, dass im Krankheits- oder Verletzungsfall neben dem vorrangigen Ausschluss einer gesundheitlichen Gefährdung die individuelle Leistungsfähigkeit vor dem Start sehr streng geklärt (bzw. nicht selten erfahrungsgemäß eingeschätzt und gegenüber der Möglichkeit eines Ersatzes abgewogen) werden muss, da ein „probeweiser" Einsatz im Gegensatz zu fast allen anderen Mannschaftssportarten nicht möglich ist bzw. bei einem Leistungseinbruch kaum kompensiert werden kann. In diesen Fällen kommt einer vertrauensvollen Zusammenarbeit zwischen Arzt, Trainer und Athlet eine wesentliche Bedeutung zu.

Sportartspezifisches Belastungs- und Anforderungsprofil

Körperliche Voraussetzungen: Rudern ist eine klassische Kraftausdauersportart mit großem Einfluss technischer Fertigkeiten ohne oder mit Partner unter den unterschiedlichsten Witterungsbedingungen (Wind, Wellen, Strömung). Die Ruderbewegung ist charakterisiert durch eine zyklische Beanspruchung der Oberschenkel- und Gesäßmuskulatur beim Druck auf das Stemmbrett sowie der Arm-, Schulter- und Rückenmuskulatur beim Durchzug der Ruderblätter. Voraussetzung für eine gute Wettkampfleistung sind außergewöhnlich große Hebelverhältnisse mit hohem Kraftniveau. Die durchschnittliche Körperhöhe im deutschen Männerachter liegt bei etwa 1,99 m, im Frauenachter bei etwa 1,85 m und im Leichtgewichtsachter (nur Männer) bei etwa 1,84 m. Ein hohes Körpergewicht (im Männerachter etwa 95–105 kg) wird vom Sportgerät größtenteils kompensiert, was dazu führt, dass die absolute Leistungsfähigkeit vorrangig ist. Die höchsten Korrelationen zur Bootsleistung ergeben sich jedoch durch nichtlineare (also nicht einfach Watt geteilt durch kg Körpergewicht) Berechnungen der körpergewichtsrelativierten Leistung im Wettkampfsimultationstest auf dem Ruderergometer (27).

Wettkampfbedingungen: Die Wettkampfdauer liegt je nach Bootsklasse und Witterungsverhältnissen bei etwa 5:30 bis 8:00 min, wobei im Mittel annähernd im Bereich der maximalen Sauerstoffaufnahme gerudert wird. Die Energiebereitstellung im Wettkampf erfolgt zu etwa 80 % aerob, daher ist eine hohe Ausdauerleistungsfähigkeit (anaerobe Schwelle) von Bedeutung. Dies erfordert im Spitzensportbereich hohe spezifische Trainingsumfänge, die bis etwa 5000–7000 km pro Jahr betragen. Darüber hinaus ist eine gute anaerobe Mobilisationsfähigkeit erforderlich, sodass nach den Rennen maximale Blutlaktatkonzentrationen von 15 mmol/l bis über 20 mmol/l gemessen werden (8, 19, 24).

Freizeitsport: Im Freizeit- und Gesundheitssport zählt Rudern aufgrund des effektiven, gut dosierbaren und gleichzeitig verletzungsarmen Trainings von Ausdauer und Kraft zu den besonders geeigneten Sportarten. Bei Herzpatienten sind darüber hinaus individuelle klinische Aspekte zu beachten, insbesondere sollte eine relativ gute Belastbarkeit (mindestens 1,5 Watt pro kg Körpergewicht bei der Fahrradergometrie) vorliegen (25).

Materialbesonderheiten

Rennboote waren früher aus Holz und sind heute in der Regel aus Kunststoff gefertigt. Ein Renneiner ist etwa 8 m lang und 14 kg schwer, ein Achter 17,5 m lang und 96 kg schwer. Im Freizeit- und Breitensport wird in kippstabileren, so genannten Gigbooten gerudert. Das Wettkampfrudern umfasst derzeit insgesamt 14 olympische offene und Leichtgewichtsbootsklassen, das Weltmeisterschaftsprogramm beinhaltet derzeit 23 Bootsklassen. Man unterscheidet zwischen Riemenrudern (einseitig, Steuer- oder Backbord) und Skullen (beidseitig), ein Wechsel zwischen diesen beiden Bootskategorien stellt bei Frauen und Männern eine Ausnahme dar. Die Füße sind auf dem Stemmbrett im Boot fixiert, der Sportler bewegt sich auf einem Rollsitz nach vorn zum Eintauchen der Ruderblätter und zurück beim Durchziehen der Ruderblätter im Wasser. Die Riemenbootsklassen Zweier und Vierer der Männer werden mit oder ohne (jeweils olympisch) Steuermann gerudert, der Achter immer mit Steuermann. Als „Trocken“-Trainingsgerät und in der Leistungsdiagnostik werden so genannte Ruderergometer (Windräder) verwendet, auf denen auch publikumswirksam so genannte Indoor-Wettkämpfe bis hin zu inoffiziellen Weltmeisterschaften ausgetragen werden.

Unfallmechanismen, typische Verletzungen

Rudern ist eine sehr verletzungsarme Sportart. Durch Einklemmungen beim Skullen oder Scheuern an der Bordwand beim Riemenrudern aufgrund technischer Fehler kommen insbesondere im Anfängerbereich Fingerquetsch- und -schürfwunden vor. Im Frühjahr zeigen sich bei deutlicher Steigerung des Trainingsumfangs im Boot häufiger mitunter imponierende Blasenbildungen an den Fingern und Handflächen. Scheuerstellen an den Waden treten durch vorstehende Enden der Rollbahn beim Durchstrecken der Beine auf. Weitere Scheuerstellen können am Brustkorb, in der Leiste und in der Gesäßfalte entstehen. Beim „Ruderkrebs“ sind durch den Ruderriemen schwere Kontusionen des Abdomens oder des Thorax mit unter anderem Leber- und Milzrupturen sowie Rippenfrakturen möglich, wenn das Ruderblatt nach dem Durchziehen nicht aus dem Wasser geführt und mit der Fahrt weiter nach vorn gedrückt wird (10). Die meisten schweren Verletzungen werden durch Stürze am Bootssteg oder beim Ausgleichstraining (Fußball, Fahrradfahren) verursacht (9, 17). Eine Fremdgefährdung ist nur bei den glücklicherweise sehr seltenen Bootskollisionen mit anderen Ruderbooten oder Binnenschiffen möglich, deren Risiko durch strenge Fahrtordnungen minimiert wird, die dann aber schwerwiegende Verletzungen (unter anderem stumpfes Bauchtrauma, Frakturen, Muskel-, Sehnen- und Weichteilverletzungen) zur Folge haben können (10).

Typische Fehlbelastungsfolgen und Überlastungsschäden

Wirbelsäule: Die häufigsten Überlastungsschäden treten im Bereich der unteren Wirbelsäule auf. Sie betreffen den thorakolumbalen Übergang, die Lendenwirbelsäule, den lumbosakralen Bereich und die Iliosakralgelenke. Als mögliche Schäden sind Osteochondrosen, Bandscheibenschäden, Spondylolysen und -listhesen, Nervenwurzelschädigungen, Blockierungen der Iliosakralgelenke sowie ein Morbus Scheuermann beschrieben. Ursächlich kommen erhebliche Belastungen der Lendenwirbelsäule durch Scherkräfte beim Durchziehen des Ruderblatts und Kompressionsbelastungen der Lendenwirbelsäule um etwa das 7fache des Körpergewichts vor. Diese Kräfte erreichen eine Größenordnung, die an Leichen Wirbelsäulenschäden induzieren können (1, 5, 13, 20–22). Auch eine exzessive lumbale Flexion wird für strukturelle Wirbelsäulenschädigungen mitverantwortlich gemacht (3). Weitere ungünstige Faktoren sind eine verkürzte ischiocrurale Muskulatur, die beim Ausstoßen eine Beckenkippung mit lumbosakraler Überlastung verursacht, sowie Beinverkürzungen von > 5 mm, die zu unphysiologischen Beckenverwringungen führen. Zudem wirkt sich beim Riemenrudern noch eine leichte Rotation der Lendenwirbelsäule beim Endzug ungünstig aus. Ebenso erfordert hoher Wellengang ein zusätzliches Ausbalancieren mit dem Rumpf. Schlechte Witterungsverhältnisse mit Nässe, Kälte und Spritzwasser können zu Verspannungen der Rumpfmuskulatur und zu entzündlichen Nierenerkrankungen führen (17, 24).
Knie: Im Bereich der Kniegelenke zeigt sich häufig ein femoropatellares Schmerzsyndrom (Patellaspitzensyndrom, retropatellarer Knorpelschaden), welches insbesondere beim Krafttraining (Beinpresse, Kniebeuge mit Gewicht etc.) auftritt. Vorzugsweise kommt es bei Ruderern mit einer verstärkten Anteversion des Femur und/oder einer Fehlstellung der Patella sowie bei vermehrter Valgus- oder Varusfehlstellung vor (2, 17, 9). Des Weiteren wird ein Tractus-iliotibialis-Syndrom, bedingt durch verstärkte Reibung des Tractus iliotibialis am lateralen Femurkondylus bei wiederholten Beuge- und Streckbewegungen, beschrieben (2).
Arme, Hände: An den oberen Extremitäten treten Sehnenscheidenentzündungen der Extensoren im Handgelenkbereich („Rower's Wrist“) auf. Diese sind bedingt durch eine falsche Rudertechnik bei der Drehbewegung des Handgelenks und des Ruderblatts beim Ein- und Auftauchen aus dem Wasser. Häufig treten sie bei kühler Witterung sowie beim Wechsel vom Trockentraining (Ergometer) auf das Wassertraining zu Beginn der Saison auf (2, 9, 11). Auch ein transitorisches Karpaltunnelsyndrom kommt durch die Abwinklung des Handgelenks bei Durchzug und Anheben des Ruderblatts durch Kompression des N. medianus bei maximaler Anspannung der Unterarmmuskulatur oder Sehnenreizungen im Karpaltunnel vor (10).
Muskelbeschwerden: Schmerzhafte Muskelhärten an den unteren und oberen Extremitäten sowie am Rumpf sind durch einseitige Dauerbelastungen, falsche Grifftechnik, zu großen Griffumfang und falsche Stemmbrettwinkel bedingt.
Thorax: Im Bereich des knöchernen Thorax müssen bei Beschwerden Ermüdungsfrakturen der Rippen szintigraphisch (👁 **4.10**) bzw. computertomographisch (👁 **4.11**) ausgeschlossen werden. Meistens betreffen sie den posterolateralen Anteil der Rippen 4–8 und sind durch hohe Biegebelastungen durch kräftige Kontraktion des M. serratus anterior sowie der Mm. rhomboidei während der Durchzugsphase verursacht. Häufig werden sie bei jungen Ruderinnen nach intensiven Trainingsphasen kurz vor der Wettkampfsaison beobachtet (4, 6, 7, 11, 12, 14, 15, 26). Bei jungen Sportlerinnen gelten als allgemeine Merkmale von Risikofaktoren für Stressfrakturen eine reduzierte Knochendichte, Menstruationsstörungen in der Anamnese, Essstörungen und Muskelschwäche (16).

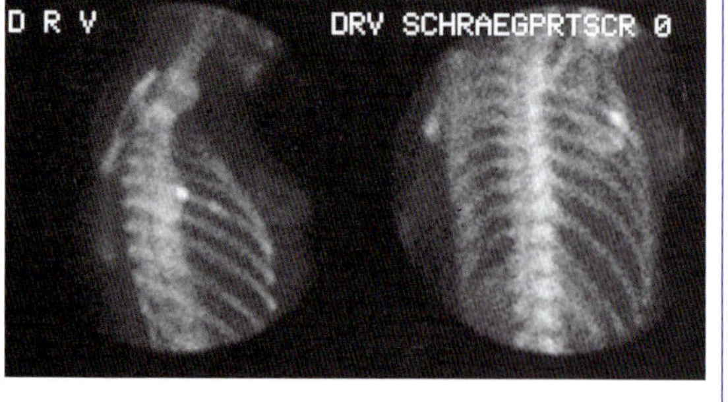

👁 **4.10** Im Szintigramm Mehranreicherung im Bereich der 5. Rippe lateral im Sinne einer Stressfraktur bei einer 20-jährigen Kaderleichtgewichtsruderin.

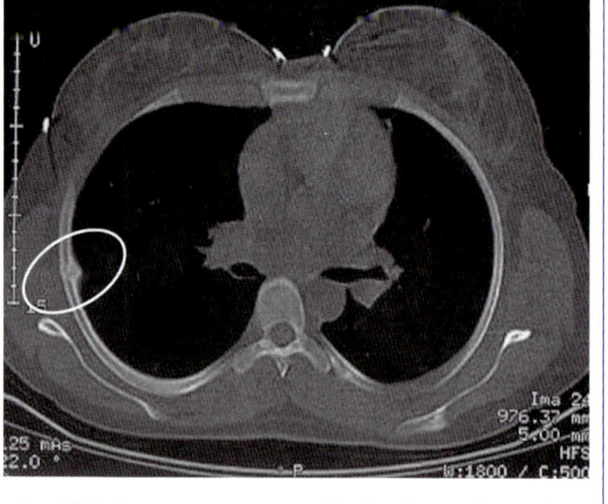

👁 **4.11** Computertomographische Darstellung einer Stressfraktur der 5. Rippe lateral bei einer 20-jährigen Kaderleichtgewichtsruderin (weißer Kreis).

Behandlungsmaßnahmen

Akute Beschwerden erfordern zunächst eine Ruderunterbrechung oder -einschränkung. Lumbale Beschwerden werden konservativ mit lokaler Wärme, nichtsteroidalen Antiphlogistika, Muskelrelaxanzien, lokalen Infiltrationen sowie manualtherapeutischen und physiotherapeutischen Maßnahmen behandelt. Bei den genannten Kniegelenkbeschwerden werden kurzzeitig Medikamente (nichtsteroidale Antiphlogistika) und lokale Infiltrationen angewendet. Akute Sehnenscheidenentzündungen erfordern eine Ruhigstellung in einer Schiene oder Orthese, eine lokale Kryotherapie, die Gabe von Antiphlogistika, physikalische Therapien und gegebenenfalls lokale Infiltrationen an die Sehnenscheiden. Bei Ermüdungsfrakturen der Rippen sind eine 6- bis 8-wöchige Ruderpause, die Gabe von nichtsteroidalen Antiphlogistika, physikalische Maßnahmen und ein Ausgleichstraining, z. B. auf dem Fahrradergometer, indiziert. Um weitere Risikofaktoren auszuschließen, ist eine Abklärung der Knochenstoffwechselparameter, der Knochendichte mittels DXA (Duale Röntgenabsorptiometrie oder DEXA = Dual-Energy X-Ray Absorptiometry) und des Hormonhaushalts wichtig; denn gerade bei jungen Sportlerinnen mit Stressfrakturen besteht die Gefahr, dass sie aufgrund ihrer ungenügenden Nahrungszufuhr sowie der retardierten und reduzierten pubertären hormonellen Situation die normale „Peak-Bone Mass" nie erreichen und daher ihr Leben lang eine reduzierte Knochendichte aufweisen (16).

Präventive Maßnahmen

Allgemeine Maßnahmen: Im Vordergrund stehen ein regelmäßiges Übungsprogramm zur Kräftigung der Bauch- und Rückenmuskulatur sowie Dehnungen der ischiocruralen und lumbosakralen Muskulatur. Ebenso müssen speziell die Koordination und die Flexibilität geschult werden, um muskulären Dysbalancen, Verkürzungen und Insuffizienzen im Bereich der Wirbelsäule vorzubeugen. Bei langen Trainingseinheiten auf dem Windrad sind alle 30 min kurze Pausen mit Entlastungsübungen für den lumbosakralen Übergang empfehlenswert. Unter nasskalten Trainingsbedingungen – insbesondere beim Training im Winter/Frühjahr, frühmorgens und in der Höhe – sollte zum Schutz gegen Spritzwasser und Auskühlung eine wärmende und funktionelle Kleidung mit Nierenschutz getragen werden. Auch sind Beinverkürzungen von > 5 mm am Stemmbrett auszugleichen (17).

Knie: Hinsichtlich der Kniebeschwerden sind Korrekturen der Sitzposition und der Fußstellung, gegebenenfalls durch Einlagenversorgung, empfehlenswert. Kräftigungs- und Stretchingprogramme der Kniegelenkmuskulatur (M. vastus medialis, M. quadriceps femoris, Tractus iliotibialis) sind wichtig. Um Fehlbelastungen der Füße und der unteren Extremitäten bis hin zur Wirbelsäule zu vermeiden, sollte bei Ruderern mit hohem Körpergewicht, die regelmäßig im Training laufen, an eine adäquate Einlagenversorgung gedacht werden.

Sehnen, Nerven: Sehnenscheidenentzündungen an den Handgelenkextensoren und ein transitorisches Karpaltunnelsyndrom können durch eine gute Rudertechnik mit regelrechter Skull- und Riemenführung sowie adäquatem Griffdurchmesser vermieden werden. Präventiv sollten eine regelmäßige Kräftigung und Dehnung der Unterarmmuskulatur durchgeführt sowie die Unterarme immer trocken und warm gehalten werden.

Muskeln: Muskuläre Verhärtungen der Extremitäten und am Rumpf werden durch lokale Wärmeanwendungen, Lockerungsmassagen, Trainingsreduktion, Saunabesuche sowie Ausgleichstraining mit regelmäßigen Dehnungen und Korrekturen der Rudertechnik behandelt bzw. vorgesorgt.

Knochen: Hinsichtlich der Stressfrakturen wäre präventiv gegebenenfalls eine Technikveränderung mit weniger Reichweite, Durchzugskraft und Wirbelsäulendorsallage bei langen Distanzen zu empfehlen, um die übertragenen Kräfte der Muskeln auf die Rippen zu verringern (15), was allerdings im Hochleistungsbereich kaum umsetzbar sein dürfte. Insbesondere bei Leichtgewichtsruderern sollte eine eventuelle Körpergewichtsabnahme nach Ernährungsberatung und Messung des Körperfettanteils vernünftig geplant werden (23).

Haut: Zur Vermeidung bzw. Behandlung von Schürf- und Scheuerstellen ist eine regelmäßige Hautpflege der Reibungsflächen an Händen und Gesäß mit langsamer Gewöhnung an höhere Belastungsumfänge, Abtragen von Hornhautschwielen, Eincremen von Rhagaden und steriler Punktion von Blasen wichtig. Die Ruderkleidung ist regelmäßig zu waschen, Riemen- bzw. Skullgriffe sowie Hanteln müssen ebenfalls sauber gehalten werden. In offenen und kalten Gewässern ohne direkte Bootsbegleitung ist das Anlegen einer Schwimmweste notwendig, und bei Sonnenschein sollten Kopfschutz sowie eine Sonnenbrille getragen werden. Im Großboot darf jeder Ruderer zur Infektvorbeugung nur seine eigene Trinkflasche benutzen (24).

Sportmedizinische Untersuchung: Bei der sportmedizinischen Vorsorgeuntersuchung muss besonders auf relative Kontraindikationen einer leistungsmäßigen Ausübung des Rudersports geachtet werden. Hierzu zählen eine signifikante Spondylolisthesis ab Grad II nach Meyerding, bekannte Bandscheibenschäden, ein florider Morbus Scheuermann sowie eine Chondromalazia patellae bzw. eine femoropatellare Arthrose (2, 18, 23). Insbesondere im Wachstumsalter kann das motorische Anforderungsprofil des Leistungsruderns als kausaler Faktor bei bestehender hereditärer konstitutioneller Disposition und entsprechender Körpergröße Veränderungen der Wirbelsäulenform und spinale strukturelle Schäden hervorrufen (5).

Nützliche Internetadressen

www.rudern.de (Deutscher Ruderverband, DRV)
www.worldrowing.com (Internationaler Ruderverband, FISA)

Literatur

1. Adams MA, Hutton WC. Mechanism of the intervertebral disc. In: Gosh P, ed. The biology of the intervertebral disc. Vol. 2. Florida: CRS press; 1988:39–72.
2. Boland AL, Hosea TM. Verletzungen und Überlastungsschäden im Rudern. In: Renström PAFH, Hrsg. Sportverletzungen und Überlastungsschäden. Prävention, Therapie, Rehabilitation. Enzyklopädie der Sportmedizin. Köln: Deutscher Ärzteverlag; 1997:531–9.
3. Caldwell JS, McNair PJ, Williams M. The effects of repetitive motion on lumbar flexion and erector spinae muscle activity in rowers. Clin Biomech. 2003; 18:704–11.
4. Christiansen E, Kanstrup IL. Increased risk of stress fractures of the ribs in elite rowers. Scand J Med Sci Sports. 1997; 7:49–52.
5. Dalichau S, Scheele K, Buhlmann J. Die motorischen Anforderungen im Leistungsrudern und ihre Bedeutung für die Entwicklung der Wirbelsäulenform. Leistungssport. 2002; 32(2):29–33.
6. Davis BA, Finnoff JT. Diagnosis and management of thoracic and rib pain in rowers. Curr Sports Med Rep. 2003; 2:281–7.
7. Gregory PL, Biswas AC, Batt ME. Musculoskeletal problems of the chest wall in athletes. Sports Med. 2002; 32:235–50.
8. Hagerman FC. Physiology and nutrition for rowing. In: Lamb D, Knuttgen H, Murray R, eds. Perspectives in exercise science. Carmel: Cooper Publishing; 1994:221–99.
9. Helbing G. Verletzungs- und Schadensrisiko beim Rudern. In: Steinacker JM, Hrsg. Rudern. Berlin, Heidelberg: Springer; 1988:234–7.
10. Hertel P. Rudern. In: Pförringer B, Hrsg. Sporttraumatologie. Erlangen: Perimed; 1982.
11. Hickey GJ, Fricker PA, McDonald WA. Injuries to elite rowers over a 10-yr period. Med Sci Sports Exerc. 1998; 12:1567–72.
12. Holden OL, Jackson DW. Stress fractures in the ribs of female rowers. Am J Sports Med. 1985; 13:342–8.
13. Hosea TM, Boland AL, McCarthy K, Kennedy T. Rowing injuries. Post-grad Adv Sports Med. 1989; 3:1–16.
14. Iwamoto J, Takeda T. Stress fractures in athletes: review of 196 cases. J Orthop Sci. 2003; 8:273–8.
15. Karlson KA. Rib stress fractures in elite rowers. A case series and proposed mechanism. Am J Sports Med. 1998; 26:516–9.
16. Matter S, Biedert RM, Marti B. Stressfrakturen bei jungen Leistungssportlerinnen – Ursachen, Diagnostik, Therapie. Sportorthop Sporttraumatol. 2002; 18:183–8.
17. Reifschneider E. Sportartspezifische Traumatologie – Rudern. In: Engelhardt M, Hintermann B, Segesser B, Hrsg. GOTS-Manual Sporttraumatologie. Bern: Huber; 1997:214–7.
18. Rütten M. Orthopädie und Rudern (II). Rudersport. 1985; 2:416–7.
19. Steinacker JM. Physiological aspects of training in rowing. Int J Sports Med. 1993; 14(Suppl 1):S3–10.
20. Soler T, Calderon C. The prevalence of spondylolysis in the Spanish elite athlete. Am J Sports Med. 2000; 28:57–62.
21. Teitz CC, O'Kane J, Lind BK. Back pain in former intercollegiate rowers. A long-term follow-up study. Am J Sports Med. 2003; 31:590–5.
22. Teitz CC, O'Kane J, Lind BK, Hannafin JA. Back pain in intercollegiate rowers. Am J Sports Med. 2002; 30:674–9.
23. Urhausen A, Albers T, Kindermann W. Die internistische Gesundheitsgefährdung im Rudersport unter besonderer Berücksichtigung des Leichtgewichtsruderns. Leistungssport. 2002; 32(4):23–8.
24. Urhausen A, Kindermann W. Sportmedizin im Rudern. Dtsch Z Sportmed. 1994; 45:241–9.
25. Urhausen A, Spieldenner J, Gabriel H, Schwarz L, Schwarz M, Kindermann W. Cardiocirculatory and metabolic strain during rowing ergometry in coronary patients. Clin Cardiol. 1994; 17:652–6.
26. Warden SJ, Gutschlag FR, Wajswelner H, Crossley KM. Aetiology of rib stress fractures in rowers. Sports Med. 2002; 32:819–36.
27. Weiler B, Urhausen A, Coen B, Kindermann W. Körpergewichtsrelativierte Leistungsdiagnostik im Rudern. Dtsch Z Sportmed. 2003; 54(Suppl):S65.

4.5 Skilanglauf und Biathlon

J. Haberstroh

Einleitung

Die Sicherung seiner Ernährung war für den Menschen von Anfang an eine der wichtigsten Aufgaben. Die Jagd als wichtiger Bestandteil dieser Ernährungssicherung war hierzu in schneereichen Gegenden auf eine Fortbewegungsform wie den Skilanglauf angewiesen. Aus Moorfunden und steinzeitlicher Kunst kann man auf einen Beginn des Skilanglaufs vor mehr als 5000 Jahren schließen. Jungsteinzeitliche Felsmalereien zeigen schon Jäger mit Pfeil und Bogen auf Gleithölzern. Der mit etwa 3500 Jahren älteste Ski befindet sich in einem noch relativ guten Zustand in Schweden. Im Laufe der Zeit gewann die Kombination von Ski und Waffe auch an militärischer Bedeutung. So wurden schon ab 1500 in Russland und Skandinavien die ersten Skiregimenter eingesetzt. Ende des 19. Jahrhunderts wurde der Ski auch in den Alpenländern militärisch genutzt. Nachdem sowohl die Jagd zur Lebenserhaltung als auch der militärische Nutzen des Skilanglaufs an Bedeutung verloren haben, steht in der heutigen Zeit der sportliche Aspekt im Vordergrund. Während durch einschränkende Waffengesetze der Biathlonsport wohl nie zum Breitensport werden wird, ist der Skilanglauf schon heute eine Massensportbewegung. In den skandinavischen Ländern ist Skilanglauf die Nummer 1 des Sports, und auch in Deutschland laufen Tausende Menschen auf Skiern durch die Loipen.

Materialbesonderheiten

Der Skilanglauf ist sowohl als Breitensport als auch als Wettkampfsport in Deutschland weit verbreitet. Der Biathlonsport ist aufgrund der wegen der Benutzung eines Gewehrs notwendigen Sicherheitsbestimmungen hauptsächlich auf den Wettkampfsport beschränkt. Die den Laufanteil betreffenden Ausführungen sind vom Grundsatz her bei beiden Sportarten gleich und werden deshalb nur einmal im Skilanglaufteil behandelt. Bei eventuell doch vorhandenen Unterschieden wird extra darauf hingewiesen.

Skilanglauf

Beim Skilanglaufsport unterscheidet man grundsätzlich zwischen der ursprünglichen und deshalb auch klassisch genannten Diagonaltechnik und der erst 1985 entwickelten Freistil- oder Skatingtechnik.

Diagonalski: Der in der Diagonaltechnik benutzte Ski besitzt eine mittige Steigzone und eine sich davor und dahinter befindende Gleitzone, für die entsprechende Wachse benötigt werden. Hierbei sind moderne Flüssigwachse wegen der einfachen Handhabung im Breitensport immer mehr verbreitet. Durch technische Weiterentwicklung bedingte Verbesserungen bei den so genannten „Nowaxskis", werden diese im Breitensportbereich immer beliebter. Bei ihnen wird meist durch eine Mikroschuppe die Verwendung von Steigwachsen vermieden. Die Laufflächen müssen aber auch hier mit Wachs behandelt werden. Um Vereisung und Verschmutzung zu vermeiden, ist die Steigzone mit einem speziellen Spray zu behandeln. Dies relativiert den Ausdruck „Nowaxskis". Als Faustregel gilt, dass die Länge des Diagonalskis etwa der Körperlänge plus 20 cm entsprechen sollte. Ein besonderes Augenmerk muss beim Diagonalski auf die Steifheit des Skis gerichtet werden. Erst durch den Abdruck wird die Steigzone in den Schnee gedrückt und sorgt so für den notwendigen Abstoß. Bei einem zu steifen Ski kann dieser „Schneekontakt" in der Steigzone nicht in ausreichendem Maße erreicht werden. Die Konsequenz ist ein Wegrutschen nach hinten im Moment des Abdrucks. Die daraus resultierende Überstreckung des Beines kann neben Überlastungsschäden der Oberschenkel- und unteren Rückenmuskulatur auch zu Verletzungen des Kniebandapparats führen. Im Gegensatz dazu kann sich bei einem zu weichen Ski die Steigzone bei der Gleitphase nicht genügend aus dem Schnee herausheben. Dies kann durch hierbei unerwünscht auftretende Bremseffekte zu Stürzen mit all den möglichen Folgen führen. Für den Anfänger ist die Funktionsfähigkeit der Steigzone sicher wichtiger als die Gleiteigenschaft. Da diese Gleiteigenschaft jedoch für die langfristige Freude an diesem Sport wichtig ist, sollte sie auf keinen Fall unterbewertet werden. Eine kompetente Fachberatung bei der Anschaffung eines Diagonalskis ist daher mehr als empfehlenswert.

Skatingski: Der Skatingski ist mit einer Länge von 180–195 cm (Faustregel: Körperlänge plus 10 cm) etwas kürzer als der Diagonalski und kann wegen der Lauftechnik auf eine Steigzone verzichten. Ein längerer Ski würde zwar die Stabilität und die Abfahrtsgeschwindigkeit verbessern – die bei der Skatingtechnik notwendige Kraft zur Abduktion wäre jedoch ungleich höher. Bei internationalen Wettkämpfen ist die Skilänge auch nach unten begrenzt (Skilanglauf: Körperlänge minus 10 cm; 5; Biathlon: Körperlänge minus 4 cm; 4). Des Weiteren müssen beide Skier identisch sein, um Versuche mit einem langen Gleitski und einem kurzen Abstoßski zu unterbinden. Eine solche Technik würde aufgrund der einseitigen Belastung sicherlich zu muskulären Dysbalancen führen. Die Steifheit des Skatingskis beeinflusst primär die Führbarkeit des Skis. Bei einem zu steifen Ski ist die Drehfähigkeit reduziert, während bei einem zu weichen Ski die Eigenschaften im Geradeauslauf nicht ausreichend sind. Der Ski ist auf einem Wabenkern aufgebaut. Diese so genannte Cap-Technik ermöglicht ein niedriges Skigewicht bei der gleichzeitig notwendigen Stabilität. Das Skigewicht muss bei Wettkämpfen mindestens 750 g pro Paar betragen. Wichtig erscheint der Hinweis auf möglicherweise verwendete Wachse. Da die in modernen Wachsen häufig verwendeten Fluorcarbonverbindungen bei hohen Temperaturen giftige Gase erzeugen, ist beim Wachsen für eine ausreichende Belüftung zu sorgen oder eine Filtermaske zu tragen. Dieser Aspekt sollte besonders bei Skitechnikern Beachtung finden.

Skiroller: Für das Training außerhalb der Winterzeit werden Skiroller (👁 **4.12**) eingesetzt. Sie ermöglichen

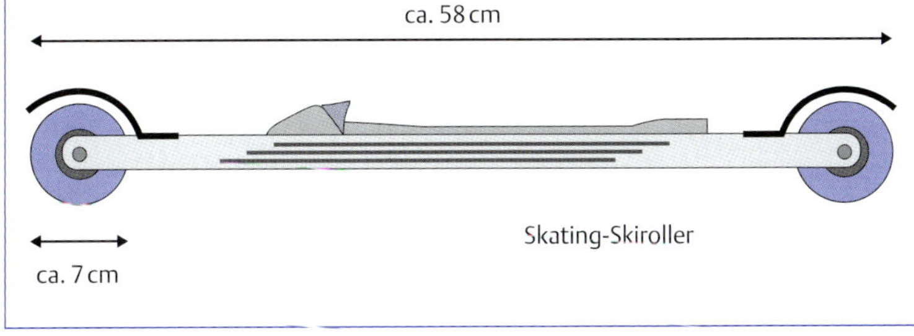

👁 **4.12** Skatingskiroller.

ein der Skilanglauftechnik ähnliches sportartspezifisches Training. In Bezug auf Gewicht, Rollgeschwindigkeit, Abrollwiderstand und Bodenhaftung soll das Verhalten des Langlaufskis so genau wie möglich nachempfunden werden. Der in der Abbildung gezeigte Skiroller entspricht in etwa dem im Deutschen Skiverband zur Leistungskontrolle eingesetzten Modell.

Skistöcke: Diese sind aus Gewichts- und Stabilitätsgründen idealerweise aus Carbonfasern hergestellt. Sie sind bei der Skatingtechnik deutlich länger als bei der Diagonaltechnik. Als Faustregel gilt „Körperlänge × 0,85“ für den Diagonalbereich bzw. „Körperlänge × 0,9“ für den Skatingbereich. Bei Wettkämpfen ist die Länge auf die Körpergröße beschränkt.

Schuh: Der Skilanglaufschuh sollte wegen der Stabilisierung im Sprunggelenk bei beiden Lauftechniken knöchelhoch sein. Nur in der klassischen Disziplin wird gelegentlich zugunsten einer höheren Bewegungsfreiheit im Sprunggelenk auf die Stützwirkung verzichtet. Der Schuh ist mit der sich in der Schuhspitze befindenden Welle an der Bindung fixiert und findet durch eine Nut in der Schuhsohle eine höhere Seitenstabilität auf der sich auf der Bindungsplatte befindenden Führungsschiene. Bei professionellen Skatingbindungen findet man eine zusätzliche bewegliche Verbindung, die in der vorderen Hälfte des Skatingschuhs eingehakt wird und sowohl eine bessere Führung als auch ein verbessertes Drehverhalten des Skis ermöglicht.

Biathlon

Gewehr: Der Biathlonsport ist die Kombination aus Skilanglauf in Skatingtechnik und Schießen mit einem Kleinkalibergewehr. Die Kombination zweier grundsätzlich sehr unterschiedlicher Sportarten stellt an den Sportler besondere Anforderungen. Im Gegensatz zum Langlauf muss der Biathlet mit seiner Waffe ein zusätzliches Gewicht von etwa 4 kg mit sich führen, was im Vergleich mit dem Skilanglauf eine Reduzierung der Laufleistung bedingt. Um das Gewehr auf dem Rücken zu stabilisieren, läuft der Biathlet mehr in der Eintaktschritttechnik, während beim Skilanglauf mehr die Zweitaktschritttechnik zu beobachten ist. Die materielle Ausstattung entspricht derjenigen der Skatingtechnik. Als Waffe wurde bis 1978 ein Großkalibergewehr mit einem Kaliber von 6,5–7,62 mm eingesetzt. Zur Weltmeisterschaft im Jahre 1978 wurde im österreichischen Hochfilzen auf ein Gewehr (**4.13**) mit einem Kaliber von 5,6 mm (.22 Inch long Rifle/Kleinkalibergewehr) umgestellt. Lade- und Entladevorgang dürfen ausschließlich durch die Muskelkraft des Biathleten erfolgen, und das Visiersystem darf mit keiner Optik versehen sein und keine vergrößernde Wirkung aufweisen. Am Gewehr ist ein Schießriemen zur Stabilisierung des Gewehrs im Anschlag erlaubt. Dieser findet hauptsächlich im Liegendanschlag seine Anwendung, wo der Schießriemen, am Vorderschaft angebracht, über den Handrücken an der Innenseite des Unterarms vorbei zu einer am Oberarm mit einer Manschette angebrachten Öse führt. Hier wird er mittels eines einfachen Hakens eingehängt und schließt somit ein stabiles Dreieck zwischen Schießriemen, Unterarm und Oberarm. Die Breite des Schießriemens und der Oberarmmanschette darf 40 mm nicht überschreiten. Die Länge wird den anatomischen Gegebenheiten des Sportlers angepasst, um so eine möglichst hohe Stabilität beim Schießen zu erreichen. Das Fassungsvermögen der Magazine ist auf 5 Patronen beschränkt, wobei die für den Staffelwettbewerb benötigten 3 Reservepatronen in einer zusätzlichen Halterung am Magazin mitgeführt werden dürfen.

Belastungswechsel: „Jeder der noch laufen kann, kann auch Skilanglaufen.“ In diesem Satz steckt sicher ein Stück Wahrheit. Das Schöne am (klassischen) Skilang-

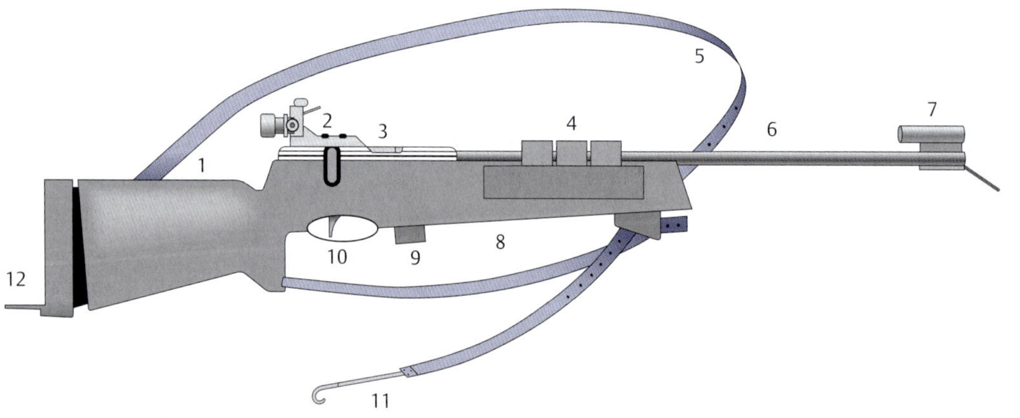

4.13 Gewehr. 1 = Hinterschaft, 2 = Diopter, 3 = Schloss, 4 = Magazinhalter, 5 = Tragegestell, 6 = Lauf, 7 = Korntunnel, 8 = Vorderschaft, 9 = Magazinschacht, 10 = Abzug, 11 = Unterstützungsgurt, 12 = Schaftkappe mit Dorn.

lauf ist, dass man Strecke und Geschwindigkeit problemlos an das zunehmende Alter anpassen kann. Gewisse konditionelle und koordinative Fähigkeiten müssen allerdings vorausgesetzt werden. Etwas anders stellt sich die Lage in dem Wettkampfsport Biathlon dar. Aufgrund der durch das Laufen bedingten sympathotonen Betonung kommt der Biathlet in einer grundsätzlich anderen vegetativen Situation am Schießstand an. Zur Umstellung auf eine wünschenswerte vagotone Betonung fehlt dem Biathleten die Zeit. Etwa eine Minute nach Erreichen des Schießstandes setzt ein so genannter „harter Pulsschlag“ ein, der den Biathleten neben der hohen Pulsfrequenz und der durch die hohe Atemfrequenz bedingten gesteigerten Bewegungen des Brustkorbs ein „ruhiges“ Schießen nahezu unmöglich macht. Somit unterliegt die vegetative Steuerung durch die Schießunterbrechungen einer dauernden Umstellung. Die während der Schießeinlagen einsetzenden Erholungsmechanismen sind jedoch wegen der Kürze dieser Bewegungspausen nicht für einen Ausgleich dieser Umstellungsbelastung ausreichend. Aufgrund dieser Unterschiede zu den beiden Einzelsportarten Skilanglauf und Schießen ist eine hohe psychische Belastbarkeit in Verbindung mit einer ausgeprägten Anpassungs- und Umstellungskapazität wichtige Vorraussetzung für die erfolgreiche Ausübung des Biathlonsports.

Typische Verletzungen

Häufigkeit: Der Skilanglauf gehört glücklicherweise nicht zu den „unfallträchtigen“ Sportarten. Die Daten schwanken zwischen einer Inzidenz von 0,49 und 0,72 Verletzungen pro 1000 Skitage (8, 1), wobei 37,2 % der Verletzungen die oberen Extremitäten, 50,4 % die unteren Extremitäten und 12,4 % Kopf, Gesicht und Stamm betreffen. Hierbei verteilen sich die Verletzungen der oberen Extremitäten mit 27,4 % auf den Schulterbereich, mit 41,2 % auf Arm und Ellbogen und mit 31,4 % auf Hand und Handgelenk. Die Verletzungen der unteren Extremitäten verteilen sich mit 21,7 % auf den Oberschenkel, mit 49,3 % auf das Kniegelenk, mit 4,4 % auf den Unterschenkel und mit 24,6 % auf das Sprunggelenk und den Fuß. Erkenntnisse über die Verteilung der Verletzungen von Kopf, Gesicht und Stamm liegen nicht vor.

Sturzfolgen: Die durch steigende Laufgeschwindigkeiten bedingte Zunahme der Häufigkeit an Stürzen bringt auch ein gehäufteres Auftreten von Kopfverletzungen mit sich. Bei der hier am meisten vorkommenden Commotio cerebri sollte die Entscheidung für einen erneuten Wettkampfeinsatz gut abgewogen werden (2), dieser sollte jedoch nicht vor Ablauf einer Woche erfolgen. Klavikulafrakturen, die meist durch den Sturz auf den ausgestreckten Arm entstehen, bedingen nach Behandlung Wettkampfpausen von mindestens 6 Wochen. Die ebenfalls häufigen Verletzungen des Akromioklavikulargelenks sind in Abhängigkeit von der Schwere der Verletzung zu beurteilen. So kann bei einer Tossy-I-Verletzung unter Berücksichtigung der Symptome nach frühestens einer Woche wieder mit dem Training begonnen werden. Bei Tossy-II- und -III-Verletzungen kann der Sportler in der Regel 8 Wochen postoperativ mit dem Aufbautraining beginnen. Da im Skilanglauf durch die zunehmende Armarbeit die Belastung der Schulter deutlich gestiegen ist, sollte man nach einer solchen Verletzung auch eine biomechanische Ergebnisbetrachtung (6) durchführen. Mit der Verbreitung der Skatingtechnik und dem damit verbundenen Risiko des Sturzes auf den Unterarm in pronierter Haltung nahm auch der Anteil der Radiusköpfchenfrakturen zu. Im Sinne der Entstehung scheint hier die Rotation des Armes beim Unfallereignis eine Rolle zu spielen (7). Die Schmerzsymptomatik bei Umwendbewegungen der Hand lässt vor Ort eine erste Diagnose zu. In Abhängigkeit von einer möglichen Stufenbildung im Gelenk ist über das weitere therapeutische Vorgehen zu entscheiden. Frakturen des Os naviculare durch Sturz auf die dorsalflektierte und radialwärts gedrehte Hand sind die häufigsten Handverletzungen und lassen sich vor Ort durch Druckschmerz in der Tabatière sowie einen Daumenstauchungsschmerz klinisch prüfen. Um eine frühzeitige Wiederaufnahme der sportlichen Aktivitäten zu ermöglichen (und zur Vermeidung von Pseudarthrosen), sollte operativ behandelt werden. Hierdurch ist schon nach 3 Wochen eine Wiederaufnahme des Trainings möglich. Der im Verhältnis zum alpinen Skilauf seltener auftretende Skidaumen ergibt sich durch den Sturz auf den im Skistock fixierten und abduzierten Daumen. Die Folge hiervon ist eine Ruptur des ulnaren Kollateralbandes. Schwellung, Schmerz und eine Aufklappbarkeit des Daumengrundgelenks führen vor Ort zur Diagnose.

Untere Extremität: Bei den Verletzungen der unteren Extremitäten spielt der Schuh eine wichtige Rolle. Bei der Skatingtechnik wird ein relativ fester, über das Sprunggelenk gehender Laufschuh benutzt. Zusätzlich wird der Schuh speziell bei den Abfahrten, wo 88,4 % der Langlaufverletzungen stattfinden (1), in der Bindung an der Rotation gehindert. Somit werden Verletzungsrisiken vom Sprunggelenk auf die nächsthöhere Gelenkebene verschoben. Aus diesem Grund finden sich bei der freien Technik mehr Knieverletzungen als bei der klassischen Technik, wobei hier nach dem medialen Seitenband hauptsächlich das vordere Kreuzband betroffen ist (3). Die Außenbandruptur am oberen Sprunggelenk zählt schon zu den „Klassikern“ in der Sportmedizin. Aus diesem Grund soll hier lediglich eine Frage der Diagnostik kurz erörtert werden: Bei einer Bandruptur ohne Begleitverletzungen, die konservativ behandelt werden soll, wird oft noch eine gehaltene Röntgenaufnahme durchgeführt. Diese Maßnahme erscheint sowohl wegen der erneuten Belastung des Bandapparats als auch wegen einer fehlenden Konsequenz aus dem Untersuchungsergebnis nicht besonders sinnvoll. Stressfrakturen sieht man im Skilanglauf eigentlich nur bei großen Volksläufen, die wie der Wasa-Lauf über 90 km führen. Sie betreffen meist den Metatarsalbereich und sind mit Schmerzen und Schwellung in der betroffenen Region verbunden und durch eine Röntgenaufnahme schnell zu diagnostizieren. Nach etwa 4 Wochen konservativer Therapie kann normalerweise mit aufbauendem Training begonnen werden. Da der Skilanglauf zu den Sportarten gehört, die bis ins hohe Alter durchgeführt werden kann, sollte noch die mediale Schenkelhalsfraktur angesprochen werden. Schmerzen in der Hüfte, Stauchungsschmerz über der Fraktur sowie Außenrotation und Verkürzung des betroffenen Beines ermöglichen eine erste Diagnose vor Ort. Der osteosynthetisch oder endoprothetisch versorgte Sportler hat eine gute Möglichkeit, sein Leben auch in Zukunft in der Loipe zu verbringen.

Typische Fehlbelastungsfolgen und Überlastungsschäden

Beim Skilanglauf treten Überlastungsschäden vermehrt an den unteren Extremitäten auf. Langes Lauftraining sowie Schrittsprungübungen fördern die Bildung eines Pattellaspitzensyndroms. Die gleiche Pathogenese führt häufig auch zu Beschwerden und Schwellungen im Bereich der Achillessehne. Einlagen zur statischen Umlagerung können bereits gute Erfolge erbringen. Im Biathlon treten vermehrt bei Frauen Beschwerden im Schulterbereich auf. Das Tragen der Waffe auf dem Rücken in Verbindung mit der bei Frauen schwächer ausgeprägten Schultermuskulatur ist die Ursache. Durch konsequente Rückengymnastik sowie Dehnübungen der Schultermuskulatur sind diese Probleme zu vermeiden. Das Auftreten von Beschwerden im Bereich der Lendenwirbelsäule ist bei der Skatingtechnik im Langlauf selten. Die Gründe für das Auftreten dieser Problematik im Biathlon dürften im Laufen mit der Waffe sowie in der beim Stehendanschlag auftretenden Seitneigung und Hyperlordose der Lendenwirbelsäule bestehen. Eine Dysbalance der Bauchmuskulatur sowie Verspannungen und Verkürzungen hauptsächlich der langen Rückenstrecker führen zu diesen Beschwerden. Klinisch finden sich fast immer Myogelosen im Bereich der paravertebralen Muskulatur sowie Blockierungen der kleinen Wirbelgelenke. Aus diesem Grund ist im Nachwuchsbereich das Laufen mit der Waffe erst ab dem 15. Lebensjahr gestattet. Im Seniorenbereich wird dieses Beschwerdebild durch aktive und passive Dehnung der myogelotischen Muskulatur, weiche und dehnende Massagen, Ultraschallbehandlung, Wärmeanwendungen sowie Wahrung der muskulären Balance durch Training weitgehend vermieden.

Präventive Maßnahmen

Bei Überlegungen zur Prophylaxe sollte man die folgenden 4 Risikoklassen unterscheiden: Ausrüstung, Gelände, Skibewusstsein und Kondition. Wie schon im Abschnitt „Materialbesonderheiten" geschildert, kommt der fachgerechten Auswahl des Skis eine besondere Bedeutung zu. Um den in einer Wintersportart immer wieder auftretenden Kälteschäden entgegenzuwirken, sollte Folgendes beachtet werden: Gesteigerter Alkoholgenuss, einengende Bekleidung sowie bestehende Durchblutungsstörungen begünstigen die Entstehung von Kälteschäden. Zu vernünftigen Preisen sind moderne Textilien, die den Feuchtigkeitstransport von der Haut weg nach außen bei gleichzeitigem Wärmeschutz und niedrigem Bekleidungsgewicht gewährleisten, im Handel erhältlich. Bei der Auswahl des Geländes sollte der Langläufer auf vernünftig gepflegte Loipen achten, da durch die nicht besonders stabile Schuh-Ski-Verbindung der sauber gepflegten Spur eine besondere Bedeutung zukommt. Wichtig für den Breitensportler ist auch das Verhältnis von Skibewusstsein und Kondition zu Länge und Schwierigkeit der ausgesuchten Loipe. Steile Abfahrten stellen selbst Weltcupteilnehmer immer wieder vor Probleme. Dass eine durch mangelnde Kondition frühzeitig eintretende Ermüdung das Verletzungsrisiko überproportional steigen lässt, sollte jedem Sporttreibenden bekannt sein. Im Bereich des Wettkampfsports kommt bei der Prophylaxe von Überbelastungsschäden dem systematisch geplanten und kontrollierten Leistungsaufbau eine zentrale Stellung zu. Die Leistung muss in Stufen auf das geplante Niveau gesteigert werden, wobei bei jeder Stufe erneut zentral wichtige Voraussetzungen überprüft werden müssen. Hierzu gehören entsprechend der Leistungsstufe die Beherrschung des Sportgeräts und der Sporttechnik durch Ökonomisierung von Bewegungsabläufen mit der Zielsetzung der Leistungsverbesserung und Steigerung der Ausdauerfähigkeit sowie die angepasste kardiovaskuläre und muskuläre Leistungsfähigkeit durch Vermeidung einer Übertrainingssymptomatik aufgrund zu schneller Steigerung von Trainingsumfängen und/oder Trainingsintensitäten, zudem die Sicherstellung der arthromuskulären Balance durch Vermeidung von Störungen der Muskelkoordination und der daraus folgenden Zunahme von Überlastungsschäden an Gelenken, Muskeln und Sehnen. Sind diese Grundvoraussetzungen erfüllt und werden sie in Verbindung mit einer einem Leistungssportler entsprechenden Lebensführung auch konsequent umgesetzt, so können Überlastungsschäden im Skilanglaufsport weitgehend vermieden werden.

Nützliche Internetadressen

www.fis-ski.com (Internationaler Skiverband)
www.biathlonworld.com (Internationale Biathlon Union)
www.xcskiworld.com (Information über Skilanglauf)
www.biathlon.at (Information über Biathlon)
www.wintersport.as (Information über Skilanglauf und Biathlon)

Literatur

1. Boyle JJ, Johnson RJ, Pope MH, et al. Cross-country skiing injuries. In: Jonson RJ, Mote Jr CD, eds. Skiing trauma and safety. 5th International Symposium; American Society for Testing and Materials. Philadelphia: American Society for Testing and Materials; 1985:411–22.
2. Erlanger D, Feldman D, Kutner K, et al. Development and validation of a web-based neuropsychological test protocol for sports-related return-to-play decision-making. Arch Clin Neuropsychol. 2003; 18(3):293–316.
3. Howe J, Johnson RJ. Knee injuries in skiing. Orthop Clin North Am. 1985; 16(2):303–15.
4. Internationale Biathlon Union: Biathlon Wettkampf-Regeln. Ausgabe 2002.
5. Internationaler Skiverband. Specifications for Competition Equipment 2003/2004.
6. Jari R, Costic RS, Rodosky MW, Debski RE. Biomechanical function of surgical procedures for acromioclavicular joint dislocations. Arthroscopy. 2004; 20(3):237–45.
7. McGinley JC, Hopgood BC, Gaughan JP, Sadeghipour K, Kozin SH. Forearm and elbow injury: the influence of rotational position. J Bone Joint Surg Am. 2003; 85-A(12): 2403–9.
8. Sherry E, Asquith J. Nordic (cross-country) skiing injuries in Australia. Med J Aust. 1987; 146:245–6.

4.6 Eisschnelllauf

V. Smasal, K. Zeilberger

Einleitung

Bereits in der Steinzeit vor 3000 Jahren gab es die ersten Eisläufer – die Menschen banden sich damals Tierknochen unter ihre Füße. Als nächster Fortschritt wird über Holzschuhe mit Eisenkufen in den Niederlanden im 13. Jahrhundert berichtet. Die ersten Wettkämpfe im Eisschnelllauf fanden im 18. Jahrhundert in England statt, Mitte des 19. Jahrhunderts erfolgte die Gründung der ersten Eislaufvereine. Im Jahre 1891 wurden die erste offizielle Weltmeisterschaft in den Niederlanden und die erste Deutsche Meisterschaft ausgetragen. Schon 1892 wurde die Internationale Skating Union (ISU) gegründet und von ihr die offiziellen Meisterschaftsstrecken eingeführt; seit 1932 wird paarweise gelaufen. Als olympische Sportart werden seit den ersten Winterspielen im Jahre 1924 in Chamonix die Männerdisziplinen, seit 1960 in Squaw Valley Frauendisziplinen ausgetragen. Mit dem Bau von Hallen ist die Ausübung als Ganzjahressport möglich, zudem werden dadurch ungleiche witterungsabhängige Wettkampfbedingungen vermieden. Aufgrund fehlender 400-m-Bahnen und wegen der ungünstigen Wetterbedingungen wichen die Läufer um die Jahrhundertwende sowohl in Großbritannien als auch in Kanada auf etwa 110 m lange Kleinbahnen auf Eishockeyfeldern aus, die Sportart „Short Track" war geboren. Allerdings gab es erst 1982 die erste offizielle Weltmeisterschaft; die ersten olympischen Wettbewerbe folgten 1992 in Albertville. Während Eisschnelllauf in den Niederlanden Volkssport ist – bei etwa 15 Mio. Einwohnern waren im Jahre 2004 insgesamt 160 000 Mitglieder in 750 Eisschnelllaufvereinen und mehr als 16 000 für Wettkämpfe lizenzierte Sportler registriert –, sind in Deutschland lediglich etwa 740 Läufer bei insgesamt weniger als 1500 Vereinsmitgliedern gemeldet. Zahlen über Freizeitläufer können nur geschätzt werden, eine weite Verbreitung besteht nicht. Trotzdem ist Eisschnelllauf eine der erfolgreichsten Wintersportarten Deutschlands.

Sportartspezifisches Belastungs- und Anforderungsprofil

Strecken: Eisschnelllauf ist eine zyklische Kraftausdauersportart mit zusätzlicher Schnellkraftkomponente bis 1000 m Laufstrecke sowie im gesamten Short Track. Die Vortriebsleistung entwickelt sich aus der Ganzkörperbewegung. Auf der 400-m-Bahn werden Einzeldistanzen zwischen 500 m und 10 000 m bei den Herren und 5000 m bei den Frauen gelaufen. Neu kommt ab den Olympischen Spielen 2006 ein Mannschaftsverfolgungsrennen über 3000 m bei den Damen und über 5000 m bei den Herren mit jeweils 3 Teilnehmern pro Team hinzu. Im Short Track betragen auf der 111,12 m kurzen Bahn innerhalb eines Eishockeyfeldes die Einzelstrecken zwischen 500 m und 1500 m sowie die Staffelrennstrecken 3000 m bei den Damen und 5000 m bei den Herren.
Anforderungen: Das American College of Sports Medicine klassifiziert Eisschnelllauf zu den dynamisch und statisch anspruchsvollsten Sportarten. Koordination, Ausdauer, Kraft und Schnelligkeit sind erforderlich. Da die motorische Hauptaufgabe das Zurücklegen einer Strecke in der kürzestmöglichen Zeit ist, sind schnelles Erreichen der optimalen Geschwindigkeit und Halten des Tempos bis zum Schluss notwendig.

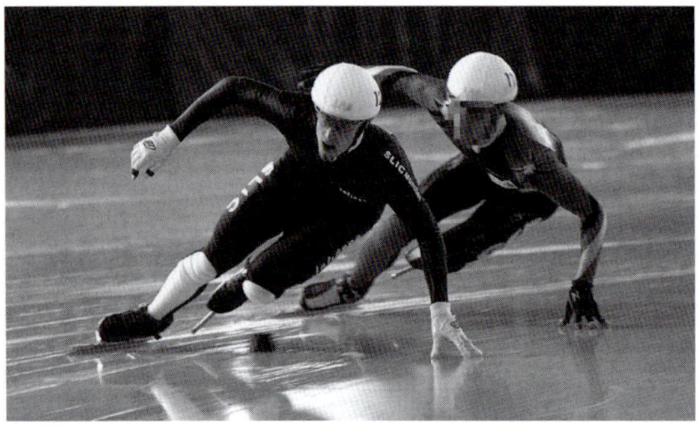

4.14 Typische Laufposition beim Short Track (Foto: T. Bauer).

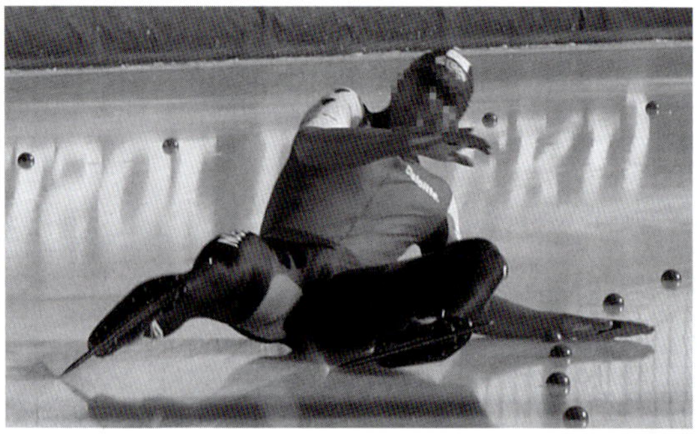

4.15 Sturz ohne Fremdeinwirkung in der Innenkurve bei einem 500-m-Weltcup-Rennen (Foto: C. Breuer).

Ein typisches Endspurtverhalten ist – wenn überhaupt – nur beim Short Track gegeben. Einzelkomponenten des Laufes sind Start, Beschleunigung, gebückte Körperhaltung mit entsprechendem Kniewinkel, freies Gleiten auf der Geraden und teilweiser Wegfall in der Kurve. Die Abdruckkräfte betragen mehr als 1500 N pro Schritt, wofür nur 4 cm^2 Unterstützungsfläche mittels Schlittschuhschiene zur Verfügung stehen. Im Short Track (4.14) wird zwischen Einzelwettbewerben und Staffelläufen unterschieden. Im Gegensatz zur 400-m-Bahn befinden sich auch bei Einzelstreckenrennen bis zu 6 Starter gleichzeitig auf der Bahn. Bei Staffelläufen werden gleichzeitig von 4 Teams im Wechsel 4 Läufer eingesetzt, es erfolgt eine Ablösung alle 1–2 Runden. Somit entscheiden vor allem das taktische Verhalten sowie die Wettkampfhärte in direktem Kontakt mit dem Mitläufer über Sieg oder Niederlage.

Materialbesonderheiten

Serienmäßige Lederschuhe mit Stahlkufe sind mittlerweile durch individuell angepasste Karbon-/Lederschuhe ersetzt worden. Zunehmend kommen auch Leichtmetalle und Karbon an Klappmechanismus und Schiene zum Einsatz. Bei den Laufanzügen werden neben modernsten Textilmaterialien zur Verbesserung der Aerodynamik auch spezielle Gewebe eingesetzt, die über Elastizitätskomponenten zur Stabilität der Körperhaltung beitragen sollen. Im Short Track ist Sicherheitsausrüstung mit Helm, Nackenschutz, schnittfesten Handschuhen und schnittfesten Teilen der Rennanzüge mit langen Ärmeln und Beinen sowie Schienbeinschutz und Knieschützern vorgeschrieben. Die Kufenenden der Schlittschuhe müssen abgerundet sein, Klappschlittschuhe sind verboten.

Unfallmechanismen

Der größte Teil der Verletzungen während der Ausübung der Sportart entsteht durch Stürze, häufig mit anschließendem Aufprall an Begrenzungsbanden aus kurzer Entfernung und mit hoher Geschwindigkeit. Seltener kommt es zu Kollisionen mit dem Gegner. In Häufigkeit und Schwere der Stürze steht Short Track weit vor dem Eisschnelllauf auf der Langbahn. Ursächlich ist in den meisten Fällen die enorme Kurvengeschwindigkeit von bis zu 60 km/h mit den entstehenden Zentrifugalkräften und Druckbelastungen, welche die aktuellen Balancemöglichkeiten des Eisschnellläufers übersteigen (4.15). Die Einführung des Klappschlittschuhs in der Saison 1997/98 in den Wettkampfsport auf der Langbahn mit dadurch vermehrter Instabilität bei zusätzlich höherer Geschwindigkeit vergrößerte die Sturzgefahr. Die immer dünner und aerodynamischer werdenden Laufanzüge verstärken durch ihre Gleitfähigkeit bei Sturz die Aufprallgeschwindigkeit an Bande oder Gegner. Im Short Track wird bisher weiterhin ein Schuh mit fester Verbindung zur Kufe ohne Klappmechanismus verwendet. Die Laufschiene ist wegen des ständigen Laufens enger Kurven gebogen. Gerade die engen Kurven, die große Zahl der Läufer und nicht zuletzt die gebogenen und scharfen Kufen erhöhen die Sturzgefahr und im Fall eines Sturzes Häufigkeit und Schwere der Verletzungen.

Typische Verletzungen

Es kommt durch Stürze und Kollisionen gehäuft zu Kontusionen vor allem von Schulter, Becken und Schädel, aber auch zu Frakturen, bevorzugt der oberen Extremität. Durch den Gegner, dessen Material – vor allem die scharfen und spitzen Schlittschuhkufen –, das Eis oder die Banden kommt es zu Riss-, Schnitt- oder Schürfwunden. Distorsionen und Kapsel-Band-Verletzungen des Sprunggelenks, aber auch des Kniegelenks, sind Folge von Stürzen über den Gegner oder von Hängenbleiben mit einem Schlittschuh unter der losen Bandenbegrenzung und anschließendem Verdrehen des Körpers unter Rotationsbelastung vor allem auf Knie- und/oder Sprunggelenk. Muskelverletzungen bis hin zu Rupturen betreffen vor allem die Adduktoren, des Öfteren auch die Muskulatur der Streckerschlinge. Ursächlich hierfür sind die hohen Krafteinwirkungen beim Start und die enormen Belastungen beim Kurvenlaufen. Selten, aber mit zunehmender Tendenz, kommt es bei Stürzen auf der Langbahn zu Schulterluxationen. Luxationen und Luxationsfrakturen des Sprunggelenks, aber auch Querschnittslähmungen nach Wirbelsäulenverletzungen, waren in den vergangenen Jahren Folgen von Stürzen beim Short Track.

Typische Fehlbelastungsfolgen und Überlastungsschäden

Überbelastungs- bzw. Fehlbelastungsprobleme stehen im Eisschnelllauf auf der 400-m-Bahn an Häufigkeit weit vor Verletzungen. Über „Überlastungsprobleme" klagen fast alle Eisschnellläufer, besonders während harter Trainingsphasen. Hiervon abzugrenzen sind Schäden als Folge von Fehlbelastungen.

Wirbelsäule: An erster Stelle steht die Wirbelsäule. Vor allem die untere Lendenwirbelsäule mit lumbosakralem Übergang ist durch eine vermehrte Hyperlordosierung bei ständiger Rumpfvorneige belastet. Zur Verbesserung der kardiopulmonalen Leistungsfähigkeit wird der Oberkörper kompensatorisch aufgerichtet. Um jetzt in eine optimale aerodynamische Haltung zu kommen, wird die lumbale Hyperlordosierung weiter verstärkt, und in der Folge kommt es durch die erforderliche weitgehende Beibehaltung der Brustwirbelsäulenkyphose zur vermehrten Lordosierung der Halswirbelsäule. Die enormen Kurvengeschwindigkeiten erfordern zum zentripedalen Entgegenwirken auf die Zentrifugalkräfte einen Hüftknick nach innen mit Oberkörperabweichung nach außen. Dies führt letztendlich zu einer zusätzlichen Torsions- und Biegebelastung der Wirbelsäule (👁 **4.16**). Folge ist der „Eisschnellläuferbuckel" mit rechts-links-konvexer thorakolumbalskoliotischer Fehlhaltung und muskulären Dysbalancen. Es kommt gehäuft zu Blockierungen der Brustwirbelsäule, der Sakroiliakalgelenke und der Lendenwirbelsäule, besonders in den Segmenten LWK 4/5 und LWK 5/SWK 1. In der Folge sind Osteochondrosen und Spondylosen der gesamten Wirbelsäule, insbesondere der Übergangsbereiche, ebenso vermehrt festzustellen wie Bandscheibenschäden, Bandscheibenprotrusionen und auch Bandscheibenvorfälle, bevorzugt lumbosakral.

Knie: Durch den Klappschlittschuh wird die gesamte Streckerschlinge des Beines vermehrt belastet, mit dynamisch-exzentrischer Hauptbelastung der Kniegelenke bei einer Winkelstellung zwischen 90° und 120° und einem starken Anpressdruck beim dynamischen Abstoß des Beines (👁 **4.16**) Die Überlastung der Gelenkflächen von Patella und femoralem Gleitlager führt zu chondropathischen Beschwerden und in der Folge zu retropatellaren Korpelschädigungen. Gehäuft treten auch Insertionstendopathien, vor allem das Patellaspitzensyndrom, auf.

Füße: Überbelastungsfolgen zeigen sich auch an Sprunggelenken und Füßen. Beim idealen Eisschnelllaufbewegungsablauf findet ein ständiges Wechselspiel zwischen Supination und Pronation sowie seit Einführung des Klappschlittschuhs auch zwischen Dorsalextension und Plantarflexion statt. Es kommt zur Lockerung der Kapsel-Band-Strukturen des Sprunggelenks. Entzündliche Bursitiden und Gewebeschädigungen entstehen durch Reibung und Druck im Schuh (👁 **4.17**).

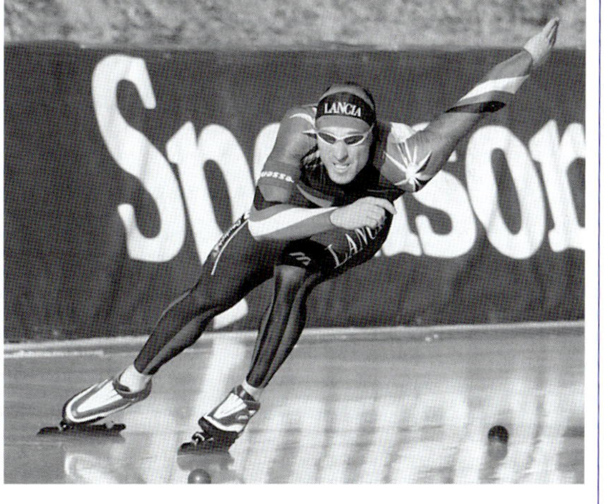

👁 **4.16** Typische Haltung beim Eisschnelllauf beim Kurvenlauf im Sprint mit geöffnetem Klappmechanismus unter dem rechten Bein.

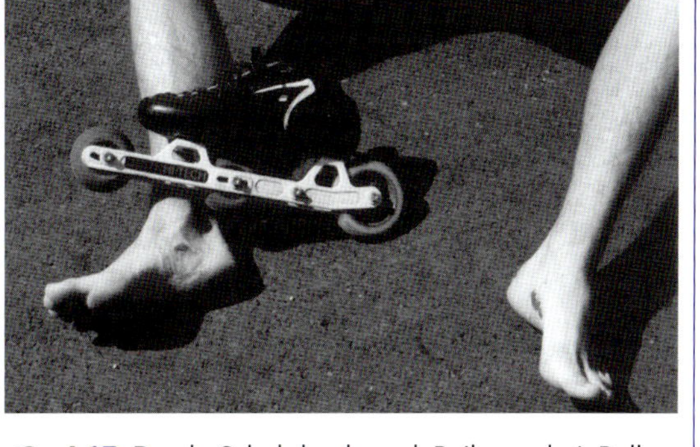

👁 **4.17** Durch Schuhdruck und Reibung bei Rollertraining im Sommer entstandenes Ulkus.

Behandlungsmaßnahmen

Verletzungen werden nach üblichen Standards im Leistungssport behandelt. Bei den häufig vorkommenden Blockierungen der Wirbelsäule und der Sakroiliakalgelenke werden chirotherapeutische Manipulationen durchgeführt. Injektionsbehandlungen sind häufig im Bereich der Lendenwirbelsäule und intraartikulär am Kniegelenk notwendig. Die Therapie ist hinsichtlich Medikation und Meldepflicht den jeweils aktuellen Anti-Doping-Bestimmungen angepasst. Tape-Verbände finden vor allem am Sprunggelenk zur Stabilisation Anwendung. Während der gesamten Vorbereitungs- und Wettkampfsaison ist die Betreuung durch einen mit der Sportart vertrauten Physiotherapeuten erforderlich. Wegen der enormen Beanspruchung der Wirbelsäule ist zeitweise ein Rehabilitationstraining notwendig, manchmal sogar stationär.

Präventive Maßnahmen

Zur Reduzierung von Verletzungen und vor allem deren Schwere wurde die oben beschriebene Schutzkleidung im Short Track eingeführt. Ständige Verbesserungen finden statt. Banden mit Schutzmatten als Begrenzung der Eisbahn sind sowohl bei Langbahnals auch bei Kurzbahnwettkämpfen obligat. Die enorme Belastung der Eisschnelllaufsportler erfordert ein sorgfältiges Aufbautraining, beginnend mit dem Erlernen koordinativer Fähigkeiten als Grundlage für ein Krafttraining mit dem Ziel der muskulären Stabilisation der Haltungs- und Bewegungsorgane mit den Schwerpunkten Wirbelsäule und Kniegelenke. Professionelles Ganzjahrestraining mit Bevorzugung der Kraftausdauer und Veränderung der klassischen Reihung der Trainingsmittel Lauf-Rad-Roll-Eis durch zusätzliches Sommertraining auf Eis ermöglichen verbesserte körperliche Grundvoraussetzungen zur Reduzierung von Spätschäden. Regelmäßige sportärztliche Vorsorgeuntersuchungen lassen Kontraindikationen zur Sportausübung und leistungsbegrenzende körperliche Bedingungen erkennen.

Nützliche Internetadressen

www.isu.org
www.desg.de

Literatur

1. Allinger TL, van den Bogert AJ. Skating technique for the straights, based on the optimization of a simulation model. Med Sci Sports Exerc. 1996; 29(2):279–86.
2. De Groot G, Hollander AP, Sargeant AJ, van Ingen Schenau GJ, De Boer RW. Applied physiology of speed skating. J Sports Sci. 1987; 5:249–59.
3. Gemser H, de Koning J, van Ingen Schenau GJ. Handbook of Competitive Speed Skating. Lausanne: ISU; 1999.
4. van Ingen Schenau GJ, De Groot G, Scheurs AW, Meester H, De Koning JJ. A new skate allowing powerful plantar flexions improves performance. Med Sci Sports Exerc. 1996; 28(4):531–5.
5. van Ingen Schenau GJ, De Koning JJ, De Groot G. Optimisation of sprinting performance in running, cycling and speed skating. Sports Med. 1994; 17(4):259–75.
6. Rundell KW. Compromised oxygen uptake in speed skaters during treadmill in-line skating. Med Sci Sports Exerc. 1996; 28(1):120–7.
7. Rundell KW, Pripstein LP. Physiological responses of speed skaters to treadmill low walking and cycle ergometry. Int J Sports Med. 1995; 16:304–8.
8. Smasal V. Muskuloskelettale Verletzungen und Überlastungsschäden bei Eisschnelläufern. Ursachen, Therapie und Prophylaxe. Prakt Sporttraumatol Sportmed. 1994; 10:148–53.
9. Smasal V. Eisschnellauf. In: Clasing D, Siegfried I, Hrsg. Sportärztliche Untersuchung und Beratung, 3. Aufl. Balingen: Spitta; 2001:294–7.

4.7 Triathlon

M. Engelhardt

Einleitung

In unserem durch technischen Fortschritt und Bequemlichkeit gekennzeichneten Leben spielt das regelmäßige Ausdauertraining neben einer vernünftigen Lebensweise und guten Umweltbedingungen eine zentrale Rolle für ein gesundes Leben. Die Verbesserung der Ausdauerleistungsfähigkeit wird vornehmlich durch ein Training in den beim Triathlon zusammengefassten Sportarten Schwimmen, Radfahren und Laufen erreicht.

Entwicklung: Anfang der 1980er-Jahre kam die Vielseitigkeitsprüfung Triathlon als eine neue Ausdauersportart auf, die den Rahmen des bisher Bekannten sprengte. Der spektakuläre Einstieg für die Sportart gelang über die Fernsehübertragungen aus Hawaii. Dort legte man bei einem Wettkampf 3,8 km Meeresschwimmen, 180 km Radfahren und einen Marathonlauf nonstop zurück. Die Kombination der 3 Ausdauersportarten Schwimmen, Radfahren und Laufen ermöglichte es, die Grenzen der Ausdauerleistungsfähigkeit in völlig neue Dimensionen zu verschieben. Die Presseberichte aus der Anfangszeit, in denen es hieß „Große Schau der Supermänner", „Verrücktheit hoch drei", „Der totale Wahnsinn" oder „Nichts für normale Menschen", gehören schon lange der Vergangenheit an. Triathlon hat sich mittlerweile zu einem weltweiten Phänomen entwickelt. Millionen sportbegeisterte Menschen sind beim Triathlon auf den Geschmack gekommen. Allein in der Bundesrepublik Deutschland betreiben jährlich bereits etwa 180 000 Menschen Triathlon. Der tatsächliche Stellenwert der Sportart Triathlon übertrifft die aufgrund der noch geringen Mitgliederzahl des Verbandes anzunehmende Bedeutung bei weitem. Triathlon hat ein positives Image in der Bevölkerung. Wie keine andere junge Sportart hat es Triathlon geschafft, in weiten Kreisen der Bevölkerung bekannt zu sein. Mit Hochachtung spricht man von den sportlichen Leistungen dieser häufig auch als die „wahren" Athleten bezeichneten Sportler. Der geschichtliche Überblick ist im Folgenden in Kurzform wiedergegeben:

- 1975: erster Triathlon in San Diego;
- 18.02.1978: erster Hawaii-Triathlon mit 15 Teilnehmern und 12 Finishern;
- 1980: ABC überträgt am 10.01. den 3. Ironman und verschafft damit dem Hawaii-Triathlon weltweite Popularität; 21.06.: erster Triathlon auf europäischem Boden in der CSSR;
- 15.09.1981: erster Triathlon über die Ultradistanz in Europa in Den Haag; die erste Fernsehberichterstattung in der Bundesrepublik Deutschland über den Hawaii-Triathlon bewirkt großes Interesse bei den deutschen Ausdauersportlern;
- 26.04.1982: Triathlonpremiere in der Bundesrepublik Deutschland in Essen (1/70/10); Organisator: Ernst-Peter Berghaus;
- 1983: Manuel Debus gründet den Deutschen Triathlon-Verband (DTV) mit Tendenz zum Spitzensport, Günter Kissler gründet den Deutschen Triathlon-Bund (DTriB) mit Tendenz zum Breitensport;
- 1984: auf europäischer Ebene wird die Europäische Triathlon Union (ETU) gegründet;
- 1985: Fusion des DTV und des DTriB zur Deutschen Triathlon Union (DTU) am 23.02., erste offizielle Europameisterschaft (1,3/60/12) in Immenstadt/Allgäu;
- 1989: Gründung der International Triathlon Union (ITU) am 01.04., erste offizielle Weltmeisterschaft in Avignon/Frankreich (1,5/40/10) mit 42 teilnehmenden Nationen am 06.08.;
- 2000: Triathlon wird mit dem Eröffnungswettkampf Triathlon Frauen (1,5/40/10) in Sydney erstmalig Bestandteil des olympischen Programms.

Sportartspezifisches Belastungs- und Anforderungsprofil

Körperliche Effekte: Triathlon ist eine Nonstopausdauersportart mit den Teildisziplinen Schwimmen, Radfahren und Laufen. Die Zeitnahme wird ohne Unterbrechung durchgeführt, beginnt mit dem Schwimmstart und endet, wenn der Triathlet als Läufer die Ziellinie passiert. Triathlon gilt als extravagante, innovative und extreme Sportart. Wissenschaftlich wurde bewiesen, dass Triathlon sowohl psychisch als auch physisch weniger anstrengend ist als ein Marathonlauf, dass der hormonelle Stress und die Stoffwechselbeanspruchung beim Triathlon niedriger sind und dass keine andere Ausdauersportart für sich allein und einseitig betrieben so umfangreich die Muskulatur, den Stoffwechsel und das Herz-Kreislauf-System des Menschen trainiert wie Triathlon. Folgende Disziplinen werden unterschieden:

- *Kurztriathlon:* 1,5 (± 10 %) km Schwimmen, 40 (± 10 %) km Radfahren, 10 (± 5 %) km Laufen;
- *Mitteltriathlon:* 2 (± 5 %) km Schwimmen, 80 (± 5 %) km Radfahren, 20 (± 5 %) km Laufen;
- *Langtriathlon:* 3,8 km Schwimmen, 180 km Radfahren, 42,195 km Laufen.

Training und Wettkampf: Im Hochleistungssport kommt es durch den Trainingsumfang (bis zu 1600 Trainingsstunden im Jahr und durchaus übliche Belastungsdimensionen von 30 km Schwimmen, 900 km Radfahren und 130 km Laufen pro Woche) zu extremen Anforderungen an den Stütz- und Bewegungsapparat. Im olympischen Kurzdistanztriathlon wird die Leistungsstruktur der Teildisziplin Schwimmen von den Inhalten eines triathlonspezifischen Freischwimmens geprägt. Die Fähigkeitsentwicklung wird von den wettkampfspezifischen Fähigkeiten und Fertigkeiten – wie Finden einer optimalen Startposition, hohes Starttempo, Positionskämpfe am Start und auf der Strecke, Orientierungsfähigkeit beim Kurshalten und effektives Umschwimmen der Bojen (👁 **4.18**) – geprägt. Seit der Freigabe des Windschattenfahrens (für den Kurzdistanztriathlon) hat sich die Leistungsstruktur der Teildisziplin Radfahren in Richtung eines Radwettkampfes verändert. Die Fähigkeitsentwicklung konzentriert sich auf die Entwicklung der Schnelligkeits- und Kraftausdauerfähigkeit sowie die Entwicklung motorischer Fähigkeiten und Fertigkeiten (Tretfrequenzverhalten, Absolvieren von kurzzeitig sehr hohen Geschwindigkeiten), zudem auf die Entwicklung koordinativer Fähigkeiten und Fertigkeiten. Die Leistungsstruktur der Teildisziplin Laufen hat für den Rennverlauf eine siegentscheidende Bedeutung, die Entwicklung der Tempohärte durch renntempoorientiertes Wettkampfausdauertraining auf einer stabilen Basis der aeroben Ausdauer bildet den trainingsmethodischen Schwerpunkt. Die Wechsel zwischen den Teildisziplinen erhalten eine höhere Bedeutung, da die Leistungsdichte nach dem Schwimmen so hoch ist, dass sich viele Athleten gleichzeitig in der Wechselzone aufhalten. Der automatisierte Handlungsablauf in der Wechselzone wird zum Leistungsfaktor und ist als Wechsel- und Koppeltraining zu trainieren.

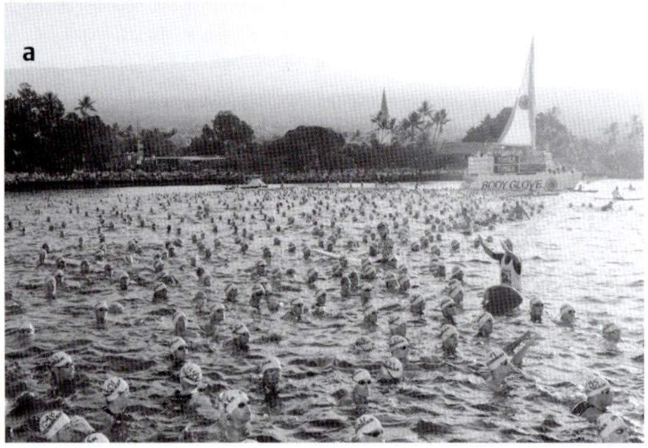

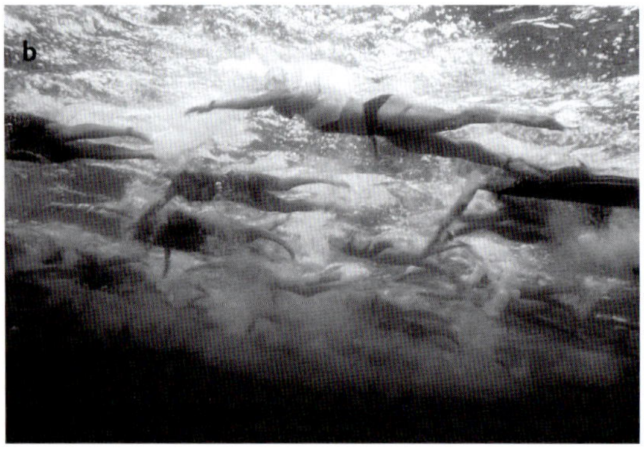

4.18 Massenstart beim Triathlon (Fotos: spomedis, Insel/Wechsel).
a Ein Triathlon beginnt mit dem Schwimmstart, bei dem – besonders auf der Kurzdistanz – das Finden einer optimalen Startposition sehr wichtig ist.
b Besonders am Start kommt es zu Positionskämpfen, die zu Kontaktverletzungen führen können.

Materialbesonderheiten

Triathleten sind im Vergleich zu Radsportlern die reinsten Paradiesvögel und bereits an ihrem auffälligen Outfit leicht zu erkennen. Neben der körperbetonten, bunten Bekleidung zeugen auch die oftmals futuristisch anmutenden und individuell veränderten Fahrräder vom leicht narzisstisch angehauchten, materialverliebten Charakter vieler Triathleten. Experimentierfreude und Unvoreingenommenheit gegenüber neuen Entwicklungen führten dazu, dass Triathleten maßgeblichen Anteil an Neuerungen auf dem Radsektor der vergangenen 20 Jahre hatten. Veränderte Lenkerpositionen, die Komfort und Aerodynamik deutlich verbessern, neuartige Laufradkonzepte, wie 3-Speichen-Räder und Tiefprofilfelgen, Carbon als High-Tech-Werkstoff für Rahmen wie auch Komponenten sowie aerodynamisch geführte und gleichzeitig sichere Radhelme wurden unter Mithilfe von Triathleten entwickelt. Zur Grundausrüstung eines jeden Triathleten gehören: Sturzhelm, Rennrad, Radschuhe, Radbrille, Badebekleidung, Schwimmbrille, Neoprenanzug, Laufbekleidung und Laufschuhe. Im Sommer entfallen bei warmen Wassertemperaturen (> 22 °C) der Neoprenanzug und die Laufbekleidung. Badeanzug bzw. Zweiteiler genügen für alle Disziplinen. Anfänger tragen meist noch keine speziellen Radschuhe, sie fahren mit Laufschuhen. Der Vorteil ist, dass sie ohne Schuhwechsel gleich loslaufen können. Die wesentlichste Schutzausrüstung ist der Radhelm. Ohne genormten Kopfschutzhelm besteht keine Chance, an den Start zu gehen.

Neoprenanzug

Der Neoprenanzug (Wet Suit) ist ein Kälteschutz aus geschäumtem Kautschukmaterial, welcher der Haut eng anliegt. Er ist ein hervorstechendes Kennzeichen der Triathleten. Ein weiterer Vorteil des Neoprenanzugs besteht darin, dass er bei technisch schlechteren Schwimmern die Wasserlage verbessert. Schwimmer mit unvollkommener Freistiltechnik erreichen mit dem Schwimmanzug deutlich bessere Zeiten. Beim Kauf ist sowohl für den Hochleistungs- als auch für den Freizeitsportler das Wichtigste, dass der Anzug gut sitzt und ein angenehmes Gefühl vermittelt. Die Bewegungsfreiheit darf speziell an den Armen nicht zu stark eingeschränkt sein, und der Anzug sollte nicht die Haut aufreiben.

Radmaterial

Da im Triathlonsport bis auf den olympischen Distanzbereich im Hochleistungssport das Windschattenfahrverbot gilt, ist die Raddisziplin am ehesten mit einem langen Einzelzeitfahren zu vergleichen und erfordert daher besondere Materialkomponenten, die die Aerodynamik verbessern. Der Radteil darf beim Triathlon jedoch nicht isoliert betrachtet werden. Triathlon ist ein Mehrkampf und erfordert neben den aerodynamischen Qualitäten noch weitere Eigenschaften: Das Rennrad muss dem Fahrer trotz der windschlüpfrigen Sitzposition eine gleichermaßen entspannte wie komfortable Körperhaltung bieten. Die durch das Schwimmen bereits belastete Arm- und Schultermuskulatur sollte beim Radfahren möglichst geschont werden, um den abschließenden Lauf mit einem lockeren Oberkörper absolvieren zu können. Die Aerolenker sorgen für eine angenehm entspannte Haltung des Oberkörpers. Das teuerste Einzelteil am Rad ist normalerweise der Rahmen. Die individuelle Gestaltung des Rennrads ergibt sich aus den unterschiedlichen Proportionen von Rumpf- zu Bein- und Armlänge. Der Fahrer muss so sitzen, dass er seine Kraft möglichst ohne Verluste auf die Pedale übertragen kann. Er sollte eine tiefe aerodynamische Haltung einnehmen können, ohne dass dabei die Atmung behindert wird.

Laufschuh

Da unser Bewegungsapparat beim Laufen hohen Belastungen ausgesetzt ist und bei falscher Schuhwahl erhebliche Schäden auftreten können, sind die Laufschuhe der wichtigste Ausrüstungsgegenstand. Aus der großen Auswahl ist es nicht immer einfach, den optimalen Schuh herauszufinden, zumal die körperlichen Voraussetzungen sehr unterschiedlich sein können. Anforderungen an einen guten Laufschuh sind:

- gute Passform, genügend Platz im Zehenbereich;
- stabiler und solider Sohlenaufbau mit Profilsohle (die Sohle darf weder kleben noch rutschen);
- weiche, poröse Zwischensohle zur Dämpfung und Fersenkeil;
- stabiler Fersenteil, der den Fuß in der Standphase stützt und Halt gibt;
- weicher Fersenrand zur Prophylaxe vor Achillessehnenreizungen;
- weiches Obermaterial, das sich der Fußform gut anpasst;
- Hautfreundlichkeit;
- insgesamt gute Verarbeitung und Materialqualität;
- Haltbarkeit.

Auch bei der Auswahl des Laufschuhs ist wichtig, dass der Sportler sich wohl fühlt. Der Schuh darf nicht drücken oder die Haut aufreiben. Der Fuß muss stabil geführt werden.

Typische Verletzungen, typische Fehlbelastungsfolgen und Überlastungsschäden, präventive Maßnahmen

Da Triathlon eine hohe Belastung für den Organismus darstellt, sollte der Sportler völlig gesund sein, bevor er das Training aufnimmt oder an den Start geht. Vor Beginn eines Triathlontrainings ist eine internistische und orthopädische Vorsorgeuntersuchung empfehlenswert. Wenn keine Bedenken gegen eine körperliche Belastung bestehen, sollte der Anfänger sich trotzdem zunächst mit einem Gewöhnungstraining an die Belastung des Triathlons herantasten. Die Belastungsdauer sollte anfangs 30 min nicht überschreiten. Zunächst geht es darum, die jeweiligen Sportarten ununterbrochen in gleichmäßigem Rhythmus zu betreiben. Anfangs steht die Schulung der Technik im Vordergrund; insbesondere gilt es, mit dem Fahrrad die Fahrsicherheit zu schulen. Das Training erfolgt mit kleinen Gängen und einer Drehfrequenz von 80–100 U/min auf verkehrsarmen Straßen. Erst wenn sich der Körper an die Belastung gewöhnt hat und die zurückgelegten Strecken in der vorgegebenen Zeit länger werden, kann die Belastungsdauer z. B. um jeweils 10 min gesteigert werden, bis die Trainingseinheit schließlich eine Gesamtbelastungsdauer von 1–1,5 Stunden umfasst. Trotz guter Trainingsvorbereitung kann es beim Triathlonsport zu Verletzungen (insbesondere bei der Teildisziplin Radfahren) und zu Fehlbelastungsfolgen (beim Laufen) kommen.

Schwimmen

Typische **Verletzungen** sind:

- Schürfungen durch Kälteschutzanzug (Achsel, Nacken),
- Muskelverletzungen (Schulter),
- Lidverletzungen (Tritt/Schlag auf Schwimmbrille).

Verletzungen auf der Wettkampfteilstrecke Schwimmen resultieren oft aus Positionskämpfen, vor allem am Start und an den Bojen.

Mögliche **Fehlbelastungsfolgen** sind:

- Insertionstendopathien an der Schulter,
- rezidivierende Bursitiden subakromial,
- sekundäres Impingement-Syndrom bei Schulterinstabilität,
- muskuläre Dysbalance des Schultergürtels.

Eine **Prävention** der schwimmspezifischen Probleme erfolgt mittels:

- Vaseline/Melkfett zur Vermeidung von Schürfungen,
- Training des schnellen Anschwimmens vom Start weg zur Vermeidung von Kontaktverletzungen,
- Erlernen von Bojenschwimmtechnik,
- Vermeidung schulterschädigender Aufwärmübungen,
- Vermeidung der Paddlebenutzung am Saisonbeginn und zum Einschwimmen,
- muskuläre Balancierung Schulter/Nacken/Rücken durch Dehnung der verkürzten Muskeln,
- Auftrainieren der Schultergelenkinnenrotatoren und Kräftigung der schulteraufrichtenden Muskulatur.

Radfahren

Typische **Verletzungen** sind:

- Schürfungen,
- Prellungen,
- Klavikulafraktur,
- Schultereckgelenksprengung,
- Unterarmfraktur,
- Schädel-Hirn-Trauma,
- Muskelfaserriss an der unteren Extremität.

Die Sturzverletzungen bei den üblichen Windschattenrennen entstehen häufig bei Kurvendurchfahrten in der Gruppe mit Abdrängen der außen fahrenden Athleten (Gefahr der Kollision). Schädel-Hirn-Traumen werden normalerweise durch die Helmpflicht vermieden.

Mögliche **Überlastungsschäden** sind:
- Insertionstendopathien (Knie, Wirbelsäule, Füße),
- Myalgien im Schulter-Nacken-Bereich.

Eine **Prävention** der radfahrspezifischen Probleme erfolgt mittels:
- Tragen des Helmes,
- Techniktraining mit Radspezialisten,
- Optimierung der Sitzposition,
- balancierendem Wirbelsäulentraining,
- Fahren in der Gruppe.

Laufen

Typische **Verletzungen** sind:
- Muskelverletzungen,
- Kapsel-Band-Verletzungen am oberen Sprunggelenk.

Mögliche **Fehlbelastungsfolgen** sind:
- Stressfrakturen (Metatarsalia, Tibia, Fibula, Calcaneus, Femur, Becken),
- Achillodynien,
- Bursitiden,
- Plantarfasziitis,
- Insertionstendopathien des Pes anserinus,
- Traktusscheuersyndrom,
- Patellaspitzensyndrom,
- retropatellare Chondropathie,
- Tibiakantensyndrom,
- muskuläre Dysbalance der Lendenwirbelsäule.

Eine **Prävention** der laufspezifischen Probleme erfolgt mittels:
- genauer Diagnostik der Statik der unteren Extremitäten und der Wirbelsäule,
- gegebenenfalls Beinlängenausgleich und Einlagenversorgung,
- Verbesserung der muskulären Kompensation und der Dehnfähigkeit,
- Trainingslager in wärmeren Gegenden,
- langsamere Umfangssteigerung,
- Optimierung des Ernährungs- und Hormonstatus,
- chirotherapeutischer Behandlung von Blockierungen,
- Berücksichtigung von Trainingsintensität, Vorschäden, Anatomie, Ausrüstung, Trainingsgelände und Körpergewicht.

Eignungsnachteile

Bei manchen Erkrankungen ist die Ausübung der Sportart Triathlon aus medizinischer Sicht nicht zu empfehlen. Der verantwortungsbewusste Sportarzt sollte die betroffenen Athleten (und gegebenenfalls deren Eltern) darauf hinweisen.

Orthopädische Gründe:
- Spondylolisthesis von > 5 mm,
- doppelseitige Spondylolyse,
- fixierte Skoliosen (über 20° Achsenabweichung) und ausgeprägte Kyphosen,
- nicht ausgeheilte jugendliche Osteochondrose,
- angeborene Hüftluxation,
- Formen der aseptischen Knochennekrose mit Defektheilung und anhaltenden Beschwerden,
- hochgradige Formfehler oder Anomalien an den Extremitäten (mit deutlichen Funktionseinschränkungen),
- Zustände nach Muskel-, Sehnen- oder Gelenkverletzungen in Ausheilung, die die Funktion deutlich begrenzen.

Internistische Gründe:
- Vitien mit hämodynamischer Einschränkung,
- akute und chronische Myokarditis,
- hypertrophe Kardiomyopathie,
- pathologische Herzrhythmusstörungen (z. B. WPW-Syndrom),
- fixierter Bluthochdruck (> 160/95 mmHg),
- fixiertes Asthma bronchiale mit Einschränkung der Lungenfunktion,
- chronische Nierenerkrankungen,
- Diabetes mellitus Typ 1 (insulinpflichtig),
- Erkrankungen des hormonellen Systems,
- Bluterkrankungen mit Störungen des Sauerstofftransports und der Gerinnung.

Weitere gesundheitliche Gründe:
- Anfallsleiden (z. B. Epilepsie) und Hirnschädigungen,
- chronische Entzündung der Nasennebenhöhlen.

Aufgrund der ständigen Weiterentwicklung operativer und therapeutischer Möglichkeiten können im Einzelfall die Eignungsnachteile relativiert werden.

Besondere Hinweise an die Sportler (aus 6)

- Trage auch beim Radtraining immer den Helm.
- Bei Triathlonveranstaltungen in südlichen Ländern oder auf Hawaii kann es zu Schweißbildungsraten von 6–10 Litern in 3 Stunden kommen. Während der Belastung ist regelmäßig zu trinken, und der Flüssigkeit ist 1 g Salz pro Liter hinzuzufügen. Wird der Flüssigkeitsverlust nicht ersetzt, kann dies den Sportler in einen lebensbedrohlichen Zustand bringen. Folgende Verhaltensmaßregeln beim Triathlonwettkampf unter Hitzebedingungen sind erforderlich:
  - Achte auf ausreichende Akklimatisation!
  - Trinke ausreichend vor, während und nach dem Wettkampf!

- Achte während des Wettkampfes auf kritische Überhitzungszeichen, wie pulsierender Kopfdruck, Schwindelgefühle, extreme Muskelschwäche, abstehende Körperhaare! Reduziere dann die Wettkampfgeschwindigkeit!
- Suche keine medikamentöse Beeinflussung!
- Gehe nicht ohne ausreichend guten Trainingszustand an den Start!
- Kühle ständig Kopf- und Nackenbereich sowie die Beine mit Wasser!

Nützliche Internetadressen

www.triathlon.org (International Triathlon Union, ITU)
www.dtu-info.de (Deutsche Triathlon Union, DTU; Link zu den 16 Landesverbänden)
www.triathlon-magazin.de („Triathlon – das Magazin")
www.running-magazin.de (Runninglaufmagazin)
www.triathletmag.com (Triathlete Magazine; englisch)
www.insidetri.com (Inside Triathlon; englisch)
www.womensmultisport.com (Women's Multisport; englisch)
www.triathlondata.org (Datenbank Triathlon)
www.sponet.de (Datenbank für sportwissenschaftliche Internetquellen)
www.3athlon.de (3athloneZine)
www.oztri.com.au (Australian Triathlete magazine's website; englisch)
news://de.recsporttriathlon (Triathlon Newsgroup)
www.triathlon-online.de (Triathlon online)
www.3athlon.org (3athlon.org. e. V.)
www.imta.de (Deutscher Triathlonverein der Ärzte und Apotheker)
www.opel-ironman.de (Opel Ironman Triathlon Frankfurt)
www.challenge.roth.de (Quelle Challenge Roth)
www.ausdauerprofi.com (DerAsdauerProfi)
www.nada.bonn.de (Mail: nada@nada-bonn.de) (NADA, Bonn, Dopingliste, Kontrollprozedur)
www.wada.ama.org (WADA, Montreal, Dopingbestimmungen; englisch)

Literatur

1. Engelhardt M, Neumann G. Sportmedizin: Grundlagen für alle Sportarten. München: BLV; 1994.
2. Engelhardt M, Reuter I, Neumann G. Verletzungen und Fehlbelastungsfolgen beim Laufen. Sportorthop Sporttraumatol. 2003; 19:73–7.
3. Engelhardt M, et al. Triathlon und Sportwissenschaft. Band 1–17; Hamburg: Czwalina Verlag, 1987–2003.
4. Engelhardt M, et al. Verletzungsarten und Verletzungshäufigkeiten ausgewählter Ausdauer- und Mehrkampfsportarten. Paderborn: Deutscher Sportärztekongress; 1993.
5. Engelhardt M, et al. Triathlon. Dtsch Z Sportmed. 1993; 10:493–500.
6. Engelhardt M, et al. Triathlon. In: Clasing D, Siegfried I, Hrsg. Sportärztliche Untersuchung und Beratung. Balingen: Spitta; 2001:281–5.
7. Ireland ML, Micheli LJ. Triathletes: biographic data, training and injury patterns. Ann Sports Med. 1987; 3:117–20.
8. Levy CM, Kolin E, Berson BL. Cross training: risk or benefit? An evaluation of injuries in four athlete populations. Sport Med Clin Forum. 1986; 3:1–8.
9. Levy CM, Kolin E, Berson BL. The effect of cross training on injury incidence, duration and severity (Part 2). Sport Med Clin Forum. 1986; 3:1–8.
10. Massimino FA, et al. Common triathlon injuries: special considerations for multisport training. Ann Sports Med. 1988; 4:82–6.
11. Mortier S. Verletzungen und Fehlbelastungsfolgen im Triathlon. Frankfurt/Main: Dissertation; 1996.
12. Neumann G, Pfützner A, Hottenrott K. Das große Buch vom Triathlon. Aachen: Meyer & Meyer; 2004.
13. O'Toole ML, Sisk TD. Triathlon. In: Fu FH, Stone DA, eds. Sport Injuries. Baltimore: Williams and Wilkings; 1994:679–687.
14. O'Toole ML, et al. Overuse injuries in ultraendurance triathletes. Am J Sports Med. 1989; 17:514–8.
15. Williams MM, et al. Injuries amongst competitive triathletes. NJZ Sports Med. 1988; 16:3–6.

5 Kraft- und Schnellkraftsportarten

5.1 Gewichtheben

B. Dörr

Einleitung

Geschichte: In der Antike existierte Gewichtheben noch nicht als eigene Sportart. Dennoch wird es auf Milon von Kroton zurückgeführt, der in der Siegerliste von 532 v. Chr. erwähnt wird. Gesichert scheint, dass er zumindest intensives Krafttraining betrieb, und zwar durch Heben von Gewichten – angeblich hat er zusätzlich täglich ein heranwachsendes Kalb gestemmt und damit in dem Maße wie das Kalb an Gewicht zunahm seine Kraft gesteigert. Seit der Wiedergeburt der Olympischen Spiele im Jahre 1896 in Athen ist Gewichtheben ununterbrochen vertreten.

Verbreitung: Weltweit wird Gewichtheben derzeit von 168 Nationen betrieben. Es ist in vielen Ländern Hauptsportart und sehr populär, unter anderem in den Staaten der ehemaligen Sowjetunion, aber auch in Asien, in der Türkei und im Gastgeberland der Olympischen Spiele 2004 Griechenland. In Deutschland ist Gewichtheben eine Randsportart; die Zahl der Aktiven schwankt zwischen 20 000 und 25 000, davon etwa 1000 Frauen (im Vergleich dazu betreiben in China etwa 1 Mio. Frauen Gewichtheben). Trotzdem sind die deutschen Gewichtheber als sehr erfolgreich einzustufen: Abgesehen davon, dass sie sich bereits 1896 in die Siegerlisten eintrugen, haben sie bei den Olympischen Spielen von 1984 bis 2000 jeweils mit etwa einem Drittel der eingesetzten Aktiven Medaillen errungen.

Sportartspezifisches Belastungs- und Anforderungsprofil

Hauptleistungsfaktoren sind:

- Maximalkraft,
- Schnellkraft,
- Technik,
- psychische Leistungsfähigkeit.

Die optimalen anthropometrischen Voraussetzungen sind bisher im Detail noch nicht untersucht. Grob dargestellt, sieht das **Anforderungsprofil** im Gewichtheben wie folgt aus (7):

- Günstig sind:
  - eher kleine, gedrungene Statur,
  - umfangreiche aktive Muskelmasse,
  - kräftiges Stütz- und Bindegewebe,
  - starker Knochenbau, großer Knochenquerschnitt.
- Ungünstig sind:
  - lange Extremitäten,
  - Hypermobilität der Gelenke,
  - stärkere Skoliosen und Hohl-/Rundrückenbildung,
  - stärkere Achsfehlstellung der Kniegelenke,
  - Patelladysplasien höheren Grades,
  - finale Körpergröße von > 185 cm (?).

Materialbesonderheiten

Die Hantelstange ist 220 cm (Männer) bzw. 215 cm (Frauen) lang und weist im Griffbereich einen Durchmesser von 28 mm (Männer) bzw. 26 mm (Frauen) auf (8). Sie wird beiderseits auf drehbaren Buchsen mit Scheiben aus einem Metallkern und meist zusätzlichem Gummiüberzug bestückt. Gehoben wird auf einer ebenen Holzunterlage – oft mit integrierten Gummiflächen im Abwurfbereich – mit den Maßen 4 m × 4 m. Es werden Heberschuhe mit stabiler Sohle (meist mit integriertem Holz im Fersenbereich) getragen; der Schaft, gemessen ab der Oberkante der Sohle, darf nicht höher als 13 cm sein. Das Tragen von Bandagen an Hand- und Kniegelenken ist erlaubt – diese unterliegen aber einem strengen Reglement. Erlaubt ist auch ein Gürtel, meist aus Leder, der nicht breiter als 12 cm sein darf.

Gewichtsklassen

Männer: Es existieren 8 Körpergewichtsklassen:

- bis 56 kg,
- bis 62 kg,
- bis 69 kg,
- bis 77 kg,
- bis 85 kg,
- bis 94 kg,
- bis 105 kg,
- ab 105 kg.

Frauen: Hier existieren 7 Körpergewichtsklassen:
- bis 48 kg,
- bis 53 kg,
- bis 59 kg,
- bis 63 kg,
- bis 69 kg,
- bis 75 kg,
- ab 75 kg.

Disziplinen

Reißen: Dabei wird das Gewicht breit gefasst und in einem Zug mittels Hocketechnik zur Hochstrecke gebracht (👁 **5.1**).
Stoßen: Bei dieser Disziplin wird das Gewicht enger gefasst, mittels Hocketechnik auf die Brust gehoben und nach kurzem Schwungholen durch Anbeugen der Kniegelenke über den Kopf gestoßen (👁 **5.2**).

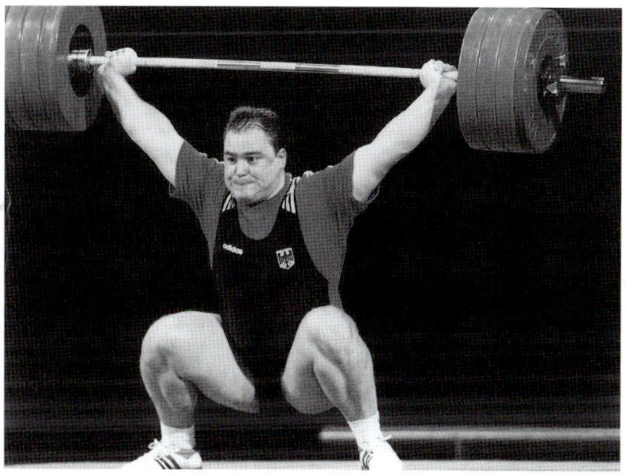

👁 **5.1** Disziplin Reißen: breiter Griff.

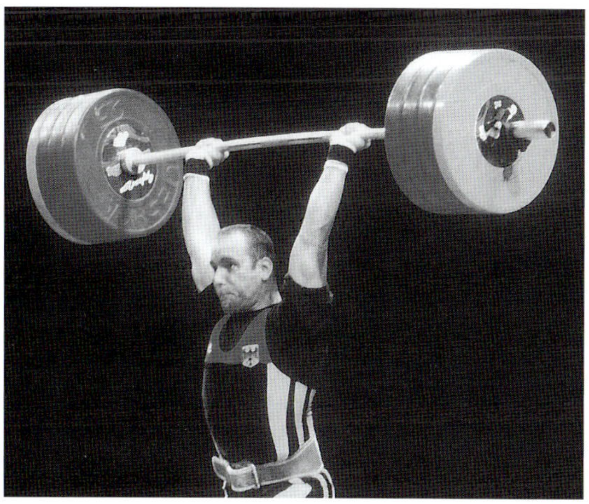

👁 **5.2** Disziplin Stoßen: enger Griff.

Typische Verletzungen, typische Fehlbelastungsfolgen und Überlastungsschäden

Die Reihenfolge der folgenden Verletzungen bzw. der Fehlbelastungsfolgen und der Überlastungsschäden gibt gleichzeitig deren relative Häufigkeit wieder.

Kniegelenk

Das Kniegelenk ist der Belastungsschwerpunkt schlechthin. Da im Wettkampf das Gewicht in der tiefen Hocke abgefangen wird, müssen im Training auch tiefe Kniebeugen intensiv trainiert werden. Dabei treten sehr hohe Zugkräfte am oberen und unteren Patellapol auf, bei gleichzeitig hohem Anpressdruck der Patella in das femoropatellare Gleitlager. Bei nicht angepasster Belastung, das heißt zu rascher Steigerung des Gewichts im Training, oder nicht ausreichender Regenerationszeit kann es zu Überlastungsreaktionen im Sinne einer Ansatztendinose am oberen und unteren Patellapol kommen – so genanntes oberes bzw. unteres Patellaspitzensyndrom. Enthesiopathien sind aber auch – allerdings seltener – am Ansatz des Lig. patellae zu beobachten. Insbesondere bei Vorliegen nichtoptimaler anatomischer Voraussetzungen (s. Anforderungsprofil S. 142) und nicht angepasster Belastung werden häufiger Beeinträchtigungen der kartilaginären Strukturen beobachtet. Als akute Verletzung werden selten Rupturen des Lig. patellae und der Quadrizepssehne gesehen. Distorsionen und Verletzungen der Kniebinnenstrukturen bilden eine Ausnahme. Ein Morbus Schlatter tritt bei Gewichthebern nicht häufiger auf als in der altersangepassten Normalbevölkerung.

Schulter

Das Schulterhauptgelenk ist aufgrund der besonderen anatomischen Situation im Bewegungsausmaß wenig limitiert, andererseits dadurch aber auch besonders verletzungsanfällig (3). Zur Stabilisierung muss die muskuläre/ligamentäre Führung sehr gut trainiert werden. Die häufigste Verletzung betrifft die Rotatorenmanschette, wenn bei Überkopfbelastung das Gewicht infolge fehlerhafter Führung zu weit hinter die Körperachse gelangt und der Versuch unternommen wird, das Gewicht dennoch zu fixieren. Dabei kommt es zu einer Überdehnung der Rotatoren (👁 **5.3**). Selten treten bei diesem Mechanismus auch Luxationen auf – wenn überhaupt, dann bei ungeübten Sportlern mit schlechter Technik oder bei noch nicht gut trainierter muskulärer Stabilisierung. Weitere Schulterverletzungen sind kaum zu beobachten (5).

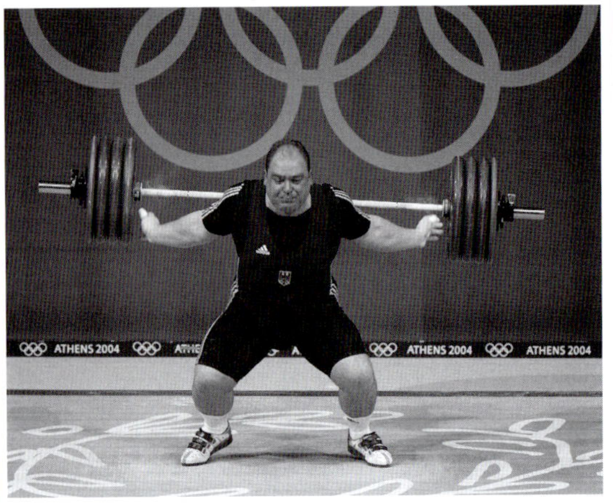

5.3 Verletzung der Rotatorenmanschette durch Gewichtsverlagerung zu weit hinter die Körperachse.

Ellbogen

Ähnlich wie bei der Schulter kann es bei der Verlagerung des Gewichtes hinter die Körperachse (infolge einer unkorrekten Bewegung – Schleudern) zu einem medialen Stress am Ellbogengelenk kommen; mediale Seitenbandanrisse sind selten, auch Luxationen des Ellbogengelenkes werden nur in Ausnahmefällen gesehen.

Handgelenk

Durch zu starke Hyperextension (beim Ausstoßen) oder durch die radiale Abkippung (breiter Griff beim Reißen) kann es zu entsprechenden Überlastungsreaktionen kommen.

Innenhand

Man kann sich vorstellen, dass beim Reißen eines Gewichts von z. B. 200 kg mit einer Beschleunigung von $>$ 200 cm/s enorme Scherkräfte auftreten, die gelegentlich zu Hautläsionen führen.

Rücken

Dass Gewichtheben nicht primär wirbelsäulenfeindlich ist, ist mittlerweile bekannt (1, 2, 5); vielmehr empfiehlt man ja gerade die Hebetechnik der Gewichtheber als rückengerechtes Heben. Insofern erstaunt es nicht, dass der Rücken in der Verletzungsstatistik weit hinten erscheint, zumal die Gewichtheber durch ihr spezifisches Training über eine hervorragende Rumpfmuskulatur verfügen. Dennoch kann es zu Rückenverletzungen kommen – bedingt durch schlechte Technik oder ungenügende Vorbereitung. Am häufigsten treten auf:

- Insertionstendinosen der langen Rückenstrecker,
- Hartspann der paravertebralen Muskulatur,
- Überlastungsreaktion der Wirbelgelenke, insbesondere bei Überkopfbelastung und ungünstiger Haltung in der Lordose.

Bandscheibenschäden sind nicht ausgeschlossen, aber selten. Ein **Morbus Scheuermann** wird übrigens durch Gewichtheben nicht begünstigt (4). In der akuten Phase des Morbus Scheuermann muss das Training eingestellt werden.

Hüfte

Das Hüftgelenk selbst ist in aller Regel nicht betroffen, häufiger sieht man Enthesiopathien am Trochanter femoris – wohl bedingt durch die Hocketechnik und die tiefen Kniebeugen mit hohen Lasten.

Venen

Venenerkrankungen treten bei Gewichthebern nicht häufiger auf als in der vergleichbaren Normalbevölkerung (6).

Behandlungsmaßnahmen

Die Behandlung erfolgt den allgemeinen Richtlinien der jeweiligen Verletzungsbehandlung entsprechend. Es steht außer Zweifel, dass das Training erst wieder nach ausgeheilter Verletzung aufgenommen werden kann; ein alternatives Krafttraining (Rehabilitationstraining) im schmerzfreien Bereich, gegebenenfalls an isodynamischen Krafttrainingsgeräten, ist erlaubt.

Präventive Maßnahmen

Bei der Prävention stehen ganz im Vordergrund:

- Erlernen der richtigen Technik,
- angepasstes (sich langsam steigerndes) Training – Stichwort: Missverhältnis zwischen Belastbarkeit und Belastung,
- ausreichende Pausen nach Verletzungen bzw. Infekten,
- gegebenenfalls – wie oben erwähnt – rehabilitatives Krafttraining.

Die **Hautablederungen** im Handbereich können in der Regel vermieden werden, wenn die meist hier entstehenden Hornhautschwielen rechtzeitig entfernt und geglättet werden.

Kontraindikationen

Kontraindikationen sind:
- Hypermobilität der Gelenke,
- stärkere Achsenfehlstellung der Kniegelenke,
- stärkere Skoliosen und/oder Hohl-/Rundrücken,
- Patelladysplasien höheren Grades,
- akuter Morbus Scheuermann.

Nützliche Internetadressen

www.bvdg-online.de (Bundesverband Deutscher Gewichtheber)
www.iwf.net (International Weightlifting Federation (IWF))

Literatur

1. Cotta H. Sport treiben! Gesund bleiben! Ein medizinisches Handbuch. München: Piper; 1988.
2. Cotta H, Krahl H. Degenerative Veränderungen der Wirbelsäule und sportliche Belastung. Sportarzt Sportmed. 1977: 4.
3. Dörr B. Sportmedizinische Aspekte des Krafttrainings. Erding: Sport und Training; 1980.
4. Dörr B. Gewichtheben. In: Pförringer W, Rosemeyer B, Bär HW, Hrsg. Sport – Trauma und Belastung. Erlangen: Perimed; 1985:68–76.
5. Dörr B. Gewichtheben. In: Engelhardt M, Hintermann B, Segesser B, Hrsg: GOTS-Manual Sporttraumatologie. Bern: Huber; 1997:238–42.
6. Dörr D, Kirchmaier CM. Untersuchungen zur Venenfunktion an Unterschenkeln von Gewichthebern mittels Luftplethysmographie. Dt Z Sportmed. 2004; 55(1):12–6.
7. Lippmann J, Zawieja M. Persönliche Mitteilungen; 2004.
8. Medical Handbook International Weightlifting Federation 1988.

5.2 Bodybuilding

M. Ritsch

Einleitung

Entwicklung: Der Kraftsport stellt einen Pool verschiedener Sportarten dar. Bodybuilding hat sich in den vergangenen Jahren zu einer der beliebtesten Fitnesssportarten entwickelt und weltweit etabliert. In Deutschland existieren etwa 6500 Sport- bzw. Fitnessstudios, in denen mehr als 5 Mio. Sportler aller Altersklassen trainieren. Die Hälfte davon sind Frauen. Dem leistungsorientierten Bodybuilding sind etwa 10 % der Fitnesssportler zuzuordnen. Allerdings nehmen nur rund 1000 Athleten in Deutschland jedes Jahr an den verschiedenen Bodybuildingmeisterschaften teil. Die neu eingeführte Fitnessklasse der Männer sowie die Fitnessfigur und die Leistungsklasse der Damen erfreuen sich großen Zuspruchs. In diesen Klassen ist die Bewertung der Muskelmasse weniger entscheidend. Der Weltverband der International Federation of Bodybuilders (IFBB) ist in 173 Ländern vertreten und von über 90 nationalen olympischen Komitees anerkannt. In Deutschland wird die IFBB durch den Deutschen Bodybuilding und Fitness Verband e.V. (DBFV) vertreten. Der DBFV organisiert das Regelwerk, die Deutschen und die Qualifikationsmeisterschaften zu internationalen Wettkämpfen sowie die Antidopingkontrollen. Der DBFV setzt sich wiederum aus den verschiedenen Landesverbänden zusammen, deren Mitglieder Fitnessstudios oder auch einzelne Athleten sind. Am Arnold Fitness Weekend in Columbus (USA), das jedes Jahr dort stattfindet, nahmen im Jahre 2004 über 11 000 Athleten in 16 verschiedenen Kraft- und Fitnesssportarten aktiv teil und wurden dabei von etwa 80 000 Zuschauern unterstützt. Damit übertraf die von Arnold Schwarzenegger gegründete und organisierte Veranstaltung alle Erwartungen.

Wettkämpfe: Im Unterschied zu anderen Kraftsportarten besteht das Ziel beim Bodybuilding nicht im Vollbringen einer physikalisch messbaren Leistung. Bodybuilding ist eine Präsentationssportart. Auf Grundlage des Krafttrainings wird ein Körper mit

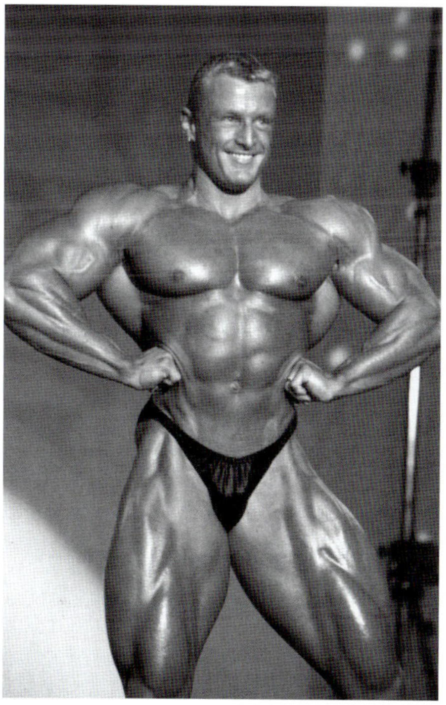

5.4 Körperbau eines Bodybuilders.

einer ausgeprägten, aber proportionierten und harmonischen Muskulatur mit möglichst wenig subkutanem Fettgewebe angestrebt (5.4). Es bestehen unterschiedliche Gewichts- und Leistungsklassen. Gewertet werden 4 verschiedene Runden. Nach dem Line-up folgen die Pflichtposen bzw. direkte Vergleiche in den 7 Pflichtposen, danach die Posingkür und das Finale. Junioren können bis zum 21. Lebensjahr starten. Senioren sind bei den Frauen über 35 und bei den Männern über 40 Jahre alt.

Sportartspezifisches Belastungs- und Anforderungsprofil

Die Grundlage des Bodybuildings bildet das Krafttraining. Daher sollten keine höhergradigen Achsendeformitäten vorliegen, internistischerseits die notwendige Belastungsfähigkeit gegeben sein und keine schwerwiegenden neurologischen Störungen, wie Epilepsie, vorliegen. Ein Maximalkrafttraining sollte erst ab 15 Jahren erfolgen, ist dann aber unter Berücksichtigung korrekter Trainingsprinzipien bis ins hohe Alter möglich. Durch die im Wettkampf erfolgende Einteilung in unterschiedliche Gewichtsklassen haben sowohl leichte als auch schwere Athleten die gleichen Chancen, erfolgreich zu sein. Bei der Bühnenpräsentation sind neben der Muskelmasse besonders die Linie, die Proportionen und die Symmetrie wichtig. Dies kann jedoch nur begrenzt trainiert werden; die genetischen Anlagen spielen eine nicht unerhebliche Rolle.

Unfallmechanismen, typische Verletzungen, typische Fehlbelastungsfolgen und Überlastungssyndrome

Bodybuilding gehört zu den verletzungsarmen Sportarten. In der Sportverletzungsstatistik von Steinbrück (17) machen Verletzungen durch Bodybuilding lediglich 0,5 % aller Verletzungen aus; fast alle entstehen im Training, Verletzungen im Wettkampf kommen praktisch nicht vor. Risser et al. (13) geben für das Krafttraining eine Inzidenz von 0,082 Verletzungen pro Person und Jahr an. Beim Bodybuilding kommt es nach Klein et al. (8) vielfach zu Zerrungen (27 %), Tendopathien (26 %) und Schultereckgelenkreizungen (14 %). Goertzen et al. (5) geben als häufigste Verletzungen beim Bodybuilding die Periarthropathia humeroscapularis (28 %), die Chondropathia patellae (16,1 %), das Impingementsyndrom (10 %) und die Epicondylitis (7,9 %) an. Bezüglich der Lokalisation berichten die Autoren bei den männlichen Bodybuildern hauptsächlich über Überlastungssyndrome im Bereich der Schulter (44,9 %) und des Ellbogens (28,2 %), während bei den weiblichen Bodybuildern Kniebeschwerden (40,7 %) gegenüber Schulterbeschwerden (37,1 %) dominieren. In einer eigenen Studie wurden 600 Kraftsportverletzungen primär erfasst und ausgewertet (T 5.1). Bei möglichen Mehrfachnennungen betrieben 480 Sportler Bodybuilding, 132 Powerlifting, 16 Gewichtheben und 9 Strongman. Unter allen Athleten fanden sich 326 Wettkampfathleten; 89 Athleten waren weiblich. Das Alter betrug im Mittel 32,5 Jahre (minimal 17 Jahre, maximal 66 Jahre; Standardabweichung: 7,64 Jahre). Die mittlere Körpergröße lag bei 177,7 cm (minimal 150 cm, maximal 197 cm; Standardabweichung: 7,74 cm), das mittlere Körpergewicht betrug 91,1 kg (minimal 52 kg, maximal 155 kg; Standardabweichung: 17,32 kg), und der Body-Mass-Index lag bei durchschnittlich 28,7 kg/m^2 (minimal 18,3 kg/m^2, maximal 43,6 kg/m^2; Standardabweichung: 4,2 kg/m^2). Die Athleten trainierten durchschnittlich seit 9,6 Jahren (minimal 1 Jahr, maximal 45 Jahre; Standardabweichung: 6,52 Jahre), und zwar

T 5.1 Verteilung von Verletzungslokalisationen bei Boydbuildern

Verletzungslokalisationen	Häufigkeit (%)
Schultern	38
Ellbogen	18
Knie	16
Wirbelsäule	16
Becken	5
Hände	3
Oberschenkel	3
Füße	1

T 5.2 Häufigste Verletzungen bei Bodybuildern

Diagnose	n	Häufigkeit (%)
Rotatorenmanschettentendopathie	69	11,5
Epicondylitis humeri radialis	42	7,0
femoropatellares Schmerzsyndrom	36	6,0
Patellaspitzensyndrom	27	4,5
Trizepstendinose	26	4,3
Reizung des Akromioklavikulargelenks	24	4,0
Instabilitätsimpingement	23	3,8
muskuläres Lendenwirbelsäulensyndrom	21	3,5
Ruptur des M. pectoralis major	17	2,8
Quadrizepsinsertionstendinose	16	2,7
distale Bizepssehnentendinose	16	2,7
Osteolyse der lateralen Klavikula	16	2,5

im Mittel 4,2 Einheiten pro Woche (minimal 2 Einheiten pro Woche, maximal 8 Einheiten pro Woche; Standardabweichung: 2,27 Einheiten pro Woche). In 67 Fällen erfolgte eine operative Therapie. Die häufigsten Verletzungen sind in **T 5.2** dargestellt. Die Verletzungen beim Bodybuilding gehen vorwiegend von der Muskulatur sowie den Sehnen und ihren Insertionen aus. Hervorgerufen werden diese hauptsächlich durch Über- und Fehlbelastungen. Äußere Verletzungsfaktoren spielen dabei kaum eine Rolle.

Schulter

Supraspinatussehne: Die Schulter ist im Krafttraining von zentraler Bedeutung. Hier finden sich neben dem Ellbogen die meisten Verletzungen und Überlastungsschäden. Jerosch et al. (7) fanden bei sonographischen Untersuchungen der Schultern von Bodybuildern eine durchschnittlich 50%ige Zunahme des Querschnitts der Supraspinatussehne im Vergleich zu schultergesunden Probanden. Diese Querschnittszunahme legt die Prädisposition zum subakromialen Impingement nahe. In einer eigenen Studie an 155 Teilnehmern der Weltmeisterschaft im Powerlifting klagten 28,8% der Sportler anamnestisch über Schulterbeschwerden. Der Querschnitt der Supraspinatussehne war bei den beiden Gruppen mit und ohne Schmerzangabe erhöht, aber nahezu gleich (5,69 mm und 5,79 mm). In der Schmerzgruppe fanden sich jedoch deutlich mehr pathologische Veränderungen in der Sehne. Die reine Querschnittsvergrößerung scheint somit nicht allein für Beschwerden verantwortlich zu sein. Barlow et al. (2) geben in einer Studie bei Bodybuildern im Vergleich zu einem Normalkollektiv eine Einschränkung der Schulterrotation an, insbesondere signifikant für die Innenrotation (Einschränkung um 11°). Das Subakromialsyndrom des Bodybuilders erscheint eher multifaktoriell bedingt und besonders durch Übungen in Abduktion und Außenrotation getriggert. Mit zunehmendem Alter der Athleten werden auch Rupturen der Rotatorenmanschette und der langen Bizepssehne beobachtet. Die Tendinitis bicipitalis ist eher selten und häufig fehlinterpretiert.

Instabilitäten: Das Nackendrücken hinter dem Kopf, das Latissimusziehen in den Nacken, Überzüge und so genannte Fliegende (Training der Brustmuskulatur, bei dem der Sportler auf dem Rücken liegt und die Arme ausgestreckt nach oben und unten bewegt) können zu Instabilitäten führen. Allerdings berichten nur Mafulli und Mikhail (10) über eine beidseitige Schulterluxation bei Überzügen auf der Flachbank. Durch das langjährige Training können sich aber häufiger anteriore Mikroinstabilitäten ausbilden, die zum so genannten Instabilitätsimpingement führen und so symptomatisch werden. Das Risiko kann schon durch die Ausführung des Schulterdrückens vor dem Kopf gegenüber dem Nackendrücken deutlich gesenkt werden.

Akromioklavikulargelenk: Am Akromioklavikulargelenk treten neben den akuten Irritationen Reizungen, Arthrosen und Osteolysen der distalen Clavicula auf. In unserem Patientengut war das Akromioklavikulargelenk 46-mal betroffen, darunter allein 15 Osteolysen der lateralen Clavicula. Die atraumatische Osteolyse der lateralen Clavicula stellt eine typische Kraftsportverletzung dar. Zumeist sind diese Beschwerden auf das klassische Bankdrücken oder die so genannten Dips zurückzuführen. Ursächlich ist ein Überlastungssyndrom des Akromioklavikulargelenks, welches in der Folge zu subchondralen Stressfrakturen mit hypervaskulärer Antwort führt.

Ellbogen

Die Insertionstendopathien am Ellbogen sind in einer eigenen Untersuchung die häufigsten Verletzungen (n = 97). Betroffen sind insbesondere der Ursprung der radialen Extensoren am lateralen Epikondylus (n = 39), der mediale Epikondylus (n = 13), die Trizepssehne (n = 25) und die distale Bizepssehne (n = 16). In 4 Fällen musste eine distale Bizepsruptur und 2-mal eine Trizepsruptur operativ versorgt werden. Das Trizepsdrücken, besonders mit der geraden Stange an der Maschine, das enge Bankdrücken und das Stirnpressen können zu Überlastungen am Ansatz der Trizepssehne führen. Der Bizepscurl mit der geraden Stange ist in der Mehrzahl der Fälle für die Insertionstendopathie der distalen Bizepssehne und die Epicondylitis humeri radialis verantwortlich. Die gerade Stange bei Bizepsübungen und die damit verbundene maximale Supination oder Pronation ist der Hauptauslöser von Ellbogenproblemen; sie sollte daher generell nicht benutzt werden. Alternativ kann der Gebrauch einer leicht gebogenen Stange (SZ-Stange) oder von Kurzhanteln empfohlen werden.

Handgelenk

Am Handgelenk kann es zu Distorsionen und Tendovaginitiden kommen (3). Diese werden meist durch eine Hyperextension der Handgelenke, besonders beim Bankdrücken oder bei dem im Gewichtheben gebräuchlichen Umsetzen, ausgelöst. Die Therapie liegt vorrangig in der Veränderung der Griffposition und in der Verwendung von Bandagen. Speziell durch das enge Bankdrücken können auch operationsbedürftige Schädigungen des Discus triangularis provoziert werden.

Wirbelsäule

Beschwerden: Die häufigsten Probleme an der Wirbelsäule sind muskuläre Überlastungssyndrome, Zerrungen der Rückenstrecker, lumbale Blockierungen, Blockierungen der Kostovertebralgelenke sowie Facettensyndrome. Osteochondrosen, Instabilitäten, Spondylolysen/Spondylolisthesen und Bandscheibenvorfälle treten indes nur selten auf (4, 6). Videman et al. (18) konnten in einer Magnetresonanztomographie-(MRT-)Studie an monozygoten Zwillingen eine leicht vermehrte Bandscheibendegeneration in den Höhen der Brustwirbelkörper 6–12 bei den Kraftsportlern im Gegensatz zu den nicht kraftsportaktiven Zwillingen nachweisen. Im Bereich der Lendenwirbelsäule fanden sich jedoch keine Unterschiede. Granhead und Morelli (6) konnten im Gegensatz zu Ringern keine vermehrte Lebenszeitinzidenz von Lumbalgien ehemaliger Gewichtheber gegenüber einer Kontrollgruppe feststellen.

Häufigkeit: Beim Bodybuilding treten Rückenbeschwerden weniger als bei anderen Kraftsportarten auf. In der vorliegenden Studie fanden sich insgesamt 94 Wirbelsäulensyndrome, wobei 59 auf die Lendenwirbelsäule entfielen; dies entspricht einem Anteil von 15,7 %. Wirbelsäulenbeschwerden können durch eine Hyperlordosierung beim Bank-, Nacken- und Schrägbankdrücken sowie bei unkorrekter Ausführung von Übungen wie Kniebeuge und Hyperextension entstehen. Ebenso führen der Twister, der Long Pully, das Rudern in der Vorbeuge und am T-Bar ohne Auflage sowie besonders „Good Mornings" gehäuft zu Rückenproblemen. Die aufrechte Haltung der Wirbelsäule mit axialer Belastung ist Grundvoraussetzung zur Vermeidung von Wirbelsäulenbeschwerden. Bandscheibenvorfälle sind beim Bodybuilding sehr seltene Ereignisse. Vermutlich durch besondere Trainingsmethoden mit extrem schwungvollen Tiefkniebeugen sind bei 2 jungen Powerlifterinnen aus der eigenen Studie Bandscheibenvorfälle in Höhe LWK 5/SWK 1 mit Sequesterbildung provoziert worden. In beiden Fällen war eine Bandscheibenoperation notwendig. Nach einem Jahr trainierten die Athletinnen bereits auf einem höheren Niveau als vorher.

Becken

Im Bereich des Beckens finden sich Insertionstendopathien am Tuber ischiadicum sowie an der Spina iliaca anterior superior oder inferior. Zerrungen betreffen besonders die Adduktoren und den Beinbizeps (3). Blockierungen des Iliosakralgelenks können ebenfalls akute Beschwerden auslösen. Dies deckt sich mit den vorliegenden Erfahrungen. Auch Muskelfaserrisse kommen vor.

Kniegelenk

Die peripatellaren Tendopathien sind neben dem femoropatellaren Schmerzsyndrom die häufigsten Überlastungsschäden. Meniskusschäden oder die in anderen Sportarten häufigen Bandverletzungen sind selten. Ein direkter Zusammenhang zum Krafttraining ist fraglich. Bei den weiblichen Athleten treten fast doppelt so viele Kniegelenkbeschwerden auf wie bei den männlichen Athleten (5). Als Ursache wird die häufig praktizierte Kniebeuge angesehen. Die Hackenschmidt-Maschine löst besonders retropatellare Beschwerden sowie Tendopathien aus. Durch die weite Rücklagerung des Körperschwerpunkts gegenüber der Kniegelenkachse kommt es hier zu erheblichen Belastungen des retropatellaren Gleitlagers. Durch die verschiedenen Einstellungs- und Fußstellungsmöglichkeiten ist die Beinpresse hier von Vorteil. Das therapeutisch häufig empfohlene isolierte Training des M. vastus medialis ist jedoch schwierig, da sich sowohl in den verschiedenen Rotationsgraden der Hüfte als auch extensionsnah am Kniegelenk keine vermehrte elektromyographische Aktivität des M. vastus medialis obliquus gegenüber dem M. vastus lateralis zeigt (11). Die durch die Abduktoren-/Adduktoren-Maschine ohne Knieführung früher ausgelösten Überlastungen der Seitenbänder und der Kniegelenkkapsel treten durch verbesserte Trainingsmaschinen heute nicht mehr auf.

Sprunggelenk/Fuß

Während es beim Gewichtheben noch häufiger zu Verletzungen im Bereich der Sprunggelenke und der Füße kommt (3), ist dies beim Bodybuilding der Bereich mit den geringsten Problemen. Ein Grund für Beschwerden ist falsches Schuhwerk, hier am häufigsten Joggingschuhe, die für das Krafttraining kaum geeignet sind, oder vorbestehende Instabilitäten des oberen Sprunggelenks. Die Füße sind auch durch fallende Gewichte bei ungeschicktem Umgang mit den Hanteln gefährdet. So kam es im eigenen Kollektiv zu einer Fraktur des 5. Mittelfußknochens durch eine herabfallende Hantel beim Aufwärmen vor einer Meisterschaft.

Muskulatur und Sehnen

Zerrungen: Dies sind in der Praxis häufige Verletzungen, die jedoch in der Regel keine ärztliche Konsultation nach sich ziehen und so in vielen klinischen Statistiken unterbewertet sind. Sie treten besonders am Oberschenkel, an der Brust und im Schulter-Arm-Bereich auf (4, 13). Als Ursachen kommen schwere Belastungen ohne vorheriges Aufwärmen und plötzliche oder ruckartige Bewegungen während der Übungen in Betracht.

Muskelverletzungen: Nach Beuker et al. (3) entsteht der größte Teil der muskulären Verletzungen nicht durch Überlastung, sondern durch Belastung einer ungenügend vorbereiteten Muskulatur. Ein gründliches Aufwärmen sowie das Warmhalten der belasteten Muskulatur sind sicherlich wichtig. Dennoch entstehen auch viele Verletzungen trotz gut vorbereiteter

Muskulatur und besonders im Maximalkraftbereich. Die muskulären Verletzungen treten in der Regel akut auf. Manchmal kündigen sich aber gerade große Muskelverletzungen auch durch kurze Beschwerden unmittelbar zuvor an. Diagnostisch sollte bei muskulären Verletzungen generell immer eine sonographische Abklärung erfolgen, um eine adäquate Therapie festzulegen. Je nach Schwere des Befunds ist hier eine angemessene Trainingspause zwingend erforderlich.

Muskel- und Sehnenrupturen: Im Bereich des M. pectoralis, des M. biceps, des M. triceps und der Adduktoren kann es beim Muskeltraining zu Rupturen der Sehnen oder der Muskulatur kommen (1, 14). Eine Sehnenruptur sollte beim leistungsorientierten Sportler immer und eine Muskelruptur in Abhängigkeit von der Größe des Defekts operativ versorgt werden. Die Ruptur der langen Bizepssehne bildet hier eine Ausnahme. Die häufigste Muskelruptur beim Bodybuilding ist die Ruptur des M. pectoralis major. Die meisten publizierten Rupturen sollen komplett und an der sehnigen Insertion lokalisiert sein (1, 14). Dies deckt sich jedoch nicht mit eigenen Erfahrungen. Die 17 Rupturen des M. pectoralis im vorliegenden Kollektiv waren in 16 Fällen partiell. In der Regel reißt der mittlere Anteil und zusätzlich der obere oder seltener der untere. Bis auf einen Fall war im Gegensatz zur Literatur immer der myotendinöse Übergang betroffen. Die Therapie sollte in Übereinstimmung mit der Literatur im akuten Stadium operativ erfolgen, da sekundäre Rekonstruktionen nicht ganz so gute Ergebnisse erbringen. Die dynamische sonographische Diagnostik ist häufig aussagekräftiger als die MRT, bei deren Durchführung der in der Regel kräftige Patient den Arm stark adduziert hat. Leider wird die Ruptur des M. pectoralis major nur zu oft als Faserriss verkannt und die operative Therapie verzögert.

Insertionstendopathien: Dies sind schleichende Überlastungsreaktionen und Fehlbelastungsfolgen, die insbesondere einer Umstellung der auslösenden Übungen bedürfen. Häufig lassen sich bereits durch kleine Veränderungen – etwa der Griffweite, der Rotation oder des Winkels – gute Erfolge in der Therapie erzielen. Die üblichen Therapieschemata finden auch hier Anwendung, aber es sollte immer eine Analyse der auslösenden Übungen erfolgen. Nur so lässt sich ein Drehtüreffekt vermeiden.

Nervenkompressionssyndrome

Über das Auftreten von Nervenkompressionssyndromen wird in einzelnen Publikationen berichtet. Die muskuläre Hypertrophie wird häufig als Grund hierfür angegeben. Besonders der N. suprascapularis und der N. pectoralis medialis scheinen betroffen zu sein (12).

Frakturen

Frakturen sind sehr seltene Ereignisse beim Bodybuilding. Der Mechanismus des Kontrollverlusts über die Hantel in bestimmten Positionen ist für fast alle Frakturen ursächlich. Besonders am Oberarm sind Stressfrakturen beschrieben (16).

Haut

Beim Gebrauch der Hanteln kommt es zwangsläufig zur Bildung von Schwielen und palmaren Hyperkeratosen, die sehr schmerzhaft einreißen und zu Entzündungen führen können. Ebenso sind Schürfungen sowie Einrisse und Lichenifikation der Haut möglich (15). Prophylaktisch empfehlen sich entsprechende Sportbekleidung und die Benutzung von speziellen Handschuhen oder von Schaumstoff. Zur Vermeidung dieser Probleme sind daher die Griffe an den meisten Geräten gummiert.

Leiste und Abdomen

Beim Bodybuilding kommt es sowohl zu Leistenhernien als auch zu umbilikalen Hernien oder Rektusdiastasen. Diese entstehen fast immer im Zusammenhang mit Kniebeugen, der Beinpresse oder auch bei Sit-ups. In unserem Patientengut fanden sich 3 Leistenhernien und 4 Nabelhernien. Alle Hernien mussten operativ behandelt werden; wegen der hohen Rezidivgefahr hat sich die primäre Netzeinlage bewährt.

Behandlungsmaßnahmen

Anpassung des Trainings: Die einfachste Therapieregel bei den häufigen Überlastungssyndromen ist die naheliegende Reduktion der Belastung. Dies lässt sich durch die gezielt dosierbare Belastung sowohl beim Maschinentraining als auch beim Training mit freien Hanteln gut umsetzen. Falls eine Reduktion nicht ausreichend ist, sollten die schmerzhaften Übungen ganz gemieden werden. Eine Trainingsumstellung mit Alternativübungen und besonders das Training mit Kurzhantel hat sich hier bewährt. Eine gänzliche Trainingspause ist nur selten angezeigt. Das gezielte Training von verschiedenen, nicht regelmäßig trainierten Muskeln ist ein weiterer Therapieansatz. Bei den häufigen subakromialen Syndromen ist das Training der Schulterrotatoren mit Innen- und Außenrotation am Seilzug oder mit der Kurzhantel, liegend auf einer Bank, sinnvoll. Die skapulothorakale Muskulatur lässt sich im Longpulley, mit dem Latissimuszug oder mit einarmigem Rudern gezielt trainieren.

Medikamentöse Therapie: Unterstützend können nichtsteroidale Antirheumatika verordnet oder gezielte Infiltrationen, durchaus auch mit Kortisonzusatz, durchgeführt werden. Bei den Reizungen des Akromioklavikulargelenks hat sich die intraartikuläre Infiltration mit Lipotalon bewährt. Die symptomatischen Arthrosen des Akromioklavikulargelenks und die Osteolyse der lateralen Clavicula lassen sich jedoch bei anhaltenden Beschwerden meist nur operativ mittels Resektion des Akromioklavikulargelenks therapieren. Die sehr häufigen Insertionstendopathien am Ellbogen sprechen auf Friktionsmassagen und Ultraschall gut an. Gleiches gilt für die peripatellaren Tendinosen. Auch hier können gezielte Infiltrationen notwendig werden. Bei Blockierungen, besonders im Bereich der Wirbelsäule, hat sich die manuelle Therapie bestens bewährt. Medikamentös kommen therapeutisch neben den nichtsteroidalen Antirheumatika auch Vitaminpräparate, Zink und Enzyme zum Einsatz.

Bei allen diesen zusätzlichen Maßnahmen dürfen jedoch nicht die auslösenden Übungen außer Acht gelassen werden. Eine *Trainingsumstellung* ist bei allen Verletzungen und insbesondere bei den Überlastungsschäden, zumindest für einen gewissen Zeitraum, *zwingend erforderlich*. Hierfür ist die Kenntnis der auslösenden Faktoren sinnvoll. Um eine bessere Compliance zu erreichen, ist es notwendig, dem Athleten die zu seiner Verletzung führenden Zusammenhänge und Kausalitäten zu erläutern. Besonders die Tendopathien brauchen Zeit zur Ausheilung, da eine überstürzte Rückkehr zu den alten Trainingsgewohnheiten meist Rezidive hervorruft.

PECH-Schema: Bei akuten Verletzungen gilt auch beim Bodybuilding das PECH-Schema: Pause, Eis, K(C)ompression, Hochlagerung. Bei den häufigen Weichteilverletzungen sollte sich eine sonographische Untersuchung anschließen, um die richtige Therapie zu wählen. Besonders im Bereich der Muskelrupturen ist hier der Vorteil der dynamischen Untersuchungsmöglichkeit gegeben. Neben den funktionellen Gesichtspunkten einer möglichen Therapie sollte bei einer Präsentationssportart wie Bodybuilding auch immer an das kosmetische Resultat gedacht werden. Bei den Muskel- und Sehnenrupturen ist die Therapie daher immer eher operativ.

Präventive Maßnahmen

Bedeutung der Prävention: In der Prävention liegt – wie bei vielen anderen Sportarten auch – der Schlüssel für das langfristig beschwerdefreie Training. Neben den üblichen Empfehlungen sind beim gerätegestützten Krafttraining die richtige Auswahl der Übungen und die korrekte Ausführung wichtig. Die häufig betonte Belastung über das gesamte Bewegungsausmaß kann nur Überlastungen zur Folge haben. Das Bewegungsausmaß der einzelnen Gelenke muss hier Berücksichtigung finden, und ein Gewichtstraining in den Grenzbereichen kann nicht sinnvoll sein. Alle Übungen in diesen Grenzbereichen – wie Nackendrücken hinter dem Kopf und Latissimusziehen hinter den Kopf mit maximaler Außenrotation und Abduktion oder Bizepscurls mit der geraden Stange und Trizepsdrücken am Kabel mit der geraden Stange in maximaler Supination oder Pronation – führen dauerhaft zu vermeidbaren Fehlbelastungsfolgen.

Freihanteltraining: Das Freihanteltraining ist auch unter präventiven Gesichtspunkten wichtig. Nur hier kann die Koordination auch im Verhältnis zur Kraft wachsen. Dies ist beim reinen Maschinentraining nicht möglich. Weiterhin ist die Vielfalt der Möglichkeiten unter Berücksichtigung der anatomischen und biomechanischen Voraussetzungen des Athleten, insbesondere beim Kurzhanteltraining, sehr hoch. Beim Maschinentraining hingegen sind die Einstellungsmöglichkeiten häufig unzureichend und der Bewegungsablauf zu starr vorgegeben. Insofern ist die Aussage, dass Maschinentraining risikoärmer sei, kaum nachvollziehbar und der daraus resultierende Trend, die Freihanteln aus dem Fitnessstudio zu entfernen, unsinnig. Wichtig bleiben insbesondere beim Freihanteltraining die sichere Übungsanleitung und Korrektur. Dies ist Aufgabe des Trainers. Eine korrekte Selbsteinschätzung ist zur Verletzungsprophylaxe ebenfalls unerlässlich.

Training der Flexibilität: Dieses ist beim Kraftsport elementar. Durch die verschiedenen Dehn- und Stretchingübungen wird Muskel- und Sehnenverletzungen sowie Muskelverkürzungen vorgebeugt.

Ausrüstung: Die Ausrüstung des Athleten trägt ebenfalls zur Verletzungsprophylaxe bei. Ein guter Schuh mit fester Sohle ist elementarer Bestandteil dieser Ausrüstung. Der Gebrauch eines Gewichthebergürtels ist bei allen wirbelsäulenbelastenden Übungen zu empfehlen, da die Wirbelsäule durch die Erhöhung des intraabdominellen Drucks von ventral gestützt und stabilisiert wird (9). Auch Bandagen können, besonders an den Handgelenken, vor Überlastungen schützen. Bei Problemen im Bereich der Handinnenflächen empfiehlt sich das Tragen von speziellen Handschuhen.

Trainingsprozess: Die optimale muskuläre Entwicklung eines Athleten kann nur durch einen Trainingsprozess über mehrere Jahre und eine optimale Ernährung erreicht werden. Erfolgt die Entwicklung zu schnell, kommt es zu einem Missverhältnis zwischen der Belastungsfähigkeit und der Belastung von Muskeln, Sehnen, Bändern, Gelenken und Knochen. Verletzungen sind die Folge. Bei korrekter Übungsausführung und angepasster Belastung ist auch beim Hochleistungssport Bodybuilding kaum mit Verletzungen oder Überlastungsschäden zu rechnen.

Literatur

1. Bak K, Cameron EA, Henderson IJP. Rupture of the pectoralis major: a meta-analysis of 112 cases. Knee Surg Sports Traumatol Arthrosc. 2000; 8:113–9.
2. Barlow JC, Benjamin BW, Birt P, Hughes CJ. Shoulder strength and range-of-motion characteristics in bodybuilders. J Strength Cond Res. 2002; 16:367–72.
3. Beuker F, Gottschalk K, Schmidt HG, Tolkmitt U, Trepte H. Sportartspezifische Verletzungen und Erkrankungen bei Gewichthebern. Med Sport. 1966; 6:133–5.
4. Brown EW, Kimball RG. Medical history associated with adolescent powerlifting. Pediatrics.1983; 72:636–44.
5. Goertzen M, Schöppe K, Lange G, Schulitz KP. Verletzungen und Überlastungsschäden beim Bodybuilding und Powerlifting. Sportverl Sportschad. 1989; 3:32–6.
6. Granhead H, Morelli B. Low back pain among retired wrestlers and heavyweight lifters. Am J Sports Med. 1988; 16:530–3.
7. Jerosch J, Ritchen A, Marquart M. Sonographische Befunde an Schultergelenken von Bodybuildern. Dtsch Z Sportmed. 1989; 40:437–42.
8. Klein W, Schulitz KP, Neumann C. Orthopädische Probleme beim Bodybuilding. Dtsch Z Sportmed. 1979; 30:296–306.
9. Lander JE, Simonton RL, Giacobbe JKF. The effectiveness of weight-belts during the squat exercise. Med Sci Sports Exerc. 1990; 22:117–26.
10. Mafulli N, Mikhail HMT. Bilateral anterior glenohumeral dislocation in a weightlifter. Injury. 1990; 21:254–6.
11. Mirzabeigi E, Jordan CJ, Gronley JK, Rockowitz NL, Perry J. Isolation of the vastus medialis oblique muscle during exercise. Am J Sports Med. 1999; 27:50–3.
12. Mondelli M, Cioni R, Federico A. Rare mononeuropathies of the upper limb in bodybuilders. Muscle Nerve. 1998; 21:809–12.
13. Risser WL, Risser JMH, Preston D. Weight-training injuries in adolescents. AJDC. 1990; 144:1015–7.
14. Schepsis AA, Grafe MW, Jones HP, Lemos MJ. Rupture of the pectoralis major muscle. Am J Sports Med. 2000; 28:9–15.
15. Scott MJ, Scott NI, Scott LM. Dermatologic stigmata in sports: weightlifting. Cutis. 1992; 50:141–5.
16. Sinha AK, Kaeding CC, Wadley GM. Upper extremity stress fractures in athletes: clinical features of 44 cases. Clin J Sports Med. 1999; 9:199–202.
17. Steinbrück K. Epidemiologie von Sportverletzungen – 25-Jahre-Analyse einer sportorthopädisch-traumatologischen Ambulanz. Sportverl Sportschad. 1999; 13:38–52.
18. Videman T, Battie MC, Gibbons LE, et al. Lifetime exercise and disk degeneration. An MRI study of monozygotic twins. Med Sci Sports Exerc. 1997; 29:1350–6.

5.3 Leichtathletik (Schnellkraftdisziplinen)

S. Wentz

Einleitung

Die Wurzeln der Leichtathletik liegen in der Antike. Stadionläufe und Mehrkämpfe waren bereits viele Jahrhunderte vor Christus Teil der Olympischen Spiele der Antike. Der Beginn der modernen Leichtathletik fand im Jahre 1866 in England statt. Im Amateur Athletic Club von London wurden die ersten nationalen Meisterschaften ausgetragen. Im Jahre 1896 folgten dann die ersten Olympischen Spiele der Neuzeit in Athen, wo auch deutsche Leichtathleten am Start waren. Im Jahre 1898 wurde die Deutsche Sport-Behörde für Athletik in Berlin gegründet. Ab 1949 gibt es den Deutschen Leichtathletikverband (DLV), der heute etwa 8000 Vereine mit rund einer Million Mitgliedern zählt (www.leichtathletik.de). Zu den Schnellkraftdisziplinen der Leichtathletik werden folgende Bereiche gezählt:

- Sprint (100-Meter-Lauf bis 400-Meter-Lauf, Hürdensprint und 400-Meter-Hürdenlauf),
- Sprung (Weitsprung, Hochsprung, Dreisprung, Stabhochsprung),
- Wurf (Kugelstoßen, Diskuswerfen, Speerwerfen, Hammerwerfen),
- Mehrkampf (Siebenkampf, Zehnkampf).

Sprint und Hürden

Sportartspezifisches Belastungs- und Anforderungsprofil

Die Leistung in den Sprint- und Hürdendisziplinen ist vor allem von der Schnelligkeitsfähigkeit abhängig. Mit zunehmender Streckenlänge wird die Schnelligkeitsausdauer gefordert (👁 **5.5**). Der Schnellkraft, die für jeden Fußabdruck und jeden Streckvorgang der Oberschenkel in der Beschleunigungsphase notwendig ist, kommt eine entscheidende Bedeutung zu. Besonders hohe koordinative Voraussetzungen sind für den Hürdenlauf durch die Überquerung der Hürden gefordert. Die Starts für alle Sprints und Hürdenläufe erfolgen aus einem Startblock (Tiefstart). Bei den Hürdenläufen gibt es unterschiedliche Höhen und Abstände für Frauen und Männer. Die Anzahl der zu überlaufenden Hürden beträgt auf allen Strecken jeweils 10. Trainingsziel in den Kurzstreckenläufen ist es, neben einem entsprechenden Kraftniveau eine koordinative und schnelle Kraftentfaltung zu erzielen.

Unfallmechanismen, typische Verletzungen

Häufig entstehen Muskelverletzungen durch unkoordinierte Abläufe, ungenügendes Aufwärmen oder übermüdete Muskulatur. Vorwiegend betroffen ist die Oberschenkelrückseite mit M. biceps femoris, M. semitendinosus oder M. semimembranosus. Beim

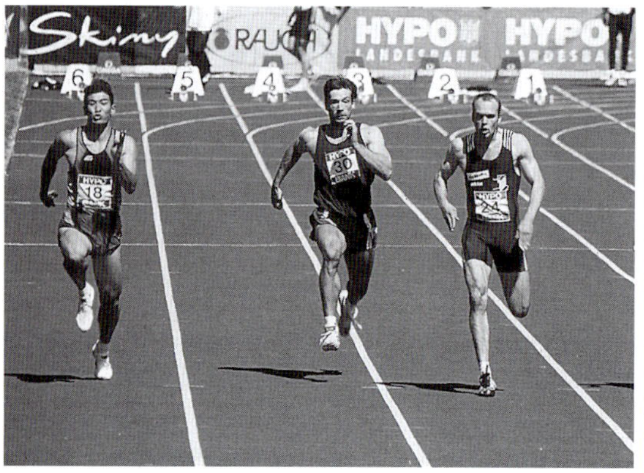

5.5 Sprint.

Hürdenlauf entstehen häufiger Verletzungen der Adduktoren oder der Bauchmuskulatur, und zwar durch die notwendige Abspreizung des Nachziehbeins bzw. das klappmesserartige Zusammenschnellen über der Hürde. Gelegentlich finden sich auch Verletzungen der Wadenmuskulatur. Bei den eher seltener vorkommenden Sehnenverletzungen ist vorwiegend die Achillessehne betroffen (Zerrung oder Teilruptur/Ruptur), bedingt durch die extrem hohen Belastungen der Sehne in der Abdruck-/Beschleunigungsphase. Gelenkverletzungen oder gar knöcherne Verletzungen sind äußerst selten und in der Regel Folge von Stürzen (Hängenbleiben an der Hürde oder Tritt auf Bahnumrandung) oder sie treten gelegentlich als Ermüdungsfrakturen im Fußbereich auf (3).

Typische Fehlbelastungsfolgen und Überlastungsschäden

Überlastungsfolgen zeigen sich zumeist als Insertionstendopathien, z. B. als Achillodynie oder an der Spina iliaca anterior superior bzw. am M. tensor fasciae latae.

Behandlungsmaßnahmen

Bei der Behandlung einer Muskelverletzung sollte sofort gekühlt werden, zudem erfolgen die Anlage eines Kompressionssalbenverbandes, eventuell zusätzlich medikamentöse resorptive Maßnahmen oder Infiltrationen. Nach 3–4 Tagen werden dann Tonusmassagen und erste vorsichtige Dehnübungen vorgenommen. Eine Muskelverletzung sollte vor einer Vollbelastung komplett ausheilen (etwa 3–6 Wochen), da es ansonsten zu chronischen Verläufen kommen kann.

Präventive Maßnahmen

Präventiv sind muskuläre Dysbalancen auszuschalten, entsprechende Aufwärm- und Ruhephasen im Trainingsprozess zu berücksichtigen sowie auf eine ausgeglichene Ernährung und Flüssigkeitszufuhr (7) zu achten.

Sprung

Sportartspezifisches Belastungs- und Anforderungsprofil

Für alle 4 Sprungdisziplinen (Weitsprung, Dreisprung, Hochsprung, Stabhochsprung) ist neben der Sprungkraft auch die Schnelligkeitsfähigkeit von großer Bedeutung. Besonders beim Weitsprung, beim Dreisprung und beim Stabhochsprung muss bei einem Anlauf von 35–45 m zum Absprung hin eine möglichst hohe Endgeschwindigkeit erreicht werden. Beim Stabhochsprung ist zusätzlich noch der Stab zu tragen und zu biegen, was ein lokales Kraftniveau, insbesondere der Oberkörper- und Rumpfkraft, erfordert; zusätzlich werden für diese Disziplin turnerische Fähigkeiten benötigt. Dreisprung und insbesondere Hochsprung erfordern ein gutes Balancegefühl sowie Flexibilität im Rumpfbereich (**5.6**). Das Material beim Stabhochsprung, die Glasfiber-(Kunststoff-)Stäbe, sind vorsichtig zu behandeln. Verschiedene Längen und Härtegrade bieten dem Springer ein großes Auswahlspektrum, setzen allerdings auch Kenntnisse und einen sorgsamen Umgang mit dem Material voraus (5).

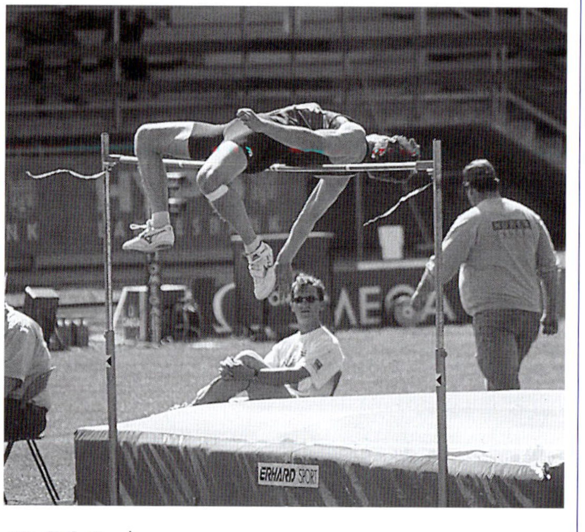

5.6 Hochsprung.

Unfallmechanismen, typische Verletzungen, typische Fehlbelastungsfolgen und Überlastungsschäden

Aufgrund der großen Bedeutung der Anlaufgeschwindigkeit kommt es bei den Sprungdisziplinen zu denselben Muskelverletzungen wie beim Sprint. Bei Weitsprung, Dreisprung und Hochsprung wird der Körperschwerpunkt vor dem Absprung geringfügig abgesenkt (so genannte Stemmphase). Bei schwachen Springern dauert diese Stemmphase zu lange, und es kommt durch die hohe Bremswirkung zu einer Stauchung in Sprung- und Kniegelenk, mit der Gefahr einer Knorpel- bzw. Meniskusquetschung. Beim Stabhochsprung können Verletzungen der langen Rückenstrecker auftreten, wenn der Stab beim Absprung unterlaufen wird. Tückisch ist die Plastilinmasse (sichtbares Zeichen für übertretene Sprünge) am Weit- bzw. Dreisprungbalken; hier kann es beim Absprung zu schweren Supinationsverletzungen des oberen Sprunggelenks kommen. Sehnenverletzungen bei den Sprungdisziplinen betreffen vorwiegend die Patellar- und die Achillessehne, und zwar durch die kurzfristig extrem hohen Zugkräfte, welche beim Absprung auftreten. Diese können als Summation von Mikrotraumen im Sinne einer Insertionstendopathie imponieren; es finden sich aber auch Teil- und Komplettrupturen. Knöcherne Verletzungen sind glücklicherweise selten und entstehen z.B. beim Sturz neben die Stabhochsprungmatte aus großer Höhe. Eher treten Stressfrakturen im Fußbereich (Os naviculare pedis) durch überhartes Training oder ungünstige physiologische Fußformen auf (3).

Behandlungsmaßnahmen, präventive Maßnahmen

Bei den Überlastungserscheinungen im Bereich der Sehnen kommt neben einem dosierten Trainingsumfang mit entsprechenden Ruhepausen der Ultraschalltherapie wegen ihrer positiven Wirkung eine wichtige Bedeutung zu. Grundsätzlich ist die Technikschulung wichtiger als der Trainingsumfang. Außerdem sollten Signale des Körpers beachtet und nicht missachtet werden.

Wurf

Sportartspezifisches Belastungs- und Anforderungsprofil

Bei den 4 Wurfdisziplinen sind unterschiedliche Gewichte zu beschleunigen und zu werfen:

- Frauen:
  - Speer: 400 g,
  - Diskus: 1 kg,
  - Hammer: 4 kg,
  - Kugel: 4 kg;
- Männer:
  - Speer: 800 g,
  - Diskus: 2 kg,
  - Hammer: 7,26 kg,
  - Kugel: 7,26 kg.

Unfallmechanismen, typische Verletzungen, typische Fehlbelastungsfolgen und Überlastungsschäden

Beim Speerwerfen wie auch beim Kugelstoßen (👁 5.7) und beim Diskuswerfen kommt es zu Muskelverletzungen an den Adduktoren, insbesondere am Stemmbein. Weiterhin finden sich Verletzungen im Bereich der langen Rückenstrecker und des M. trapezius. Besonders beim Hammerwerfen entsteht durch die hohen Fliehkräfte bei der Drehung mit dem 7,26 kg (bzw. 4 kg bei Frauen) schweren Gerät eine extreme Belastung der Rumpfmuskulatur. Beim intensiven Hantel- und Krafttraining kommt es ebenfalls zu Verletzungen der Rumpfmuskulatur (z.B. Zerrung der Rückenstrecker oder der Brustmuskeln). Beim Speerwurf sind die Ellbogengelenkkapsel und das ulnare Seitenband extremen Belastungen ausgesetzt, was häufig zu langwierigen Beschwerden führt (1). Beim Kugelstoßen, beim Diskuswerfen und beim Hammerwerfen kann es zu Läsionen der Fingersehnen, wie Strecksehnenrupturen, kommen. Auch die Kapseln der Fingermittel- und -grundgelenke sind häufig betroffen. Knöcherne Verletzungen bei den Wurfdisziplinen sind eher selten anzutreffen. Beim Speerwerfen sind der Lendenwirbelsäulenbereich (Dornfortsatz-

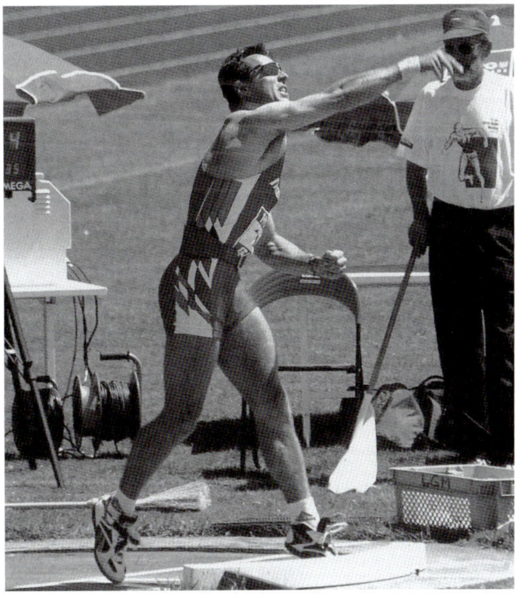

👁 **5.7** Kugelstoßen.

abrisse, traumatische Spondylolysen) und die Apophysen am Epicondylus humeri ulnaris gelegentlich von einem knöchernen Abriss betroffen (8). Im Laufe der Jahre finden sich beim Kugelstoßen gehäuft Radiokarpalarthrosen im Sinne von Überlastungsschäden (6). Ellbogengelenkarthrosen beim Hammerwerfern und beim Speerwerfern können Folge einer langjährigen Summation von Mikroverletzungen sein.

Mehrkampf

Sportartspezifisches Belastungs- und Anforderungsprofil

Frauen bestreiten einen Siebenkampf an 2 Tagen (Tag 1: 100-Meter-Hürdenlauf, Hochsprung, Kugelstoßen, 200-Meter-Lauf; Tag 2: Weitsprung, Speerwerfen, 800-Meter-Lauf), die Männer einen Zehnkampf, ebenfalls an 2 Tagen (Tag 1: 100-Meter-Lauf, Weitsprung, Kugelstoßen, Hochsprung, 400-Meter-Lauf; Tag 2: 110-Meter-Hürdenlauf, Diskuswurf, Stabhochsprung, Speerwurf, 1500-Meter-Lauf). Ablauf und Reihenfolge der Disziplinen sind bei allen Mehrkampfveranstaltungen gleich. Die erzielten Leistungen werden anhand einer Tabelle in Punkte umgerechnet. Diese Punktewertung gewährleistet die Umformung von erzielten Zeiten, Weiten und Höhen, sodass die Athletin/der Athlet mit der höchsten Punktzahl dem Vielseitigkeitsideal am nächsten kommt. Da 7 bzw. 10 verschiedene Disziplinen trainiert werden müssen, finden sich Überlastungsfolgen an einzelnen Gelenken oder Sehnen seltener als bei den Spezialisten. Eher schon muss ganz allgemein dem notwendigen hohen Trainingsumfang Rechnung getragen werden. Von großer Bedeutung ist somit die Fähigkeit, in muskulär ermüdetem Zustand Leistung zu erbringen, bzw. eine schnelle Regeneration.

Unfallmechanismen, typische Verletzungen, typische Fehlbelastungsfolgen und Überlastungsschäden

Am häufigsten kommt es im Mehrkampf zu Muskelverletzungen, besonders an der Oberschenkelrückseite (M. biceps femoris, M. semimembranosus und M. semitendinosus) und in der Adduktorengruppe (2, 9). Je nach Schweregrad unterscheidet man Muskelzerrung , Muskelfaserriss und Muskelriss. Bei einem Muskelriss kann eine operative Maßnahme diskutiert werden, ansonsten besteht die Behandlung in Entlastung, Kühlung, Kompressionsverbänden mit antiphlogistischen Salben, eventuell einer Injektionstherapie, einer Elektrotherapie mit nachfolgender Massage sowie rehabilitativem Krafttraining. Ebenfalls sehr häufig kommt es zu Kapsel-Band-Verletzungen des oberen Sprunggelenks, zumeist als Supinationstrauma bei Sprüngen, beim Tritt auf die Bahnumrandung oder beim Aufwärmen bzw. beim Ausgleichstraining, wenn Basketball oder Fußball gespielt wird. Überlastungserscheinungen betreffen häufig die Patellarsehne und die Achillessehne als Patellaspitzensyndrom/Jumpers' Knee (4) oder als Achillodynie, jeweils in Form von Entzündungen im Sehnenansatzbereich oder im Sehnengleitgewebe. Schwere Verletzungen sind in der Leichtathletik und auch beim Mehrkampf selten und überwiegend beim Stabhochsprung durch Stürze anzutreffen. Kreuzbandverletzungen, die man bei Spielsportarten häufig findet, sind eine Rarität.

Präventive Maßnahmen

Die beste Verletzungsprophylaxe liegt darin, die vermeidbaren Verletzungen (z. B. Ballspielen im Rahmen von Ausgleichs- und Aufwärmtraining) zu reduzieren und dem Auf- und Abwärmen sowie der Regeneration einen ebenso hohen Stellenwert einzuräumen wie dem Training selbst.

Literatur

1. Dolenko FZ. Die Verletzung des Ellbogengelenks beim Speerwerfen. Med Sport. 1973; 241–3.
2. Feldmaier C. Grundlagen der Sporttraumatologie. München: Zenon; 1988:103–5.
3. Graff KH, Krahl H, Kirchberger R. Stressfaktoren des Os naviculare pedis. Z Orthop. 1986; 124:228–30.
4. Krahl H. „Jumpers' knee“ – Ätiologie, Differentialdiagnose und Therapeutische Möglichkeiten. Orthopädie. 1980; 9:193–4.
5. Nigg BM. Die leichtathletischen Sprungdisziplinen – Eine Übersicht. Lehre der Leichtathletik. 1991; 30:15–8.
6. Schreiber H. Leichtathletik – Kompensatorische Disziplinen. In: Klümper A, Hrsg. Sporttraumatologie – Handbuch der Sportarten und ihrer typischen Verletzungen. Landsberg: Ecomed; 1998:1–22.
7. Schwanitz R, Kindermann W. Aktuelle Trainingsgrundlagen des Hochleistungstrainings. Darmstadt: Deutscher Leichtathletikverband e. V.; 1991:15–9.
8. Sennerich T. Apophysenverletzungen bei jugendlichen Sportlern. Dtsch Z Sportmed. 1986; 37:46–8.
9. Wentz S. Zehnkampf . Dt Z Sportmed. 1994; 45:353–6.

5.4 Ringen

H.-G. Eisenlauer

Einleitung

Ringen hat eine jahrtausendealte Tradition und gehört zu den ältesten Sportarten, die heute weltweit ausgeübt werden. Im Jahre 3000 v. Chr. (1) wurde in China ein Tag des Ringens veranstaltet, und im Jahre 708 v. Chr. wurde Ringen in das Programm der Olympischen Spiele aufgenommen. Milon von Kroton (um 500 v. Chr.), 6-maliger Olympiasieger, war der überragende Ringkämpfer im antiken Griechenland und Schüler von Pythagoras. Er vereinigte nach damaliger Vorstellung die Ideale körperlicher und geistiger Bildung. Bei den ersten Olympischen Spielen der Neuzeit in Athen im Jahre 1896 erkämpfte sich Carl Schumann eine Goldmedaille im griechisch-römischen Stil. Der freie Stil wurde 1904 in das Olympische Programm aufgenommen. Seit 2004 sind die Frauen, die im freien Stil ringen, ebenfalls Olympiateilnehmer. Der Deutsche Ringerbund (DRB), der aus dem Deutschen Schwerathletikverband hervorging, wurde 1972 gegründet und war 2003 in 20 Landesverbänden mit 498 Vereinen und 19 000 aktiven Ringern organisiert. Der DRB ist dem internationalen Verband, der FILA, angeschlossen.

Sportartspezifisches Belastungs- und Anforderungsprofil

Ziel: Ziel des Ringkampfes ist es, in einem harten und dynamischen Wettkampf unter Achtung des Gegners diesen auf beide Schultern zu zwingen oder ihn nach Punkten zu besiegen.

Stile: Der griechisch-römische und der freie Ringkampf unterscheiden sich im Wesentlichen wie folgt: Beim griechisch-römischen Ringkampf ist es verboten, den Gegner unterhalb der Hüfte zu fassen, ihm ein Bein zu stellen, seine Beine zu greifen oder die Beine aktiv zur Ausführung eines Griffes zu benutzen; beim freien Stil ist dies erlaubt.

Wettkampf: Gekämpft wird in 7 Gewichtsklassen bei den Männern und in 8 Gewichtsklassen bei den Frauen. Die Wettkampfzeit beträgt gleichermaßen bei Frauen und Männern 2-mal 3 min mit 30-sekündiger Pause. Ist keine Entscheidung gefallen, ordnet der Kampfrichter eine Verlängerung an, wenn mehr als 3 Punkte erzielt wurden. Hat keiner von beiden Ringern das erforderliche Minimum von 3 Punkten erreicht, kommt es zum Zwigriff. Dabei umfassen sich die beiden Ringer im Stand und kämpfen, bis ein Ringer den Griff löst oder einen Wurf ansetzt. Spätestens nach 60 s muss eine Wertung stattgefunden haben. Erreicht ein Ringer mit dieser Wertung das Minimum von 3 Punkten, ist der Kampf beendet; wenn nicht, geht der Kampf weiter. Steht nach 3-minütiger Verlängerung kein Sieger fest, entscheidet das Kampfgericht. Regeln und Gewichtsklassen werden regelmäßig den internationalen Entwicklungen angepasst.

Sportliche Leistung: Die Vielfältigkeit der Angriffs- und Verteidigungshandlungen eines Ringers im Stand und in der Bodenlage ist mit den Bewegungsanforderungen in anderen Sportarten nicht vergleichbar. Die sportliche Leistung ergibt sich aus der Summe der 5 Faktoren „Kondition", „Technik", „Taktik", „Psyche" und „Umwelt". Auf der konditionellen Seite wird eine hohe Anforderung an alle 5 motorischen Grundeigenschaften – Kraft, Ausdauer, Schnelligkeit, Beweglichkeit und Koordination – gestellt. Die wettkampfspezifische Beweglichkeit erfordert häufig über das physiologische Maß hinausgehende Bewegungsamplituden und an die Grenze der Belastbarkeit gehende maximale Muskelkontraktionen, die häufig Ursache für Überlastungsreaktionen und Verletzungen sein können. Gleichzeitig ist die Ausbildung spezifischer Techniken unabdingbar, um ein hohes Leistungsniveau zu erreichen. Anders als bei vielen anderen Sportarten treffen im Ringen 2 Gegner im unmittelbaren Zweikampf aufeinander. Jeder der beiden Athleten verfügt über ein bestimmtes Potenzial an Fähigkeiten in den Bereichen „Kondition", „Technik", „Taktik" und „Psyche". Den Ausgang des Kampfes bestimmt die realisierte komplexe, ringkampfspezifische Leistungsfähigkeit. Ringer, die zusätzlich zu den konditionellen Leistungsfaktoren technisch-taktisch ausgebildet sind und auch unter extremer Gegnereinwirkung über wirksame Angriffs- und Verteidigungsstrategien verfügen, haben große Vorteile. Besonderes Kennzeichen ist dabei der unmittelbare Hautkontakt der Ringer. Daher ist es wichtig, die kinästhetischen und taktilen Informationssysteme zu entwickeln. Die Funktionsfähigkeit der verschiedenen Rezeptoren spielt dabei nicht nur bei der Rückmeldung des eigenen Gleichgewichtszustands, sondern auch bei der Information über den gegnerischen Gleichgewichtszustand, den Spannungsgrad der gegnerischen Muskulatur sowie über die Auswirkungen der eigenen und der gegnerischen Krafteinsätze eine leistungslimitierende Rolle. Die Angriffs- und Verteidigungshandlungen sind darauf ausgerichtet, das Gleichgewicht des Gegners zu stören oder zu durchbrechen. Durch diese vielfältigen Anforderungen des ringsportspezifischen Trainings ist dieses hervorragend für die Grundlagenausbildung vieler Sportarten und vor allem auch für den Schulsport geeignet.

Materialbesonderheiten

Zu Beginn eines jeden Wettkampftages müssen die Ringer entweder glatt rasiert sein oder einen Bart tragen, der bereits einige Monate gewachsen ist. Das Wettkampftrikot ist einteilig und in der Farbe blau oder rot gehalten. Die Schuhe müssen die Knöchel bedecken und dürfen keine Absätze, Ösen oder andere metallische Teile aufweisen. Sofern die Schuhe Schnürsenkel haben, müssen diese mit einem Band fixiert sein, damit sie sich nicht beim Kampf öffnen. Zum Schutz der Ohren und bei langen Haaren können Ohrenschützer (**5.8**) getragen werden, die von der FILA zugelassen sein müssen. Das Tragen von Kniebandagen ist erlaubt, sofern diese keine Metallteile haben. Ecken und Kanten, auch aus Kunststoff, müssen gepolstert sein. Werbung darf, außer bei den Olympischen Spielen, auf den Oberschenkelteilen oder auf dem Rücken des Trikots getragen werden. Verboten sind:

- Bandagen an Handgelenk, Armen und Knöcheln, außer bei ärztlicher Anordnung;
- das Tragen von Gegenständen, die den Gegner verletzen können, z. B. Ohrringe oder Fingerringe;
- das Einreiben des Körpers mit fettenden oder klebrigen Mitteln;
- das Erscheinen zu Beginn des Kampfes sowie zur zweiten Kampfperiode in schwitzendem Zustand.

Der Wettkampf findet auf einer von der FILA zugelassenen Matte mit einem Durchmesser von 9 m sowie einer Umrandung von 1,5 m mit der gleichen Stärke wie die Matte statt. Um Verschmutzungen zu vermeiden, muss die Matte vor jeder Veranstaltung feucht mit einem Haushaltsreiniger und bei einer Verschmutzung während des Ringkampfes, z. B. mit Blut, mit einem Flächendesinfektionsmittel gereinigt werden. Die Kleidung und die Haut des Ringers sowie die Matte werden vor dem Wettkampf vom Kampfrichter, bei internationalen Turnieren die Haut vom Wettkampfarzt kontrolliert.

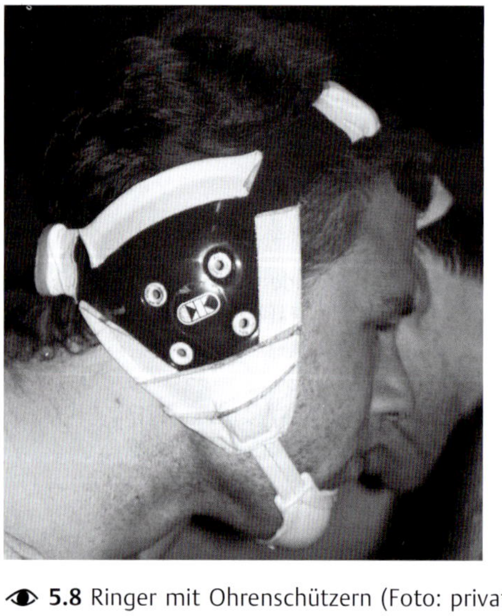

5.8 Ringer mit Ohrenschützern (Foto: privat).

Unfallmechanismen, typische Verletzungen, typische Fehlbelastungsfolgen und Überlastungsschäden, Behandlungsmaßnahmen

Kopf

Verletzungsarten: Regelwidrige Kopfstöße, Schläge mit der Hand, aber auch Kopfpressgriffe und Schieben des Kopfes über die Matte führen zu Bagatellverletzungen, wie Nasenbluten und Kopfplatzwunden, oder zu Hämatomen, z. B. dem sportarttypischen Ringerohr (**5.9**), aber auch zu Zahnverletzungen und in seltenen Fällen zu Frakturen.

Behandlung: Die Versorgung blutender Bagatellverletzungen gehört zu den Hauptaufgaben des betreuenden Arztes. Diese Verletzungen werden auf der Matte erstversorgt, da der Kampf nur nach Blutstillung fortgeführt werden darf. Kopfplatzwunden werden mit direkt auf die Haut angeklebten Tapestreifen (**5.10**) verschlossen und nach dem Kampf medizinisch korrekt behandelt. Beim Nasenbluten hat sich eine Tamponade mit Watte, blutstillenden Tupfern oder zahnärztlichen Watterollen bewährt. Blutende Schürfwunden, die durch Schweiß verstärkt werden, sind ebenfalls mit einem Tape oder einem Gemisch aus Vaseline und Suprarenin zu versorgen. Die beim Ringen zur Verfügung stehende Verletzungszeit von 2 min ist bei blutenden Wunden außer Kraft gesetzt, um dem Arzt eine ausreichende Blutstillung und Säuberung des Athleten zu ermöglichen. Dadurch sollte

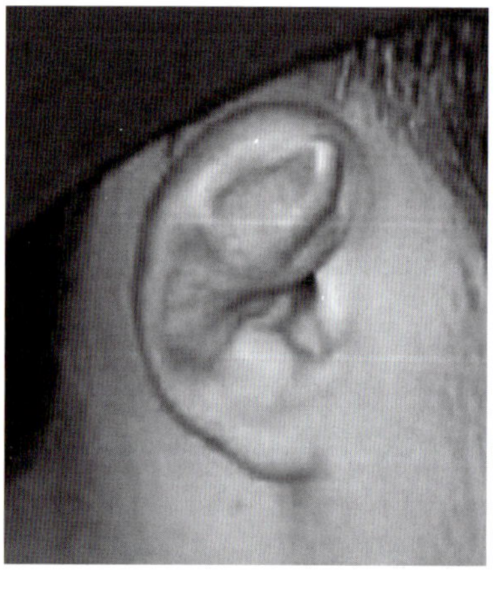

5.9 Ringerohr.

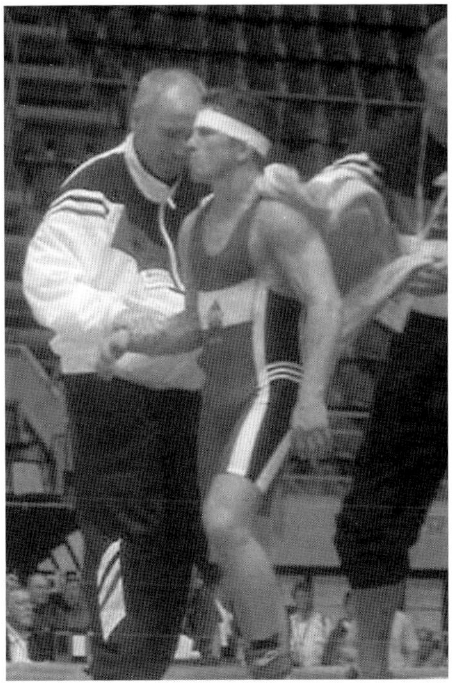

5.10 Tape bei blutender Wunde (Foto: privat).

das Risiko einer HIV- oder Hepatitisinfektion minimiert werden. In der Literatur wird bisher über keine HIV-Infektion durch Ausübung von Kampfsportarten berichtet (5). Das Othämatom (Ohrhämatom) wird nach dem Kampf zur Linderung des Spannungsschmerzes punktiert und komprimiert. Da die erforderliche Ringkampfpause bis zur Ausbildung einer belastbaren Narbe besonders bei Turnieren nicht eingehalten werden kann, bilden sich häufig Rezidive. Es hat sich bewährt – wenn dies schmerzbedingt toleriert wird –, das Othämatom 2–3 Tage nach Entstehung erstmals oder nochmals zu punktieren. Bei einer danach eingehaltenen Trainings- und Wettkampfpause und vorübergehendem Training mit Ohrenschützern kann ein Rezidiv vermieden werden. Unbehandelt entwickeln sich aus dem akuten Othämatom häufig kuriose Deformierungen der Ohrmuschel, das Ringerohr (5.9). Eine Schwerhörigkeit kann daraus entstehen. Eine praktikable Therapie und Prophylaxe wurde bisher leider nicht gefunden, da das Ringerohr vom Athleten selbst zumeist nicht als Verletzung angesehen und häufig auch stolz getragen wird.

Bei den im Folgenden aufgeführten Verletzungen und Fehlbelastungsfolgen entsprechen Diagnostik, Therapie und Rehabilitation den bekannten schulmedizinischen Regeln.

Wirbelsäule

Passive Rotation sowie Hyperextension, besonders der Halswirbelsäule in der Ringerbrücke und auch der Lendenwirbelsäule bei Wurfausführung, aber auch eine Hyperflexion bei der Landung nach einem Wurf oder die Nackengriffe gefährden vor allem Hals- und Lendenwirbelsäule. Selten sind Querfortsatzfrakturen der Lendenwirbelkörper, aber auch schwerste Halswirbelsäulenverletzungen mit Myelopathie. Häufig kommt es zu einer Halswirbelsäulendistorsion und zu Mikroverletzungen, die sich erst nach Beendigung der Wettkampfsportausübung in Form schwerer degenerativer Veränderungen, oft durch Bewegungseinschränkungen der Halswirbelsäule und Nervenwurzelreizungen, bemerkbar machen. Spondylolysen und Spondylolisthesen werden häufiger als in einem Normalkollektiv beobachtet. Bei eigenen Untersuchungen von 113 D-Kader-Ringern mit einem durchschnittlichen Alter von 18 Jahren zeigten sich klinisch-anamnestisch bei 6 Athleten Spondylolysen und Spondylolisthesen. Jägemann und Jägemann (2) fanden radiologisch in ihrem Kollektiv bei 70 Kaderathleten, auch des A- und B-Kaders, 32 Spondylolysen und Spondylolisthesen. Eine ringsportspezifische Ursache der Zunahme im Altersgang erscheint wahrscheinlich. Die Brustwirbelsäule ist selten von Verletzungen und Fehlbelastungsfolgen betroffen.

Thorax

Pressgriffe sowie so genannte Durchdreher führen zu Verletzungen der knorpeligen Rippenanteile. Symptom ist ein stichartiger Schmerz, häufig mit einem Schnappphänomen. Die Verletzung ist sehr schmerzhaft. Deshalb muss trotz Infiltration mit einem Lokalanästhetikum ein Turnier häufig vorzeitig beendet werden. Zur Ausheilung sollte eine 6-wöchige Wettkampfpause eingehalten werden. Rippenfrakturen nach Stürzen unter Einbeziehung des gegnerischen Körpergewichts werden nicht selten beobachtet und stellen diagnostisch und therapeutisch keine Schwierigkeit dar.

Schulter- und Ellbogengelenk, Hand

Stürze auf die Schulter oder den gestreckten Arm sowie das physiologische Maß überschreitende Bewegungen bei regelwidrigen Aktionen mit einem langen Hebel, das heißt z. B. Fassen am Unterarm, aber auch aktiver Widerstand gegen Angriffe am erlaubten kurzen Hebel können zu Verletzungen, besonders am Schultereckgelenk, und zu Läsionen des Labrum glenoidale führen. Schulterluxationen sind gegenüber Ellbogengelenkluxationen seltener. Ellbogengelenkluxationen ohne knöcherne Beteiligung, die besonders bei Kindern und Jugendlichen auftreten, heilen nach geschlossener Reposition in der Regel folgenlos nach kurzzeitiger Ruhigstellung für 2 Wochen aus. Frakturen an der oberen Extremität sind selten. Luxationen der Finger entstehen durch Fehlgriffe oder Hängenbleiben am Trikot des Gegners oder Abstützreaktionen auf der Matte. Fehlbelastungsfolgen durch Überstreckung in der Bankstellung, federndes Abfangen bei Stürzen auf den überstreckten Arm oder regelwidrige passive Überstreckung bestimmen häufig die Nachwettkampfphase des Ringers mit frühzeitigen arthrotischen Veränderungen.

Hüftgelenk

Verletzungen und Fehlbelastungsfolgen sind bis auf Einzelfallbeschreibungen nicht bekannt.

Knie

Das Kniegelenk ist häufig maximal endgradig erlaubten und unerlaubten Flexionen und Rotationen ausgesetzt, die zu einer chronischen Schädigung der Menisken führen, sodass oft inadäquate Traumen zu Meniskusrissen führen. 30% der Kniebinnentraumen sind Innenmeniskus- und 20% Außenmeniskusrisse. Bei Rotationsbewegungen des Oberkörpers bei fixiertem Fuß auf der Matte kommt es häufig zu komplexen Kniebinnenverletzungen, unter anderem mit Ruptur des vorderen Kreuzbandes (12%). Mehr als ein Drittel aller Verletzungen und fast 87% aller Läsionen der unteren Extremität betreffen das Kniegelenk (2).

Fuß

Am oberen Sprunggelenk kommt es durch ringsportspezifische Supinationstraumen am Mattenrand oder in Mattenlücken, aber auch durch Umknicken beim Aufwärmen bei Basketball und Fußball, zu Rupturen des Kapsel-Band-Apparats. Die Zehen sind besonders beim Fußballspielen in den weichen Ringerschuhen gefährdet. Zehenfrakturen und Zehengelenkluxationen werden beobachtet.

Präventive Maßnahmen

Die jährliche Sportunfallrate betrug im Zeitraum 1991–1995 nach Unterlagen des Gerling-Konzerns im Landessportbund Rheinland-Pfalz 0,71/1000 (3). Im Vergleich zu den Mannschaftssportarten Handball und Volleyball mit 29/1000 bzw. 43/1000 ist der Ringkampf damit in dieser Untersuchung statistisch eher auf einem unteren Rang angesiedelt. Da jede Verletzung oder Erkrankung für den einzelnen Sportler oft jedoch weitreichende Konsequenzen haben kann, sollte durch gezielte Prävention möglichst jede denkbare Schädigungsursache ausgeschlossen werden. Zu den Präventionsmaßnahmen zählen:

- dem Leistungsniveau angepasster konditioneller, taktischer und technischer Trainingszustand, der in seinen koordinativen, technischen und taktischen Leistungsbereichen durch eine übermäßige Gewichtsreduktion nicht kurzfristig beeinträchtigt werden sollte;
- eine Turnier- und Wettkampforganisation, die Ringer mit ähnlichem Leistungsniveau zusammenführt;
- strenge Regelauslegung durch die Kampfrichter;
- Vermeidung von starken wirbelsäulenbelastenden Trainingsformen im Kindes- und Jugendalter, z. B. Kopfbrückenkreisen;
- Einhalten der Hygieneregeln bei der Versorgung blutender Wunden, kein Ringen mit infektiösen Hauterkrankungen;
- Tragen von Ohrenschützern zur Vermeidung eines Othämatoms;
- korrekter Mattenaufbau mit ausreichend Abstand zu den Zuschauern;
- sorgfältige ärztliche Diagnostik und Therapie bei Beschwerden unter Berücksichtigung physiologisch notwendiger Belastungspausen für Therapie und Rehabilitation.

Literatur

1. Diezemann ED. Ringen. In: Klümper A, Hrsg. Sporttraumatologie – Handbuch der Sportarten und ihrer typischen Verletzungen. Landsberg. Ecomed; 1998:2–25.
2. Jägemann V, Jägemann S. Ringen. In: Engelhardt M, Hintermann B, Segesser B, Hrsg. GOTS-Manual Sporttraumatologie. Bern: Huber; 1997:272–80.
3. Raschka C, Parceller M, Banzer W. 15-jährige Versicherungsstatistik zu Inzidenzen und Unfallhergangstypen von Kampfsportverletzungen im Landessportbund Rheinland-Pfalz. Sportverletzung Sportschaden. 1999; 13:17–21.
4. Ruch K. Rahmentrainingskonzeption für Kinder und Jugendliche im Leistungssport – Ringen. Wiesbaden: Limpert; 1998:8–15.
5. Torre D, Sampietro C, Ferraro G, Zeroli C, Speranza F. Transmission of HIV- infection via sports injury. Lancet. 1990; 75:305–6.

5.5 Rennrodeln

V. Jägemann

Einleitung

Auf einem 4 km langen Straßenstück zwischen Davos und Klosters wurde 1883 das erste internationale Rodelrennen ausgetragen. Erst 1955 gab es Weltmeisterschaften auf einer Kunsteisbahn (Oslo am Holmenkollen); seit 1964 (Innsbruck) ist das Rennrodeln olympisch. Obgleich Deutschland mit seinen 4 Kunsteisbahnen (Altenberg, Königssee, Oberhof, Winterberg), seiner „Rodellegende" Georg Hackl (s. **5.12**) und seiner internationalen Dominanz (bei der Weltmeisterschaft 2004 in Nagano/Japan wurden alle ausgetragenen Wettbewerbe von deutschen Athleten gewonnen) als die Rodelnation schlechthin gilt, gibt es bundesweit doch nur etwa 1000 Rennrodler, davon die Hälfte im Bereich des Leistungssports – eine typische Randsportart also.

Sportartspezifisches Belastungs- und Anforderungsprofil

Gefahren wird im Dameneinsitzer, im Herreneinsitzer und im Herrendoppelsitzer auf Natur- bzw. Kunsteisbahnen mit bis zu 17 überhöhten Kurven. In dem für Herren 1000–1200 m und für Damen sowie Doppelsitzer 800–1000 m langen Eiskanal werden Geschwindigkeiten von bis zu 140 km/h erreicht, was in den Kurven zu einer Druckbelastung von 4 g (und bei Unfällen auch mehr!) führt. Bevor sich ein Athlet für den Rodelsport entscheidet, sollte er sich darüber im Klaren sein, dass sich dieser nicht als Breitensport eignet. Entsprechend dem hohen Anforderungsprofil, speziell an Wirbelsäule und Schultergelenke, sollten im Rahmen einer Eingangsuntersuchung vorab Mobilität und Stabilität von Hals- und Lendenwirbelsäule sowie die Stabilität der Schultergelenke geprüft werden. Darüber hinaus ist eine starke Fehlsichtigkeit als Ausschlusskriterium zu werten.

Materialbesonderheiten

Die Schlitten dürfen für Damen und Herren maximal 23 kg, für Doppelsitzer maximal 27 kg wiegen; um gewichtsbedingte Vor- und Nachteile zu vermindern, ist ein individueller Gewichtsausgleich durch am Körper getragenes Blei erlaubt. Die Rodler tragen textile Rennanzüge, Handschuhe mit Spikes an den Fingerkuppen, knöchelhohe Rennschuhe und einen genormten Schutzhelm mit Visier. Die **internationale Rennrodelordnung (IRO)** gibt die prinzipiellen Bau- und Materialeigenschaften der Schlitten vor; dennoch: Der Erfolg hängt beim Rennrodeln entscheidend von der technischen Ausgestaltung dieser „Rahmenrichtlinien" ab, weshalb die Athletinnen und Athleten einen großen Teil ihrer Wettkampfvorbereitungen mit individuellen Baumaßnahmen und der Feinabstimmung ihrer Schlitten (besonders der Schienen!) verbringen.

Unfallmechanismen, typische Verletzungen

Unfallmechanismen: Bei den Unfallmechanismen ist zwischen den Verletzungen während des Rodelns und den Verletzungen im vorbereitenden Training zu unterscheiden: Im Eiskanal selbst kommt es gehäuft zu sehr schmerzhaften, zumeist mit großflächigen Hämatomen, teils aber auch mit brandwundenähnlichen Hautdefekten verbundenen Prellungen an der Außenseite der oberen und unteren Extremitäten. Hiergegen schützen sich die Athleten im Training durch unter den eng anliegenden Rennanzügen angebrachte Schaumstoffpolster. Beim Rennen selbst ist eine solche Abpolsterung wegen des erhöhten Luftwiderstands und der damit verbundenen Zeitverluste nicht möglich. Ähnliches gilt für die Rennschuhe: Im Training tragen die Athletinnen und Athleten entweder am Knöchel und am Fußaußenrand angebrachte Protektoren oder zumindest weich abgepolsterte und damit relativ großvolumige Rennschuhe. Diese bedingen aber Zeitverluste bis in den Zehntelsekundenbereich, sodass im Wettkampf selbst ausnahmslos sehr dünnwandige Rennschuhe getragen werden.

Typische Verletzungen: Die typische Fraktur im Eiskanal ist der Bruch des 5. Mittelfußknochens; er entsteht durch das Touchieren unebener Wandpartien (Rillen, Kanten, Nasen) bei den beschrieben hohen Geschwindigkeiten. Als Therapie der Wahl hat sich hier die rasche Osteosynthese bewährt. Sonstige Frakturen im Extremitätenbereich kommen vor, lassen sich aber keinem sportartspezifischen Muster zuordnen. Frakturen im Bereich der Brustwirbelsäule durch Stürze im Eiskanal sind leider nicht selten und müssen bei Instabilität des dorsalen Pfeilers rasch einer operativen Stabilisierung zugeführt werden. Wenn auch sehr selten, so kommt es doch durch Stürze in der Bahn zu Querschnittssyndromen und Schädel-Hirn-Traumen. Der in der IRO genormt vorgeschriebene Schutzhelm (**5.11**) kann durch vorgesehene *Sollbruchstellen* zumeist das Schlimmste verhindern; darüber hinaus sind Dank strenger Vorschriften der IRO die ärztliche Versorgung vor Ort und die Anbindung an qualifizierte Kliniken (Helikoptertransport) zumeist sehr gut, sodass eine adäquate medizinische Versorgung verletzter Athleten gewährleistet ist. Das Training der Rennrodler (Damen und Herren) umfasst zur Förderung der Koordination

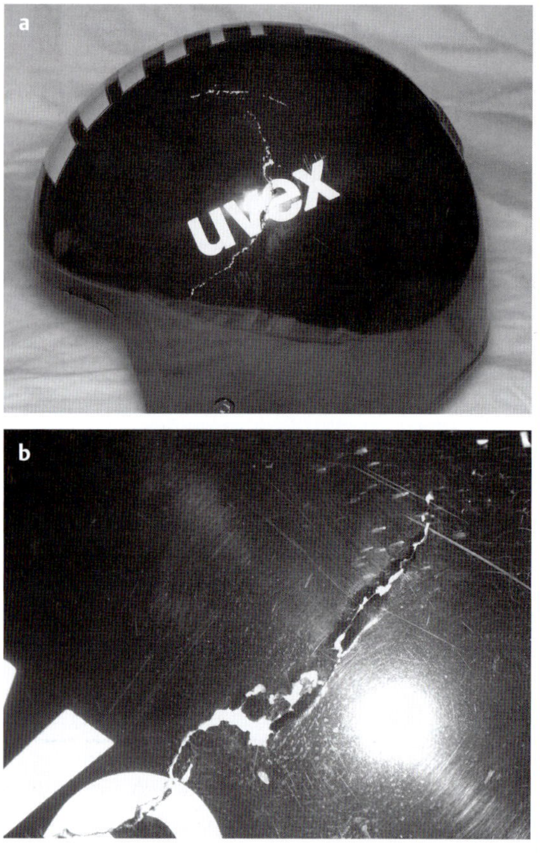

5.11 **a** Rennrodelhelm nach Sturz im Eiskanal im Dezember 2003 mit schwerem Schädel-Hirn-Trauma; **b** Detailansicht (Foto: privat).

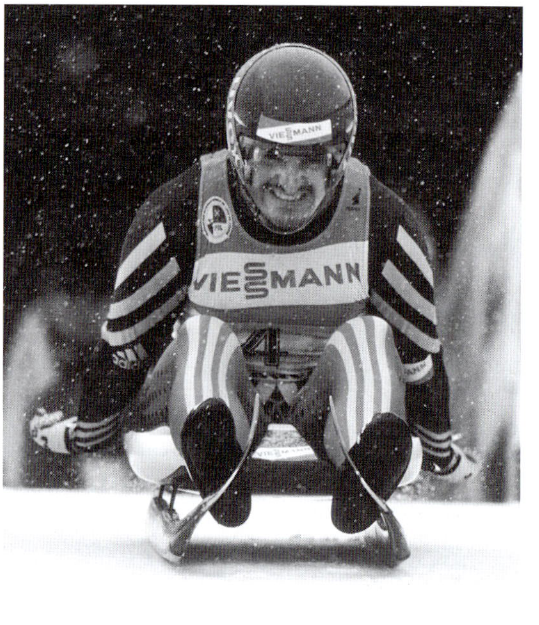

5.12 Abdrücken beim Start (Foto: Bob- und Schlittenverband Deutschland, BSD).

regelmäßiges Hallenfußballspielen. Hier kommt es gehäuft zu Verletzungen im Bereich der Sprung- und Kniegelenke, wie sie für das Fußballspielen typisch sind. Darüber hinausgehende sportartspezifische Trainingsverletzungen außerhalb der Bahn gibt es nicht.

Typische Fehlbelastungsfolgen und Überlastungsschäden

Bereits beim Start (5.12) kommt es zu sportartspezifischen Überlastungsmechanismen: Aus sitzender Position heraus wird der Schlitten durch einen explosionsartigen Abzug an den Startbügeln nach maximaler Vorspannung im Lendenbereich beschleunigt. Dabei werden die Schultergelenke ebenso extremen Belastungen ausgesetzt wie die Lendenwirbelsäule. Liegt der Athlet dann gestreckt in aerodynamischer Fahrhaltung auf dem Schlitten, so ragt der Kopf ohne Abstützung über den hinteren Teil der Schale hinaus. Dabei wird die Halswirbelsäule besonders, im unteren Teil der Bahn bei Geschwindigkeiten von bis zu 140 km/h, durch einen Druck von 4 g (!) in den Kurven einer extremen Reklinationsbelastung ausgesetzt. Aus diesen sportartspezifischen Belastungsmechanismen erklären sich auch die für das Rennrodeln typischen Überlastungsschäden (1):

- Verschleißerkrankungen bis hin zu operationspflichtigen Wurzelkompressionssyndromen durch Bandscheibenvorfälle im Bereich der Halswirbelsäule und der Lendenwirbelsäule;
- Verschleißerkrankungen im Bereich der Schultergelenke mit Läsionen der Rotatorenmanschette, Arthrosen der Schultereckgelenke und hierdurch bedingten Impingementsyndromen.

Behandlungsmaßnahmen

Leider liegen zu Verletzungshäufigkeit und zu sportartspezifischen Verletzungen keine statistisch verwertbaren Daten vor, sodass der Arzt vor Ort – gleich ob Rennarzt oder betreuender Mannschaftsarzt – eigentlich auf alles gefasst sein muss. Die Forderungen an ihn umfassen also profunde Kenntnisse bei der Erstversorgung frisch Verletzter, einen sportartspezifisch ausgerüsteten Notfallkoffer sowie die „technischen Voraussetzungen" zur Versorgung verletzter Sportler im Eiskanal (also sportartgerechte und wärmedämmende Kleidung und vor allem mit Spikes bewehrte Schuhe!). Als erstes aber sollte sich der Arzt vor Beginn von Training oder Wettkampf davon überzeugen, dass alle notwendigen (und in der IRO vorgeschriebenen) Einrichtungen an der Bahn vorhanden sind, die er im Fall schwerer Stürze/schwerer Verletzungen benötigt. Hierzu gehören ein entsprechend ausgestatteter Sanitätsraum, eine Transportmöglichkeit für Verletzte, die rasche Verfügbarkeit eines Rettungswagens bzw. eines Rettungshubschraubers sowie der eingespielte Kontakt zum nächsterreichbaren Krankenhaus.

Präventive Maßnahmen

Da es sich um sportartspezifische Belastungsmechanismen handelt, sind vorbeugende Maßnahmen nur begrenzt möglich. Zwar kann durch perfektes Training der Muskulatur im Bereich der Halswirbelsäule, der Lendenwirbelsäule und des Schultergürtels eine optimale muskuläre Stabilität angestrebt werden (die aber natürlich durch eine konsequente Ausgleichsgymnastik zur Vermeidung muskulärer Dysbalancen ergänzt werden muss), doch ändert dies nichts an den beschriebenen Belastungsmechanismen. Zum Schutz der Halswirbelsäule sollte eine (erlaubte) Kopfhaltehilfe getragen werden, die durch eine am Helm und am Rennanzug angebrachte Verbindungsschnur eine abrupte passive Reklination in den unteren Kurvenabschnitten (oder bei ruppiger Fahrbahn) verhindert.

Nützliche Internetadressen

www.fil-luge.org
www.bsd-portal.de

Literatur

1. Jägemann V. Rennrodeln. In: Clasing D, Siegfried I, Hrsg. Sportärztliche Untersuchung und Beratung, 3.Aufl. Balingen: Spitta; 2001:315–7.

5.6 Skispringen

L. V. Geiger

Einleitung

Nach Felszeichnungen und Moorfunden reichen die Anfänge des Skisports mindestens 5000 Jahre zurück. Aber erst ab 1800 kristallisiert sich mit seiner Wiege in Norwegen der Skisprung heraus. Gepflegt wurde er zunächst in einem „Hoppelom“, einer Kombinationsveranstaltung von Slalom, Abfahrt und Sprung. Als Schanzen dienten Naturhindernisse, die Weiten lagen um 10 m. Im Jahre 1883 löst sich der Skisprung als Einzeldisziplin aus einer Kombinationswertung von Lauf und Sprung, die bis heute noch als Nordische Kombination mit zunehmender Popularität ausgeübt wird. Mit Eintritt in die so genannte Holmenkollen-Ära beginnt 1892 der Skisprung auch in Mitteleuropa populär zu werden. Um 1900 gibt es die erste deutsche Skisprungmeisterschaft am Feldberg im Schwarzwald. Wichtige Meilensteine sind der erste Sprung über 100 m von Sepp Bradl aus Österreich im Jahre 1936 und der erste deutsche Skisprungolympiasieg von Helmut Recknagel im Jahre 1960.

Sportartspezifisches Belastungs- und Anforderungsprofil

Sportartspezifische Besonderheiten

Skisprungwettbewerbe werden grundsätzlich in 2 Sportarten ausgeübt, und zwar Spezialsprunglauf und Nordische Kombination:

- Der Spezialsprunglauf differenziert sich in Springen von der Normalschanze (K-90 m), Springen von der Großschanze (K-120 m) und Skifliegen von Flugschanzen (K-185 m), wobei der derzeitige Skiflugweltrekord, gehalten von Matti Hautamäki aus Finnland, vom März 2003 bei 231 m liegt. Bei den K-Angaben handelt es sich um den so genannten kritischen Punkt, hier beginnt die Hangneigung des Aufsprunghügels von normal 35–37° wieder abzunehmen, der Hang wird ab hier flacher.
- Die Nordische Kombination ist ein Kombinationswettkampf aus Skispringen und Skilanglauf, wobei hier derzeit K-90- und K-120-Schanzen im Weltcup gesprungen werden. Zweitdisziplin ist ein Skilanglauf in der freien Technik mit Streckenlängen von 7,5 km (Sprint) und 15 km. Im Staffelwettbewerb werden Abschnitte von 2,5 km gelaufen. Das Ergebnis errechnet sich aus einer Kombinationswertung von Laufen und Springen, wobei variable Regelwerke zur Anwendung kommen. Die Gesamtnote beim Spezialsprunglauf setzt sich aus Haltungs- und Weitennoten zusammen. Die aktuellen Regelvorgaben können auf der Homepage des Deutschen Skiverbandes abgerufen werden (www.ski-online.de).

Sportmedizinische Probleme

Aus sportmedizinischer Sicht ergeben sich insbesondere beim Spezialsprunglauf, weniger bei der Nordischen Kombination, 2 Problembereiche, die aufgrund ihrer Aktualität und Krankheitsauswirkung hier gesondert angesprochen werden.

Körpergewichtsproblematik: Neben den aerodynamischen „äußeren" Bedingungen, die selbstverständlich heute im Windkanal getestet werden, spielen die biomechanischen „inneren" Voraussetzungen für das Ergebnis des Skisprungs eine zentrale Rolle. Konstitutionell selektieren sich bereits im Kindes- und Schüleralter eher schlanke, feingliedrige und vor allem *leichtgewichtige* Sportler heraus. Die Ursache liegt in der höheren Flugweite leichtgewichtiger Athleten. Die rein rechnerische biomechanische Tatsache, dass bei gleichen aerodynamischen Voraussetzungen eine Gewichtsreduktion von 1 kg zu einem Weitenzuwachs von > 1 m Meter führt, fand zusätzlich zur natürlichen Selektion rasch Eingang in die Trainingsphilosophie. Neben den üblichen Maßnahmen zur Förderung der Sprungkraft und der Sprungtechnik wurde auch zum Mittel einer drastischen Restriktion der Nährstoffaufnahme gegriffen. Ende der 1990er-Jahre bewegten sich dadurch einzelne erfolgreiche Athleten auf dem wahrhaft schmalen Grad zwischen krankhafter Untergewichtigkeit und sportlichem Erfolg. Der aus anderen gewichtsbezogenen Sportarten bekannte entbehrliche Begriff der *Anorexia athletica* fand alibihaft raschen Zugang in den Spezialsprunglauf. Diese Wortschöpfung ist aus medizinischer Sicht aber nicht akzeptabel, sondern sogar gefährlich, da sie der *echten Anorexia nervosa* Tür und Tor öffnet, was im Einzelfall auch geschehen ist. Nicht zuletzt auf die Intervention des Autors hin begann die FIS (Internationaler Skiverband) gegenregulatorische Maßnahmen einzuleiten, die über Materialumstellungen (Ski, Anzug), Grenzen des Body-Mass-Index und Aufklärung den athletischen Werten, wie der Sprungkraft und der Gesundheit, wieder mehr Priorität beimessen. Die weitere Entwicklung bleibt abzuwarten.

Stressregulation: Die adäquate Stressreaktion auf exogene oder endogene Reize ist im biologischen Sinne ein wichtiges Überlebensprinzip. Skispringen und Skifliegen sind Risikosportarten, die physiologischerseits hohe Anforderungen an die Psychoregulation unter Wettkampfanforderungen stellen. Hinzu kommen witterungsbedingte Unwägbarkeiten, wie ungünstige Winde und Schneefall. Eine Stresshormonuntersuchung des Autors bei der Skiflugweltmeisterschaft 1998 in Oberstdorf (D) ergab gerade bei den besten Athleten eine deutliche Überhöhung des Spiegels des *psychischen Stresshormons Adrenalin* um das 4fache bereits unter Ruhebedingungen 3 Tage vor dem eigentlichen Wettkampf, während die Spiegel der *körperlichen Stresshormone*, z. B. *Noradrenalin*, im Normalwertbereich lagen. Wie hoch die stressorische Belastung durch das Skifliegen ist, belegt auch die Tatsache, dass allein psychischer Stress bei ansonsten normalen metabolisch-muskulären Parametern zu einer Ausschüttung des „Überlebenshormons" β-Endorphin führt (1). Die permanent hohe Stressbelastung – insbesondere bei Wettkampfhäufung, wie z. B. der 4-Schanzen-Tournee, engen Weltcupterminen und Großveranstaltungen – kann ohne ausreichende regenerative Plateauphasen dazwischen bei

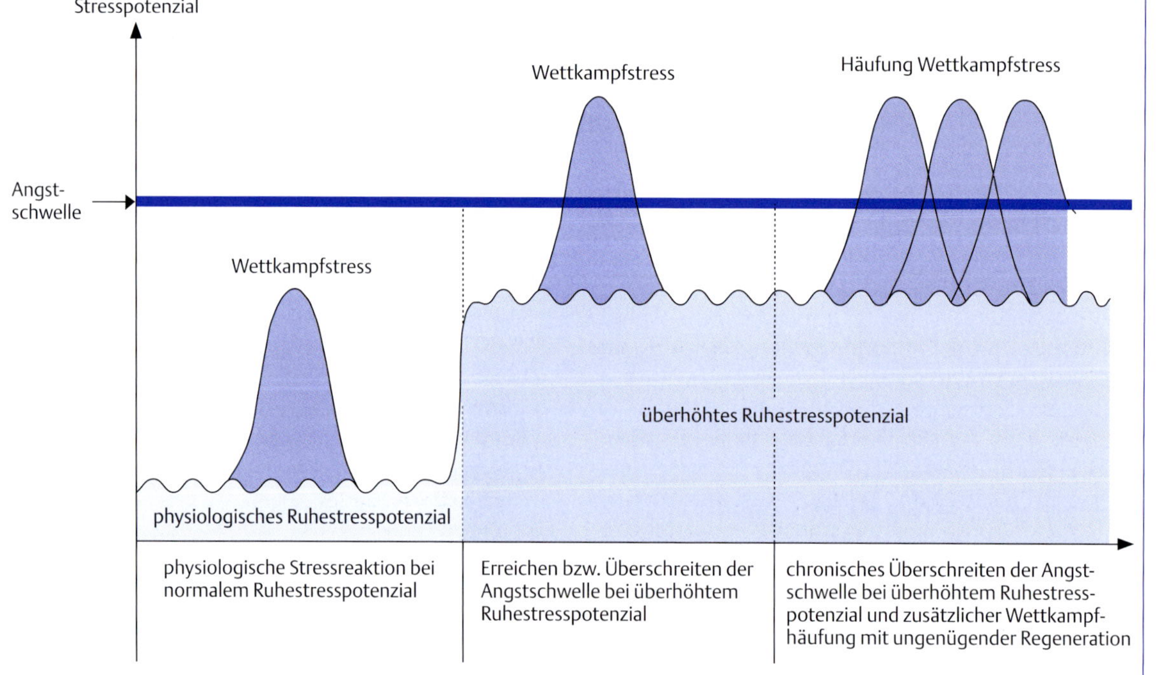

5.13 Stressregulation bei physiologischem und überhöhtem Ruhestresspotenzial.

einzelnen Athleten zu einem unphysiologisch überhöhten Ruhestresshormonpotenzial führen (2). Bereits geringe Reize, die bei normalem Ruhestresspotenzial adäquat beantwortet werden, führen dann zu psychoregulativer Überforderung und akut zu Angstreaktionen im Sinne von Versagensängsten; chronisch können sie in eine Burn-out-Syndrom-ähnliche depressive Reaktion führen (👁 **5.13**). Zusätzlich kann der länger andauernde Grenzgang zur Untergewichtigkeit über eine *katabole* Reaktion im reparativen System die Problematik erschweren und bei der engen Kopplung zwischen Psyche und Immunsystem auch zur *Immunsuppression* mit Erkrankungs- und Überlastungsschadensneigung führen.

Unfallmechanismen, typische Verletzungen

Neben diesen allgemeinen sportmedizinischen Problemen bestehen noch zusätzliche äußere Risiken, die durch Reglementierung minimiert, aber letztendlich bei den Natursportarten Skispringen und Skifliegen nicht ganz ausgeschlossen werden können. Vor allem können Windböen nicht nur zwischen Sieg und Niederlage entscheiden, sondern auch zu einer Instabilität der Flugkurve mit vorzeitigem Absturz führen. Auch individuelle Fehler der Athleten tragen mit zum Sturz bei, z.B. zu früher Absprung, Anziehen der Beine in der Luft und Aufsprungfehler. Durch die Einführung einer Sicherheitsbindung konnte das Verletzungsrisiko nach Sturz mit den bis zu 2,85 m langen Sprungskiern im Hinblick auf Kniegelenkverletzungen reduziert werden. Seit der Einführung des V-Stils mit größerer Auftriebsfläche ist der Skisprung im vergangenen Jahrzehnt deutlich sicherer geworden als mit der früheren parallelen Skiführung.

Vital bedrohliche Verletzungen

In den Jahren zwischen 1990 und 2003 wurden vom Autor 3 Schwerstverletzungen bei deutschen Kaderathleten beobachtet:

- ein schweres Schädel-Hirn-Trauma mit subduralem Hämatom und 4-wöchigem Koma, wobei als Restzustand noch eine dauerhafte motorische Sprachstörung besteht;
- eine zweizeitige Milzruptur infolge Aufprall des Oberbauchs auf die Skibindung mit konsekutiver partieller Splenektomie;
- eine komplette Milz- und Nierenruptur links infolge eines massiven abdominellen Kompressionstraumas bei Sturz auf der Mattenschanze mit konsekutiver Splen- und Nephrektomie links.

T 5.3 Prozentualer Anteil von Verletzungen am Bewegungsapparat bei Skispringern und Kombinierern (n = 136) in den Jahren 1998 bis 2003 (1)

Verletzungen	Häufigkeit (%)
Obere Extremität	
Schultergelenkluxation	1,47
Ellbogengelenkfraktur	0,74
Fingerfraktur	0,74
Untere Extremität	
vorderer Kreuzbandabriss	1,47
Patellafraktur	0,74
Sprunggelenkfraktur	0,74
Kapsel-Band-Läsion am Sprunggelenk	5,15

Verletzungen des Bewegungssystems

Im Beobachtungszeitraum von 1998 bis 2003 fanden wir bei Spezialspringern und Nordischen Kombinierern aus dem Deutschen Skiverband (A-, B-, C- und D-/C-Kader-Athleten; n = 136) die in **T 5.3** dargestellten Verletzungsmuster. Anzumerken ist, dass die Kapsel-Band-Läsionen des Sprunggelenks (n = 7) 5-mal durch Fußballspielen im Trainingsprozess entstanden sind und nur 2-mal durch einen Sturz beim Springen selbst.

Typische Fehlbelastungsfolgen und Überlastungsschäden

Im gleichen Beobachtungszeitraum (s.o., „Verletzungen des Bewegungssystems") fanden sich die in **T 5.4** aufgeführten Überlastungsschäden, die im Wesentlichen auf das sportartspezifische Training zurückzuführen sind und weniger auf den Skisprung selbst. Ganz im Vordergrund stehen hier die Kniegelenke. Die zweithäufigste Überlastungsschadensregion stellt die Lendenwirbelsäule dar; hier finden sich vor allem

T 5.4 Prozentualer Anteil von Überlastungsschäden am Bewegungsapparat bei Skispringern und Kombinierern (n = 136) in den Jahren 1998 bis 2003

Überlastungsschäden	Häufigkeit (%)
Kniegelenke	
Patellaspitzensyndrom	11,03
Insertionstendinose an der Tuberositas tibiae	2,94
Morbus Osgood-Schlatter	2,20
Innenmeniskopathie	2,94
distales iliotibiales Scheuersyndrom	2,20
Lendenwirbelsäule	
Hypermobilität	6,62

Hypermobilitäten in den letzten beiden Lendenwirbelsäulensegmenten. Muskuläre Dysbalancen der wirbelsäulenführenden Muskulatur, die sich nicht nur gesundheitlich, sondern auch sportartspezifisch (Anfahrhocke) ungünstig auswirken, wurden nicht als eigene Krankheitsbilder gewertet.

Behandlungsmaßnahmen

Die direkten Verletzungen wurden nach dem aktuellen Stand der orthopädisch-traumatologischen Chirurgie versorgt. Alle 3 vital bedrohlichen Verletzungen, die sämtlich im Ausland passierten (Finnland, Frankreich, Österreich), wurden optimal versorgt. Hier besteht dank der internationalen Kontakte und über die FIS ein optimales Versorgungsregime. Die Überlastungsschäden wurden, soweit als möglich, von den begleitenden Physiotherapeuten des A- und B-Kaders synchron mit ärztlichen Maßnahmen, wie Injektionstherapie, erfolgreich behandelt. Die C- und C-/D-Kader, die über keinen begleitenden Physiotherapeuten verfügen, wurden zeitgerecht an den Olympiastützpunkten in Freiburg, Oberhof und München bzw. Bernau versorgt. Dauerschäden konnten diesbezüglich nicht beobachten werden.

Präventive Maßnahmen

Im Bereich der Sprungschanzen wurden aus Gründen der Chancengleichheit und um die Athleten vor Stürzen zu schützen ein Windmesssystem eingebaut und ein entsprechend erfahrener Controller installiert. Dieses Instrument informiert die Jury aus FIS-Beauftragten und Trainern über die aktuelle Situation an der Schanze, was bei misslichen Verhältnissen sogar bis zur Wettkampfverschiebung oder zum Wettkampfabbruch führen kann. Im Hinblick auf die Vermeidung von Überlastungsschäden kommen vor allem individuelle biomechanische Verbesserungen zum Tragen:

- Optimierung der Lauf- und Sprungschuhe, z. B. mit Zurichtungssystemen und Einlagen,
- Vermeidung von Muskelungleichgewichten über Dehn- und Kräftigungstechniken,
- regelmäßige physiotherapeutische Behandlung,
- etc.

Durch den Einbau von regenerativen Plateauphasen in den Trainingsprozess sollen darüber hinaus katabole Reaktionen mit Immunsuppression und psychische Überforderungen vermieden werden. Zusätzlich verwenden wir antioxidierende Vitamine (Vitamine C und E, Provitamin A) sowie hefegebundenes Zink und Selen zur Unterstützung des Repairsystems.

Nützliche Internetadressen

www.ski-online.de
www.fis-ski.com
l.geiger@sport-und-gesundheit.de

Literatur

1. Geiger L, Schulz A, Teschemacher H. Beta-Endorphin und Stresshormone beim Skifliegen. Garmisch-Partenkirchen: Vortrag Internationaler Sportärztekongress; 1998.
2. Schulz A, Geiger L, Teschemacher H. Proopiomelanocortin Fragments in the plasma of athletes undergoing aerobic or anaerobic exercise. Vortrag. Innsbruck: 10th European Congress on Sports Medicine; 1999.

5.7 Eishockey

D. Hämel

Einleitung

Eishockey gilt als schnellste Mannschaftssportart der Welt. Härte, Dynamik und Tempo garantieren dem Zuschauer erstklassigen Sport und begeistern von jeher die Fans. Die unglaubliche Schnelligkeit der Athleten auf den Schlittschuhen, die Härte der Zweikämpfe um die kleine schwarze Hartgummischeibe, die ständig wechselnde Spielsituation und Torchancen auf beiden Seiten sowie eine endlose Zahl von Varianten im Zusammenspiel einer Mannschaft mit oft verblüffendem Kombinationsspiel machen Eishockey so attraktiv. Kanada gilt als Mutterland des Eishockeysports, wo sich im Jahre 1895 Indianer zu den ersten Spielen, die dem heutigen Eishockeyspiel am nächsten kommen, zusammenfanden und auch schon Wettkämpfe durchführten. Überraschend ist, dass in Europa, und zwar in England, im Jahre 1898 die erste Meisterschaft ausgetragen wurde. Weltweit gibt es etwa 1,5 Mio. Eishockeyspieler, davon entfallen allein 70 % auf Nordamerika. In Deutschland gehen etwa 34 000 Spieler diesem Sport nach. In der deutschen Eishockeyliga werden pro Mannschaft etwa 80 Saisonspiele absolviert. Bedenkt man dabei, dass beim Eishockey eine effektive Spieldauer von 60 min (3-mal 20 min) gespielt wird, sind beste medizinische Betreuung und modernste Trainingsmethoden unabdingbare Forderungen.

Sportartspezifisches Belastungs- und Anforderungsprofil

Die Mannschaftsportart Eishockey ist gekennzeichnet durch hochintensive zyklische und azyklische Bewegungen mit teilweise auch gezieltem Körperkontakt („Bodychecks") (👁 **5.14**). Sie zeichnet sich durch Schnelligkeit und Kraft, Koordination und Technik sowie Reaktionsfähigkeit, Spielverständnis und Taktik aus. Die körperlichen Anforderungen sind heute noch wesentlich höher als in früheren Zeiten. Die Spielweise ist so intensiv geworden, dass die Spieler in der Regel maximal 40–60 s auf dem Eis bleiben; dabei ist man ständig in Bewegung, rennt, muss wechseln zwischen Stopp- und Go-Bewegungen, agiert an der Bande, muss von allen Seiten Checks einstecken oder wird zum Sturz gebracht. Dazwischen liegen 3–4 min der Erholung auf der Bank, teilweise auch kürzer. Wurde früher in 3 Blöcken gespielt – ein Block entspricht 5 Spielern –, heute sind 4 Spieler pro Block die Regel, die meist fliegend wechseln. Ein typischer, etwa 40–60 s langer Einsatz besteht aus 3–4 s langen maximalen Sprints mit schnellen, abrupten Bewegungs- und Richtungswechseln sowie Beschleunigungs- und Bogenläufen, die diese Sportart im Besonderen auszeichnen, zudem aus zahlreichen Zweikämpfen im Spielfluss, wie an der Bande, sowie aus Pässen und Schüssen. Nur ein Sportler, der physisch diesen Anforderungen entspricht und der auch das erforderliche technische Können (Eislaufen – ein Spieler entwickelt eine Eigengeschwindigkeit von etwa 40 km/h; Beherrschen des Schlägers und des Pucks, der eine Geschwindigkeit von etwa 180 km/h erreicht) sowie ausgeprägte koordinative Fähigkeiten besitzt, ist in der Lage, diese anspruchsvolle Sportart betreiben zu können. Notwendig ist deshalb die beste medizinische Betreuung, um Verletzungen zu minimieren, wenn sie auch nicht vermieden werden können. Im Folgenden seien die häufigsten Unfallmechanismen und Verletzungen aufgezeigt.

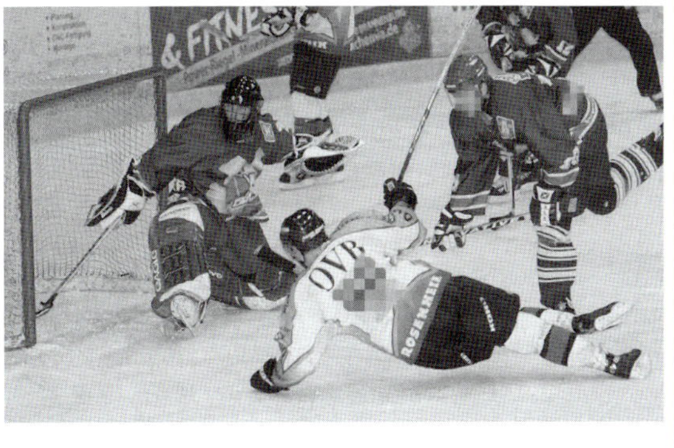

👁 **5.14** Sturz nach Bodycheck.

Unfallmechanismen

Häufigkeit: Bei Eishockey als Kontaktsportart sind das Verletzungsrisiko und die Schwere der Sportverletzungen nicht so hoch wie man vielleicht argwöhnt. Gegenüber Fußball und alpinem Skilauf liegt die Verletzungshäufigkeit nur bei etwa 5 %. Die Verletzungsursachen und letztlich auch die Verletzungsschwere sind abhängig von:

- physischer und psychischer Fitness,
- konstitutioneller Eignung für die Sportart,
- allgemeiner Geschicklichkeit,
- Umweltbedingungen zur Zeit der Verletzung (Eisfläche),
- Sportgerät und Sporttechnik,
- Ausrüstung,
- Alter,
- Aggressivität,
- Ernährungsstatus.

Verletzungsursachen: Besondere Bedeutung für die spezifischen Verletzungsursachen beim Eishockey haben:

- hohe Spielgeschwindigkeit,
- schnelle Beschleunigung mit abruptem Bewegungs- und Richtungswechsel,
- schneller Wechsel zwischen Stopp- und Go-Bewegungen,
- verletzungsträchtige Zweikämpfe,
- unkorrekte Schlägerhaltung,
- Puck,
- Schlittschuhe,
- Sturz auf das Eis.

Aggressivität: Die Aggressivität im Spiel spiegelt sich in der Häufigkeit von Verletzungen und auch im Verletzungsmuster dadurch wieder, dass eine Zunahme mit Dauer des Spiels festzustellen ist, beeinflusst durch nachlassende Kondition und damit Nachlassen der Konzentration. Pro Spiel sind 1–2 Spieler auf ärztliche Behandlungen angewiesen.

Spielerspezifische Verletzungshäufigkeiten: Interessant sind auch die Verletzungsgefahren der verschiedenen Mannschaftsteile: So liegt die Häufigkeit von Verletzungen der Torhüter nur bei etwa 7 %, dagegen der Verteidiger bei 34 % und der Stürmer bei 59 %, wobei der Außenstürmer häufiger als der Center betroffen ist.

Die häufigsten Unfallmechanismen, die Verletzungsarten in ihrer Häufigkeit und deren Topographie sind in **T 5.5–5.7** dargestellt.

5.5 Unfallmechanismen

Unfallmechanismen	Häufigkeit (%)
Körperkontakt	38
Schläger	30
Puck	15
Schlittschuh	3
sonstige (Eis, Bande, Torpfosten)	14

5.6 Verletzungsarten

Verletzungsarten	Häufigkeit (%)
Prellungen	27
Hautläsionen	25
Distorsionen	19
Muskelzerrungen	14
Muskelfaserrisse	6
Frakturen	5
andere (Zähne)	4

5.7 Verletzungstopographie

Verletzungstopographie	Häufigkeit (%)
Kopf/Gesicht	33
Arme/Hände	21
Knie/Hüfte/Beine	17
Sprunggelenke/Füße	11
Halswirbelsäule/Schulter	10
Rumpf (Lendenwirbelsäule)	8

Typische Verletzungen

Im Einzelnen sei nun näher auf die anatomische Lokalisationen der Eishockeyverletzungen eingegangen (1).

Kopf/Gesicht

Die Häufigkeit von Verletzungen in diesem Bereich beträgt 33 %. Meist handelt es sich um problemlose Schnitt- und Platzwunden, die in der Kabine chirurgisch primär versorgt werden und dem Spieler auch das Weiterspielen ermöglichen. Zahnverletzungen sind nicht sehr häufig zu registrieren, jedoch von teuren zahnärztlichen Behandlungen, auch oft von Spätfolgen, begleitet. Ursächlich werden diese Verletzungen im Kopf-/Gesichtbereich zu etwa 60 % durch die Schläger, zu etwa 35 % durch den Puck und zu etwa 5 % durch Zusammenprall ausgelöst. Ein besonderes Problem stellen sicherlich die Augenverletzungen dar, meist ausgelöst durch den Schläger, die teilweise, wenn auch selten, zum Verlust des Augenlichts führen können.

Arme/Hände

Die Verletzungshäufigkeit beträgt 21 %. Die häufigste Unfallursache sind Stock- und Schlägereinwirkungen, zudem bei aggressiven Auseinandersetzungen Boxschläge, außerdem in seltenem Maße Stürze auf das Eis und in die Bande. Dabei stehen die Fingerverletzungen an erster Stelle, hier vorwiegend Endgliedquetschungen, die sofort in der Kabine versorgt werden. Selten kommt es zu Strecksehnenabrissen und Frakturen, vor allem der Ossa metacarpalia wie auch des Os naviculare. Die Läsion der Bursa olecrani, die meistens beim Sturz durch Verrutschen des Ellbogenschutzes entsteht, bleibt in Regelfällen ohne nennenswerte Probleme, gelegentlich bedarf es allerdings auch einer operativen Intervention. Die häufigsten – meist durch Stockschläge verursachten – Verletzungen sind aber Prellungen an der oberen Extremität, die zwar schmerzhaft sind, aber ansonsten problemlos verlaufen.

Knie/Hüfte/Beine

Die Verletzungshäufigkeit beträgt 17 %. An erster Stelle stehen hier Muskelverletzungen. Diese stellen teilweise ein spezifisches Problem des Eishockeysports durch direkte Stock- und Puckeinwirkung in der durch Schoner nicht geschützten Muskulatur dar. **Muskelzerrungen** – insbesondere ausgelöst durch eine insuffiziente Aufwärmphase und schlechtes Dehnen der Muskulatur, verbunden mit dem der Eishockeysportart eigenen Schnelligkeit bei Sprints sowie abrupten Bewegungs- und Richtungswechseln – müssen ernst genommen und auch sofort orthopädisch-traumatologisch versorgt werden. Besonders erwähnt seien hier die Adduktorenmuskelzerrungen, vor allem beim Torhüter, hier häufig verursacht durch weite Ausfallschritte. **Muskelfaserrisse** sind gegenüber anderen Sportarten nicht gehäuft festzustellen. Im Vordergrund stehen hierbei der M. gracilis, der M. rectus femoris und der M. gastrocnemius. Bei allen diesen Muskelverletzungen bietet die sofortige Versorgung durch den Arzt in Zusammenarbeit mit dem Physiotherapeuten und dem Sportlehrer die beste Gewähr für ein rasches Ausheilen. An zweiter Stelle der Eishockeyverletzungen der unteren Extremität stehen Läsionen des Kniegelenks, vorwiegend Rupturen des Innenbandes, seltener des vorderen Kreuzbandes und des Außenbandes. Innenmeniskusläsionen stehen in der Häufigkeit vor den Außenmeniskusläsionen. Diese Verletzungen führen teilweise zu mehrwöchigen Ausfällen des Spielers und werden nach den Regeln der modernen Sporttraumatologie versorgt.

Sprunggelenke/Füße

Die Verletzungshäufigkeit beträgt 11 %. Häufigste Ursache sind durch Puck und Stock direkt ausgelöste Prellungsverletzungen im Bereich des Schuhrandes bis zu Frakturen des Mittelfußes. Sonstige Frakturen sind dank der Schienen und Polsterungen im Beinbereich eher eine Seltenheit. Sprunggelenkdistorsionen und -kontusionen ohne oder mit Kapsel-Band-Verletzung – im Vordergrund steht hier die isolierte Ruptur des Lig. fibulotalare anterius –, die dadurch zustande kommen, dass eine Schwachstelle des Körperschutzes zwischen Schienbeinschutz und Schlittschuhschaft besteht, sind normalerweise wenig dramatisch, bedürfen der Versorgung nach den Richtlinien der normalen orthopädischen Sporttraumatologie und führen nur zu wenigen Ausfalltagen, da bei der Versorgung durch das Tragen funktioneller Orthesen im Schlittschuh eine rasch wiederhergestellte Sportfähigkeit gegeben ist.

Halswirbelsäule/Schulter

Die Verletzungshäufigkeit beträgt 10 %. Als auslösende Ursache sind vorwiegend die Bandenchecks geltend zu machen. An erster Stelle stehen hierbei die Akromioklavikulargelenksprengungen (Tossy I–III), die nach den Regeln der modernen Sporttraumatologie versorgt werden müssen. An zweiter Stelle ist das Halswirbelsäulenschleudertrauma zu beobachten. Die Klavikulafrakturen müssen in der Regel einer operativen Behandlung zugeführt werden. Selten kommt es zu Schulterluxationen. Diese Verletzungen führen zur Auswechslung des Spielers und teilweise auch zu mehrwöchigen Ausfällen.

Rumpf

Die Verletzungshäufigkeit beträgt 8 %. Wirbelsäulenverletzungen, meist ausgelöst durch brutale Bandenchecks, sind eher selten geworden – sicherlich ein Verdienst der strengeren Regelauswertung und damit auch Folge der Fairness der Spieler. Querschnittslähmungen, wie in der Literatur beschrieben, sind in den vergangenen Jahren nie beobachtet worden. Im Vordergrund stehen akute Blockierungen des Iliosakralgelenks und der Kostotransversalgelenke, die vor Ort durch manuelle Maßnahmen und therapeutische Lokalanästhesie behandelt werden können. Bandscheibenprobleme sind nicht häufiger als bei anderen Sportarten zu beobachten. Erwähnt seien noch Rippenfrakturen, die aber ebenfalls selten auftreten und dann nach den Regeln der modernen Sporttraumatologie zu behandeln sind. Die Thoraxprellungen in dieser Kontaktsportart sind zwar schmerzhaft, führen aber im Normalfall zu keinem Ausfall des Spielers.

Spätschäden

Eine grundsätzliche Forderung bei allen Verletzungen, so auch bei den Sportverletzungen, ist die konsequente Ausheilung der Verletzung, um Spätschäden zu vermeiden. Nach einer Verletzungsanalyse der Deutschen Eishockey Liga (DEL) stellen sich die Häufigkeit der Verletzungen und die durch sie bedingten Ausfalltage wie in **T 5.8** aufgelistet dar.

Behandlungsmaßnahmen

Eishockey ist das schnellste Mannschaftsspiel der Welt. Die sich summierenden Verletzungen und Verletzungsausfälle erfordern eine bestmögliche medizinische Betreuung. Die Aufgaben des vor Ort tätigen Sportorthopäden reichen von der Versorgung von Bagatellverletzungen bis zur Primärversorgung größerer Verletzungen und beinhalten auch die Erhaltung lebenswichtiger Vitalfunktionen, wobei letzteres zum Glück nur extrem selten notwendig ist. Die häufigen Weichteilverletzungen, wie Kontusionen, werden direkt vor Ort mit den üblichen Methoden – wie lokale Eisapplikationen, Kompressionssalbenverbände, therapeutische Lokalanästhesie und Physiotherapie – behandelt. Hautläsionen mit Platz- und Schnittwunden werden primär chirurgisch in der Kabine versorgt. Die Behandlung von größeren, weiterreichenden Verletzungen, wie z. B. Frakturen, erfolgt nach der Versorgung vor Ort sowie nach einer umgehenden weiterführenden Diagnostik. Schwerere Verletzungen, wie unter anderem Augenverletzungen, machen eine enge Zusammenarbeit auch mit Fachkliniken notwendig; überwacht werden muss dann auch ein schonender Transport in die nächstgelegene Fachklinik. Eine unbedingte Forderung ist die nach einer engen Zusammenarbeit von Arzt, Physiotherapeut, Trainer und Spieler. Nur so lässt sich eine optimale Versorgung des Spielers und seiner Verletzungen erreichen.

Präventive Maßnahmen

Die wichtigste Konsequenz zur Vermeidung sportartspezifischer Verletzungen stellt die Prävention dar.

Schutzkleidung

Als ein Prophylacticum cardinale ist beim Eishockeyspiel die bestmöglichste Schutzausrüstung des Eishockeyspielers zu fordern. Eishockey birgt als schnellste, härteste und aggressivste Sportart ein entsprechendes Verletzungsrisiko. Entsprechend hoch sollte der Stellenwert der Schutzausrüstung sein. Viele Spieler kurven immer noch mit veralteten oder ungenügenden

T 5.8 Verletzungsanalyse der Deutschen Eishockey Liga (DEL)

Lokalisationen/Verletzungsarten	Verletzungen (n)	Ausfalltage (n)	Ausfalltage pro Verletzung
Knie	54	875	16
Schulter	33	480	15
Kopf	21	458	22
Frakturen	14	400	29
Wirbelsäule	22	370	17
Ellbogen	17	101	6
Hals	7	82	12
sonstige	155	859	6
Total	**323**	**3625**	**15**

Ausrüstungen auf dem Eis herum. Auch werden viele Schutzausrüstungsteile zu lange benutzt und entsprechen nicht mehr den Anforderungen. Im Folgenden werden die wichtigsten Ausrüstungen im Einzelnen dargestellt.

Helme und Gesichtsschützer: Alle Spieler müssen während der Teilnahme an einem Spiel einen Eishockeyhelm tragen, der den anerkannten, internationalen Normen entspricht. Spieler der Altersgruppe „18 Jahre und jünger" müssen bei allen IHF-Bewerben einen Vollgesichtsschutz tragen. Diese Vollgesichtsschutzmaske und der Torhüterkopfschutz müssen so konstruiert sein, dass weder der Puck noch eine Stockschaufel die Schutzvorrichtung durchdringen kann. Durch diese Maßnahmen konnten die Kopf- und Gesichtsverletzungen deutlich reduziert werden. Zudem lassen sich die oben aufgeführten Augenverletzungen durch diese Gittervisiere verhindern. Obwohl Zahnverletzungen selten registriert werden, empfiehlt es sich, einen individuell vom Zahntechniker angefertigten Mundschutz zu tragen. Laut einer Studie ist dank dem Tragen eines Zahnschutzes die Häufigkeit von Zahnverletzungen auf 11 % zurückgegangen.

Schulter- und Brustschutz: Auch hier sind die bestmöglichen, von der Industrie inzwischen angebotenen Schutzausrüstungen zu fordern, die die Schwere von Schulterverletzungen deutlich reduzieren. Die Schulterpads sollen die sensiblen Schultergelenke umschließen und die Schläge zum Oberarm und zur Brust weiterleiten, welche viel stabiler sind. Die oberen Schalen schützen vor Schlüsselbeinbrüchen und Schulterluxationen. Für Damen werden spezielle Schulter- und Brustschutze hergestellt (5.15).

Ellbogenschützer: Die Ellbogen sind infolge der durch Körperkontakt hervorgerufenen Stürze auf das Eis besonders verletzungsanfällig. Deshalb muss auch hier eine gutsitzende Schale bestmögliche Schutzeigenschaften aufweisen.

Handschuhe: Handschuhe schützen einen Teil des Unterarms, das Handgelenk, den Handrücken und die einzelnen Finger, besonders den Daumen, und müssen die richtige individuelle Passform haben.

Hosen: Beweglichkeit ist das A und O einer perfekten Spielerhose, die eher eine Nummer zu groß sein soll. Eine gutsitzende Hose schützt alle problematischen Zonen. Der Tiefschutzjock wird von allen Spielern getragen.

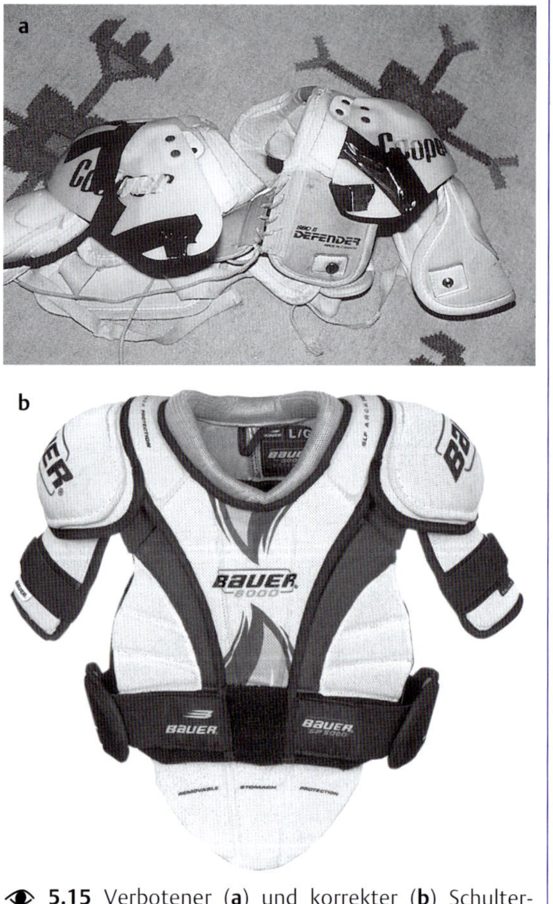

5.15 Verbotener (**a**) und korrekter (**b**) Schulterschutz.

Schienbeinschoner: Auch hier ist eine gute Passform der Beinschützer, immer in Verbindung mit dem Schlittschuh, wichtig. Von besonderer Wichtigkeit ist, dass die Knieschale immer auf die Kniescheibe zentriert ist.
Unterwäsche: Zu fordern ist auf jeden Fall schweißaufsaugendes Material.
Torwartausrüstung: Diese Ausrüstung für den Torwart muss beim Spezialisten individuell zusammengestellt werden. Jeder Torwart muss eine Vollgesichtsmaske, einen genehmigten Eishockeyhelm und einen Torwartvollkopfschutz tragen, der den anerkannten internationalen Normen entspricht.

Spieler

Für die Spieler ist Folgendes zu fordern:
- sehr gute Kondition,
- sehr guter Trainingszustand im Kraft- und Ausdauerbereich sowie bei der Schnelligkeit,
- körperliche Geschicklichkeit und gute Reaktionsfähigkeit,
- Einhalten der Regeln,
- entsprechende mentale Einstellung,
- Disziplin als wichtige Prävention, um dadurch Aggressionen zu reduzieren und Verletzungen zu vermeiden.

Hier ist sicherlich auch das Teamwork zwischen Arzt, Physiotherapeut, Sportlehrer, Trainer und natürlich auch dem Sportler selbst besonders hervorzuheben.

Maßnahmen der Schiedsrichter

Diese beinhalten:
- korrekte Regelauslegung,
- entsprechend hartes Durchgreifen, z. B. beim High-Sticking und beim Cross-Check, wodurch die Disziplin der Spieler nachhaltig verbessert wird.

Maßnahmen des Mannschaftsarztes

Im Vordergrund steht hier vor, während und nach der Saison eine internistische sowie orthopädische Leistungsdiagnostik bei laufenden Kontrollen. Die internistische Untersuchung beinhaltet neben Blutuntersuchungen die ergometrischen Untersuchungen unter Laborbedingungen zur Beurteilung der kardiovaskulären Belastbarkeit sowie die aerobe und die anaerobe Leistungsfähigkeit, aus denen sich Ratschläge für die spezifische Trainings- und Wettkampfpraxis ergeben. Die orthopädische körperliche Untersuchung beginnt mit der eingehenden Erhebung des Muskel- und Gelenkstatus sowie mit der Funktionsanalysen der Wirbelsäule, auch mit heute möglichen computergesteuerten Analysen. Wie **5.16** zeigt, lassen sich auf diese Weise Muskelimbalancen der Rückenmuskulatur individuell feststellen und dementsprechend auch beseitigen, was zu einer deutlichen Reduzierung der Häufigkeit von Verletzungen führt. Hier ist eine enge Zusammenarbeit mit dem Physiotherapeuten und dem Sportlehrer erforderlich. Die sportärztliche Betreuung als präventive Maßnahme beinhaltet auch

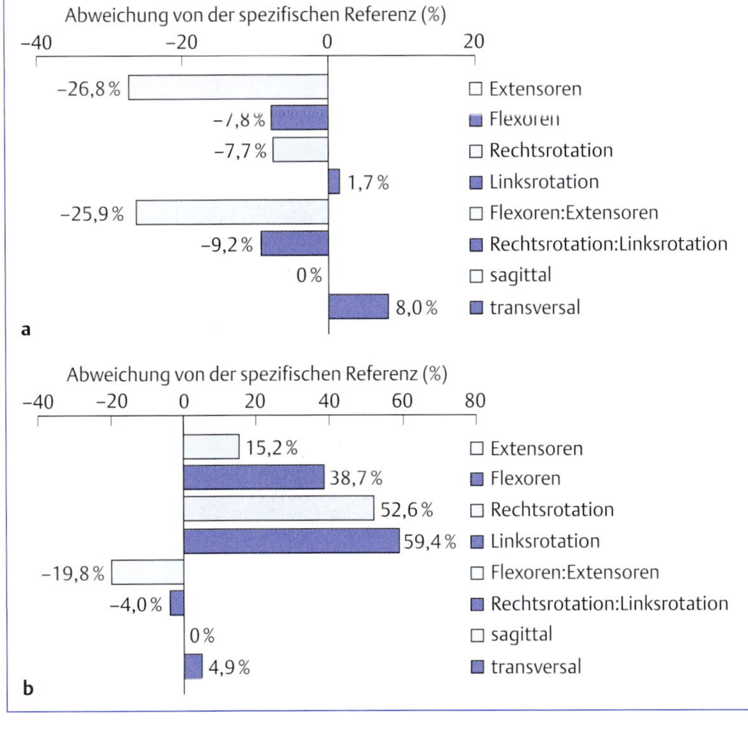

5.16 a Funktionsdefizite der Wirbelsäule vor der gezielten Behandlung (computergesteuerte Analyse), **b** Muskelfunktion nach der Behandlung.

die individuelle Beratung in Dopingfragen. Zudem kann ein mentales Training in der Hand des Teamarztes eine große Hilfe für Spieler sein, was letztlich dazu führt, dass die Leistungsfähigkeit gesteigert und die Verletzungshäufigkeit gemindert werden kann. Eishockey als schnellste und härteste Mannschaftsportart der Welt ist ein Spiegelbild der heutigen Leistungsgesellschaft: Die Anforderungen an die Spieler werden immer größer. Nur wer wirklich die Willenskraft, die Lebensfreude und die Fähigkeit hat, mit Begeisterung und Unbekümmertheit die negativen Randerscheinungen zu bewältigen, wird sich durchsetzen können. Die Anforderungen an die Spieler sind immens hoch: Anforderungen an Motivation, Konzentration, Disziplin, richtige Selbsteinschätzung, Weitblick, Organisation, Lebenswandel, Toleranz, Härte gegen sich selbst und Willenskraft. Eine beste sportmedizinische Betreuung in enger Kooperation zwischen Arzt, Physiotherapeut und Sportlehrer sowie moderne Trainingsmethoden – ebenfalls in enger Zusammenarbeit zwischen Arzt, Trainer und Management – erlauben es den Spielern, Höchstleistungen zu erbringen, und ermöglichen zudem, die Verletzungshäufigkeit zu senken. So kann Eishockey weiterhin eine faszinierende und attraktive Sportart bleiben.

Literatur

1. Hämel D. Sportartspezifische Verletzungen beim Eishockey. Vortrag. Bad Endorf: 6. Workshop Sportmedizin; 2002.

6 Trendsportarten

6.1 Inlineskaten

M. L. Dingerkus

Einleitung

Geschichte: Historisch geht das Rollen auf Rädern zurück auf die Mitte des 18. Jahrhunderts, als der Belgier Joseph Merlin mehrere Rollen hintereinander unter einen Schuh montierte, allerdings feststellen musste, dass man mit diesen Untersätzen weder anhalten noch wenden konnte, weshalb seine Idee zunächst für fast 100 Jahre eingemottet wurde. Ähnlich erging es Robert John Tyers aus London im Jahre 1823, dem mit seinem Modell „Rollito“, bei dem gleich 5 Rollen hintereinander standen, auch nicht der Durchbruch gelang. Erst 40 Jahre später, 1863, kreierte J. L. Plimton aus New York einen vierrädrigen Rollschuh mit je 2 Rollen vorn und hinten, die über eingefügte Gummipolster, später Kugellager, steuerbar waren und gut rollten (2-mal-2-Rollerskates oder -Rollschuhe). Der endgültige Durchbruch der Idee der Rollenanordnung in Reihe erfolgte aber erst 1980 in den USA durch Scott und Brennan („In-Line-Skates“), die sich dabei am Eishockeystiefel orientierten, sowie mit den Entwicklungen von Olsen und Olsen („Roller Blades“) (17).

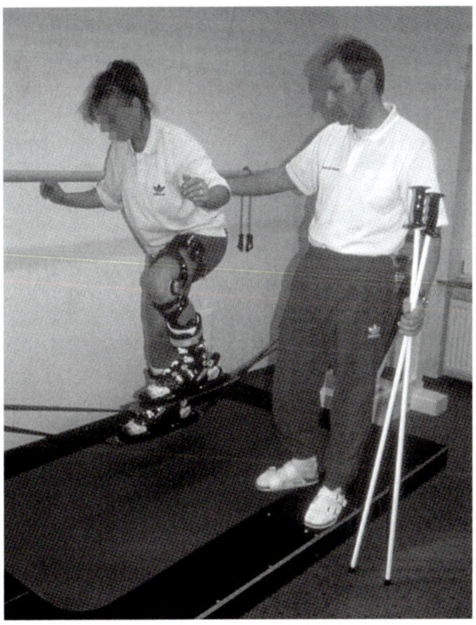

6.1 Inlineskates bieten eine Reihe von Einsatzmöglichkeiten. Vor allem bei Leistungssportlern mit Bewegungserfahrung ist auch ein Einsatz in der modernen sportartspezifischen Rehabilitation, sei es posttraumatisch oder postoperativ, nicht mehr wegzudenken (Lineparcours zur Koordinationsschulung, Rehabilitationsklinik Medical Park, Bad Wiessee; mit freundlicher Genehmigung des ärztlichen Direktors Dr. H. Hörterer).

Entwicklung: Die Faszination des Inlineskatens liegt in der Vielfältigkeit des Anwendungsbereichs: Neben einem aeroben Trainings- und Simulationssportgerät für andere Sportarten (Radfahren, Eishockey, Eisschnelllauf, Skilauf), dient es oft ganzen Familien als erholsames Fortbewegungsmittel in der Freizeit und ist zudem billiges Nahverkehrsmittel für Schüler und Studenten in der Großstadt. Daneben hat sich bereits vor Jahren auch in Deutschland eine Inline-Hockey-Liga etabliert, werden nationale und internationale Speed-Skate-Wettbewerbe (German Inline-Cup, Engadiner Inline-Skate-Marathon) ausgetragen und nahezu in jeder größeren Stadt Inline-Nights veranstaltet, bei der sich regelmäßig Tausende zum gemeinsamen Inlineskaten treffen. Freestyleskater und Aggressive Skater führen artistische Figuren in der Halfpipe und über Schanzen in so genannten Funparks oder Funareas oder an natürlichen „Hindernissen“ aus. Inlineskates und Rollschuhe haben nicht zuletzt auch Einzug in den Dance- und Showbereich („Starlight Express“) sowie in die Rehabilitation – zur Koordinationsschulung nach Sportverletzungen – erfahren (6.1).

Verbreitung: Während die Zahl der Inlineskater Anfang der 1990er-Jahre zunächst in Amerika langsam anstieg, berichteten im Jahre 1989 Monahan et al. (14), dass bislang wenig Erkenntnisse über mögliche Verletzungen beim Inlineskaten vorliegen. Erst die von Callé et al. im Jahre 1993 veröffentlichten Ergebnisse (3) einer amerikanischen Verbraucherschutzorganisation (Consumer Product Safety Commission, CPSC) zeigten eine leicht ansteigende Zahl von Verletzungen in den USA seit 1988: Bei einer geschätzten Zahl von 9,4 Mio. Inlineskatern bis Mitte des Jahres 1992 wurden lediglich 513 Verletzungen registriert. Während in Europa bis 1994 Inlineskaten weitgehend unbekannt war und die Zahl der aktiven Inlineskater in Deutschland bis 1992 unter 0,1 Mio. lag, stieg die Zahl von 0,37 Mio. im Jahre 1993 explosionsartig auf 8,1 Mio. im Jahre 1996 an (GfK-Studie 1996; 22). Nach Umfrageergebnissen sollen es im Jahre 2000 bereits 17 Mio. Bundesbürger gewesen sein, die Inlineskaten – organisiert und unorganisiert – betrieben, Tendenz steigend (23).

Sportartspezifisches Belastungs- und Anforderungsprofil

Inlineskaten ist vom Anforderungsprofil her eine Sportart, die verschiedene motorische Hauptbeanspruchungsformen anspricht. Beim Freizeitskaten (**Freeskaten, Recreational Skaten**) sind es Ausdauerfähigkeit und Koordination mit Beanspruchung der Halte- und Bewegungsmuskulatur von Rumpf, Gesäß und Beinen; beim Aggressive Skaten (früher: Freestyle) sind es Kraft, Schnelligkeit und Dynamik, gepaart mit Mut, Geschicklichkeit und Risikobereitschaft. Beim Inline-Hockey stehen nicht nur Antrittgeschwindigkeit, Fahrtechnik und Kraftausdauer im Vordergrund, sondern auch Stock- und Puckführung; daneben bestehen die typischen Anforderungen wie bei jedem Mannschaftsspiel: Teamgeist, Spielübersicht, taktische Disziplin und Raumaufteilungsvermögen. Beim Speedskaten sind Schnelligkeit, Koordination, Kraft und Ausdauer gefragt.

Materialbesonderheiten

Skates: Inlineskates bestehen heute aus Schuh, Schiene und Rollen und sind verschiedentlich mit einem Bremssystem ausgestattet. Selbstverständlich gibt es in Abhängigkeit vom Einsatzgebiet die verschiedensten Modelle mit Preisen von unter 50 Euro (Billigmodell!) und über 500 Euro (Wettkampfschuh). Man kann dabei wählen zwischen einem Schuh, der aus einer gegossenen Polyurethanaußenschale und einem mit Schaum gepolsterten Innenschuh besteht, und einem etwas teureren Modell, bei dem die Außenhaut und der Innenschuh wie bei professionellen Eishockeystiefeln aus einem Stück gefertigt sind, was für die Fußanatomie als bessere Konstruktion gilt. Die Schiene besteht aus mit Glasfaser verstärktem Nylon, Aluminium oder einem Gemisch aus beidem und ist bei einigen Modellen in Abhängigkeit vom Einsatzgebiet höhenverstellbar („Rockering"). Durch das Anheben der vorderen und hinteren Rolle wird eine konvexe Kufenform wie beim Schlittschuh simuliert, die sich durch erhöhte Drehfreudigkeit auszeichnet, allerdings auf Kosten einer sicheren Standposition, weshalb diese Variante dem Könner vorbehalten sein sollte. Der Freestyleskater oder der Aggressive Skater benötigt insbesondere beim „Grinding" – dem schleifenden Fahren seitlich über Treppengeländer, Grünflächenbegrenzungen oder ähnlichem – eine solide Grundplatte und eine Rollenhöhe, bei der die mittleren Räder hochgestellt oder kleiner sind („Anti-Rockering"). Die aus Polyurethan gefertigten Rollen sind in Härte, Größe und Form sehr variabel. Es würde zu weit führen, die mehr als 500 verschiedenen Varianten zu beschreiben, aber ganz allgemein lassen sich mit weichen, stumpfen Rollen bessere Haftung, Spurtreue und Standfestigkeit, dagegen mit größeren, spitz zulaufenden Rollen höhere Geschwindigkeiten erzielen. Entscheidend für die Qualität der Rollen ist jedoch ihr Kugellager.

Bremsen: Gerade für den Fersenstopp („Heel Stop") ist der Bremsstopper für den Anfänger von besonderer Bedeutung. Der aus festem Gummi oder Polyurethan bestehende Stopper sitzt an der Ferse nur eines

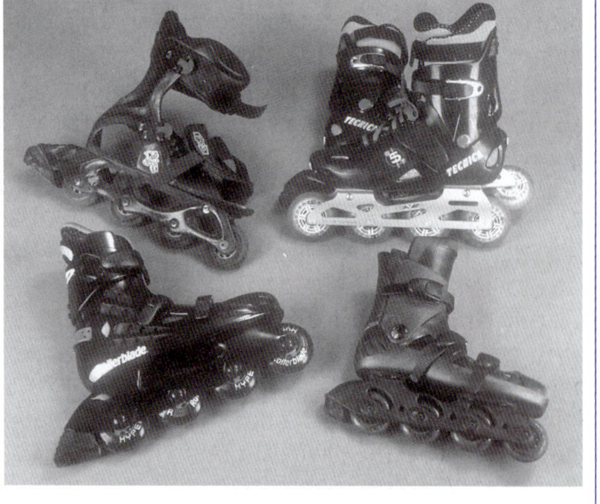

6.2 Verschiedene Modelle von Inlineskates, zum Teil mit herkömmlichen Bremsen (Heel Stop), die beim Aggressive Skaten oft entfernt werden, weil sie bei bestimmten Manövern nur störend wären.

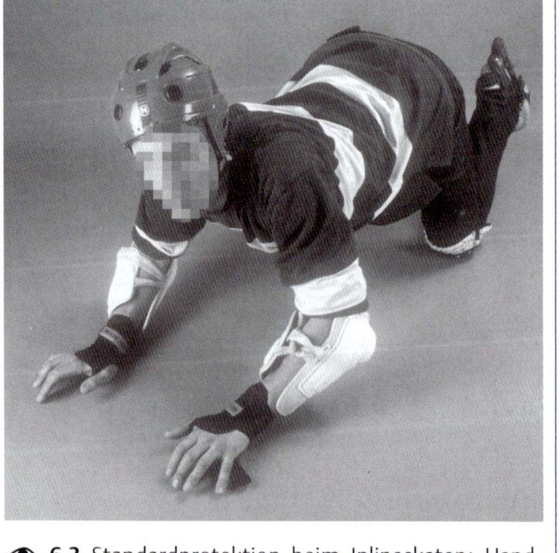

6.3 Standardprotektion beim Inlineskaten: Handgelenkschützer (Wristguards), Knie- und Ellbogenschützer sowie ein Helm.

Schuhs. Zum Bremsvorgang wird der in Schrittstellung hintere Schuh (mit dem Stopper) vorne hochgezogen, sodass der Stopper zunehmend Bodenkontakt hat und die Bewegung bremst. Es gibt auch hier verschiedene Modelle, einige sogar mit Bremskraftverstärkern (👁 **6.2**).

Schutzausrüstung: Um qualitativ minderwertige Billigprodukte zu verhindern, wie sie vor allem für Kinder sehr häufig angeboten werden, ist eine strenge Einhaltung der Industrienormen für Inlineschuhe zu fordern. Gleiches gilt auch für die anderen Bauteile. Als obligatorische Schutzausrüstung gelten Handgelenkstützen, so genannte Wristguards, Knie- und Ellbogenschützer sowie ein Helm (👁 **6.3**). Im Aggressive-Skating-Bereich und beim Inline-Hockey können noch weitere Protektoren für Becken, Rücken, Unterschenkel und Schulter hinzukommen.

Unfallmechanismen

Die meisten Verletzungen ereignen sich bei Stürzen (1–3, 10–13, 18, 19). Eigenen Studien zufolge sind objektiv neben Stürzen (87,2 %) auch Kollisionen (9,2 %) zu beobachten. Speziell beim Inline-Hockey wurden neben Stürzen (52 %) und Bodychecks (24 %) auch Fouls mit dem Stock (7 %), Kollisionen mit der Bande (7 %) sowie Treffer mit Ball oder Puck (7 %) für Verletzungen verantwortlich gemacht. Auf Fragen nach der subjektiven Verletzungsursache nannten mehr als die Hälfte der Betroffenen Leichtsinn, Übermut, Selbstüberschätzung und Unaufmerksamkeit an erster Stelle, gefolgt von Übermüdung, Erschöpfung und Überforderung durch das Gelände, mangelnde Technik, fehlende Schutzausrüstung sowie Fahren mit zu hoher Geschwindigkeit (4, 6). Gefährdet sind in diesem Zusammenhang vor allem Kinder, Anfänger und Inlineskater ohne entsprechende Protektion (8). Fast alle festgestellten Verletzungen von Hand, Unterarm und Ellbogen sind auf einen Sturz auf die ausgestreckten Arme mit axialer Krafteinleitung zurückzuführen.

Typische Verletzungen

Verletzungsinzidenz

Vornehmlich die amerikanische Literatur weiß über eine zunehmende Zahl von Verletzungen beim Inlineskaten zu berichten, vereinzelt auch über Schädelverletzungen und sogar Todesfälle im Straßenverkehr (1, 3, 21). Aus Deutschland sind bislang nur vereinzelt Todesfälle bekannt geworden. Aus den Ergebnissen eigener Studien (4, 5, 7) lässt sich für das Inlineskaten ohne Berücksichtigung von Bagatellverletzungen eine durchschnittliche Verletzungsinzidenz (Anzahl von Verletzungen pro 1000 Stunden) zwischen 1,6 und 3,4 errechnen, wobei bei Frauen, nichtorganisierten Freeskatern und Inline-Hockey.Spielern etwas höhere Werte festgestellt wurden. Aufgrund der von Schieber et al. (18) für das Jahr 1992 in den USA registrierten 30 863 Verletzungen bei 9,4 Mio. Inlineskatern und einer durchschnittlichen Ausübungszeit von 22,5 Tagen im Jahr lässt sich – unter Annahme von einer Stunde Skatien pro Tag – eine Verletzungsinzidenz von 0,14 hochrechnen. Im direkten Vergleich kommen in den USA auf jede durch Inlineskaten bedingte Verletzung 3,3 Rollschuhsportverletzungen und 1,2 Skateboardsportverletzungen (18). Mit diesen Verletzungszahlen liegt das Inlineskaten deutlich unter den aus der Literatur bekannt gewordenen Inzidenzen von Sportarten wie Eishockey (1,4–78,4) und Fußball (7,6–15,2) oder Skifahren (8–16 bzw. 0,3–1,1) und Snowboarden (7–32 bzw. 0,5–4) (6).

Obere Extremität

Beim Inlineskaten ist die obere Extremität am häufigsten von Verletzungen betroffen (1–3, 10–12, 18). Bis zur Hälfte aller Verletzungen ereignen sich am Handgelenk, das damit in allen Studien an erster Stelle rangiert. Auch die meisten Frakturen ereignen sich in dieser Region und an den Fingern, besonders bei Kindern (10). Eine Trendanalyse unter Berücksichtigung verschiedener Studien, vor allem der US-National-CPSC-Studie von 1992 und einer Studie des Roosevelt-Hand-Hospitals, erbrachte beim Inlineskaten einen hohen Frakturanteil, wobei das Frakturrisiko bei Skatern unter 15 Jahren fast doppelt so hoch war wie bei ältern Inlineskatern (1, 3, 10, 11, 13, 18). Dabei treten bei Jugendlichen auch besonders häufig Epiphysenverletzungen auf (1), die ein besonderes Augenmerk verdienen, weil an der Epiphyse das Längenwachstum eines Knochens stattfindet (👁 **6.4**). Eine Parallele lässt sich hier zu einer weiteren Trendsportart, nämlich Snowboarden, ziehen, bei der auch die Wachstumsfugen des Unterarms durch Sturz auf die Hand gefährdet sind (8). Nahezu zwei Drittel aller Verletzungen betreffen das Handgelenk, Hand mit Fingern sowie Unterarm und Ellbogen (3, 10, 11). Hilgert et al. (10) fanden im Jahre 1996 bei 140 Skatern in einer Unfallambulanz 14 Ellbogenverletzte (10 %), davon über die Hälfte mit Knochenbeteiligung.

Untere Extremität

An der unteren Extremität ereignen sich knapp ein Drittel der akuten Verletzungen. Es handelt sich aber meist nur um Bagatellverletzungen, die sich bekanntermaßen jeder Unfallstatistik auf der Basis eines Arztbesuches entziehen. Neben Hautabschürfungen und Kontusionen können aber auch Frakturen und Distorsionen des Kapsel-Band-Apparats auftreten, am Knie häufiger als am Sprunggelenk.

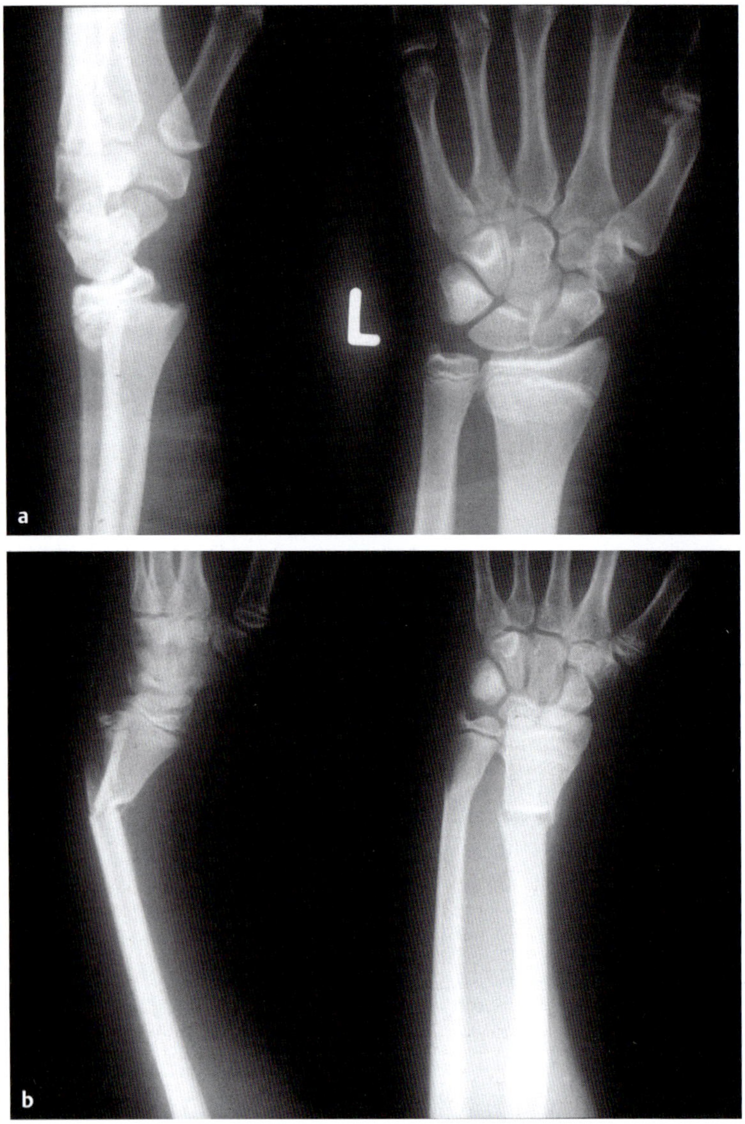

6.4 a, b Beim Inlineskaten wie auch beim Snowboarden kann bei Kindern und Jugendlichen sehr häufig die Epiphysenfuge mitbeteiligt sein, an der das Knochenlängenwachstum stattfindet. Bei Verwendung von so genannten Wristguards ist diese besonders empfindliche Stelle zwar geschützt, aber die verbliebene Sturzenergie kann körperwärts abgeleitet werden und zu einer Unterarmfraktur führen.

Typische Fehlbelastungsfolgen und Überlastungsschäden

Es ist nicht bekannt, wie häufig Sportschäden in der Bevölkerung, unabhängig von der Sportart, wirklich vorkommen. Nur selten wird ärztliche Hilfe in Anspruch genommen, und oft sind die Übergänge zwischen Sportverletzung und Sportschaden fließend. Da es sich beim Inlineskaten um eine relativ junge Sportart handelt, fehlt die Langzeiterfahrung hinsichtlich Überlastungsschäden. Eigenen Studien zufolge sind Amateurskater mehr als Profiskater betroffen und Aggressive Skater mehr als Freizeitskater (6). Meist kommen der Rücken, das Knie und das Sprunggelenk zu Schaden. An Knie- und Sprunggelenk handelt es sich hauptsächlich um eine Überdehnung des medialen Bandapparats durch die funktionelle X-Bein-Stellung beim Abdruck, am Rücken ausschließlich um muskuläre Defizite in Form von Myogelosen als Folge der Skatinghaltung. Geschlechtsspezifisch betrachtet ist die untere Extremität prozentual bei Männern häufiger betroffen als bei Frauen, obwohl sich Frauen öfter am Kniegelenk verletzten (4).

Präventive Maßnahmen

Kinder und Anfänger ohne Schutzausrüstung

Die Bereitschaft zur passiven Verletzungsprophylaxe ist als zurückhaltend einzustufen. Wie bereits erwähnt, sind bei Stürzen vor allem Kinder, Anfänger und Inlineskater ohne entsprechende Protektion gefährdet. Nur 28 % der bei Hilgert et al. (11) gefundenen

Hand-, Unterarm- und Ellbogenverletzten waren durch Wristguards und nur 11% durch Ellbogenpads geschützt. Banas et al. (1) berichten, dass in ihrer prospektiven Studie 83% der Inlineskater ohne Schutzausrüstung fuhren. Hofmann et al. (12) fanden im Jahre 1996 nur bei 4 von 119 beobachteten Skatern eine volle Schutzausrüstung. Bei den von Hilgert et al. (10) beobachteten 15 Schädelverletzungen wurde in keinem Fall ein Helm getragen. Jedoch konnte in 4 von 10 Fällen die Schutzausrüstung eine Verletzung der Hand bzw. des Knies nicht verhindern, und etwa jeder Zehnte verletzte sich trotz Schoner am Ellbogen. Aufgrund der teilweise fehlenden Schutzausrüstung und der mangelhaften Skatingtechnik gilt es, das persönliche Unfallrisiko noch weiter abzusenken. Dazu gehören das Tragen einer kompletten Schutzausrüstung – bestehend aus Hand-, Ellbogen- und Kniegelenkprotektoren sowie einem Helm – sowie das Erlernen der richtigen Fahr-, Sturz- und Bremstechnik. In neueren Arbeiten wird besonders auf die Bedeutung der Passform von Handgelenkprotektoren und auf die Vorteile einer palmaren Abstützungsplatte hingewiesen (15). Aus orthopädischer Sicht erscheint angesichts der Tatsache, dass überwiegend Kinder und Jugendliche diese Sportart ausüben, die Forderung an die Industrie nach sicherer Verarbeitung des Schuhs (Rollenaufhängung, Bremssystem etc.) gerechtfertigt. Eltern sollten beim Schuhkauf auch auf ein orthopädisches Fußbett achten und sich nicht durch ein „Billigangebot" zu einem voreiligen Kauf verleiten lassen.

Gesundheitswert und Präventiveffekte

Hinsichtlich positiver gesundheitlicher Effekte wird in der Literatur empfohlen, durch körperliche Aktivität mehr als 1400 kcal pro Woche mehr zu verbrauchen als ein inaktiver Mensch. Dabei soll sich die Gesamtzeit der körperlichen Aktivität zu 60–70% aus Ausdauertätigkeit, zu 20–30% aus kraftbetonter Aktivität und zu 10–20% aus Aktivität zur Erhaltung oder Verbesserung der Flexibilität zusammensetzen (9). Im Vergleich zum Laufen fanden Schulz et al. (20) beim Inlineskaten eine deutlich geringere Sauerstoffaufnahme bei gleicher Geschwindigkeit, sodass sich besonders Personen mit geringer Ausdauerleistungsfähigkeit oder Übergewichtige beim Skaten mit 50–70% der maximalen Leistungsfähigkeit mit entsprechend geringeren Laktatwerten belasten können, während dies beim Laufen nicht möglich wäre. So gesehen erfüllt das Inlineskaten auf Anhieb die genannten Präventivkriterien.

Nützliche Internetadressen

www.dalestol.de/Berichte/Statistik/statistik.html
www.d-i-v.de (offizielle Homepage der Münchner Blade-Night)

Literatur

1. Banas MP, Dalldorf PG, Marquardt JD. Skateboard and In-Line Skate fractures: A report of one summer's experience. J Orthop Trauma. 1992; 6(3):301–5.
2. Biasca N, Battaglia H, Simmen HP, Disler P, Trenz O. Übersicht der Snowboardverletzungen. Unfallchirurg. 1995; 98:33–9.
3. Callé SC, Eaton RG. Wheels-in-line roller skating injuries. J Trauma. 1993; 35(6):946–51.
4. Dingerkus ML. Verletzungsmuster und Überlastungsbeschwerden beim Inline-Skating In: Nagel V, Hrsg. Inline-Skating: Neue Bewegungskultur sportwissenschaftlich analysiert. Bericht vom 1. Sportwissenschaftlichen Hochschulsymposium zum Inline-Skating, Hamburg, 1997. Trend-Sport Wissenschaft Band 1. Hamburg: Czwalina; 1998:21–5.
5. Dingerkus ML. Verletzungsmuster und Überlastungsbeschwerden beim Inline-Skating – neue Erkenntnisse. In: Nagel V, Hrsg. Inline-Skating: Neue Bewegungskultur sportwissenschaftlich analysiert. Bericht vom 3. Sportwissenschaftlichen Hochschulsymposium zum Inline-Skating, Hamburg, 1999 (zur Publikation eingereicht).
6. Dingerkus ML. Medizinische Aspekte von Trendsportarten: Epidemiologie, Verletzungsmuster, Überlastung und Prävention. Habilitationsschrift, TU München; 2003.
7. Dingerkus ML, Martinek V, Öttl G, Langmeier W. Inline skating injuries and overuse syndromes. 7th Congress of the European Society of Sports Traumatology, Knee Surgery and Arthroscopy (Abstractband), Budapest, May 10–15, 1996: 121
8. Dingerkus ML, Öttl G, Elhardt K. Verletzungen und Überlastungen beim Snowboardfahren. Sportorthopädie Sporttraumatologie. 1998; 14.1:19–25.
9. Haskell WL. Sport, exercise and health: Toward the next century (Kongressbericht aktuell). Dtsch Z Sportmed. 2000; 51(10):354.
10. Hilgert RE, Dallek M, Radonich K, Jungbluth KH. Das Verletzungsmuster beim Inline-Skating, Verletzungsmechanismen und Prävention. Dtsch Z Sportmed. 1996; 47(11/12):574–6.
11. Hilgert RE, Dallek M, Radonich K, Jungbluth KH. Trendsportart Inline-Skating: Verletzungsmuster und Risikogruppen. Unfallchirurg. 1998; 101:845–50.
12. Hofmann J, Tamborino I. Verletzungsrisiko beim Inline-Skating. Sportorthopädie Sporttraumatologie. 1996; 12(4):287–290.
13. Jerosch J, Heidjann J, Thorwesten L. Verletzungsmuster und Akzeptanz von passiver sowie aktiver Verletzungsprophylaxe bei Inline-Skatern. Dtsch Z Sportmed. 1998; 49(1):3–8.
14. Monahan T. In-Line Skating: Does it improve fitness? Physician Sportsmedicine. 1989; 17:48.
15. Müller I, Vogiatzis M, Wiese K, et al. Biomechanical examination of the efficacy of wrist guards in inline skating. Sportverl Sportschad. 2003; 17:80–3.
16. Müller R, Brügger O, Mathys R, Stüssi E. Snowboard-Unfälle. Sportverl Sportschad. 2000; 14:121–7.
17. Rappelfeld J. Inline Skating/Rollerblading. Berlin: Rowohlt; 1984.
18. Schieber RA, Branche-Dorsey SM, Ryan GW. Comparison of in-line skating injuries with rollerskating and skateboarding injuries. JAMA. 1994; 271(23):1856–8.

19. Schieber RA, Branche-Dorsey SM, Ryan GW, Rutherford GW Jr, Stevens JA, ONeil J. Risk factors for injuries from in-line skating and the effectiveness of safety gear. N Engl J Med. 1996; 335:1630–5.
20. Schulz H, Reiffer S, Heck H. Inline-Skating als Ausdauertraining. Dtsch Z Sportmed. 1996; 47(11/12):567–77.
21. Weinberger DG, Selesnick SH. Roller blade falls – a new cause of temporal bone fractures: Case reports. J Trauma. 1994; 9:500–9.
22. Zollinger H, Gorschewsky O, Cathrein P. Verletzungen beim Snowboardfahren – eine prospektive Studie. Sportverl Sportschad. 1994; 8:31–7.
23. www.dalestol.de/Berichte/Statistik/statistik.html. Inlineskaten in Deutschland – eine feste Größe: Der Weg vom Kids- und Funsport zu einer Bewegung für Fitness-, Breiten- und Leistungssport.

6.2 Mountainbiken

O. Miltner

Einleitung

Entwicklung: Das Mountainbiken hat in den vergangenen Jahren eine rasante Entwicklung genommen, nachdem die Anfänge in den 1970er-Jahren in Marin County (USA) stattfanden. Etwa 50% der verkauften Fahrräder sind heutzutage Mountainbikes. In Deutschland wurden im Jahre 1998 insgesamt 2,6 Mio. Mountainbiker gezählt (9). Im Heimatland des Mountainbikes (USA) wurden im Jahre 2000 insgesamt 7,1 Mio. Biker gezählt. Seit dem Jahr 2001 stagnieren die Absatzzahlen an neu verkauften Mountainbikes, allerdings auf einem sehr hohen Niveau.

Leistungssport: Im Leistungssport unterscheidet man heute im Wesentlichen 2 Wettkampfdisziplinen: Beim Cross-Country-Rennen (CC), das seit der Olympiade in Atlanta im Jahre 1996 im olympischen Programm aufgenommen ist, werden beim Weltcup der Männer 120 min, bei den Frauen 105 min über eine Rundkurs von 4–8 km gefahren. Beim Downhill-Rennen (DH) muss die Strecke, die etwa 3 km lang ist, so schnell wie möglich bewältigt werden; dabei lassen sich Spitzengeschwindigkeiten von bis zu 100 km/h erreichen (1). Die Freizeitbiker bewegen sich im gemäßigten Cross-Country-Stil durch Feld, Wald und Wiesen. Die 2 unterschiedlichen Wettkampfdisziplinen weisen unterschiedliche Belastungszeiten und Anforderungen auf: Der Mountainbiker der CC-Kategorie muss über eine gute Grundlagenausdauer verfügen, und er muss in der Lage sein, Streckenabschnitte oberhalb der anaeroben Schwelle zu fahren, zudem benötigt er Kraft für kurze Antritte. Der Downhillbiker braucht Kraft, Kraftausdauer und eine gute anaerobe Ausdauer. Beide Wettkampfdisziplinen erfordern aber auch ein hohes Koordinationsvermögen. Die aufgezeigten motorischen Grundeigenschaften benötigt auch der Freizeitbiker, wenn auch geringer ausgeprägt.

Materialbesonderheiten

Das Mountainbike hat im Vergleich zum Rennrad einen kleineren Rahmen aus verschiedenen Materialen (Karbon, Aluminium etc.). Zur Bestimmung der optimalen Rahmengröße sollte der Abstand zwischen der Querstange und dem Schritt 7,5–15 cm betragen, wenn der Mountainbiker mit dem Fahrrad zwischen den Beinen flach auf den Füßen steht (13). Um eine Reduktion der Vibrationen und der Schläge beim Mountainbiken zu erreichen, wurden Federungssysteme entwickelt. Begonnen mit Bikes ohne Federung (Rigid Bike) finden sich heute Frontfederungen am Vorderrad (Hardtail), respektive Vollfederungen an Vorder- und Hinterrad (Fullsupension oder Fully) sowie gefederte Sattelstützen (**6.5**). Heutzutage stehen einem Mountainbiker 24–27 Gänge zur Verfügung, und 9 Ritzel sind zwischenzeitlich Standard. Kombiniert werden die 9 Ritzel mit 3 Kettenblättern. Ungemein wichtig für die Sicherheit des Mountainbikers sind die Bremsen. Es wird zwischen mechanischen und hydraulischen Bremsen unterschieden. Beide Systeme sind als Scheiben- und Felgenbremsen erhältlich. Die Rahmengeometrie sowie Vorbau, Sattel und Lenker sind entscheidend für die Sitzposition des Fahrers sowie dessen Kraftübertragung. Allgemein kann festgehalten werden, dass ein langer, flacher Vorbau eine sportliche Sitzposition ermöglicht (hierbei ist die Belastung für Arme und Halswirbelsäule höher), wohingegen ein kurzer Vorbau mit steilem Winkel eine eher gemütliche Sitzposition erlaubt (hierbei ist die Gewichtsverteilung in Richtung Sattel verschoben, und somit besteht eine geringere Belastung für Arme und Halswirbelsäule) (5).

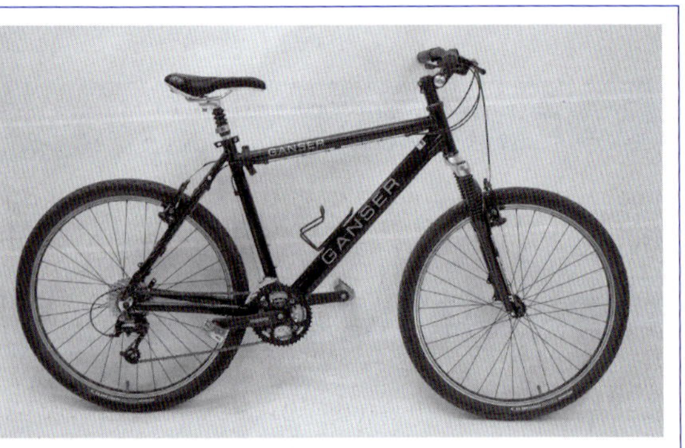

6.5 Hardtail mit Sattelfederung.

Unfallmechanismen

Die meisten Verletzungen entstehen bei Fahrten mit hohem Tempo auf Gefällstrecken und bei Stürzen über den Lenker (3). Kollisionen mit anderen Mountainbikern oder stehenden Gegenständen, wie z. B. Bäumen, sind seltener. Den größten Einfluss auf die Stürze haben die Wegstrecke und die Beschaffenheit des Untergrundes. Das Gelände des Verletzungsortes ist meist steil, steinig-locker, nass-rutschig oder trocken-eng (4). Der sturzanfälligste Untergrund ist die Schotterstrecke, bei der die Traktion am meisten vermindert ist. Fahrfehler, wie falsche Bremsmanöver, eine falsche Einschätzung der Situation (Überschätzung), Unaufmerksamkeit und Alkoholeinfluss können ebenfalls als Unfallmechanismen angeführt werden (10). Trotz aller High-Tech-Entwicklungen im Bereich des Mountainbikes spielen Materialfehler bzw. Materialschäden – wie Bruch des Lenkers, Versagen der Bremse etc. – eine nicht unwichtige Rolle als mögliche Sturzursachen.

Typische Verletzungen

Häufigkeit: Mountainbiken ist eine nicht ganz ungefährliche Sportart: 50–90 % aller Mountainbiker erleiden im Laufe ihres Sportlerlebens eine akute Verletzung (12). Die größte Schweizer Unfallversicherung SUVA meldet, dass jedes Jahr 1000 Unfälle mit Arbeitsausfall angegeben werden (2). Die Verletzungsrate wurde in einer prospektiven Studie von Kronisch mit 0,45 % ermittelt (11). Die Verletzungen verteilen sich wie in **6.6** dargestellt.

Verletzungsgrad, Schweregrad: Die Verletzungsart variiert von Hautabschürfungen bis hin zu ernsten Verletzungen (Frakturen, Schädel-Hirn-Trauma). Der Schweregrad der akuten Verletzungen wird nach dem „National Athletic Injury Reporting System" (NAIRS) nach dem Grad des klinischen Bildes und der Sportpause definiert (**T 6.1**). Annähernd alle Studien, die sich mit akuten Verletzungen beim Mountainbiken beschäftigen, zeigen eine hohe Inzidenz an Abschürfungen und Kontusionen (4, 9). Häufig sind diese Arten von Verletzungen kombiniert mit Frakturen und Gesichtsverletzungen. Des Weiteren finden sich Muskelverletzungen, die sowohl an den oberen Extremitäten als auch am Nacken und am Rücken auftreten können. Frakturen treten am zweithäufigsten unter den akuten Verletzungen beim Mountainbiken auf (10). Der am häufigsten verletzte Knochen ist die Clavicula. Weitere Frakturorte finden sich an den oberen Extremitäten (Radiusköpfchen, distaler Radius, Scaphoid etc.), an Wirbelsäule und Oberkörper (Rippen, Wirbelkörper) sowie an den unteren Extremitäten (Becken, Femur, Tibia). Verletzungen mit Gelenkbeteiligung sind am häufigsten am Akromioklavikulargelenk lokalisiert (16). Weitere Verletzungsorte mit Gelenkbeteiligung sind die Schulter (Schulterluxation), das Sprunggelenk (Luxationsfraktur) und das Knie mit Bandverletzungen. Luxationen sind auch an Fingern und Ellbogen beschrieben. Das Schädel-Hirn-Trauma ist mit einer Häufigkeit von 3–13 % (genauere Daten liegen nicht vor) nicht ganz ungewöhnlich in dieser Sportart. Auch einige schwere Gehirnverletzungen finden sich in der Literatur. Der Helm stellt die beste Präventionsmöglichkeit zur Vermeidung schwerer Kopfverletzungen dar (15). In Abhängigkeit von der Auswahl des Helmes (Standardhelm oder Vollvisierhelm) besteht Schutz vor Gesichts- und Zahnverletzungen (7). Des Weiteren finden sich Abdominal-

T 6.1 Schweregrad der Verletzung nach dem „National Athletic Injury Reporting System" (NAIRS)

Verletzungsgrad	Verletzungsart	Sportpause
geringer Grad (75 %)	Hautabschürfungen, Kontusionen	1 Woche
mittlerer Grad (15 %)	Muskelverletzungen, Distorsionen	1–3 Wochen
schwerer Grad (10 %)	Frakturen, Bandläsionen, Luxationen, zerebrale Kontusion	> 3 Wochen

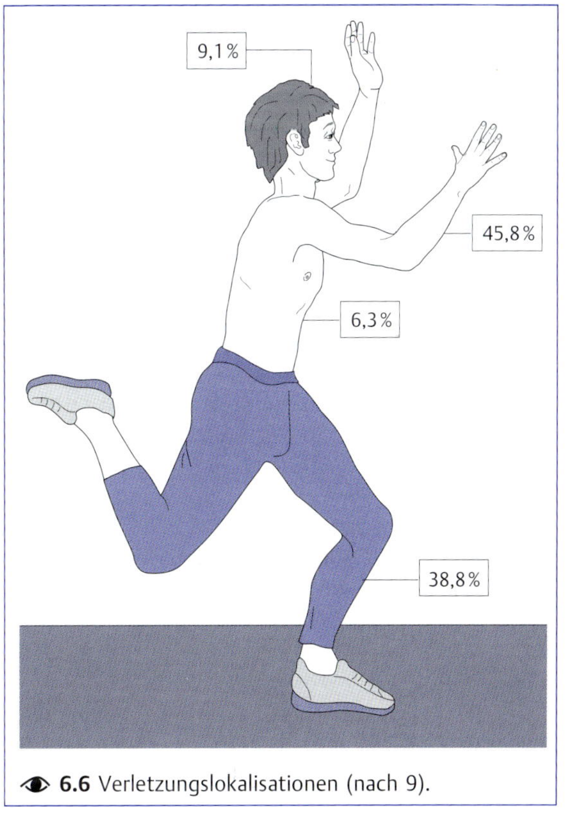

6.6 Verletzungslokalisationen (nach 9).

und Brustverletzungen, die besonders häufig bei Kindern durch den Lenker beschrieben werden (17). Leider kommt es auch zu Todesfällen nach Mounatainbikestürzen.

Typische Fehlbelastungsfolgen und Überlastungsschäden

Die spezifischen Belastungen des Mountainbikens führen zu einem speziellen Anforderungsprofil für Sehnen, Muskeln und Gelenke. Froböse et al. (6) konnten in einer retrospektiven Studie als häufigste Lokalisationen von Überlastungssymptomen folgende darstellen:

- Gesäß/Sattelregion: 44,6 %;
- Nacken/Halswirbelsäule: 43,0 %;
- Fingergelenke: 37,4 %;
- Handgelenke: 20,0 %;
- Rücken/Lendenwirbelsäule: 35,5 %;
- Kniegelenke: 27,3 %.

Gesäß/Sattelregion: Wie auch beim Straßenradsport, zählt der Sitzbereich zu einem der am häufigsten belasteten Regionen bei Mountainbikern. Anders als beim Straßenradsport entstehen die Beschwerden nicht durch den immerwährenden Druck durch den Sattel/die Sitzregion, sondern durch die einwirkenden Schläge und Stöße, die eine hohe Belastung auf die Strukturen des Gesäßes/der Sattelregion mit sich bringen. Sehr oft kommt es zu Taubheitsgefühlen im Sitzbereich, die durch Kompression des N. pudendus entstehen könnten. Besonders häufig treten diese Beschwerden bei einer sportlichen Sitzposition mit langem, flachem Vorbau auf. Bei Vorliegen solcher Beschwerden sollten die Rahmengeometrie sowie der Sattel (Form, Härte, Stellung) überprüft werden. Des Weiteren finden sich Hautprobleme (Hautreizungen bis zum Furunkel); diese sind aber im Vergleich zu denjenigen bei Straßenrennfahren deutlich geringer ausgeprägt.

Halswirbelsäule – Lendenwirbelsäule: Die typische Belastung der Wirbelsäule beim Radfahren mit einer Hyperflexion der Lendenwirbelsäule und einer Hyperextension der Halswirbelsäule ist beim Mountainbiken aufgrund der höheren Position des Lenkers reduziert. Durch die sportartspezifischen Belastungen – ein Großteil des Körpergewichts wird von den Armen abgestützt, und der Nacken bzw. die Halswirbelsäule erfahren zahlreiche Schläge und Stöße – wird dieser Vorteil wieder aufgehoben. Die zyklische Muskelarbeit, die über einen längeren Zeitraum beim Mountainbiken im Oberköperbereich geleistet wird, kann zu Myogelosen und Tendinosen in dieser Region führen (8). Überlastungsbeschwerden im Lendenwirbelsäulenbereich treten sehr häufig dann auf, wenn Rahmengröße, Sitzhöhe und Satteleinstellung nicht optimal auf den Mountainbiker eingestellt sind.

Kniegelenk: Aus dem allseits bekannten „Anterior Knee Pain" hat sich in den vergangenen Jahren beim Radsport (sowohl beim Mountainbiken als auch beim Radrennsport) das so genannte „Biker's Knee" entwickelt. Hierunter summieren sich sowohl das femoropatellare Schmerzsyndrom und die Ansatzendinosen als auch die Tractusreizung, die Patellarsehnentendinose und das Plicasyndrom. Ursächlich verantwortlich für diese Beschwerden sind eine Vielzahl von Faktoren. Beim Mountainbiken liegt die Hauptbelastungsphase bei einer Knieflexion von 60–90°. Somit besteht eine dauerhafte Belastung im Femoropatellargelenk, und dadurch kann das Entstehen eines femoropatellaren Schmerzsyndroms unterstützt werden. Die auftretenden Belastungsspitzen beim Mountainbiken können diese Symptomatik verstärken. Tractusreizungen und Patellarsehnentendinosen können durch das Fahren im Stehen ausgelöst werden. Die Einstellung zwischen Knie, Schuh, Pedal und Kurbel bedarf einer sehr sensiblen Überprüfung, um das Auftreten des „Biker's Knee" zu verhindern (14). Besonders ist darauf zu achten, dass Veränderungen in diesem System sehr schnell zu einem „Biker's Knee" führen können. Des Weiteren sollte der Mountainbiker darauf achten, dass die Gänge nicht zu „dick", also zu hoch, gewählt werden und die Trainingsgestaltung optimal auf den einzelnen Sportler abgestellt ist; denn auch diese beiden Ursachen könne das „Biker's Knee" beeinflussen.

Finger/Handgelenk: Kribbeln, ja sogar Taubheitsgefühle, beschreiben Mountainbiker als typische Überlastungssyndrome im Finger- und Handgelenkbereich. Hierfür wird die Kompression des N. ulnaris verantwortlich gemacht. Diese wird durch die Dorsalextension im Handgelenk und die Gewichtsbelastung beim Fahren ausgelöst. Die spezifische Lenkerstellung bei Mountainbikern unterstützt das Auftreten der Überlastungssyndrome im Finger-/Handgelenkbereich. Froböse et al. (6) konnten zeigen, dass die Federungssysteme (Hardtail/Fully) einen entscheidenden Einfluss auf das Auftreten von Kribbeln bzw. Taubheitsgefühlen in Abhängigkeit von der Kilometerleistung haben (👁 **6.7**).

Zusammenfassend lässt sich festhalten, dass das Auftreten von Überlastungssymptomen beim Mountainbiken sehr häufig festzustellen ist. Diese Symptome treten an Wirbelsäule, Fingern/Handgelenk, Kniegelenk und Gesäß/Sattelregion auf. Eine Reduzierung der Beschwerden kann durch eine korrekte Anpassung des Rades auf den einzelnen Sportler erreicht werden. Des Weiteren kann der Einsatz von optimiertem Zubehör – wie Federungssysteme, Lenkerveränderungen, optimale Pedalsysteme – Häufigkeit und Stärke der Beschwerden reduzieren.

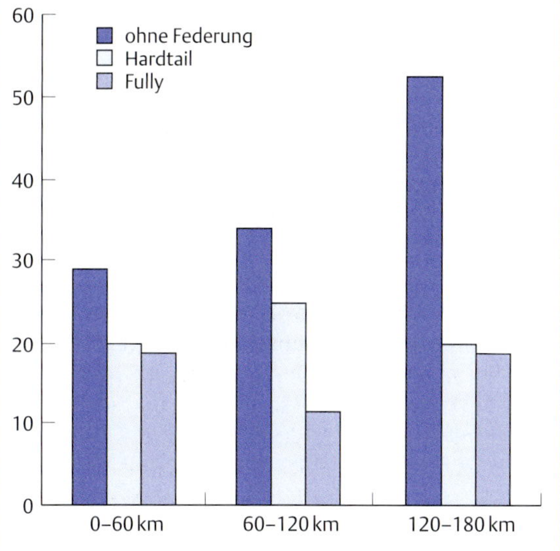

6.7 Häufigkeit von Überlastungssymptomen am Handgelenk in Abhängigkeit von der Kilometerleistung und der Radfederung (modifiziert nach 6).

Präventive Maßnahmen

Vorbereitung: Wer mit dem Mountainbiken beginnt, sollte sich zu Anfang mit den Fahreigenschaften des Mountainbikes vertraut machen. Zunächst sollte leichtes Gelände ausgewählt werden. Hierbei ist auch viel leichter der Umgang mit den ungewohnten Klickpedalen zu erlernen. Ein Fahrtechnikkurs sollte von allen Anfängern genutzt werden, um das Bremsen zunächst auf ungefährlichem Untergrund zu üben, bevor man später auf Schotterstrecken fährt. Auch die richtige Fahrtechnik in Kurven und bei hoher Geschwindigkeit ist zu erlern.

Material- und Ausrüstungscheck: Dieser sollte vor jeder Tour routinemäßig durchgeführt werden. Hierbei ist besonders zu berücksichtigen, wie hoch der Verschleiß an den Bremssystemen ist und ob sich eine Materialermüdung an Lenker, Rahmen etc. zeigt. Die Ausrüstung stellt einen besonderen Faktor zur Vermeidung von Verletzungen dar. An erster Stelle zu nennen ist hierbei der Helm, der eine deutliche Reduktion des Kopfverletzungsrisikos mit sich bringt (15). Des Weiteren sollten Handschuhe, bruchsichere Sportbrillen und Mountainbikeschuhe getragen werden, um das Verletzungsrisiko zu reduzieren.

Training: Der Mountainbiker sollte nicht nur sein Fahrkönnen schulen, sondern auch die notwendigen motorischen Grundeigenschaften (Kraft, Ausdauer, Beweglichkeit, Schnelligkeit und Koordination) mitbringen. Hierfür sind mountainbikefreie Trainingszeiten einzuplanen. Bei der Auswahl des Streckenprofils sollten immer das Fahrkönnen und die Leistungsfähigkeit des Schwächsten berücksichtigt werden.

Nützliche Internetadressen

www.uci.ch
www.rad-net.de
www.adfc.de
www.mountainbike.de
www.powertour.de

Literatur

1. Arnold MP, Friedrich NF, Sommer CJ. Das Mountainbike – ein moderner Kniekiller? Schweiz Z Sportmed Traumatol. 1997; 45:37–9.
2. Arnold MP, Seeli A. Orthopädische Checkliste: Mountainbike. Sportorthopädie Sporttraumatologie. 2001; 17:187–8.
3. Chow TK, Kronisch RL. Mechanisms of injuries in competitive off road bicycling. Wilderness Environ Med. 2002; 13:27–30.
4. Dingerkus ML, Martinek V, Kolzow I, Imhoff A. Verletzungen und Überlastungsschäden beim Mountainbiken. Dtsch Z Sportmed. 1998; 49:242–4.
5. Durach T. Das magische Dreieck. Mountain Bike. München: Ringler-Verlag; 1994:51–63.
6. Froböse I, Lücker B, Wittmann K. Überlastungssymptome von Mountainbikern – Eine empirische Untersuchung mittels Fragebogenerhebung. Dtsch Z Sportmed. 2001; 52:311–5.
7. Gassner RJ, Hackl W, Truli T. Differential profile of facial injuries among mountainbikers compared with bicyclists. J Trauma. 1999; 47:50–4.
8. Gaulrapp H. Mountainbike. In: Engelhardt M, Hintermann B, Segesser B, Hrsg. GOTS-Manual Sporttraumatologie. Bern: Verlag Hans Huber; 1997:209–13.
9. Gaulrapp H, Weber A, Rosemeyer B. Injuries in mountain biking. Knee Surg Sports Traumatol Arthrosc. 2001; 9:48–53.
10. Kronisch RL, Pfeiffer RP. Mountain biking injuries: An update. Sports Med. 2002; 32:523–37.
11. Kronisch RL, Pfeiffer RP, Chow TK. Gender differences in acute mountain biking injuries. Clin J Sport Med. 2002; 12:158–64.
12. Kronisch RL, Rubin AL. Traumatic injuries in off road bicycling. Clin J Sport Med. 1994; 4:240–4.
13. Nichols CE. Verletzungen und Überlastungsschäden im Radsport. In: Renström PAFH, Hrsg. Sportverletzungen und Überlastungsschäden. Prävention, Therapie, Rehabilitation. Köln: Deutscher Ärzte Verlag; 1997:429–38.
14. Petracic B, Petracic A. Insertionstendopathie des Kniegelenks bei Radsportlern in Abhängigkeit von der Körperposition sowie Schuhpedalverbindung. Sportverl Sportschad. 1992; 6:29–31.
15. Rivara FP, Thompson DC, Thompson RS. Injuries involving off road cycling. J Fam Pract. 1997; 44:481–5.
16. Sang E, Neumann K. Mountainbike Verletzungen. Dtsch Z Sportmed. 1996; 47:283–8.
17. Winston FK, Shaw KN, Kreshak AA. Hidden spears: handlebars as injury hazards to children. Pediatrics. 1998; 102:596–601.

6.3 Kitesurfen

K.-H. Kristen

Einleitung

Bezeichnung: Kitesurfen ist eine neuartige Wassersportart, die das Surfen mit der Kraft eines Lenkdrachens (Powerkite) erlaubt. Bereits nach einer kurzen Lernphase von 3–7 Tagen sind hohe Geschwindigkeiten beim Gleiten über das Wasser sowie Sprünge von mehreren Metern Höhe möglich. „Kite“ als Bezeichnung für „Drache“ oder „Lenkdrache“ und „Surfen“ als Bezeichnung für „Wellenreiten“ und „Windsurfen“ beschreiben die Sportart Kitesurfen. Die Bezeichnung „Kiteboarden“ oder „Kitesurfen“ hat sich, aus den USA kommend, durchgesetzt (**6.8**).

Geschichte: Wann die ersten von Leinen kontrollierten und gelenkten Drachen am Himmel erschienen, ist nicht genau bekannt. Die Wiege des lenkbaren Drachens dürfte im fernöstlichen Raum liegen, wo Drachen in der Kriegsführung schon vor mehr als 1000 Jahren angewandt wurden. In Europa war vermutlich ein gewisser George Pocock der Vater des Kitesurfens. Er konnte als erster Drachen mit 4 Leinen kontrolliert lenken. Vor etwa 170 Jahren machte er von dem Motto „Drachenstärke anstatt Pferdestärke“ Gebrauch, indem er seine Wägen in den Straßen von Bristol von Drachen anstelle von den altbewährten Pferden ziehen ließ, um die damals eingeführte Pferdesteuer zu umgehen. Pionierarbeit leistete auch Samuel Franklin Cody, der 1901 den englischen Kanal mit einem Kitesegler überquerte. Ende der 1970er-Jahre wurde das „Kitesystem“ vor allem bezüglich Geschwindigkeit und Kontrollierbarkeit weiterentwickelt. Im Jahre 1978 schaffte es Ian Days Kitekatamaran im Rahmen eines Geschwindigkeitswettbewerbs für segelgetriebene Wasserfahrzeuge, die 40-km/h-Barriere zu durchbrechen. Um 1980 wurden die ersten Versuche unternommen, Kites mit Kanus, Skiern, Wasserskiern und Rollerskates zu kombinieren. Einer der berühmtesten Eis- und Schneekiter ist Reinhold Messner, der die Durchquerung der Antarktis mithilfe eines Kite erfolgreich durchführen konnte. Der erste große Durchbruch gelang vor etwa 15 Jahren in Neuseeland mit den auf Sandstränden gefahrenen Kitebuggies. Man darf nicht annehmen, dass Kitesurfen in den Anfängen ein Vergnügen bereitendes Unterfangen gewesen ist, sondern eher ein großes Frustrationspotenzial in sich barg, bis die Ausrüstung endlich die entsprechende Qualität erlangte. Nach jahrelangen Versuchen waren es schließlich Corey und Bill Roeseler aus Seattle, die ihr „Kitski-System“ patentieren konnten. Diese Kites waren es, die all die notwendigen Ansprüche erfüllten, um auch bei starken Winden eine exzellente Stabilität erreichen zu können. Somit stand auch der Zukunft des Kitesurfens nichts mehr im Weg. Die Brüder Bruno und Dominique Legagnoix von der Atlantikküste Frankreichs, die sich mit diesem extravaganten Sport seit 1983 auseinandersetzen, waren an der Weiterentwicklung des Kitesurfens erheblich beteiligt. Die aufblasbaren Tubekites, welche von den Brüdern Legagnoix entwickelt und patentiert wurden, dominieren derzeit das Kitesurfgeschehen. Interessanterweise wurde diese Entwicklung als Notsegel für Segelboote mit defektem Rigg konzipiert.

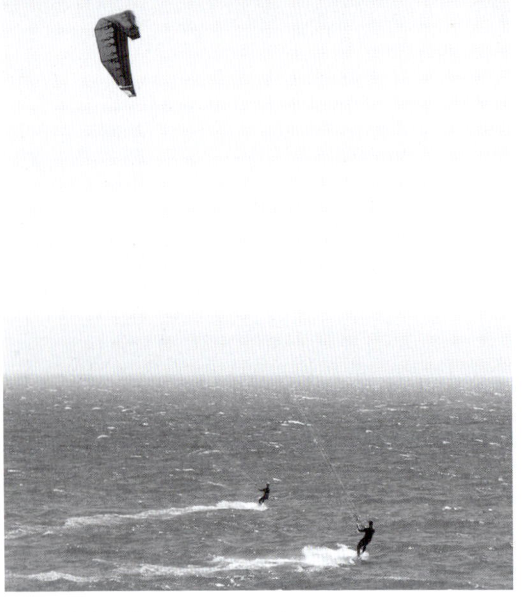

6.8 Der Kitesurfer hält einen Lenkdrachen, der ihn vorantreibt und hohe Geschwindigkeiten ermöglicht (Foto: privat).

Entwicklung: Die radikalen Manöver am Wasser sowie insbesondere die spektakulären Sprünge von 5–10 m Höhe auch im flachen Wasser erklären das rege Interesse. Besonders bei Sportlern aus den Bereichen Surfen, Paragleiten, Wakeboarden und Windsurfen stößt dieser Sport, der die Eigenschaften der genannten Sportarten kombiniert, auf großes Interesse. Aber auch sportlich Interessierte, die bisher noch keine Erfahrungen mit dem Balancegefühl auf dem Wasser und der Kraft des Windes gemacht haben, sind von den Bildern fasziniert und motiviert, diese neue Sportart zu erlernen. Bedenken hinsichtlich einer mögliche Gefährdung anderer Wassersportler und Berichte über die Gefahren dieser neuen Sportart haben allerdings bereits zu Verboten und Einschränkungen, besonders an den übervölkerten Stränden in Mitteleuropa, geführt. Im Jahr 2004 wurde diese Wassersportart von etwa 3000 Österreichern betrieben. Etwa 500 aktive Kitesurfer üben diesen Sport regelmäßig aus. Das Alter der Sportler liegt zwischen 12 und 68 Jahren, mit einem Maximum zwischen 20 und 40 Jahren. Überwiegend wird Kitesurfen, ähnlich wie Segeln und Windsurfen, von Männern ausgeübt. Obwohl in der Minderzahl, sind interessanterweise einige Frauen aus Österreich und Deutschland in der Weltelite ganz vorn dabei. Die Wachstumsraten dieser Sportart liegen bei 50% pro Jahr. In Europa sowie in den USA ist eine ähnliche Entwicklung in Gange, wobei zu der Zahl der ausübenden Kitesurfer weltweit derzeit keine Zahlen vorliegen. Prominente Ausübende dieser Sportart sind beispielsweise der ehemalige Präsidentschaftskandidat der USA John Kerry und der vielfache Windsurfweltmeister Robby Naish. Die internationale räumliche Verbreitung entspricht in etwa derjenigen von Windsurfen und Wellenreiten. Als Landsportart – mit Ski oder Snowboard ausgeübt – ist eine Entwicklung in weitaus geringerem Ausmaß zu erwarten.

Sportartspezifisches Belastungs- und Anforderungsprofil

Nicht die Kraft, sondern die Sporttechnik ist das entscheidende Kriterium dieser Sportart. Ein hohes Maß an Balancegefühl ist für die Brettkontrolle erforderlich. Die höchste Anforderung stellt allerdings die Kontrolle des Kite im Wind dar. Gute Wetterkenntnis und Gefühl für die Kraft des Windes sind Voraussetzung. Als körperliche Grundbedingung sollten mindestens 2 Klimmzüge durchführbar sein. Gute Schwimmkenntnisse sind eine weitere zwingende Voraussetzung.

Wirbelsäule

Die Lendenwirbelsäule ist extremen Belastungen bezüglich Rotation und Biegung ausgesetzt, da der Zug des Drachens über Arme und Trapez auf die Beine übertragen wird. Kitesurfen stellt somit ein gutes Training für die Rumpfmuskulatur dar. Die axiale Belastung der Lendenwirbelsäule wird andererseits durch den Zug des Kite nach schräg oben reduziert. Die Halswirbelsäule ist hoch beansprucht, da besonders Anfänger die Position des Drachens am Himmel über die Augen und eine Kopf-im-Nacken-Position kontrollieren. Bei Schleuderstürzen mit hoher Geschwindigkeit sind Peitschenschlagverletzungen der Halswirbelsäule nicht zu vermeiden. Verstärkend wirkt dabei, dass der Schultergürtel durch das Halten des Drachens über die Bar fixiert ist.

Schultergelenke

Durch die hohe und oft ruckartige Zugbelastung an den Armen kann es sogar bei muskulär gut stabilisierten Schultergelenken zu Subluxationen und Luxationen kommen – eine im Wasser ohne Fremdhilfe kritische Situation. Die aktuelle Entwicklung im Kitesurfwettkampfsport mit „Handle-pass“-Manövern (die Bar wird während eines Sprunges von einer Hand in die andere übergeben – ein Trick aus dem Wasserskitrickfahren) hat zu einer deutlich erhöhten Inzidenz von Schulterverletzungen bei den Spitzensportlern geführt. Ein kräftiger Schultergürtel und eine gute schulterstabilisierende Muskulatur sind Voraussetzung für das Kitesurfen.

Fremdgefährdung

Der Powerkite sowie die gespannten Leinen können in der Hand eines ungeübten oder verantwortungslosen Sportlers nicht nur zur Selbstgefährdung, sondern auch zur Gefährdung für andere Wassersportler und Badende werden. Vorfahrtsregeln sind für diesen neuen Sport aufgestellt worden (von bestehenden Seefahrtsregeln abgeleitet). Besonders muss auf die Einhaltung von Sicherheitsabständen zur Vermeidung einer Gefährdung Unbeteiligter gedrängt werden. Da der Sicherheitsradius beim Kitesurfen bei einer Leinenlänge von 20–30 m 100 m nach Lee (windabgewandte Seite) und 50 m zur Seite beträgt, ist in den dichtbefahrenen Gebieten ein Raumkonflikt vorprogrammiert. Dieser Raumkonflikt wurde in den stärker befahrenen Wassersportgebieten zumeist so gehandhabt, dass gewisse Areale den Kitesurfern zugeteilt sind (Maui/Hawaii, Neusiedlersee/Österreich). Reviere mit eingeschränktem Platz sind teilweise mit einem Kitesurfverbot belegt worden.

Materialbesonderheiten

Wie bei jeder Segelsportart, sind auch beim Kitesurfen ein hoher technischer Aufwand und ein hoher Entwicklungsstandard erforderlich. Das Kitesurfmaterial umfasst folgende Bestandteile:

- Powerkite: Die Powerkites sind Lenkdrachen mit einem Flügelprofil. Mit den herkömmlichen Drachen als Kinderspielzeug haben Powerkites wenig gemeinsam. Sie sind aus speziellem, ultraleichtem, wasserabweisendem und luftdichtem Segelstoff gefertigt. Bei schwächerem Wind werden Kites mit einer Größe von 12–18 m^2 gefahren. Bei starkem Wind (über 6 Windstärken) kommen kleinere Kites mit einer Größe von 5–10 m^2 zur Anwendung. Die derzeit am häufigsten verwendeten Tubekites (👁 **6.9**) werden über 4 Leinen gefahren, wobei 2 Leinen zum Steuern der Flugrichtung und 2 Leinen zur Änderung des Anstellwinkels des Kite dienen.
- Board: Das klassische Surfboard mit Schlaufen und Finnen und einer Länge von 1,5–2,3 m muss heutzutage als Anfängerboard bezeichnet werden. Die Kiteboards der Fortgeschrittenen sind 80–120 cm kurz (👁 **6.10**). Der Shape entspricht mehr dem

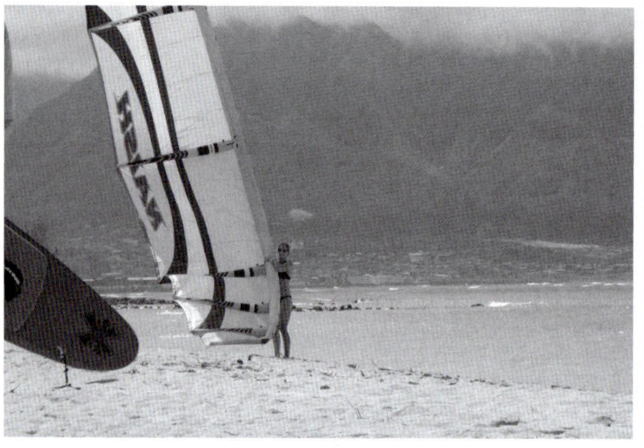

6.9 Tubekite beim Start. Gesamtfläche dieses Kites: 16 m^2. Die Helferin hält den Kite in der korrekten Position, um einen sicheren Start zu ermöglichen.

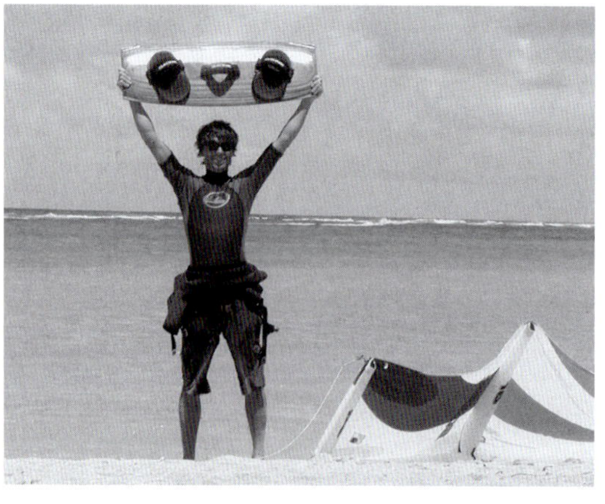

6.10 Modernes radikales Kiteboard mit einer Länge von 95 cm.

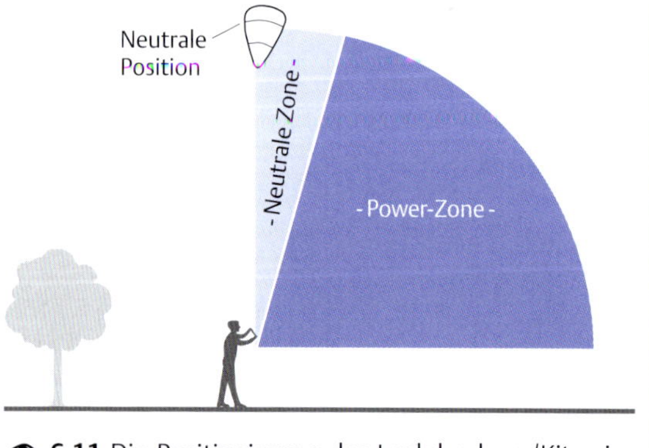

6.11 Die Positionierung des Lenkdrachens/Kites im Luftraum bestimmt über Richtung und Kraft des Zuges. In der Neutralposition sind die Zugkräfte am geringsten (nach Schulungsunterlagen des Verbandes Deutscher Windsurfing- und Wassersportschulen, VDWS).

eines Wakebords oder Wasserskis als dem eines Surfboards. Zwei Fußschlaufen ermöglichen einen festen Stand am Board in jeder Fahrsituation.

- Sonstige Ausrüstung: Der Kite wird über äußerst reißfeste Leinen mit glatter Oberflächenstruktur (2-mm-Spektra-Leinen mit einer Bruchlast von 2000 N) gefahren. Die Länge der Leinen und somit der Aktionsradius des Kite beträgt 20–30 m; dies ist auch der Sicherheitsabstand, den der Kiter nach Lee (der windabgewandten Seite), nach beiden Seiten und nach oben benötigt. Als Steuerungsmittel wird eine 40–70 cm breite, griffige Stange (Bar) verwendet, an der die Leinen befestigt sind. Der Kite wird in seiner Flugrichtung mit den Armen gesteuert. Der Surfer trägt einen Trapezgurt, wie er auch beim Windsurfen verwendet wird. Damit lassen sich nicht nur die Arme entlasten. Das Trapez muss verwendet werden, um die Arme für andere Aufgaben – Board für den Start richten – frei zu haben. Weiterhin wird die „Depower"-Funktion bei den Vierleinerkites – Kraft aus dem Kite nehmen – über das Trapez gesteuert. Diese Kombination verschiedener Funktionen macht das Steuern und Beherrschen des Drachen zu einer komplexen Aufgabe: Windrichtung und Windstärke beeinflussen das Positionieren des Drachens im Luftraum – und allein die Position des Drachens bestimmt, in welche Richtung der Zug orientiert ist und wie viel Kraft der Kite entwickeln kann (**6.11, 6.12**).

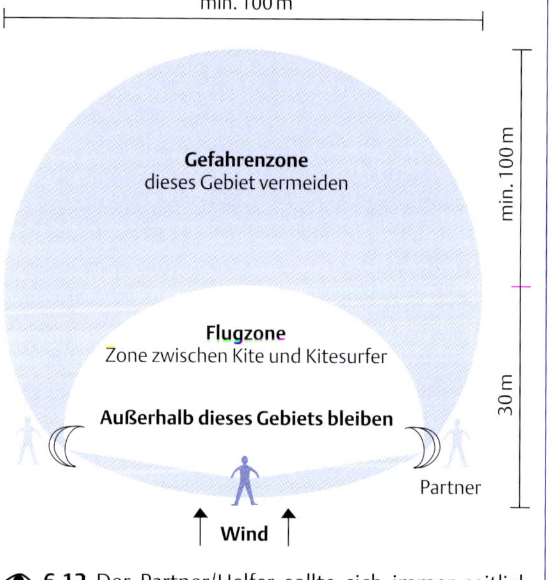

6.12 Der Partner/Helfer sollte sich immer seitlich zum Kiter im angegebenen Sicherheitsabstand aufhalten. Die Sicherheitszone nach Lee (windabgewandte Seite) sollte von jedem verantwortungsbewussten Kitesurfer gegenüber anderen Personen gewahrt werden (nach Schulungsunterlagen des Verbandes Deutscher Windsurfing- und Wassersportschulen, VDWS).

Unfallmechanismen

Abschürfungen, Prellungen, Abschnürungen: Dies sind typische Anfängerverletzungen, die durch Sturz am Strand, in Strandnähe oder gegen feste Hindernisse in Wassernähe entstehen. Je nach Umgebung und Flughöhe lassen sich unterschiedliche Szenarien darstellen. Abschnürungsverletzungen entstehen durch ungeübtes Hantieren und Verheddern mit den dünnen und extrem zugfesten Leinen, wobei besonders die Finger gefährdet sind.

Sprunggelenk- und Knieverletzungen: Dadurch, dass der Kite einen Zug nach oben entwickelt, sind Luftsprünge von mehreren Sekunden Dauer möglich (**6.13**). Die Landung sollte im optimalen Fall in Form eines sanftes Aufsetzens und Zu-Wasser-Schwebens erfolgen – dies erfordert sehr viel Geschick und Gefühl bei der Steuerung des Drachens während der Flugphase. Harte Landungen führten zu Sprunggelenkverletzungen (Bandläsionen, Frakturen) sowie Knieverletzungen (posterolaterale Instabilität, Kreuzbandverletzungen).

Rippenverletzungen: Als sportartspezifisches Überlastungssymptom lässt sich die Stressfraktur der Rippen, bevorzugt der 7.–9. Rippe, bezeichnen. Ursächlich für die Fraktur der Rippen ist der Druck des Trapezgurtes in der Taille in Kombination mit hohen Zug- und Rotationskräften.

Verletzungshäufigkeiten: Einblick in die Entwicklung des Kitesurfwettkampfsportes und die Auswirkungen auf die Verletzungszahlen erlaubt eine Analyse der Verletzungen bei den Kitesurfprofis über die vergangenen 3 Jahre. Im Jahr 2002 waren die Rippenfrakturen dominierend, welche eine lang andauernde Sportunfähigkeit bedingten. Sie wurden überwiegend durch inadäquate Trapezsysteme verursacht. Dies führte zu einer Verbesserung der Trapezgurte. Im Jahre 2003 war ein Ansteigen der Häufigkeit der Sprunggelenkverletzungen zu beobachten. In diesem Jahr wurden hohe Sprünge mit Boardtricks hoch bewertet. Dabei wird währen des Sprunges das Board von den Füßen genommen und in der Luft mehrfach rotiert, und erst kurz vor der Landung werden die Füße wieder in die Fußschlaufen gestellt. Befindet sich nur ein Fuß in der Schlaufe, so entfällt auf diesen eine entsprechende Mehrbelastung bei der Landung, was die Verletzungshäufung für Sprunggelenke und Knie erklärte. Im Jahre 2004 waren Überlastungsprobleme der Schulter und der Halswirbelsäule dominierend. Ursächlich dafür sind die neuen Handle-pass-Manöver, wobei die Bar, ähnlich den Wasserskitrickmanövern, von einer Hand in die andere übergeben wird. Die dabei auftretenden unkontrollierbaren abrupten Zugbelastungen auf einen Arm, häufig noch in verdrehter Position, erklärten diese Verletzungen. Eine prospektive Studie (2) hat eine Aussage über ein allgemeines Verletzungsrisiko von 7 pro 1000 Stunden Sportausübung in einem gemischten Kollektiv treffen können. Es handelt sich dabei um eine prospektive, Internet-basierte Studie. Die Untersuchung berücksichtigt die Daten aus dem deutschsprachigen Raum aus den Jahren 2000 bis 2001. Die Verletzungslokalisationen waren zu 28 % Fuß und Sprunggelenk, zu 14 % Kopf, zu 13 % Rumpf und Rippen sowie zu 13 % Knie (Verletzungsverteilung des österreichischen Kollektivs). Bei 56 % aller Verletzungen wurde als Ursache angeführt, dass der Kite in einer kritischen Situation nicht vom Trapezgurt getrennt werden konnte. Als dominanter Risikofaktor wurde das schlecht entwickelte Safety-Release-System nachgewiesen. Die Kitesurfer wurden in einer kritischen Situation hinter dem außer Kontrolle geratenen Kite nachgeschleift, ohne eine Möglichkeit, den Zug auf dem Kite zu reduzieren. Die Industrie hat darauf reagiert und neue Safety-Release-Systeme entwickelt, die auch unter vollem Zug ein Trennen vom Kite ermöglichen.

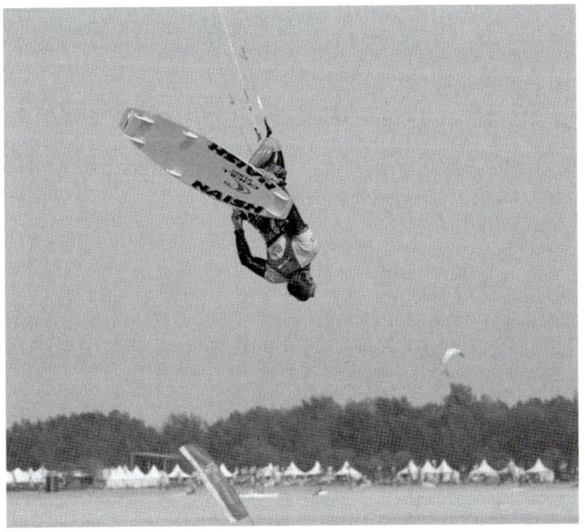

6.13 Der Kite entwickelt einen Zug nach oben und ermöglicht so Luftsprünge von mehreren Sekunden Dauer.

Typische Verletzungen

Die Autoren überblicken ein Kollektiv von 50 Kitesurfern unterschiedlicher Könnerstufen. Die Daten wurden in Form eines standardisierten Fragebogens im Zeitraum von 2000 bis 2001 an einem Sportlerkollektiv retrospektiv erhoben. Die Verletzungen wurden im Rahmen der Erhebung medizinisch untersucht und verifiziert (50 Untersuchungsdaten; Beobachtungszeitraum: 1 Jahr; Datensatz: Anfänger und fortgeschrittene Kitesurfer in Österreich; **T 6.2**):

- 4 Frakturen (jeweils unterer Rippenbogen, 8.–10. Rippe),
- 2 Riss-Quetsch-Wunden (Kopf),

T 6.2 Verletzungslokalisationen bei Anfängern und Fortgeschrittenen im Kitesurfen (n = 50)

Lokalisation	Häufigkeit (%)
Sprunggelenk	33
Rippen	33
Kopf	17
Hände	17

- 2 Fingerverletzungen (Abschnürverletzungen),
- 3 Distorsionen (Sprunggelenk),
- eine Sprunggelenkfraktur.

Die Autoren führten weiterhin im Zeitraum von 2002 bis 2004 die sportmedizinische Betreuung der Kitesurf-Worldcup-Veranstaltung in Podersdorf am Neusiedlersee/Österreich durch. Im Rahmen dieser sportmedizinischen Betreuung wurde das multinationale Kollektiv der weltbesten Kitesufer anhand eines standardisierten Fragebogens befragt. Aktuelle oder rezente Verletzungen wurden medizinisch untersucht und behandelt. Über den Untersuchungszeitraum von 2002 bis 2004 wurden 101 Datensätze erhoben. Bedingt durch die natürliche Fluktuation des Starterfeldes waren über den Zeitraum von 3 Jahren nur etwa ein Drittel der Sportler im Follow-up erreichbar. Der übrige Anteil war leistungsbedingt oder verletzungsbedingt nicht mehr im Worldcup aktiv vertreten und wurde durch neu dazugekommene Sportler ersetzt. Der gesamte Datensatz von 101 Untersuchungen bezieht sich auf 51 Kitesurfer. Aus dieser Untersuchung der Kitesurfprofis lassen sich folgende Verletzungen und Entwicklungen beschreiben (101 Untersuchungsdaten; Beobachtungszeitraum: 2002 bis 2004; Datensatz: 51 Kitesurfprofis, multinationales Kollektiv; T 6.3):

- 5 Frakturen (4-mal Rippen, einmal Sprunggelenk),
- 15 Kapsel-Band-Läsionen (5-mal Knie, 3-mal Sprunggelenk, 7-mal Schulter),
- 14 Überlastungsverletzungen der Wirbelsäule (7-mal Zervikalsyndrom mit radikulärer Irritation, 7-mal Lumbago),
- eine Abschnürverletzung,
- 2 Kontusionen.

Zusammenfassung

Kitesurfen ist ein Sport, der im Wassersport eine dritte Dimension erschließt. Durch den Zug des Drachens nach oben vermittelt dieser Sport das Gefühl des Dahinschwebens über dem Wasser, nur durch die Kraft des Windes getrieben. Der große Platzbedarf eines Kitesurfers reduziert die Reviere besonders in Mitteleuropa auf wenige Plätze. Die langen Leinen und der Kite selbst stellen, sofern der Flug des Drachens nicht beherrscht wird oder der Sportler nicht verantwortungsbewusst handelt, eine Gefahr für Badende und andere Wassersportler dar. Im Bereich der Materialentwicklung werden laufend neue Sicherheitsfunktionen entwickelt (sicheres und rasches Depower-System). Rechtlich gesehen hat sich der Kitesurfer an das Wasserrecht und das Schifffahrtsrecht zu halten. Forderungen gehen dahin, dass der Kitesurfer, genauso wie der Segler und der Windsufer, einen Befähigungsnachweis zur Ausübung des Sportes benötigt. Da die Sicherheitsvorschriften im Wassersport dem Prinzip folgen, dass jeder Wassersportler vom anderen den notwendigen Sicherheitsabstand einhalten muss, ist

T 6.3 Kitesurf-Worldcup: sportmedizinische Evaluation der Verletzungen und der sportartspezifischen Überlastungssyndrome; Entwicklung der Verletzungslokalisation während der vergangenen 3 Jahre

Jahr	2002	2003	2004	Summe
n	22	37	42	101
Region				
Kopf	0	0	0	0
Halswirbelsäule	0	1	6	7
Schulter	0	1	6	7
Rippen	4	0	0	4
Sprunggelenk	1	3	0	4
Knie	2	2	1	5
Lendenwirbelsäule (Lumbago)	2	0	5	7
Abschnürverletzungen	0	1	0	1
Andere	3	3	1	7
Verletzungsschwere				
Schwer	7	1	0	8
Leicht	5	9	19	33

Die markante Veränderung der Verletzungsbilder lässt sich durch die Veränderung der Sporttechnik sowie durch die geänderten Umgebungs- und Windbedingungen erklären.

ein verantwortungsbewusstes Handeln zur eigenen Sicherheit, aber besonders auch zur Sicherheit von anderen, notwendig. Laut Seeschifffahrtsstraßenordnung (SeeSchStrO) ist Surfen und Kitesurfen in einem Bereich von 200 m um Häfen, Ankerplätze und besonders Badegebiete verboten.

Das derzeit anerkannteste Schulungssystem im deutschsprachigen Raum ist das VDWS-Schulungssystem (VDWS: Verband Deutscher Windsurfing- und Wassersportschulen). Die internationale Kitesurflizenz wird in Form eines 5 Punkte umfassenden Scheines von lizenzierten Schulen geprüft.

Insgesamt 80–90% aller Rettungseinsätze bei Wassersportlern (alle Wassersportarten) sind erforderlich, weil das eigene Können und die eigene Kondition überschätzt wurden. Folgende Vorsichtsmaßnahmen sind für Kitesurfer zu empfehlen:

- Besuch eines Kitesurfkurses mit entsprechendem Sicherheitstraining;
- Beherrschen des Kite, Abschätzen der Gefahrenzone sowie Einhalten des Sicherheitsabstandes zur Seite und nach Lee;
- Revierkenntnis (umfasst beim Kitesurfen nicht nur die Kenntnis des Windes und der Strömungen; auch das Abschätzen des Platzbedarfs für sicheres Starten und Landen unter Einhalten der Sicherheitsabstände zu umliegenden Bereichen ist eine entscheidende Voraussetzung).

Bezüglich der Sicherheitsaspekte der Sportgeräte Kite und Kiteboard wurde durch die Weiterentwicklung der Safety-Release-Systeme ein wichtiger Schritt unternommen. Hier müssen aber weitere Entwicklungsarbeit und konsumentenorientierte Testung durchgeführt werden.

Nützliche Internetadressen

www.actionsportsmaui.com/kite2.html
www.jimmylewis.com
www.kite-boarding.de
www.kitesurfing.at
www.naishkites.com
www.peterlynnkites.com
www.vdws.de

Literatur

1. Kristen K-H, Kröner A. Kitesurfing – Surfen mit Lenkdrachen. Sportorthopädie Sporttraumatologie. 2001; 17: 153–259.
2. Nickel C, Zernial O, Musahl V, Hansen U, Zantop T, Petersen W. A prospective study of kitesurfing injuries. Am J Sports Med. 2004; 32(4):912–7.

6.4 Snowboarden

K. Dann

Einleitung

Geschichte und Etablierung des Sports

Wer hätte 1965, als Sherman Poppen den „Snurfer" (Snow-Surfer, ein Wasserski mit aufgebogener Schaufel und einer Leine zum Steuern) vorgestellt hatte, daran gedacht, dass man je mit einem Snowboard hochalpines Gelände und Steilhänge von mehr als 50° Neigung befahren kann. Auch der Mount Everest wurde mittlerweile mit dem Snowboard bezwungen. Die Amerikaner Jake Burton, Tom Sims und Dimtrij Milovich waren die Pioniere in den Vereinigten Staaten, und in Europa waren es die Gebrüder Strunk mit dem Swingbow 01 sowie in weiterer Folge der Trickskifahrer Fuzzy Garhammer, der den europäischen „Snow-Surfer" konstruiert hatte. Seit Mitte der 1980er-Jahre erlebte dieser Sport in Amerika und auch in Europa einen enormen Aufschwung, und mit dem Einsatz von Stahlkanten, Belägen und High-Back-Schalenbindungssystemen wurden die Bretter fahrbar. Im Jahre 1986 wurde in Scuol in der Schweiz die erste europäische Snowboardschule gegründet sowie 1987 der SSBS (Schweizer Snowboard-Schulverband) und im selben Jahr der VÖSS (Verband österreichischer Schneesurfer) etabliert. Im Jahre 1988 folgte dann der DSDV (Deutscher Snowboard-Dachverband), und seit dieser Zeit bemüht man sich um Ausbildungsrichtlinien. Snowboarden wurde im Jahre 1998 in Nagano mit den beiden Disziplinen Halfpipe und GS-Carving olympisch. Spätestens seither ist Snowboarden als etablierte Sportart zu betrachten. Mittlerweile gibt es weltweit 10 Mio. Snowboader. Die Entwicklung dieses Sports geht, wie in anderen Funsportarten auch, weg vom Wettkampfstress hin zum Freeriding. Das schönste Erlebnis beim Snowboarden ist das Fahren im unverspurten Tiefschnee. Das „schwerelose Gleiten" wäre die ideale Wettkampfform, daher suchen Industrie und Medien alternative Wettkampfformen, um die Ästhetik dieses Sports besser zu vermarkten.

Zahlen

Weltweit gibt es an die 10 Mio. Snowboarder. Wie vom statistischen Zentralamt in der Saison 2001 erhoben wurde, standen in Österreich zuletzt rund **2,3 Mio. heimische Skifahrer** etwa **275 000 österreichischen**

aktiven Snowboardern gegenüber. Mit den ausländischen Gästen waren es in der Summe 8 Mio. Skiläufer und 900 000 Snowboarder. Laut einer Studie des Ludwig-Boltzmann-Instituts für angewandte Freizeitwissenschaft hat sich der Anteil der Snowboarder in Österreich bis 2001 verdoppelt. Mit dem Ski-Carving-Boom der vergangenen Jahre entstand dem Snowboardsport neuerlich Konkurrenz. Dennoch gleicht der Snowboardsport noch immer einer Jugendbewegung, denn bei den 15- bis 24-jährigen Österreichern gibt es bereits gleich viele Ski- und Snowboardfahrer, bei den Mädchen in dieser Altersgruppe dominiert sogar das Snowboarden.

Wettkampfdisziplinen

Wir unterscheiden zurzeit die Alpinwettkampfdisziplinen Parallelslalom und GS Riesenslalom, auch als Parallelbewerb ausgetragen, von den Freestylewettbewerben Super-, Half- und Quarterpipe (Boarden in künstlich gebauten Hindernissen, ähnlich dem Skateboarden). Weiterhin gibt es Straight Jump oder Big Airs – dies sind Sprungdisziplinen über große Schanzen, wo nicht nur die Weite (bis 40 m) und die Höhe des Sprunges (15 m), sondern auch die Schwierigkeit und die Ausführung bewertet werden (z. B. Veranstaltungen wie Air & Style in Seefeld und Soul City in Wien). Als jüngste und den Snowboardsport vereinigende Wettkampfdisziplin hat sich der Boardercross – ein Fusionsbewerb, bestehend aus Alpin- und Freestyleelementen – durchgesetzt und wird bei der nächsten Olympiade eine neue Disziplin neben Slalom und Halfpipe darstellen: Mehrere Boarder fahren nach gemeinsamem Start durch einen künstlich angelegten Parcours auf Zeit gegeneinander. Freeriding – als ursprünglichste Snowboarddisziplin (Fahren in unpräpariertem Gelände, Surfen im Tiefschnee) – wird auch als Tourensnowboarden oder „Back-Country-Snowboarding“ mit Aufstiegshilfen (wie Schneeschuhe, Kurzskier und Splittboards) betrieben. Mit dem Extreme Freeriding, dem Befahren von extremen Steilhängen mit Hangneigungen von $> 50°$, hat auch der Snowboardsport eine völlig eigenständige Szene und eine Risikowettkampfdisziplin erhalten.

Sportartspezifisches Belastungs- und Anforderungsprofil

Konstruktionsbedingt steht man beim Snowboarden mit beiden Beinen fixiert auf dem Sportgerät. Wir unterscheiden die Regular (linker Fuß vorne) von der Goofy Position (rechter Fuß vorne). Wie bei anderen Sportarten auch, setzt sich die Bewegungstechnik beim Snowboarden aus koordinativen Fähigkeiten und Bewegungsfertigkeiten zusammen. Die koordinativen Fähigkeiten bestehen aus Bewegungssteuerung und -regelung. Bewegungsfertigkeiten wie die Schwungsteuerung können durch Üben automatisiert und erlernt werden. Voraussetzung dafür sind natürlich Ausdauer, Kraft und Schnelligkeit. Die hauptbeanspruchten Muskeln beim Snowboarden sind die gesamte Nacken- und Schultergürtelmuskulatur, vor allem die Rückenmuskeln Trapezius und Latissimus, die Rückenstrecker, der M. pectoralis, gerade und schräge Bauchmuskulatur, Hüftbeuger, Glutäalmuskeln sowie die streck- und beugeseitige Oberschenkel- und Unterschenkelmuskulatur. Im Gegensatz zum Skilaufen, wo man relativ entspannt sein Gleichgewicht auf beide Beine verteilen kann und daher kräfteschonend fährt, muss man beim Boarden einen ständigen aktiven Wechsel von Frontside- zu Backside-Kante durchführen und die Muskulatur an Streck- und Beugeseite der unteren Extremitäten unterschiedlich einsetzen (17). Dies erfordert mehr Kondition, Koordination und auch ein besseres Gleichgewichtsgefühl. Abhängig von der Snowboarddisziplin werden unterschiedliche Fußstellungen eingenommen. Speziell bei Freestyle und Freeriding (**6.14**) werden im Vergleich zu den alpinen Race-Disziplinen unterschiedliche Fußstellungen eingenommen, um das Körpergewicht besser zentral auf beide Beine zu verteilen. Der Trend zu Softboots mit Komfort, aber auch zunehmend mit mehr Halt, und die Kombination mit Step- oder Slip-in-Bindungen verbessern die Kraftübertragung auf das Board und haben dazu geführt, dass Hardboots nahezu abgelöst worden sind.

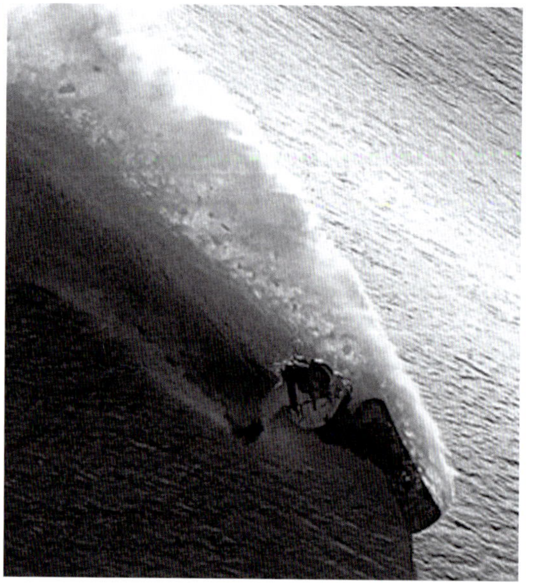

6.14 Perfekte Freeride-Technik (Foto: Jansci Hadik).

Materialbesonderheiten

Boots: Bei den „Hybridboots" handelt es sich um optimierte Softboots mit Verstärkungen im Knöchel- und Schaftbereich sowie mit progressiver Vorlage- und Seitwärtsdämpfung bei erhaltener besserer Flexibilität. Die Fixierung dieser Boots erfolgt durch Mechanismen, die den Fahrradklickpedalen entsprechen. Der Vorteil dieser neueren Systeme besteht im schnelleren Ein- und Ausstieg wie auch in der besseren Kraftübertragung im Vergleich zu herkömmlichen Softsystemen. In Kombination mit längeren, breiteren, aber gut taillierten Freerideboards eigenen sie sich als All-Terrain-Lösung besonders für das Boarden im freien, schwierigen Gelände mit tiefem oder gepresstem Schnee wie auch auf der harten Piste. Wichtig scheint jedoch die Verwendung dieses härteren „Hybridboots", denn falls die Schuhe im Schaft- oder Knöchelbereich zu weich sind, kann es – bedingt durch die starke Fixierung des Vorfußes auf der Bindungsplatte – vermehrt zu schweren Knöchel- oder auch Talusverletzungen kommen (8, 16, 25, 33). Aber auch die altbewährten Ratschenbindungen finden in verbesserter Form weiterhin Anwendung.

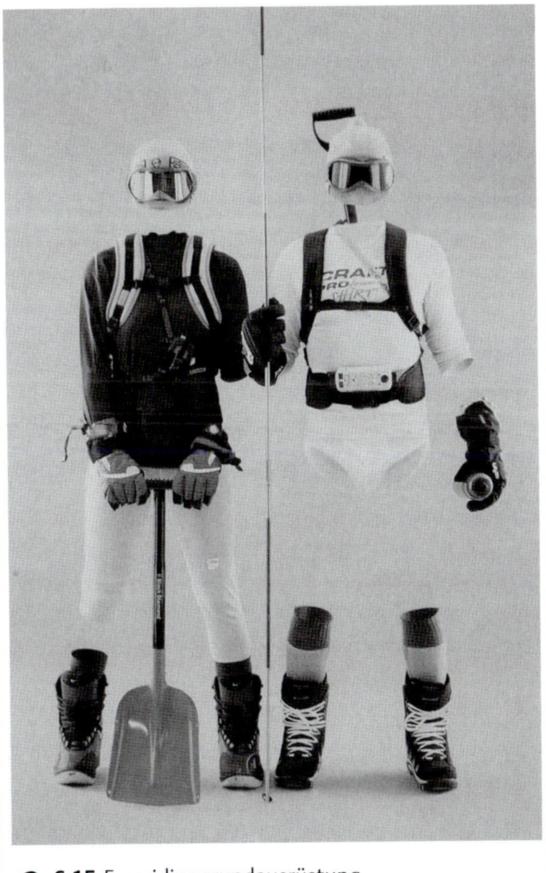

6.15 Freeridinggrundausrüstung (Foto: mierswa-kluska.de).

Boards: Bei den Boards besteht ein Trend hin zum längeren, laufruhigeren Brett mit entsprechender Taillierung, um auch geschnittene Schwünge auf der Kante zu ziehen. Längen bis zu 2 m und darüber werden bereits von Könnern im freien Gelände und im Powder gefahren.

Basisausrüstung: Das Fahren im freien Gelände setzt eine Freeridebasisausrüstung sowie Ausdauer und Können voraus. Die Basisausrüstung besteht nebst bereits erwähntem Board und Bindungssystem aus Helm, Lawinenpiepser, Sonde, Schaufel und entsprechender Notausrüstung mit Erste-Hilfe-Set und Biwaksack (**6.15**). Der Aufstieg erfolgt nicht nur maschinell mit Liften, Schneemobilen oder Hubschraubern, sondern auch mit Aufstiegshilfen, wie Schneeschuhen, Splitboards oder Kurzskiern.

Protektoren: Die von der Industrie angebotenen Rumpf- und Extremitätenprotektorensysteme haben sich nicht nur im Wettkampfsport bei den Alpindisziplinen sowie bei Freestyle- und Boardercrosswettbewerben bewährt, sondern vor allem auch zum Freeriden. Das Tragen von Helmen wird von der Jugend zunehmend angenommen und ist neben dem Einsatz bei den Wettkampfdisziplinen speziell beim Freeriden, aber auch bei Kindern und jugendlichen Snowboardern, sinnvoll. Speziell im Anfängerbereich wäre der Einsatz von leichten Snowboardhelmen, wie mittlerweile von der Industrie angeboten, dringend zu empfehlen (11, 33).

Unfallmechanismen

Bei 90 % der verletzten Snowboarder ist der selbstverschuldete Einzelsturz die Unfallursache. Kollisionen traten in unsrer Studie aus dem Jahre 1997 (5) nur in 9,8 % der Fälle auf, wobei die Kollision mit fixen Gegenständen im Vordergrund stand. Kollisionen mit Skifahrern (2,2 %) und mit anderen Snowboardern (2,7 %) waren selten. Die Mehrheit der Stürze erfolgte nach vorn (40,5 %), gefolgt von Stürzen zur Seite (27,2 %) und Stürzen nach hinten (18,2 %). Stürze nach vorn über die Brettschaufel führten in 39 % der Fälle zu Verletzungen der oberen Extremitäten, in 30 % der Fälle zu Läsionen an den unteren Extremitäten, in 11 % der Fälle zu Wirbelsäulen- und Kopfverletzungen und in 9 % der Fälle zu Brustkorbverletzungen. Anfänger stürzen doppelt so oft nach vorn wie Könner.

Typische Verletzungen

Untere Extremitäten: Standen zu Beginn des Snowboardsports viele Verletzungen durch mangelnde Schulung und Materialdefekt im Vordergrund, so kam es durch Materialverbesserung, speziell im Bindungs- und Schuhsektor, zu einer Abnahme der Häufigkeit dieser Verletzungen. In erster Linie waren dies in älteren Studien mit bis zu 55 % Verletzungen der unteren Extremitäten, speziell im Knöchel-, Unterschenkel- und Kniegelenkbereich (1, 4, 6, 13, 22, 24, 30, 34, 37). Die Entwicklung geeigneter Snowboardschuhe und ausreißfester Bindungsinserts führte zu einer Abnahme der Häufigkeit von Verletzungen an den unteren Extremitäten. In neueren Studien zeigte sich ein Rückgang der Häufigkeit des Auftretens von Verletzungen an der unteren Extremität von 41,6 % im Jahre 1988 (34) bis auf 19,3 % im Jahre 1998 (35). Knieverletzungen wurden mit 9,2 % zuletzt jedoch hauptsächlich im Zusammenhang mit der Verwendung von Hardboots gesehen (35). Diese Schuhe werden aber derzeit nahezu ausschließlich im alpinen Rennsport getragen. Sieht man den Snowboardern derzeit auf die Füße, so tragen sie zu 95 % Softboots, entweder in Kombination mit Ratschenbindungen oder Step- bzw. Slip-in-Bindungssystemen.

Obere Extremitäten: Zu einer deutlichen Zunahme der Häufigkeit von Verletzungen kam es an Armen und Schultern. Die mit Abstand häufigste Verletzung ist mit bis zu 36 % die handgelenknahe Verletzung, die wiederum bis zu 53 % aller schweren Verletzungen, speziell bei Anfängern, ausmacht (9, 12, 20, 23, 27). In einer prospektiv randomisierten Studie aus Norwegen konnte anhand von 5029 Snowboardern gezeigt werden, dass der Einsatz von Handgelenkprotektoren (**6.16**) im Snowboardhandschuh das Verletzungsrisiko am Handgelenk signifikant reduziert (6, 26).

Schwere Verletzungen: Nachdenklich stimmen Publikationen aus Japan, wo Snowboardanfänger im Vergleich zu Skianfängern signifikant mehr Wirbelsäulenverletzungen, mit und ohne Rückenmarkschädigung (29/36) bis hin zur Querschnittsläsion, erlitten. Auch über schwere Schädel-Hirn-Verletzungen (21) bis hin zur Todesfolge wurde in den vergangenen Jahren berichtet. Eine weitere aktuelle Arbeit (14) berichtet über 65 japanische Snowboarderinnen, die schwere Genitalverletzungen beim Sturz auf das Gesäß und Kollision mit dem Highback der hinteren Softbindung erlitten; 69 % dieser Snowboarderinnen mussten chirurgisch versorgt werden. Fasst man nun diese japanischen Studien zusammen, so beziehen sich diese schweren Verletzungen hauptsächlich auf den Anfängerbereich, wobei hier offensichtlich Schulungsdefizite vorliegen müssen. Schwere Wirbelsäulenverletzungen und Todesfälle treten sonst typischerweise im hochalpinen Gelände auf, wo es bei Abstürzen über Felskanten, im steilen Gelände und bei Lawinenunglücken zu Polytraumen mit Todesfolge gekommen ist (10, 32). Im Anfängerbereich sind diese Verletzungen in Europa eher eine Rarität.

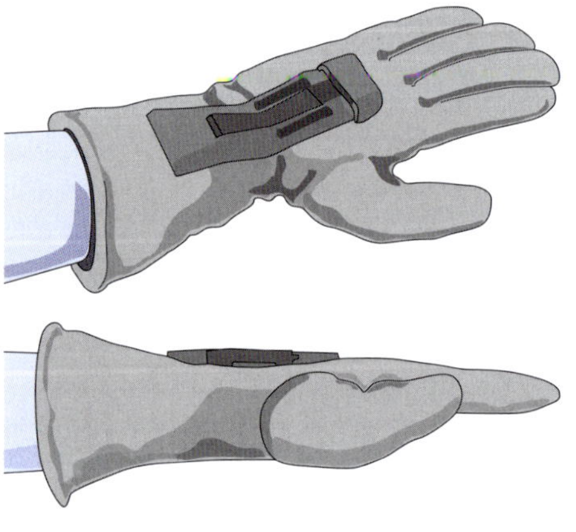

6.16 Hangelenkprotektoren „Wristguards" (Fa. Ziener GmbH).

Verletzungsrisiko, Risikofaktoren

Zahlreiche Publikationen zum Thema „Verletzungsrisiko" sind reine Verletztenstudien, die lediglich eine Aussage über das jeweilige Verletztenkollektiv pro behandelnder Klinik ermöglichen. Eine Bewertung der Risikofaktoren kann somit nicht durchgeführt werden. Ziel unserer gemeinsam mit dem Institut „Sicher Leben" des Kuratoriums für Verkehrssicherheit Österreich durchgeführten epidemiologischen Studie (5) war es, über die reinen Verletzungskollektive hinaus einen Vergleich mit nichtverletzten Snowboardern ähnlichen Alters, vergleichbarer Ausrüstung und gleicher Könnerstufe vorzunehmen, um die Risikofaktoren und eine Risikogruppe des Snowboardsports bestimmen zu können. Grundlage der Untersuchung war das methodische Konzept der epidemiologischen Sportunfallforschung (15). Insgesamt 196 verletzte Snowboarder wurden 185 unverletzten Sportlern gegenübergestellt und hinsichtlich anthropometrischer Daten, Verletzungsmuster, Verletzungsursachen, Risiko und Snowboardmaterial evaluiert. Kernaussage war, dass die Risikogruppe schlechthin jugendliche männliche Snowboarder im Alter von etwa 16 Jahren waren. Diese hatten ein *9-mal höheres Verletzungsrisiko als 25-jährige Sportler.* Sie fuhren hauptsächlich mit Softboots und Freestyleboards und bevorzugten die Halfpipe als Lieblingsrevier. Im Gegensatz dazu war bei den Mädchen/Frauen das Verletzungsrisiko ab einem Alter von 25 Jahren erhöht. Diese Daten wurden neuerlich durch eine empirische Studie des Instituts „Sicher Leben" von Boldrino und Furian bestätigt. Gefährdet sind aber auch vor allem Anfänger auf Leihmaterial mit Skischuhen (3).

Typische Fehlbelastungsfolgen und Überlastungsschäden

Insgesamt 35 % der untersuchten Snowboarder gaben Dauerbeschwerden beim Boarden an. An erster Stelle stand mit 34,2 % das Kniegelenk, gefolgt vom Schultergelenk mit 14,5 %, weiterhin das obere Sprunggelenk mit 9,4 % und in weiterer Folge Lendewirbelsäule, Finger und Handgelenk (5). Zudem klagten viele Boarder über Schuhdruckprobleme (19).

Präventive Maßnahmen

Alpin-Racing

Als Aufprallschutz vor den Torstangen haben sich beim Slalom Knie- und Schienbeinprotektoren bewährt. Leichte Snowboardhelme, mit und ohne Kinnschutz, kommen ebenso zum Einsatz. Für die Speed-Disziplinen sollten unbedingt Protektoren im Rückenbereich zusätzlich getragen werden. Die schweren Finger- und Handgelenkverletzungen entstanden meist durch direkten Kontakt mit der pickelharten Piste oder den Torstangen. Aus diesem Grund wurden vor Jahren die snowboardspezifischen Dreieckstore mit gepolsterten und verkürzten Innenstangen, genannt Stubbies, entwickelt. Diese erlauben den Wettkämpfern ein optimales Carven bis an die Stangen, wobei der Körper bereits über den Toren zu schweben kommt (👁 **6.17**) (7, 28).

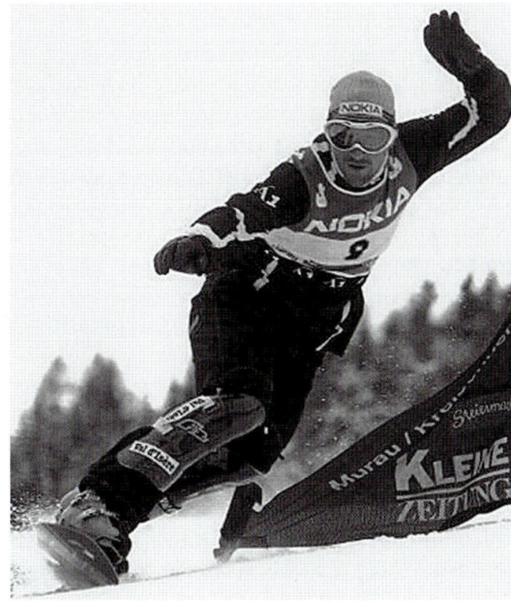

👁 **6.17** Dreieckstore mit Stubbies, SB-WM Murau 2003 (Foto: SBR – Snowboard Revue).

Halfpipe

Neben dem sportartspezifischem Ganzjahrestraining mit Kraftausdauer-, Kraft- und Koordinationskomponenten auf dem Trampolin müssen auch Schnelligkeit und Beweglichkeit trainiert werden. Im Ausrüstungssektor ist der Einsatz von entsprechenden Handschuhen, Helmen und Rückenprotektoren zur Verletzungsprophylaxe sinnvoll. Die Highbacks der Softbindungen müssen für die Manöver im Sprung, aber auch für die Landungen, flexibel genug sein. Mittlerweile wurden auch eigene Snowboardhelme von vielen Freestylern als sinnvolle Schutzeinrichtung angenommen, und es gilt bereits als cool, so ein „Cap" zu tragen. Die Shapes der Halfpipes müssen zudem den höheren Sprüngen mit Radius, elliptischen Seitenwänden und Coping angepasst werden. Nur so ist es möglich, dass bei unkontrollierten Landungen die Aufprallenergie reduziert und die Verletzungsgefahr minimiert werden können (6).

Boardercross

Es hat sich in den vergangenen Jahren gezeigt, dass durch sinnvollen Einsatz von Schutzmaßnahmen, wie Rücken- und Extremitätenprotektoren sowie Helmpflicht, aber auch durch eine verantwortungsvolle Kurssetzung die Anzahl der Ausfälle deutlich reduziert werden konnte. Das Tragen von Protektoren bzw. auch der Schutzhelme wird mittlerweile von den Wettkämpfern, aber auch generell von den Jugendlichen, voll akzeptiert. Diese Ausrüstungsdetails werden zunehmend von der Snowboardindustrie aufgegriffen und auch an die Freizeitsnowboarder verkauft. Weiterhin wurde an die Verantwortung der Kurssetzer appelliert. In Speedsektionen dürfen nur noch 3 Rollers (Wellen) hintereinander gebaut werden, Sturzräume und eine Pistenbreite von minimal 10 m Breite sind vorgeschrieben. Die Boards sind an Heck und Spitze mit Rundungen bzw. Schutzkappen zu versehen, um die Gefahr der Kollisionsverletzungen zu minimieren (6).

Freeriding

Körperliche Fitness, Geländekenntnis und oben genannte Basisausrüstung sind unumgänglich für diese Aktivität. Die beiden Bergführer Michael Larcher und Robert Purtscheller haben nach den Erkenntnissen des Schweizer Lawinenexperten Werner Mutter eine Vereinfachung der Lawinenkunde in den vergangenen Jahren erfolgreich durchgeführt. Das Prinzip ist simpel und heißt „Stop or Go". Lawinenwarnstufe und Hangneigung geben die wesentlichsten Daten vor. Wenn die Lawinengefahr hoch ist, dürfen nur flache Hänge begangen oder befahren werden. Der Umgang mit dem Lawinenpiepser muss im Schlaf beherrscht werden. Es gilt der Spruch „No Piep, no Run". Mittlerweile werden zahlreiche Freeridecamps von Experten angeboten, die auf die Gefahren und den Umgang mit der Natur hinweisen; dies lässt sich jedoch fast nur mit erwachsenen Sportlern durchführen. Um Jugendliche positiv zu beeinflussen, bedarf es einer speziellen Form von Aufklärung, die möglichst nicht durch Erwachsene durchgeführt werden sollte. Dies hat dazu geführt, dass man durch Etablierung der so genannten „Peer Group Education“ versucht, das Risikoverhalten der Jugendlichen durch geschulte Gleichaltrige positiv zu beeinflussen. Der positive Aspekt dieser neuen Form der Risikominimierung fand Niederschlag in der Aktion „RISK & FUN“, unterstützt von der österreichischen Alpenvereinsjugend, der Naturfreundejugend, dem Fonds gesundes Österreich und von Snowboard Austria.

X-treme Snowboarding

Die größte Gefahr dieser Veranstaltungen besteht in der Verharmlosung durch die Medien und die Industrie sowie in der Nachahmungsgefahr für Jugendliche und Freizeitsnowboarder. Ein optimaler Trainingszustand von alpin hocherfahrenen Sportprofis in Kombination mit exaktester Geländekenntnis, Dokumentation und Beobachtung der Abfahrten sowie geplante Sprünge über Wochen ermöglichen diese Sportausübung. Bezüglich der passiven Schutzmaßnahmen hat die Industrie prompt reagiert und entsprechendes Protektorenmaterial in Produktion gegeben. Die Gesamtkörperprotektoren bestehen aus Schutzwesten und -hosen mit eingearbeiteten Kunststoffplatten. Weiterhin werden Extremitätenprotektoren eingesetzt. Die obligate Lawinenbasisausrüstung im Rucksack wird vom Veranstalter verpflichtend vorgeschrieben, wobei der Rucksack inklusive Inhalt als zusätzlicher Rückenprotektor dient (18).

Zusammenfassung

Snowboarden hat sich in den vergangenen beiden Jahrzehnten als Wintersport der Jugend, aber auch der Erwachsenen, etabliert. Die häufigste Verletzung stellt mit mehr als 50 % aller erlittenen schweren Verletzungen der handgelenknahe Bruch – speziell in Anfängerkollektiven – dar (23). Der Einsatz von im Snowboardhandschuh integrierten Handgelenkschienen (7) könnte diese häufigste Verletzung auf 25 % reduzieren, wie zuletzt in einer norwegischen Studie aufgezeigt wurde (26). Im Gegensatz zu der früher verbreiteten Vermutung, dass Snowboardfahren im Vergleich zum Skifahren eine besonders verletzungsträchtige Disziplin sei, zeigen Studien der letzten Zeit, dass das Verletzungsrisiko annähernd gleich hoch ist, es beträgt 2–6 Verletzte pro 1000 Snowboard- bzw. Skitage (3, 4, 9, 23, 27, 30, 31). Nach wie vor kommt der Snowboardschulung bei entsprechend hoher Zahl von Anfängern große Bedeutung zu (35).

Nützliche Internetadressen

www.bluetomato.at
www.dann.at
www.risk-fun.com
www.top-snowboarding-kaunertal.at
www.winternet.at
www.ziener.at

Literatur

1. Berghold F, Seidl AM. Snowboardunfälle in den Alpen, Risikodarstellung. Unfallanalyse und Verletzungsprofil. Prakt Sport Traumatol Sportmed. 1992; 1:2.
2. Bladin C, Mc Crory P. Fractures of the lateral processus of the talus: a clinical review, „Snowboarders Ankle“. Clin Sports Med. 1996; 6(5):124–8.
3. Boldrino C, Furian G. Risikofaktoren beim Snowboarden. Eine empirische Studie. Institut „Sicher Leben“ des österreichischen Kuratoriums für Schutz und Sicherheit; 1999.
4. Campell L, Soklic P, Ziegler W, Matter P. Snowboardunfälle. Multizentrische schweizerische Snowboardstudie unter Mitwirkung der bfu. In: Matter P, Holzach P, Heim D, Hrsg. 20 Jahre Wintersport und Sicherheit – Davos. Bern: Verlag Hans Huber; 1992/1993:45–53.
5. Dann K, Boldrino C, Kristen KH. Verletzungsrisiko und Risikofaktoren beim Snowboarden. TW Sport und Medizin. 1997; 9:128–32.
6. Dann K, Knöringer M, Kristen KH, Boldrino C. Snowboarden. Vom Kinderspielzeug zum Big Mountain Sport. Sporthorthopädie Sporttraumatologie. 2001; 17:207–12.
7. Dann K, Boldrino C, Ring G. Handgelenkverletzungen beim Snowboarden. Sportorthopädie Sporttraumatologie. 2002; 18:171–4.
8. Estes M, Wang E, Hull ML. Analysis of ankle deflection during a forward fall in snowboarding. J Biomech Engineering. 1999; 121:243–7.
9. Ferrera PC, McKenna DP, Gilman EA. Injury patterns with snowboarding. Am J Emerg Med. 1999; 17:575–7.
10. Gabl, M, Lang T, Pechlaner S, Sailer R. Snowboardverletzungen. Sportverletz Sportschad. 1991; 5(4):172.
11. Hagel BH, et al. Skiing and snowboarding injuries in the children and adolescents of southern Alberta. Clin J Sports Medicine. 1999; 9:9–17.
12. Idzikowski JR, Janes PC, Abbott PJ. Upper extremity snowboarding injuries. Am J Sports Med. 2000; 28:825–32.
13. Janes PC, Fincken GT. Snowboarding injuries. Skiing trauma and safety. American Society for Testing and Materials; 1993:255.
14. Kanai M, Osada R, Maruyama K, Masuzawa H, Shih HC, Koinishi I. Warning from Nagano: increase of vulvar hematoma and/or lacerated injury caused by snowboarding. J Trauma. 2001; 50(2):328–31.
15. Kemeny P. Methoden und kritische Betrachtung der Unfallanzeige als Datenerhebungsinstrument für die Sportunfallforschung. In: Rümmele E, Kayser D, Hrsg. Sicherheit im Sport. Eine Herausforderung für die Sportwissenschaft. Köln: Sport und Buch Strauß; 1989:79–98.
16. Kirkpatrik DP, et al. The snowboarder's foot and ankle. Am J Sports Med. 1998; 26:271–7.
17. Knöringer M, Schaff PS, Rosemeyer B. Muscular dysbalance during snowboarding. EMG and video analysis. Sport Orthop Traumatol. 1998; 4:206–10.
18. Knöringer M. Extreme freeride snowboarding. Sport Orthop Traumatol. 2000; 16:3–6.
19. Kristen KH, Dann K. The occurence of retrocalcaneal bursitis at alpine snowboarding. Paperpresentation, 2nd

World Congress on Sport Trauma/Aossm 22nd Annual Meeting, Florida; 1996.
20. Machold W, Kolonja A, Kwasny O, Fuchs M. Verletzungsrisiken beim Snowboarden. Sportverl Sportschad. 1999; 13:1–7.
21. Nakaguchi H, Fujimaki T, Ueki K, Takahashi M, Yoshida H, Kirino T. Snowboard head injury: prospective study in Chino, Nagano, for two seasons from 1995 to 1997. J Trauma. 1999; 46(6):1066–9.
22. Oberthaler G, Primavesi CH, Niederwieser B. Snowboardunfälle 1991–94 – Eine Analyse. Sportverl Sportschad. 1995; 4(9):118.
23. O'Neill DF, McGlone MR. Injury risk in first-time snowboarders versus first-time skiers. Am J Sports Med. 1999; 27(1):94–7.
24. Pino, EC, Colville MR. Snowboard injuries. Am J Sports Med. 1989; 17(6):778.
25. Platz A, Sommer C. Eine typische Snowboarderverletzung – die Fraktur des Processus lateralis tali. Therapeutische Umschau. 2000; 57:756–9.
26. Ronning R, Ronning I, Gerner T, Engebretsen L. The efficacy of wrist protectors in preventing snowboarding injuries. Am J Sports Med. 2001; 29(5):581–5.
27. Sacco DE, Sartorelli DH. Evaluation of alpine skiing and snowboarding injury in a northeastern state. J Trauma. 1998; 44:654–9.
28. Schrank C, Gaulrapp H, Rosemeyer B. Verletzungsmuster und -risiken von Profisportlern im Snowboardsport. Sportverl Sportschad. 1999; 13:8–13.
29. Seino H, Kawaguchi S, Sekine M, Murakami T, Yamashita T. Traumatic paraplegia in snowboarders. Spine. 2001; 26(11):1294–7.
30. Shealy EJ. Snowboard vs. downhill skiing injuries. Skiing trauma and safety. 9th International Symposium, ASTM STP 1182. In: Johnson RJ, Mote CD Jr, Zelcer C, eds. Philadelphia: American Society for Testing and Evaluation; 1993:241–54.
31. Shorter NA, Mooney DP, Harmon BJ. Snowboarding Injuries in children and adolescents. Am J Emerg Med. 1999; 17:261–3.
32. Tarazi F, et al. Spinal injuries in skiers and snowboarders. Am J Sports Med. 1999; 27:177–80.
33. Tilburg C. In-area and backcountry snowboarding: medical and safety aspects. Clin Updates Wilderness Med. 2000; 11:102–8.
34. Wambacher M, Benedetto K-P, Gabl M, Wischatta R. Verletzungsmuster beim Snowboarden. Sportorthopädie Sporttraumatologie. 1995; 11(4):230.
35. Wambacher M, Hausberger K, Wischatta R, Gabl M. Einfluss der Ausrüstung auf das Verletzungsmuster von Knie- und Sprunggelenk beim Snowboarden. Sportorthopädie Sporttraumatologie. 2001; 17(2):115, Abstract 39.
36. Yamakawa H, Murase S, Sakai H, et al. Spinal injuries in snowboarders: risk of jumping as an integral part of snowboarding. J Trauma. 2001; 50(6):1101–5.
37. Zollinger, H, Gorschewsky O, Cathrein P. Verletzungen beim Snowboardsport – eine prospektive Studie. Sportverl Sportschad. 1994; 31:31–7.

6.5 Carving-Skifahren

H. Hörterer

Einleitung

Auf der nordischen Insel Rödöe entdeckte man 5 Zeichnungen eines Skifahrers, die der arktischen Kultur eines Lappenvolks zwischen 3000 und 2500 v. Chr. zugerechnet werden. Im Jahre 880 n. Chr. findet sich ein erster Beweis für Skifahren als sportliche Betätigung. Die Norweger wetteiferten im „Schussfahren". In Deutschland gibt es zurzeit etwa 4,2 Mio., weltweit etwa 82 Mio. Skifahrer. Seit etwa 8–9 Jahren hat die „Skirevolution Carving" weltweit ihren Siegeszug angetreten.

Sportarztspezifisches Belastungs- und Anforderungsprofil

Kraft: Abhängig von der Fahrtechnik werden erhöhte Anforderungen an Kraft, Koordination, Schnelligkeit, Beweglichkeit und Ausdauer gestellt. Eindeutig wird die erhöhte Kraftanforderung an erste Stelle gesetzt. Aufgrund der stärkeren Taillierung können innere Schwungradien rein auf der Kante gesteuert werden. Daher wirken – bei gleicher Geschwindigkeit – höhere Zentrifugalkräfte, und der muskuläre Aufwand steigt, um die Skier auf der Kante zu fixieren. Beim Abfahrtslauf treten Zentrifugalkräfte von 3,5 g (Damen) bzw. 4 g (Herren) auf. Bei einer Geschwindigkeit von etwa 100 km/h (Kurvengeschwindigkeit beim Abfahrtslauf der Herren) kann ein Körperinnenlagewinkel von 75° möglich werden. Um die vorgegebene Belastung von 4 g nicht zu überschreiten, darf ein Kurvenradius von etwa 21 m nicht überschritten werden (6). Die erhöhte Kraftanforderung betrifft nicht nur die Bein-, sondern die gesamte Körpermuskulatur. Exzentrische, konzentrische und statische Muskelarbeit sind in hohem Maße erforderlich. Durch die kürzeren Skier muss die gesamte Körpermuskulatur den Körperschwerpunkt ständig neu stabilisieren. Nur so kann eine gleichmäßige Balance gehalten werden.

Koordination: Fast genauso viel Bedeutung wie der Kraft kommt der Koordination zu. Nach Einschätzung der Experten ist bei der Carving-Technik ein erhöhtes Maß an neuromuskulärer Qualität notwendig. Nachdem eine zu starke Vor- oder Rücklage erhebliche Fahrfehler auslöst, ist eine neutrale Lage des Körperschwerpunkts über der Skimitte schwer zu erreichen und zu erhalten. Weiterhin verlangt die breitere Skiführung eine exakte Körperschwerpunktlage zwischen den beiden Skiern. Eine geringfügige Veränderung der Schwerpunktlage kann zu erheblichen Fahrfehlern führen.

Schnelligkeit: Bei der Schnelligkeit werden in erster Linie vermehrte Anforderungen an die Reaktionsschnelligkeit gestellt. Dies ist bedingt durch die schnelleren Radiengeschwindigkeiten und durch das differenziertere Lenkverhalten der Carving-Skier. Beweglichkeit und Ausdauer werden auch beim Carving-Skifahren als Grundvoraussetzungen angesehen. Eine spezielle Bedeutung kommt ihnen nicht zu.

Materialbesonderheiten

Carving-Technik: Medien und Industrie vermitteln den Eindruck, Carving sei etwas völlig Neues. Kober und Held (5) hingegen sehen im Carving eine logische Konsequenz, die sich seit Jahren abzeichnete. Im angloamerikanischen Sprachgebrauch bedeutet „to carve" unter anderem „schneiden". Im Skilehrwesen und im Skirennlauf wird seit langem ein „geschnittener Schwung" angestrebt.

Carving-Ski: Auch der Carving-Ski ist keine absolute Neuentwicklung, sondern eigentlich nur eine Weiterentwicklung der üblichen Modelle. Im Skirennlauf werden seit langem taillierte Skier gefahren. Mit weiterentwickeltem Material wurde jetzt eine bereits bekannte Technik fortgeführt (2). Besonders deutlich wird dies im alpinen Skirennlauf. Inzwischen benutzen etwa 80 % aller Skifahrer Carving-Skier. Im Handel und im Skiverleih wird der Normalski nahezu nicht mehr angeboten. Der Carving-Ski zeichnet sich durch seine *geringere Länge* und seine *stärkere Taillierung* – breitere Schaufel und breiteres Ski-Ende – aus. Daraus resultiert ein verschieden großer Taillenradius mit Werten zwischen etwa 11 und 30 m. Allgemein unterscheidet man in Abhängigkeit von Geräteradius, -härte und -länge zwischen *Fun-, Easy- und Race-Carver* sowie *Freeride- und Freestyleski.* Fun-Carver haben einen Radius von weniger als 18 m und werden sehr kurz (1,60 m) gefahren. Mit ihnen kann man sehr enge Kurvenradien fahren. Der Race-Carver, auch im Rennsport verwendet, hat bei einer gewissen Härte einen Radius von bis zu 25–30 m. Easy-Carver liegen zwischen Race- und Fun-Carvern und sind für Anfänger oder mittelmäßig geübte Skifahrer gut geeignet. Die Freerideskier sind etwas breiter, um im Tiefschnee und außerhalb der Piste mehr Auftrieb zu geben. Die Freestyleskier gibt es in allen möglichen Varianten, mit ihnen ist unter anderem Rückwärtsfahren möglich. Verschiedene Carver-Modelle sind in 👁 **6.18** dargestellt.

Folgende *Grundsätze* gelten für den Carving-Ski im Allgemeinen:

- Der Taillenradius bestimmt den Schwungradius.
- Das Fahren entlang der Kante führt zu höheren Kurvengeschwindigkeiten.
- Kleine Radien und große Geschwindigkeiten produzieren große Zentrifugalkräfte, die insbesondere durch die Oberschenkelmuskulatur gehalten werden müssen.

Richtungsstabilität und Laufruhe wurden insgesamt geringer, weshalb mehr Aufmerksamkeit beim Schussfahren und in Steilpassagen nötig ist.

Bindungs- und Plattensysteme: Während die Bindung unverändert ist, nehmen Plattensysteme (👁 **6.19**) durch die größere Standhöhe des Fahrers erheblichen Einfluss auf das Steuerverhalten des Skis und die Belastungen des Bewegungssystems. Studien wie die von Niessen (8) und von Nachbauer (7) zeigen, dass durch die größere Standhöhe die Belastungen auf das Knie zunehmen, was zu entsprechenden Verletzungen führen kann. Auch sind mit zunehmenden Standhöhen Abweichbewegungen, die zum Verschneiden des Skis führen können, weniger leicht zu verhindern.

Skischuh: Was den Skischuh anbelangt, sind abgesehen von einer guten Seitensteifigkeit keine wesentlichen Anforderungen gegeben.

Fahrstil: Eine neue Fahrtechnik erfordern Carving-Skier übrigens nicht. Die meisten Modelle verfügen über einen breitbandigen Einsatzbereich, der kurze wie lange sowie geschnittene wie gedriftete Schwünge erlaubt. Die anfängliche Irritation, Carving ausschließlich „schneidend" zu interpretieren, ist längst überwunden. Die Definition „Fahren auf der Kante" umfasst alle Facetten, vom Driften bis zum Schneiden (5). Da der Carving-Ski ein Schonski ist, lässt er sich auch durch übliche Techniken leicht auslösen und erlaubt das seitliche Trifften, sodass er nahezu mit jeder Technik fahrbar ist.

Folgende *Technikmerkmale* erleichtern das Carven:

- offene Beinstellung,
- kaum Vertikalbewegung,
- schneller Kurvenlagewechsel,
- intensives Aufkanten.

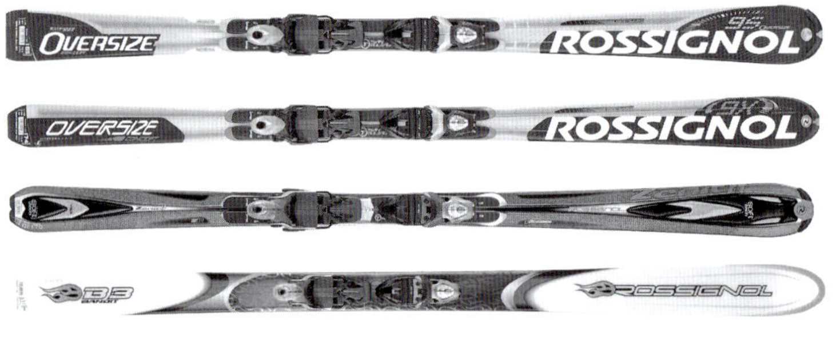

👁 **6.18** Verschiedene Carver-Modelle mit entsprechenden Radien:
a Slalom-Race-Carver (13,5),
b RS-Race-Carver (21,0),
c Easy-Carver (19,0),
d Freerideski (25,5)
(Fotos: Rossignol).

Ebenfalls eine Rolle spielen verschieden Fahrstile. Das *breite Carving* wird vor allem Anfängern vermittelt. Der große Vorteil besteht darin, dass durch den breiten Stand die Unterstützungsfläche groß wird und es für den Skifahrer einfacher ist, im Gleichgewicht zu bleiben (👁 **6.20**). Der Außenski wird hierbei wesentlich stärker belastet als der Innenski. Das *geschlossene Carving* eignet sich vor allem für Fortgeschrittene und Könner. Die Skier werden ziemlich geschlossen, das heißt etwa 30 cm breit, geführt. Die Gewichtsverteilung ist relativ ausgeglichen. Durch das enge Führen der Skier wird die Unterstützungsfläche kleiner, und es wird eine stärkere Kurvenlage eingenommen. Für die Spezialisten ist das ständige Spiel an der Grenze zwischen Gleichgewicht und Ungleichgewicht sehr reizvoll. Die extreme Kurvenlage und der damit verbundene große Aufkantwinkel verlangen einen größere Standhöhe, besonders beim alpinen Skirennlauf.

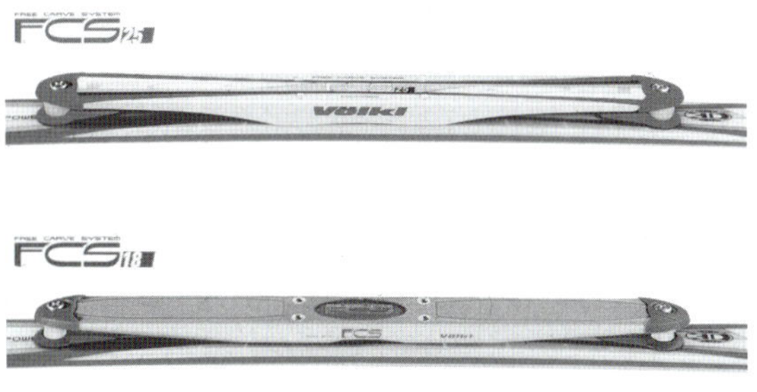

👁 **6.19** Plattensysteme, auf die die Skibindung montiert wird. Diese führen zu einer größeren Standhöhe (Foto: Rossignol).

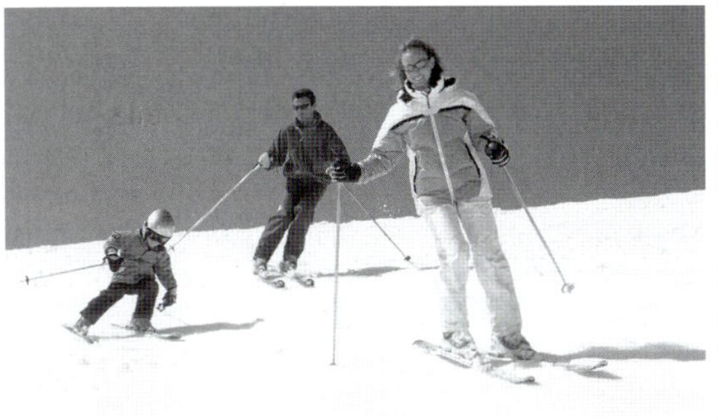

👁 **6.20** Typische breite Bein- und Skistellung beim Carven (Foto: Rossignol).

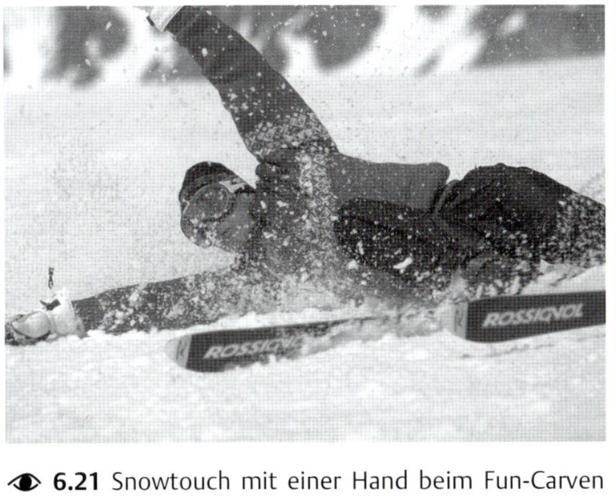

👁 **6.21** Snowtouch mit einer Hand beim Fun-Carven (Foto: Rossignol).

Eine besondere Variante des Carvens ist das *Fun-Carven*. Hier ist alles erlaubt, was funktioniert. Es wird vorwiegend ohne Stöcke gefahren. Experimentiert wird mit der Körperstellung, der Skistellung, der Belastung der Skier und der Beinbewegung. Eine Variante ist der *Snowtouch mit einer Hand*. Beim Carven mit Snowtouch legt sich der Carver so weit in die Kurve, dass er den Arm nur noch zur Seite strecken muss, um dabei den Schnee mit den Händen zu berühren (👁 **6.21**).

Eine weitere Variante ist der *Doubletouch*, also ein Snowtouch mit 2 Händen. Diese Form des Fun-Carvens kann als die Krönung bezeichnet werden. Leider ist es auch die schwierigste Form des Fun-Carvens.

Das *Alpha-Carven*, auch 360°-Turn oder kurz „360er“ genannt, ist eine weitere Variante. Hier fährt der Skifahrer einen vollen Kreis, ohne auch nur einmal zu stoppen oder zu rutschen. Geschwindigkeit, Gelände, Pistenbeschaffenheit und Material müssen hierbei gut aufeinander abgestimmt sein. Topfahrer haben die Kurven auch schon auf 540° und 720° ausgedehnt. Letztendlich kann auch das *Arm-in-Arm-Carven* viel Spaß machen. Neben einem zweiten Fahrer kann die Variante auch zu dritt oder zu viert durchgeführt werden. Für das Fun-Carven gibt es keine normierte Technik. Die Erforschung von völlig neuem Fahrgefühl erbringt letztendlich den Spaß. Derzeit zeigt sich jedoch ein deutlicher Trend weg vom Fun-Carven hin zum Freerideskiing. Fun-Carver werden immer seltener von den Skifirmen angeboten.

Unfallmechanismen

Verletzungsrisiko: Die Auswertung der Skiunfälle der Saison 2002/2003 durch die Auswertungsstelle für Skiunfälle der ARAG-Sportversicherung (ASU-Ski) lässt – wie schon in den vergangenen Jahren – keinen signifikanten Anstieg des Verletzungsrisikos erkennen. Seit der Saison 1993/1994 sind die jährlichen Schwankungen im Verletzungsrisiko nur noch sehr gering (👁 **6.22**). Da inzwischen rund 80 % aller Skifahrer Carving-Skier benutzen, kann man inzwischen definitiv feststellen, dass die Einführung der Carving-Skier nicht zu einem Anstieg der Unfallzahlen im alpinen Skisport geführt hat. Auch bezüglich der Gesamtzahl der Skiunfälle hat sich gegenüber dem Vorjahr keine

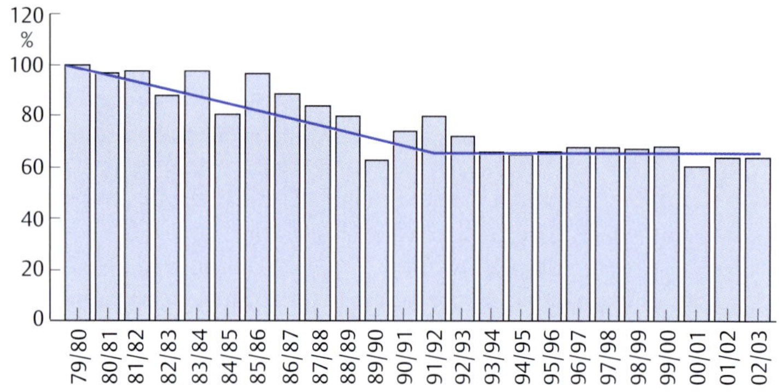

6.22 Verletzungen im alpinen Skisport pro 100 Skifahrer in Bezug zum Basisjahr 1980 (= 100 %) (Auswertungsstelle für Skiunfälle Düsseldorf).

Veränderung ergeben. Die Zahl der deutschen Skifahrer, die in der Saison 2002/2003 aufgrund eines Skiunfalls ärztlich versorgt werden mussten, liegt nach wie vor bei rund 60 000. Mit etwa 8000 verletzten Skifahrern, die stationär behandelt werden mussten, hat sich der niedrige Wert der letzten Saison bestätigt. So betrug die Aufenthaltsdauer im Krankenhaus bei den Männern 8,5 Tage und bei den Frauen 8,9 Tage.

Verletzungsursachen: Häufigste Verletzungsursache ist nach wie vor der Sturz während der Fahrt ohne Fremdbeteiligung. Gemittelt über den Untersuchungszeitraum verunfallen 71 % der Männer und sogar 78 % der Frauen auf diese Weise. Die Vermeidung eines Sturzes ist somit eine wesentliche Voraussetzung, um den Skiwinter verletzungsfrei zu überstehen (5).

Beim *alpinen Skirennlauf* treten die Verletzungen am häufigsten beim Landen nach Sprüngen im Abfahrtslauf auf. Fast ausschließlich erfolgen die Verletzungen beim Landevorgang und nicht erst beim nachfolgenden Sturz. Am zweithäufigsten kommt es hier zu Verletzungen durch Überlastungen im Schwung. Durch die hohe Fahrgeschwindigkeit und den kleinen Schwungradius ist die Belastung auf Skier und Beinstreckmuskulatur sehr hoch. Durch zusätzliche Hyperflexion und Innenrotation im Kniegelenk entstehen Knieverletzungen (6.23). Durch die hohe Fliehkraft kommt es zudem zu den typischen Ausdrehstürzen mit Verletzungen an Oberkörper und Kopf. An dritter Stelle stehen beim alpinen Skirennlauf die Verletzungen durch Verschneiden der Skier.

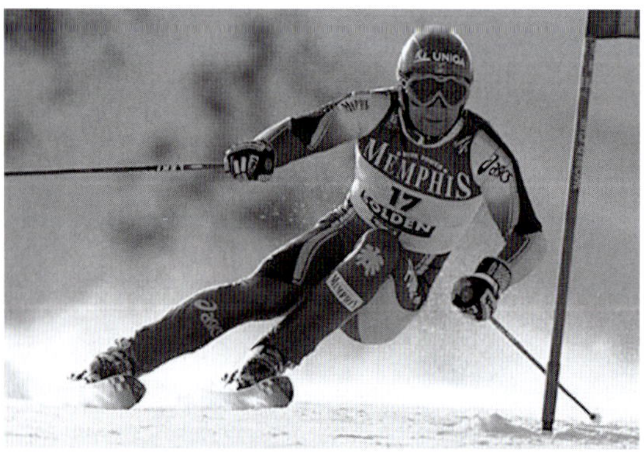

6.23 Starke Hyperflexion des bergseitigen Kniegelenks beim Rennlauf (Foto: Rossignol).

Beim *allgemeinem Skilauf* stellt nach wie vor das Flexions-Valgus-Außenrotationstrauma einen sehr häufigen Unfallmechanismus dar. Auch eine Hyperextension des Kniegelenks führt zu entsprechenden Knieverletzungen. Nicht zu unterschätzen ist auch der relativ aggressive Kunstschnee. Erhöhte Risikobereitschaft, ungenügende Skitechnik und mangelnde Fitness sind ebenfalls Ursachen für Skiunfälle. In den meisten Fällen kommen jedoch viele verschiedene Faktoren zusammen. Im Hinblick auf das Material hängt die Wahrscheinlichkeit des Verschneidens unter anderem von der Standhöhe ab, da bei größerer Standhöhe bereits ein kleiner Aufkantwinkel genügt, um das Verschneiden einzuleiten. Die Intensität des Verschneidens – seitliche Abweichung des Skis von der gewünschten Fahrlinie pro Zeiteinheit – ist dann wiederum vom Taillierungsradius des Skis abhängig (8).

Kollisionsunfälle: Die ASU-Auswertung der Kollisionsunfälle ergab ein unerwartetes Ergebnis: Nachdem die Häufigkeit der Kollisionsunfälle in den vergangenen Jahren unter geringen Schwankungen deutlich und stetig zurückgegangen war, wurde für die Saison 2001/2002 eine überraschend starker Anstieg festgestellt (6.24). Mit 1,34 Kollisionen pro 1000 Skifahrer wurde der höchste Wert der vergangenen 10 Jahre erreicht. In der Saison 2002/2003 ist der Wert wieder auf 1,13 Kollisionen pro 1000 Skifahrer zurückgegangen. Da eine genaue Begründung für diesen hohen Faktor derzeit nicht auszumachen ist, könnte es auch sein, dass es sich um einen einmaligen statistischen Ausreißer und nicht um eine Trendumkehr handelt. Zu berücksichtigen ist allerdings, dass durch die Carving-Skier die Schwungradien größer werden und auch mehr von der Fahrlinie abweichen, was durchaus diese Häufigkeitszunahme erklären könnte. Wenn sich dieser Anstieg auch in den nächsten Jahren bestätigt, muss genauer untersucht werden, ob sich das Verhal-

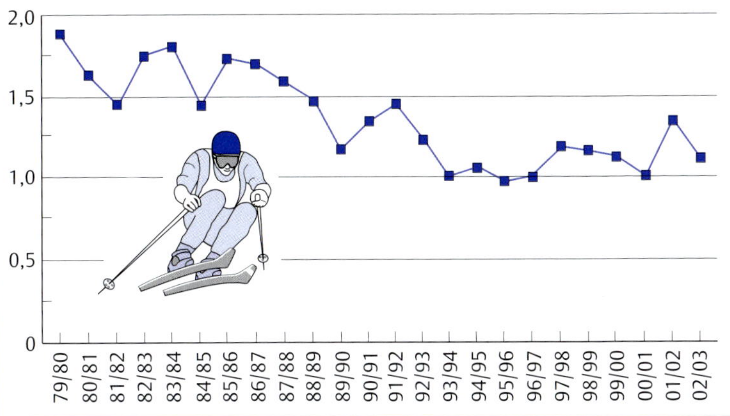

6.24 Kollisionsunfälle je 1000 Skifahrer mit starkem Anstieg der Häufigkeit in der Saison 2001/2002 (Auswertungsstelle für Skiunfälle Düsseldorf).

ten der Skifahrer und Snowboarder auf der Piste nachhaltig verändert hat.

Typische Verletzungen

Lokalisation: Was die Lokalisation der Verletzungen anbelangt, sind in den vergangenen Jahren deutliche Veränderungen festgestellt worden. In der Saison 2002/2003 hat sich ein Rückgang der Knieverletzungen auf einen Anteil von nunmehr 31 % ergeben,

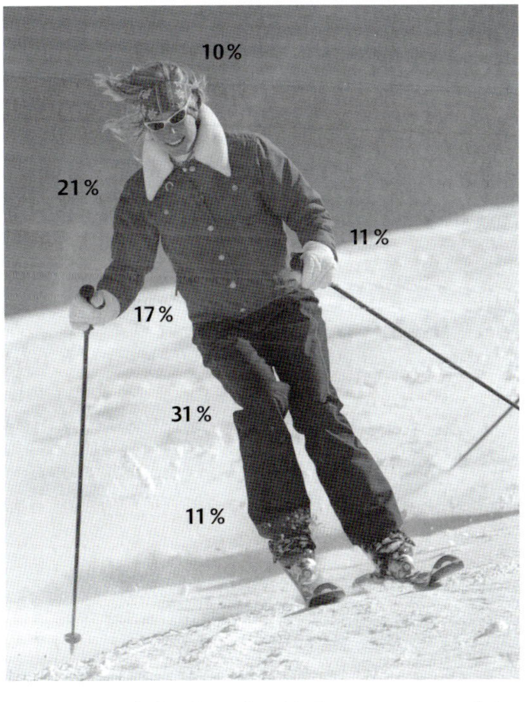

6.25 Lokalisation der Verletzungen im alpinen Skiport (Auswertungsstelle für Skiunfälle Düsseldorf, Foto: Rossignol).

wobei die Reduzierung in erster Linie bei den Männern zu beobachten gewesen ist. Prozentual angestiegen sind die Verletzungen in den Bereichen Schulter/Oberarm (21 %), Rumpf (17 %) und Kopf (10 %). Die Verletzungen in den Bereichen Unterschenkel/Sprunggelenk (11 %) und Unterarm/Hand (10 %) sind in ihrer Häufigkeit unverändert geblieben (**6.25**). Für den Rückgang der Häufigkeit der Knieverletzungen werden folgende Punkte aufgeführt:

- Die Sturzhäufigkeit mit Carving-Skiern ist nach Untersuchung des österreichischen Skiverbandes geringer als diejenige mit Normalskiern.
- Die besseren Dreheigenschaften der Carving-Skier erleichtern besonders für Anfänger das Skifahren, dies führt auch zu Entlastungen im Kniebereich.
- Bei der Skigymnastik gibt es inzwischen verbesserte Trainingsübungen für den Kniebereich.

Sturzverhalten: Es liegt auch die Vermutung nahe, dass sich das Sturzverhalten in den vergangenen 10 Jahren geändert und sich dies auf das Verletzungsbild ausgewirkt hat. So lag vor etwa 10 Jahren der Anteil der Verletzungen im Bereich von Kopf, Schulter/Oberarm und Rumpf bei etwa 35 % und im Bereich der unteren Extremitäten bei 55 %. In dieser Saison liegt die Häufigkeit der Verletzungen in der oberen Körperregion bei 50 % (+15 %) und an den unteren Extremitäten nur noch bei 41 % (–14 %). Da sich die Gesamtzahl der Verletzungen in diesem Zeitraum nur marginal verändert hat, muss von veränderten Verletzungsmechanismen ausgegangen werden. Hier scheint sich anzudeuten, dass die Topographie von Verletzungen im alpinen Skisport abhängig von der relativen Länge der verwendeten Skier ist: Je kürzer der Ski, umso weiter oben am Körper findet sich die jeweilige Verletzung. Erst nach Ablauf von 3–4 weiteren Saisons kann eine endgültige Wertung der Unterschiede im Verletzungsbild bei der Nutzung von Carving-Skiern im Vergleich zu Normalskiern vorgenommen werden (2).

Typische Fehlbelastungsfolgen und Überlastungsschäden

Der Carving-Ski stellt für den Normalskifahrer keine besonderen Anforderungen an die Bewegungsregulation. Durch die Taillierung der Skier werden Schwungauslösung und -steuerung sogar erleichtert und reduzieren somit die Belastungen auf den Bewegungsapparat. In einer Untersuchung von Dingerkus und Mang (1) betrafen 61 % aller Überlastungen das Kniegelenk, gefolgt von der Wirbelsäule (11 %), der Hüfte (6 %) und dem Fuß (6 %). Im Vordergrund standen dabei Muskel- und Sehnenreizungen (39 %) sowie Knorpelprobleme (33 %).

Behandlungsmaßnahmen

Die Behandlungsmaßnahmen bei Fehlbelastungs- und Überlastungsfolgen unterscheiden sich nicht von denen bei anderen Sportarten. Im Vordergrund steht die breite Palette der physikalisch-therapeutischen Anwendungen. Besondere Bedeutung hat das gezielte muskuläre Training. Aber auch die Einlagenversorgung im Skischuh sowie Zurichtungen am Skischuh durch den Orthopädietechniker gehören zum konservativen Programm. Die Skiverletzungen unterscheiden sich bezüglich ihrer Versorgung nicht von anderen Verletzungen oder Sportverletzungen. Eine besondere Bedeutung kommt der operativen Versorgung der Kapsel-Band-Läsionen des Kniegelenks zu. Immer häufiger sehen wir wieder Begleitverletzungen der Menisken und des Knorpels. Mit den modernen Methoden der Magnetresonanztomographie zeigen sich neben traumatischen Knorpelläsionen sehr genau auch subchondrale Knochenödeme. Nach wie vor wird ein verzögertes operatives Vorgehen empfohlen. Neben der arthroskopischen vorderen Kreuzbandplastik unter Verwendung des Lig. patellae kommt auch der Semitendinosussehnentechnik mit Endobutton-Fixation entsprechende Bedeutung zu. Nach rezidivierenden Verletzungen des vorderen Kreuzbandes findet auch die autologe Transplantation bei einer begrenzten Anzahl von Patienten ihren Platz. Eine entsprechende Versorgung des Meniskus – möglichst durch Naht – und der Knorpelverletzung ist obligat, um Spätschäden zu vermeiden. Je nach Befund und Versorgung kann der alpine Skisport, auch als Leistungssport, etwa 6 Monate postoperativ wieder ausgeübt werden.

Präventive Maßnahmen

Überlastungs- und Verletzungsprophylaxe: Nachdem bekanntlich Vorbeugen besser ist als Heilen, kommt auch beim Carving-Skifahren der Überlastungs- und Verletzungsprophylaxe der wichtigste Part zu. Carving-Skifahren stellt erhöhte Anforderungen an Kraft, Koordination und Beweglichkeit. Nur durch eine *ganzjährige sportliche Betätigung* und eine in den letzten Monaten vor Beginn der Skisaison *gezielte Skigymnastik* können die mit dem Carving-Skifahren verbundenen Belastungen kompensiert werden. Eine entsprechende *Technikschulung* hilft zusätzlich, Unfällen vorzubeugen. Bislang nicht bekannte *Fahrspuren und Fahrformen* sind auf den Pisten anzutreffen. Darüber hinaus ist das Fahrtempo oft höher. Die neuen Technikelemente sollten im Rahmen eines Skikurses unbedingt geschult werden.

Material: Auch dem Material kommt eine besondere Bedeutung zu. Die Produktpalette an Skiern hat deutlich zugenommen. Die richtige Auswahl passender Skier ist noch schwieriger als früher, weil noch mehr von persönlichem Fahrstil und Fahrkönnen abhängt. Hier sollten angebotene Testmöglichkeiten genutzt werden. *Zusatzplatten* und *Standerhöhung* sind nur für Extrem-Carver und beim Skirennlauf notwendig. Standhöhen von > 55 mm sind abzulehnen; eine Reduktion erheblich unter diesen Wert ist im Kinder- und Jugendbereich zu fordern (4). Die *Bindungseinstellung* ist regelmäßig in einem Fachgeschäft durchzuführen. Nachdem der Skiläufer nur ein Drittel seiner Zeit Ski fährt und etwa zwei Drittel der Zeit an Liften und Bahnen ansteht oder mit den Skischuhen geht, ist durch einen Umstellmechanismus am Skischuh dafür zu sorgen, dass eine ständig vorhandene Beugeposition im Kniegelenk korrigiert werden kann. Hierdurch kommt es zu einer wesentlichen Entlastung des Retropatellarbereichs.

Vorsicht und Vernunft: Die beste Verletzungsprophylaxe ist jedoch, vernünftig und rücksichtsvoll Ski zu fahren. Die Geschwindigkeit muss unbedingt dem Können angepasst werden. Nachdem die meisten Unfälle in den Nachmittagsstunden passieren, sollte man frühzeitig den Skitag beenden und nicht den Skipass bis zum Schluss ausfahren. Letztendlich sollte man nie vergessen: More Risk – more Fun, aber more Fun – more Risk.

Nützliche Internetadressen

www.Ski-online.de
www.Carving-ski.de
home.t-online.de/home/alois.friedl

Literatur

1. Dingerkus M, Mang A. Verletzungen und Überlastungen beim Carving. Spororthopädie Sportraumatologie. 2001; 17(4):213–8.
2. Gläser H. Skiunfälle der Saison 2002/2003. Düsseldorf: Auswertungsstelle für Skiunfälle der ARAG Sportversicherung (ASU Ski); 2004.

3. Hörterer H. Carving: Neuer Sport – neue Verletzungen. Dtsch Z Sportme. 1998; 49(1).
4. Hörterer H, Dingerkus M. Carving skiing – injuries and prevention. Isakos Congress: Presentation, Outlines and Abstracts 2.121–2.122; 2001.
5. Jendrusch G, Henke T, Gläser H. Entwicklungen im Ski-Unfallgeschehen im Zeitraum 1997 bis 2002. Düsseldorf: Auswertungsstelle für Skiunfälle der ARAG Sportversicherung (ASU Ski); 2003.
6. Kober E, Held HJ. Carving erweitert das Skifahren. Sportverl Sportschad. 1997; 11:122–3.
7. Mössner M, Nachbauer W, Schindelwig K. Einfluß der Skitaillierung auf Schwungradius und Belastung. Sportverl Sportschad. 1997; 11:140–5.
8. Nachbauer W, Schindelwig K, Mössner M. Standhöhe und Kniebelastung im alpinen Skilauf. Ski-news. 1997; 20.
9. Niessen W, Müller E. Carving – biomechanische Aspekte zur Verwendung stark taillierter Skier und erhöhter Standflächen alpinen Skisport. Leistungssport. 1999; 29(1):17–23.
10. Spitzenpfeil P, Mester J. Carving und Fahrtechnik – Aspekte der biologischen Regulation. Sportverl Sportschad. 1997; 11:134–6.
11. Vogel W. Carving. Sportverl Sportschad. 1997; 11:124–5.

6.6 Golf

B. Rosemeyer

Einleitung

Die Wiege des Golfsports ist Schottland, von wo aus das „Schöne Spiel" im 14. und 15. Jahrhundert seinen internationalen Siegeszug antrat. Zwei Jahrhunderte später gründete sich 1744 der erste Golfverband, die „Honourable Company of Edinburgh Golfers". Heute, im 21. Jahrhundert, ist Golf nach Volleyball und Basketball die drittbeliebteste Sportart der Welt. Allein in den USA spielen mehr als 24 Mio. Menschen auf mehr als 12 400 Plätzen. In Deutschland setzte der Golfboom erst in den 1980er-Jahren ein, nachdem sich kostengünstigere Angebote am Markt platzierten. Ende des Jahres 2003 zählte der Deutsche Golf Verband (DGV) 13 Landesgolfverbände, 683 Clubs, 646 Golfplätze, 457 237 Mitglieder und 25 000 clubfreie Golfer.

Sportartspezifisches Belastungs- und Anforderungsprofil

Mit Blick auf die Halte- und Bewegungsorgane sind die Belastungsparameter gering. Der Golfer absolviert pro Runde im Schnitt 4–6 km Wegstrecke. Bei einem 18-Loch-Platz muss er, je nach Spielstärke und Handicap, zwischen 70 und mehr als 100 Schlägen ausführen. Das Schlagspektrum umfasst den Abschlag (Drive), den Fairway-Schlag, das Chippen (kurzer flacher Schlag) sowie Pitchen (kurzer hoher Schlag) und Putten (Einlochen). Der Golfschwung, ein komplexer Bewegungsablauf mit einem stark ausgeprägten axialen Drehmoment, stellt die größten kinetischen und biomechanischen Anforderungen an den Spieler. Wie bei anderen Sportarten auch, gilt für Golf: Je früher man beginnt, umso besser für die koordinativen Fähigkeiten. Bei Kindern und Jugendlichen ist zu beobachten, dass sie schneller und konstanter den schwierigen Bewegungsablauf des Golfschwungs internalisieren, ihre Technik optimal entwickeln und den „perfekten" Schwung standardisieren. Im Alter von 6 Jahren kann mit spielerisch ausgerichtetem Golftraining begonnen werden. Wer später anfängt, tut sich schwer; denn nur extrem bewegungsbegabte Menschen können es dann noch zum Spitzengolfer bringen.

Materialbesonderheiten

Die Ausrüstung ist durch das Regelwerk definiert. Im Golfbag befindet sich ein Satz aus höchstens 14 Schlägern – Eisen 3, 4, 5, 6, 7, 8 und 9 sowie ein Pitching-Wedge, ein Sand-Wedge, Holz 1, 2 und 3 sowie ein Putter. Der Golfer trägt sportliche Kleidung, die nicht rascheln sollte, ein leichter Regenanzug ist immer im Bag. Die Schuhe sind fest und bequem. Die Industrie bietet laufend in Form und Material neue oder weiterentwickelte Schläger, Bälle und Kleidung an. Der Hit unter den Schlägern sind derzeit Schlägerköpfe aus Titan mit elastischer Schlagfläche und Schaftmaterialien mit enormer Flexibilität und Steifigkeit.

Unfallmechanismen und typische Verletzungen

Akutverletzungen sind im Golfsport die Ausnahme. Als schwere Verletzungen bezeichnen wir Rippenbrüche oder Schädigungen des Daumengrundgelenks, wie sie durch Schläge in den Boden erfolgen. Verletzungen des Knöchels, des oberen Sprunggelenks oder akute Bandrupturen, bedingt durch Ausrutschen oder Stolpern, ereignen sich selten, da die Fairways meist keine großen Unebenheiten aufweisen. Ein Risiko für den Golfer sind eher Fremdeinwirkungen durch umherfliegende Schlägerköpfe (schlechtes Material) und Golfbälle. Doch waren nur 17,4 % von 637 aufgetretenen Unfällen singuläre Verletzungen, während 82,6 % Überlastungsprobleme darstellten (2).

Typische Fehlbelastungsfolgen und Überlastungsschäden

Statistiken zeigen, dass professionelle Golfer, die extrem viel trainieren, wesentlich stärker an Überlastungssyndromen leiden als Freizeitgolfer. Die primär betroffenen Körperregionen – da herrscht bei allen Autoren Einigkeit – sind der Rücken und die oberen Extremitäten mit Betonung der linken Seite. Die Ursachen sind, wie bei den meisten Sportarten, mangelnde allgemeine Fitness sowie Schwächen in Muskulatur, Koordination und Technik.

Fallbeispiel Schwung

Am Drive (Abschlag) lässt sich dies verdeutlichen. Die Komplexität des Golfschwungs stellt den Spieler vor entscheidende Probleme: Um den Schwung zu beherrschen, muss er ihn häufig üben. Allerdings achten die meisten Spieler nicht auf ausreichende Ausgleichbewegungen, sodass bestimmte Körperteile extrem und einseitig belastet werden (Schulter-Arm-Partie, Hals- und Lendenwirbelsäule, lange Rückenstrecker). Die Einseitigkeit quantitativen Übens wird negativ verstärkt durch eklatante Koordinationsprobleme, die viele Golfer mit dem schwierigen Bewegungsablauf haben. Zur Kompensation setzen sie dann Kraft ein. Aber den Golfball weit schlagen kann man nur durch den optimalen Schwung, der das ideale Treffen des Balles garantiert.

Diskontinuität und Disharmonie

Die leistungssportliche Überbelastung ist weniger ein individuelles als vielmehr ein kollektives Problem. Zahlreiche Wochenendgolfer unterschätzen die Belastung beim Golf. Sie schockieren ihre Muskeln, indem sie sich nicht aufwärmen bzw. der Annahme sind, dass sich Muskelmasse durch den Sport per se bilde. Doch wer unter der Woche keinen Fitness- oder Ausgleichsport treibt, fördert durch das Wochenendspiel mittelfristig Probleme an Gelenken und Muskeln. Als Maxime gilt: Wer mindestens 3-mal im Monat eine 18-Loch-Runde spielt – das sind etwa 15–18 Stunden Golf – *muss* proportional dazu mindestens 30 Stunden im Monat für Fitness und Muskeltraining investieren. Diesen Punkt allerdings ignorieren viele Freizeitgolfer.

Golfknie, Golfarm, Golfkreuz

Fehlentwicklung in der Spieltechnik, unzureichendes Training, wenig Ausgleichsport, mangelnde Fitness und schlechte Bewegungskoordination (Haltung, Biomechanik) begünstigen „Golfarm" und „Golfknie" sowie funktionelle und degenerative Störungen im Bereich der Hals- und Lendenwirbelsäule.

Golfknie: Beim Golfknie handelt es sich um rezidivierende bzw. chronische Beschwerden im Gelenk und im Bereich der Sehnenansätze um das Kniegelenk herum. Die Kniemuskulatur ist atonisch, sodass die Bänder verstärkt die Gelenkführung übernehmen müssen. Eine gestörte, einseitige Bewegungsmechanik hemmt den Stoffwechsel in der Gelenkkapsel – schlechte Durchblutung, blockierter Abtransport von Schlackenstoffen und Unterversorgung mit Nährstoffen sind die Folgen. Mit der Zeit kommt es zu leichten bis mittelschweren Schädigungen des Gelenks und zum Verschleiß von Knorpelgewebe. Auch eine Arthritis, eine Entzündung des Gelenks, kann auftreten. Eine schlechte Schwungtechnik, mit Tendenz zum Verdrehen des Kniegelenks, fördert die degenerative Entwicklung. Länger anhaltende Kniegelenkbeschwerden betreffen auch die angrenzenden Gelenke und die Lendenwirbelsäule. Beim Golfknie sind Krankengymnastik, Physiotherapie, Wärme- oder Kältebehandlung angezeigt. Steht der Verschleiß im Vordergrund, ist Wärme wichtig, bei Entzündungen eher Kälte. Betroffene Golfer müssen mit Unterstützung durch den Golflehrer und den Sportarzt an der Technik ihres Golfspiels, am Muskelaufbau und an der Bewegungsmechanik des Knie- und Hüftgelenks arbeiten.

Golfarm: Beim Golfarm liegt eine Reizung der Ursprungsbereiche der Handgelenk- und Fingerbeuger an der Innenseite des Ellbogengelenks vor. Eine meist unterentwickelte Muskulatur (Schulter, Nacken, Ober- und Unterarm) leitet die Schwungdynamik zu sehr in die Sehnen und Sehnenansätze des Knochens. Es kommt zu Reizungen der schmerzempfindlichen Knochenhaut und zu chronischen Entzündungen – je chronischer sie werden, umso schwieriger sind sie zu behandeln. Die Therapie besteht in Schonung bis zum Abklingen der akuten Beschwerden. Weitere Maßnahmen sind Kälte, physikalische Therapie und Medikamente. Eine Optimierung der Schwungtechnik und Muskelkrafttraining sind indiziert. Nur kräftige, physiologisch und biomechanisch optimal arbeitende Muskeln und Bänder entlasten die Gelenke.

Golfkreuz: Der Golfschwung setzt enorme Fliehkräfte frei, die zum Teil mit dem 4fachen des eigenen Körpergewichts auf den unteren Bereich der Wirbelsäule und besonders auf die Bandscheiben einwirken. Deshalb sind Ausgleichbewegungen ein Muss. Die Gefährdung der Wirbelsäule ist verständlich, stellt doch der Übergang der sehr beweglichen Lendenwirbelsäule zum starren Kreuzbein eine Schwachstelle unseres Körperbaus dar. Konstruktionsbedingt können wir in der Lendenwirbelsäule zwar gut beugen, strecken und seitneigen, aber schlecht rotieren. Die golftypische Rotation mit den durch sie ausgelösten Scherkräften ist für diesen Wirbelsäulenabschnitt eigentlich unphysiologisch. Fehler in der Schwungtechnik ziehen oft die Bandscheiben und Wirbelbogengelenke des 4. und 5. Lendenwirbels in Mitleidenschaft. Die Beschwerden rühren in der Regel von einer verstärkten Abnutzung des Knorpelgewebes der nicht durchbluteten Bandscheiben und einer sekundären Reizung der sensibel reich versorgten Bänder zwischen den Wirbelkörpern her. Eine Disposition für Bandscheibenvorfälle ist geschaffen. Funktionelle Beschwerden (Schmerzen, Bewegungsblockaden) sind vielfach ein Indiz für Verschleißprozesse im Fasergewebe der Bandscheiben. Die Schmerzen sind jedoch in der Regel schon vor dem Golfspiel vorhanden; sie werden durch Golf also nicht verursacht, jedoch leider oft verstärkt. Ein therapeutisches Muss ist die Verbesserung der Schwungtechnik und der Bewegungskoordination, am besten mit Hilfe eines Physiotherapeuten, eines Sportmediziners und eines Golflehrers. Gegen Schwachstellen in der Wirbelsäule sind Konditions- sowie allgemeines Kraft- und Fitnesstraining zu empfehlen, und zwar unter Einbindung der Gesäß- und Oberschenkelmuskulatur.

Schulter

Leistungsorientiertes Training und Spiel, das zuwenig Ausgleich an Stretching, Muskelaufbau und Entspannung sucht, belastet die lange Bizepssehne und die Supraspinatussehne (Teil der Rotatorenmanschette). Die hohen Pressdrücke beim Schwung führen zu schmerzhaften Entzündungen und Veränderungen der langen Bizepssehne und anderer Sehnen. Ignoriert der Golfer erste Anzeichen – Stechen, Spannungsgefühle –, kann die betroffene Sehne degenerieren, schlimmstenfalls sogar reißen. Stundenlanges Üben auf der Driving Range schafft Voraussetzungen für Mikrotraumen der Supraspinatussehne, mit ergussbildenden Entzündungen im Schultergelenk und den Schleimbeuteln. Der Golfer spürt beim Anheben des Armes Schmerzen und eine Einschränkung bei der Abspreizung.

Funktionelle Überlastung

Das Laufpensum auf den Golfrunden ist zwar entspannt, aber dennoch ein Kraftaufwand. Durch die Spannung, die auf dem Lig. patellae, der Patellarsehne, lastet, kann es – je nach individueller Konstitution – zu Entzündungen und Reizungen der Sehnenansätze kommen, vor allem bei schwach ausgebildeter Muskulatur. Auch durchgedrückte Knie beim Putten oder Verspannungen der umliegenden Muskulatur beim Driven sowie eine ungünstige Spieltechnik verstärken die Spannung in der Kniescheibensehne. Typische Überlastungsbeschwerden bei Golfern an den unteren Extremitäten betreffen das Innenband und den Innenmeniskus, und zwar mehr des rechten Kniegelenks, da dieses beim Schwung einer verstärkten Rotationsdynamik ausgesetzt ist. Dieses Überlastungsmuster kann zu Reizungen der Bänder und der Menisci führen. Überlastung ist jedoch ein relativer Begriff. Golfer mit gut ausgebildeter Unterschenkel-, Oberschenkel- und Rückenmuskulatur fangen die unmittelbaren Einwirkungen der Belastung auf das Kniegelenk ab. Auch hier gilt der Grundsatz: Je kräftiger und elastischer die Muskulatur, umso physiologischer und entlasteter kann das Gelenk arbeiten. Überstreckung und übertriebene Rotation aufgrund einer ungünstigen Schwungtechnik sind häufig Auslöser für Beschwerden. Schmerzhafte Reizungen der Gelenkkapsel sind die Folge von Überanstrengung und mangelnder Muskelmasse.

Dynamische Wechsel

Golf ist ein Präzisionsspiel, vom Abschlag bis zum Putt. Und es ist ein Spiel der biomechanischen, muskulären Kräfte. Der Ball muss über große Entfernungen geschlagen werden, was eine Harmonie von Technik und Kraft voraussetzt. Kraft erzeugen die großen Muskelgruppen des Rumpfes und der Beine sowie partiell die Armmuskeln. Ob Profi oder Hobbygolfer – mit schlechter Koordination, geringer Gesamtfitness und unterentwickelter Muskulatur bekommt jeder Spieler massive Probleme.

Leistungssport und professionelle Einstellung

Generell sollten Golfer leistungssportlicher denken und trainieren. Denn Golf ist Leistungssport. Bei rund 100 Schlägen pro 18-Loch-Runde absolvieren die Muskeln, auf einen längeren Zeitraum verteilt, ein ähnliches Pensum wie die eines Ruderers. Gut 1000 Kilokalorien bleiben nach 3,5–6,5 Spielkilometern auf der Strecke. Dafür müssen andere Sportler 1–2 Stunden Tennis spielen. An die 700 km legt ein Spieler in der Saison zurück. Die Herzfrequenz liegt beim Spiel in bestimmten Phasen zwischen 103 und 150 Schlägen/min – und übersteigt den Ruhepuls um 50 %. Ein Golfer, der alle 2 Wochen eine 18-Loch-Runde spielt, erreicht schneller und spürbarer seine Leistungsgrenzen als jemand, der 2-mal wöchentlich spielt und nebenbei an seiner Fitness arbeitet.

Spieltechnisch bedingte Beschwerden

Allgemeine Schwachstellen: Ältere Golfer berichten, dass sie schon vor Aufnahme des Golfsports gelegentlich Kreuzschmerzen hatten. Bei 80 % dieser Gruppe verschlechterten sich die Symptome während des Golfspielens aber nicht. Insofern werden die beim Golf auftretenden Beschwerden in aller Regel nicht durch den Sport selbst verursacht, sondern nur ausgelöst bzw. verstärkt. Geringe Unterschiede bei der Lokalisation von Fehlbelastungsfolgen gibt es zwischen guten und schlechten Golfern: Die guten haben mehr Probleme in den Handgelenken, gefolgt

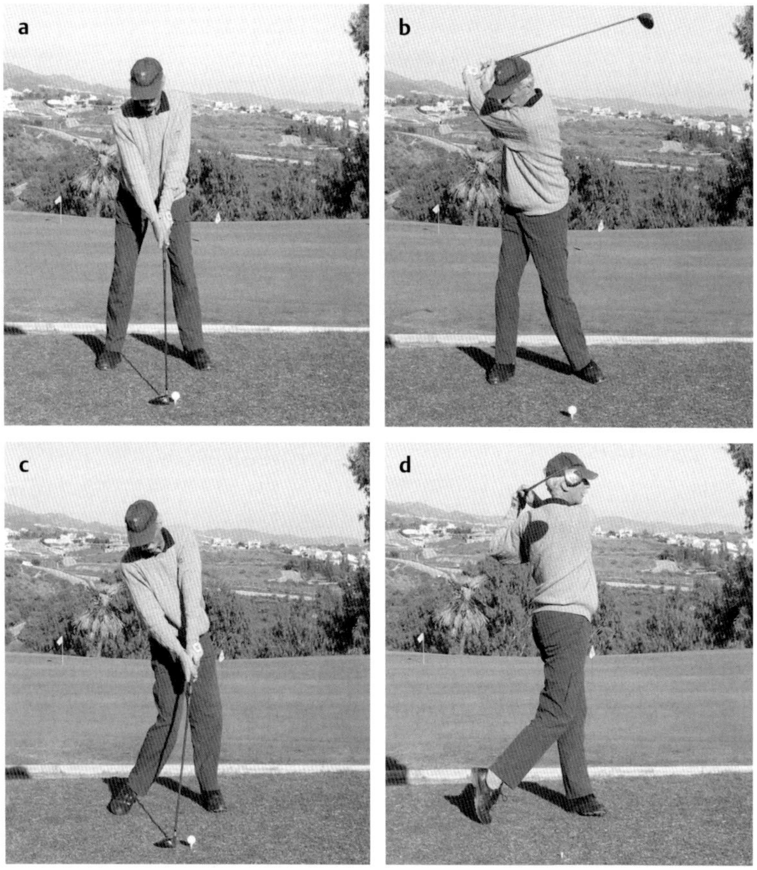

6.26 a Ansprechposition,
b Rückschwung,
c Abschwung und Treffmoment,
d Durchschwung.

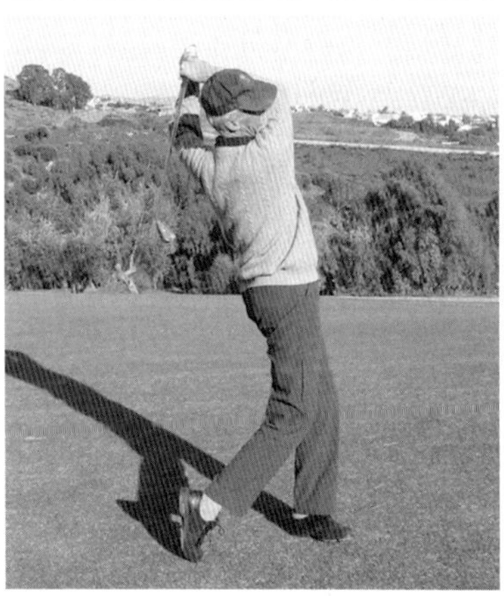

6.27 Durchschwung mit übertriebener Extension und Rotation der Wirbelsäule.

von Beschwerden in der Lendenwirbelsäule; bei mäßig spielenden Golfern stehen in der Beschwerdeskala die Lendenwirbelsäule sowie Ellbogen- und Handgelenke im Vordergrund. Auch zwischen Männern und Frauen bestehen Unterschiede, bedingt durch den höheren Krafteinsatz, der beim Mann die Lendenwirbelsäule besonders gefährdet, dann die Hand- und Schultergelenke. Frauen haben meist lockereres Bindegewebe und eine schlechter entwickelte Muskulatur. Sie können die Erschütterung der Handgelenke im Treffmoment weniger gut abfangen und haben deshalb hier besonders ausgeprägte Probleme – von Sehnenreizungen über leichte Zerrungen bis zu Prellungen. Die Lendenwirbelsäule steht bei ihnen erst an zweiter Stelle. Der linke Arm wird bei Rechtshändern stärker belastet, deshalb treten hier häufiger Beschwerden auf als rechts (der dem Tennisarm ähnliche Golfarm).

Muskelstress: Beim Kampf um das bessere Handicap geraten Golfer bei Turnieren schon einmal in Muskelstress. Im System eines psychophysischen Erregungszustandes verspannen Schulterkulisse, Bauch- und Rückenmuskeln. Im Stresssog läuft die Motorik aus dem Ruder, der Stoffwechsel verlangsamt sich, die Muskeln tendieren dazu, schneller zu übersäuern (Muskelermüdung, Muskelkrämpfe, Muskelkater), Konzentration und Kondition bauen rascher ab als gewohnt. Die Ansprechroutine fällt schwer, der Spieler verhaspelt sich zwischen Monsterhooks und Panikputts. Gegen eine „Stressmuskulatur" hat die beste Technik keine Chance, und das in Alarmbereitschaft

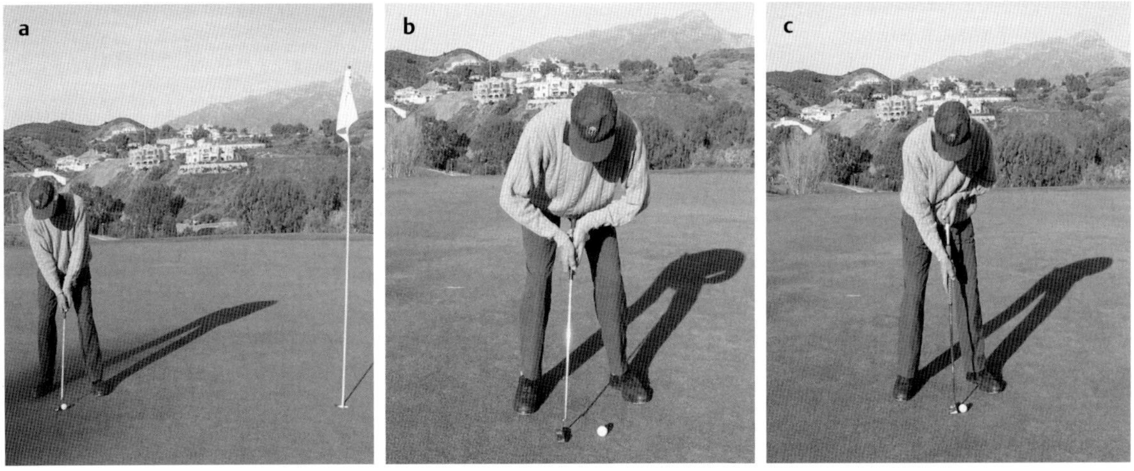

6.28 **a** Korrekte Putthaltung, **b** übertriebene Flexion der Wirbelsäule, **c** längerer Putter mit aufrechterer Körperhaltung.

versetzte sympathische Nervensystem torpediert Kinetik, Biomechanik und Bewegungskoordination. Verspannte und verkrampfte Muskeln verlangsamen die Durchblutung, Schmerz- und Verletzungssensibilität (durch Bodenschläge) nehmen zu. So kann ein hastig ausgeführter, überzogener Schwung zu einer Verkantung der kleinen Wirbelgelenke führen. Die Logik des Organismus greift zur Kompensation: Muskelschwächen werden ausgeglichen, indem Sehnen, Bänder und Gelenke verstärkt die Haltungs- und Bewegungsarbeit übernehmen – das klassische Prozessmuster für degenerative Erkrankungen.

Golfschwung: Der Golfschwung lässt sich vereinfacht neben der Ansprechphase des Balles in 3 Bewegungsphasen untergliedern (**6.26**): den Rückschwung, den Abschwung mit Treffmoment und den Durchschwung. Die Ansprechposition und der Hauptteil des folgenden Rückschwungs sind kontrollierte Haltungen bzw. Bewegungen, die keine Gefährdung darstellen – vorausgesetzt, der Bewegungsausschlag wird nicht übertrieben und die Aufdrehbewegung nicht zu häufig wiederholt. Treten Probleme auf, betreffen sie etwa bei einem Fünftel der befragten Golfspieler die Lendenwirbelsäule, in zweiter Linie die Sehnen der Handgelenke, welche durch die Kompression verstärkt belastet werden (1, 3). Die Hälfte der Golfer haben Beschwerden beim Abschwung und in der Treffmomentphase, vor allem an den Gelenken des linken Armes, am Handgelenk, an der Hand und am Ellbogen. Die Lendenwirbelsäule folgt erst an zweiter Stelle. Im Durchschwung besteht eine mittlere Überlastungs- und Verletzungsgefahr. Etwa ein Drittel der befragten Golfer nennt hierbei zuerst Beschwerden an der Lendenwirbelsäule, dann an der linken Schulter, an den rotationsbelasteten Kniegelenken und an den Rippen. Ein häufiger Fehler ist eine übertriebene Hyperlordosierung der Lendenwirbelsäule in Verbindung mit einer starken Rotation (**6.27**). Beim Putten sollte die Körperhaltung eher aufrecht und nicht zu sehr gebeugt sein (**6.28a, b**). Bei Golfern, die hier Probleme haben, könnten längere Putter (**6.28c**) helfen. Schwierige Balllagen können leicht akute Schmerzen auslösen, da der Bewegungsablauf abrupt unterbrochen sein kann (**6.29**). Hier helfen nur Üben und viel Spielerfahrung. Benutzen Sie die Driving Range regelmäßig, aber mit System – nicht nach dem Motto „viel hilft viel“, sondern um Teile des Schwunges zu verbessern (**6.30**). Beim Ablauf des Schwunges kann auch der beste Golfer nicht an mehr als 2 Dinge denken!

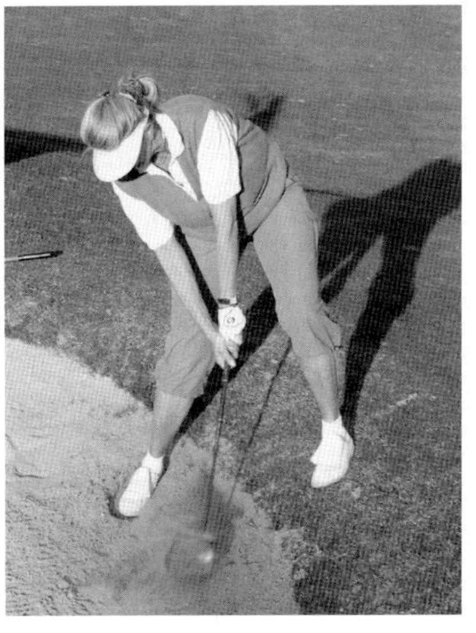

6.29 Ungünstige Balllage mit der Gefahr der Störung des harmonischen Schwungablaufs.

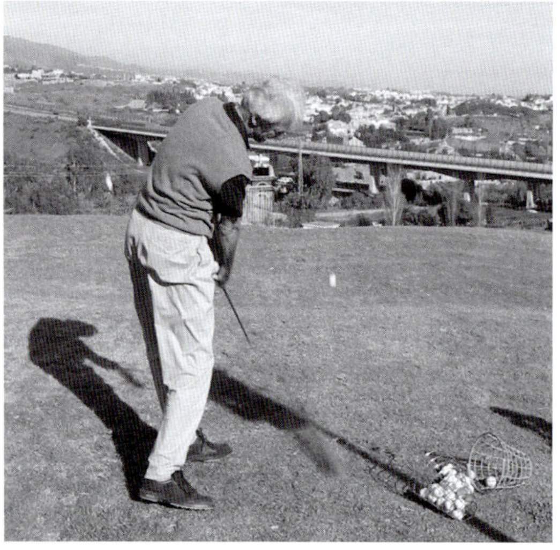

6.30 Üben auf der Driving Range: nicht zu viel, nicht zu monoton und immer mit System!

Behandlungsmaßnahmen

Allgemeine Maßnahmen

Beschwerden bedürfen einer konsequenten orthopädischen Diagnostik. An diese schließt sich die Therapie an. Sie sollte möglichst komplex sein: Reduzierung der Belastung, eventuell Änderung des Schwunges mit Hilfe eines Pros, entzündungshemmende Medikamente, Eis oder Wärme – je nachdem, ob eine Entzündung oder eine Muskelverspannung vorliegt –, Krankengymnastik, Massage, Elektrotherapie, Ultraschall. Durch Golf ausgelöste Beschwerden tendieren dazu, chronisch zu werden, sie sind dann zunehmend schlechter zu behandeln; also: gleich nach dem Auftreten der Probleme konsequente Therapie über eine ausreichend lange Zeitspanne!

Einschränkungen

Es gibt wenige Krankheiten oder Behinderungen, die das Golfspiel völlig ausschließen. Im orthopädischen Bereich stellt auch eine Totalendoprothese der Hüfte bei guter muskulärer Stabilisierung und guter Beweglichkeit keine wesentliche Behinderung dar. Kniegelenkendoprothesen sollten mehr geschont werden, da im Versagensfall die operativen Rückzugsmöglichkeiten begrenzter sind als bei der Hüfte.

Präventive Maßnahmen

Individuelles Training

Golf fördert die Gesundheit und kann ein Leben lang gespielt werden, ohne dass orthopädische Probleme zu erwarten sind – wenn der Golfer parallel etwas für seine Fitness, seine Kondition und seine Muskeln (isometrisches Training) tut sowie konzentriert an der Technik arbeitet. Jeder Spieler sollte sein ganz spezifisches Technik- und Bewegungsprofil entwickeln, das sich auch an den Stärken bzw. Schwächen seiner Muskulatur orientiert. Idealerweise sind Sportarzt, Physiotherapeut und Golfpro einzubinden; denn ohne Kenntnis der sportartspezifischen und individuellen Bewegungsabläufe sind Probleme zu erwarten – erst recht, wenn die allgemeine Fitness zu wünschen übrig lässt.

Regelmäßiges Muskeltraining

An erster Stelle steht die Forderung nach einer guten Gesamtfitness. Kraft, Ausdauer und Koordination müssen regelmäßig trainiert werden. Das Training für eine gute Kondition, für eine allgemeine Fitness, für ein kraftvolles, elastisches Muskelkorsett und für mentale Stärke sind die beste Prävention. Isometrisches Training bietet sich an, um Muskeln geschmeidig, kräftig und elastisch zu halten. Golfer trainieren vor allem Bauch-, Rücken-, Schulter- und Halsmuskulatur sowie Gesäß-, Oberschenkel- und Beinmuskulatur (Training von Muskelketten). Mit einem Training von 20 min täglich sind die Muskeln gut bedient, aber Regelmäßigkeit muss sein! Allgemeine Fitness fördert Spannkraft und Stoffwechsel im Muskelgewebe, sie tut der Psyche und dem mentalen Haushalt gut. Wer fit ist, reagiert gelassener auf Stresssituationen, hat Vorteile in der Bewegungsmechanik, ist vitaler und damit konzentrationsfähiger. Ausgleichsport und Bewegung im Alltag sind notwendig. Golfer fördern damit den Knochenstoffwechsel, „massieren" das Bindegewebe, regen den Lymphfluss an, lösen Muskelverspannungen und kräftigen die Halte- und Bewegungsorgane. Aufwärmen vor der Runde sowie Dehnübungen auch nach dem Spiel verstehen sich von selbst. So kann auch die altersbedingte Abnahme der spielerischen Fähigkeiten zumindest teilweise ausgeglichen werden.

Regelmäßige Schulung der Technik

Die Verbesserung der Schwungtechnik erfolgt unter Berücksichtigung der individuellen Gegebenheiten. Jeder Golfer sollte sich psychisch und physisch erreichbare Ziele setzen und nicht mit aller Kraft utopischen Vorstellungen nachjagen. Golf ist nun mal eine der schwierigsten Sportarten überhaupt! So hat Greg Norman einmal sehr richtig gesagt: „Es ist schon eigenartig – je mehr ich übe, umso mehr Glück habe ich!" Diese Sportart lässt sich mehr als andere nur optimal ausüben, wenn der Bewegungsablauf des Golfschwungs von frühester Jugend an trainiert und stabil im Bewegungsgedächtnis verankert wird. Selbst dann sind immer noch viele Fehler möglich. Es gibt zwar sehr begabte Spätberufene, aber diese sind die große Ausnahme.

So macht Golf Spaß und fit

Ein Muss – mindestens 10 min Aufwärmen vor der Runde! Dies wird zwar häufig nicht durchgeführt, verringert aber die Zahl der Verletzungen und der Überlastungsbeschwerden. Zum körperlichen Training mit Ausgleichgymnastik gehört auch das mentale Training. Golf ist mehr als andere Sportarten von der Psyche abhängig. Es ist schon etwas dran, wenn gesagt wird, dass sich Golf „zwischen den Ohren abspielt". Von gleich guten Golfern erzielt derjenige das bessere Ergebnis, der psychisch stabiler ist. Diese Stabilität ist zwar teilweise eine individuelle Eigenschaft, bis zu einem gewissen Grad ist sie aber erlernbar. Negative Gedanken führen zu Muskelverspannungen, die den Bewegungsablauf im Muskelgedächtnis stören. Sie müssen (leichter gesagt als getan) durch positive ersetzt werden. Golf kann als Freizeit- und als Leistungssport ausgeübt werden. Im Leistungsbereich ist er ein Sport wie andere auch, aber mit geringerer Verletzungsgefährdung. Als Freizeitsport macht er Spaß, fordert immer den individuellen Ehrgeiz und trainiert die motorischen Hauptbelastungsformen bis ins hohe Alter. Nicht ohne Grund hat sich diese Sportart, die in Deutschland als Breitensport eine eher junge Geschichte hat, in den vergangenen Jahrzehnten so rasant entwickelt.

Literatur

1. Batt ME. Golfing injuries: an overview. Sports Medicine. 1993; 16:64–7.
2. Gosheger G, Liem D, Ludwig K, Greshake O, Winkelmann W. Injuries and overuse syndromes in golf. Am J Sports Med. 2003; 31:438–43.
3. McCaroll JR. The frequency of golf injuries. Clin Sports Med. 1996; 15:1–7.
4. Schwerpunktheft Golf. Sportorthopädie Sporttraumatologie. 1999; 15(2).

6.7 Beachvolleyball

A. Kugler

Einleitung

Geschichte

Beachvolleyball wurde bereits in den 20er-Jahren an den Stränden Kaliforniens gespielt, zunächst von Surfern, die auf geeignete Wellen warteten. Die Pfosten waren Surfbretter, das Netz ein altes Fischernetz. Eine Begrenzung der Spieleranzahl gab es zunächst nicht. Im Jahre 1927 überquerte die Sportart den Atlantik, in Frankreich wurde Beachvolleyball zu einem öffentlichen Spiel erklärt. Um 1950 organisierte sich der Sport offiziell, Wettkämpfe wurden ausgetragen, und Ende der 50er-Jahre wurden in den USA bereits Turniersiegprämien von 1000 US-$ bezahlt. Die erste Beachvolleyball-Weltmeisterschaft wurde 1976 ausgerichtet, mehr als 30 000 Zuschauer waren am Strand. Der Publikumserfolg brachte der jungen Sportart neue Spieler und Sponsoren. Die Preisgelder der AVP-(Association-Volleyball-Professionals-)Tour, die weitgehend mit der ATP-Tennis-Tour vergleichbar ist, betrugen 1988 bereits 1,5 Mio. US-$, 1993 dann 3,7 Mio. US-$ und 1996 schließlich 4,2 Mio. US-$. Auch die Zuschauerzahlen auf der AVP-Tour entwickelten sich entsprechend von 385 000 Zuschauern im Jahre 1990 auf 551 000 Zuschauer 1993. Außerhalb der Vereinigten Staaten regte sich das Interesse an dieser Sportart um 1960, Brasilien war das erste Land, in welchem Beachvolleyball richtig Fuß fassen konnte. Heute ist „Volei del Praia", wie Beachvolleyball in der Landessprache heißt, nach Fußball die beliebteste Sportart in Brasilien. In Europa wurde Beachvolleyball erst um 1980 populär, zunächst in den Mittelmeerländern und dann erst in Deutschland.

Seit 1988 gibt es eine Beachvolleyball-Turnierserie, die Turniere werden als Ranglistenspiele veranstaltet. Die Zuschauerzahlen wie auch die Preisgelder nehmen deutlich zu. Während 1992 etwa 30 000 Zuschauer auf allen Veranstaltungen der Turnierserie in Deutschland gezählt wurden, haben 1998 etwa 400 000 Zuschauer die Turniere besucht, und 2003 nahmen an den 21 Turnieren des DVV (Deutscher Volleyball Verband) 7200 Aktive vor etwa 546 000 Zuschauern um 386 000 Euro Preisgeld teil. Bei den Turnieren der Weltserie werden Preisgelder um 280 000 US-$ pro Turnier ausgespielt. Im Jahre 1996, als Beachvolleyball in Atlanta erstmalig olympisch wurde, war die Publikumsresonanz vor Ort wie auch die Fernseheinschaltquoten beeindruckend, und im Jahre 2000 erbrachten die olympische Bronzemedaille der Männer (Ahmann/Hager) in Sydney und die Viertelfinalteilnahmen der Deutschen Teams bei guter Sendezeit nochmals einen Aufschwung für den Beachvolleyball in Deutschland.

Die meisten Beachvolleyball-Spieler in Europa kommen vom „normalen" (Hallen-)Volleyball. Bereits in der Halle oder auch im Freien spielen im Training statt 2 kompletter Mannschaften mit je 6 Spielern Teams mit reduzierter Spielerzahl gegeneinander. So ist „2 gegen 2", „3 gegen 3" oder auch „4 gegen 4" im Training sehr beliebt. Das für den Spieler doch ganz andere Spiel in Bezug auf Taktik, Spielrhythmus und Ballwechsel in völlig anderer, einzigartiger Atmosphäre lässt die Aktiven gerade im Sommer mehr Beachvolleyball als Hallenvolleyball spielen. Aber auch Freizeitsportler finden Gefallen am Beachvolleyball und spielen oft nach eigenen Regeln mit beliebig vielen Mitspielern. Vereine und Gemeinden kommen diesem Interesse nach und legen neben Turnhallen, Liegewiesen oder Stränden bzw. an den Ufern Beachvolleyball-Felder an, Ferienclubs veranstalten regelmäßig Beachvolleyball-Turniere. Es entwickelten sich aber auch professionelle „Beacher", die sich vom konventionellen Volleyball abgewandt haben und als Leistungssportler dem Beachvolleyball nachgehen. So sind inzwischen in Deutschland auch in Hallen Beachvolleyball-Felder anzutreffen, um den Sport ganzjährig ausüben zu können.

Das Spiel

Zwei Mannschaften mit je 2 Spielern, die nicht ausgewechselt werden dürfen, stehen sich auf einem 8 m × 8 m großen Feld, durch ein 243 cm (224 cm bei den Frauen) hohes Netz getrennt, gegenüber. Die Spielkomponenten sind: Angabe (Aufschlag), Annahme, Zuspiel, Angriff, Block und Feldabwehr. Durch einen Aufschlag, in den oberen Leistungsklassen meist ein Sprungaufschlag, wird der Ball, hinter der Grundlinie stehend, über das Netz zum Gegner geschlagen. Gewöhnlich wird die Angabe im unteren Zuspiel (Bagger) angenommen und zum Mitspieler gespielt (👁 **6.31**). Dieser spielt den Ball möglichst so an die Netzkante, dass der Mitspieler, der angenommen hat, den Ball über das Netz auf den Boden des gegnerischen Feldes schlagen kann (👁 **6.32**). Dies versucht der Gegner durch das Stellen eines Blocks und eine taktisch geschickte Abwehr auf dem Spielfeld zu verhindern (👁 **6.33, 6.34**). Die abwehrende Mannschaft versucht nun wiederum selbst, den Ball nach maximal 3 Ballkontakten im Feld des Gegners zu platzieren. Punkte erzielt eine Mannschaft unter anderem dann, wenn der Ball entweder auf dem Boden des gegnerischen Feldes landet, nicht regelgerecht vom Gegenspieler gespielt werden kann, nach einer Berührung des Gegners zu Boden gelangt oder nach 3 Berührungen nicht wieder zurückgespielt werden kann. Jedes Spiel wird über 2 Gewinnsätze gespielt, alle Sätze werden bis 15 (bzw. 21) Punkte gespielt. Der Seitenwechsel erfolgt ohne Pause nach jeweils 7 (5) gespielten Punkten, um den externen Umständen, wie z. B. Sonnenstand oder Wind (👁 **6.35**), Rechnung zu tragen. Beim Beachvolleyball stehen nur 2 Spieler zur Verfügung, um das 64 m^2 große Feld zu verteidigen. Meist ist einer der beiden Spieler beim gegnerischen Angriff am Netz gebunden, sodass ein Spieler fast das gesamte Feld abdecken muss. Neben einer guten Abstimmung der beiden Spieler bezüglich der Positionierung des Blocks sind für den abwehrenden Spieler eine gute Antizipation und eine hohe Schnelligkeit notwendig.

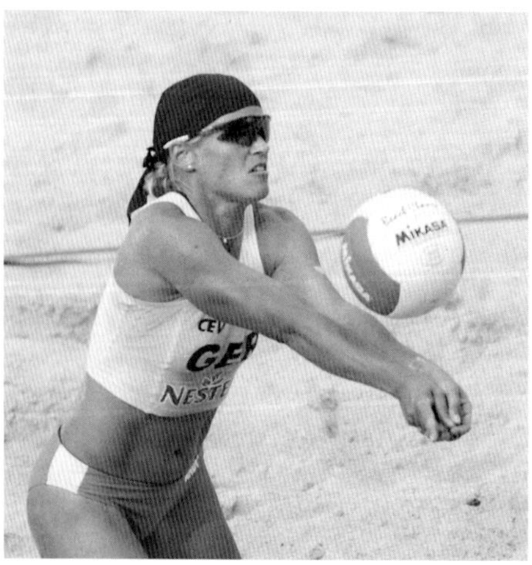

👁 **6.31** Annahme
(Foto: Christian Kolb, www.bilderschau.com).

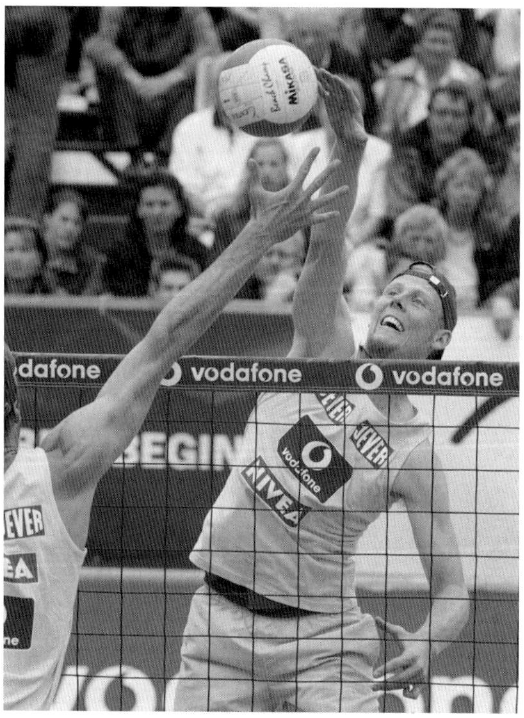

👁 **6.32** Angriff
(Foto: Christian Kolb, www.bilderschau.com).

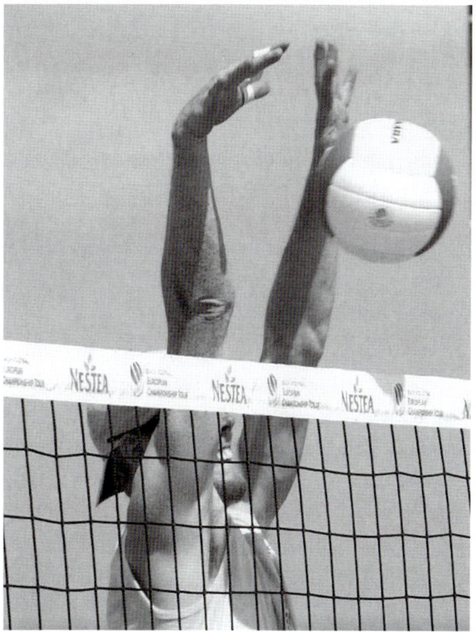

6.33 Block.

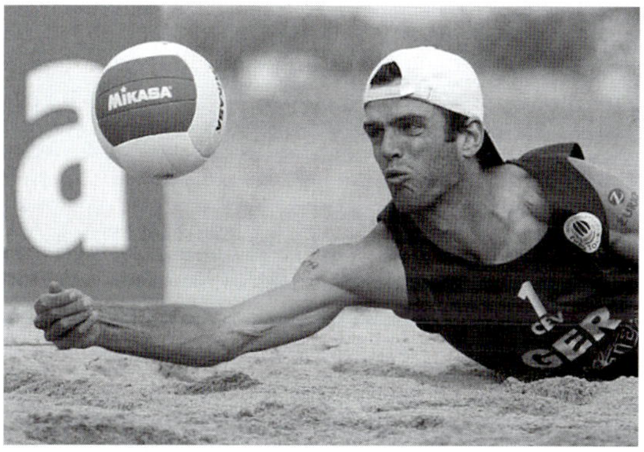

6.34 Feldabwehr
(Foto: Christian Kolb, www.bilderschau.com).

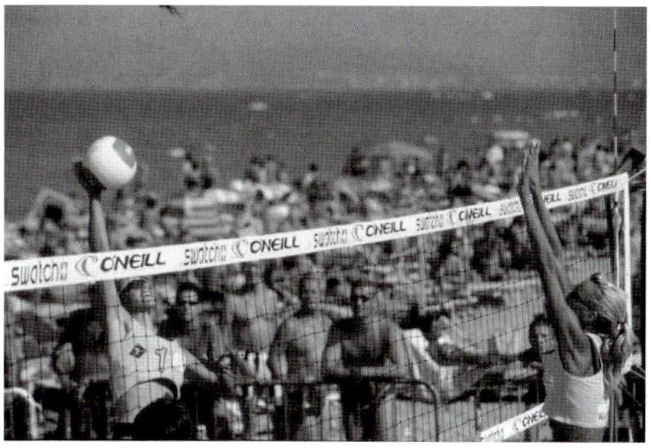

6.35 Angriff mit Windböe
(Foto: Christian Kolb, www.bilderschau.com).

Sportartspezifisches Belastungs- und Anforderungsprofil

Beim Spitzen-Beachvolleyball findet ein Wechsel von hochintensiven Belastungen während der Ballwechsel (etwa 8 s) und einer etwa 20 s andauernden Erholungsphase zwischen den Ballwechseln statt. Während eines Ballwechsels führt ein Spieler im Mittel 0,6 Sprünge aus. Bezogen auf eine Stunde reine Spielzeit werden etwa 85 Sprünge und etwa 234 Antritte ausgeführt. Die mittlere Dauer eines Spiels beträgt etwa 40 min.

Typische Verletzungen, typische Fehlbelastungsfolgen und Überlastungsschäden

Aus diesen hohen Belastungen aus Sprungarbeit, Angriffsschlägen und schnellen Antritten aus gehockter Position resultieren die häufig anzutreffenden Überlastungsbeschwerden, vor allem an Knien, Schultern und Lendenwirbelsäule. Von akuten Verletzungen hingegen sind überwiegend Finger, Sprunggelenke und Zehen betroffen. Aufgrund des etwas anderen Anforderungsprofils beim Beachvolleyball – wie z. B. barfuß im Sand mit weniger Mitspielern spielen und Witterungseinflüssen ausgesetzt sein – sind die Verletzungen qualitativ und quantitativ unterschiedlich zum Hallenvolleyball: Im Vergleich zum Hallenvolleyball sind Verletzungen/Überlastungen der Schulter häufiger und Verletzungen/Überlastungen der Sprunggelenke und der Finger seltener, während Verletzungen/Überlastungen des Kniegelenks ähnlich häufig anzutreffen sind. Beim Block sind deutlich weniger, beim Angriff etwas weniger Verletzungen beim Beachvolleyball zu beobachten, hingegen treten Verletzungen bei der Feldabwehr wesentlich häufiger auf. Zehenverletzungen werden eigentlich ausschließlich beim Beachvolleyball beobachtet, wie eigentlich auch Schnittverletzungen durch z. B. Glasscherben im Sand. Es werden etwa 3–5 Verletzungen pro 1000 Stunden Beachvolleyball beobachtet, beim Hallenvolleyball etwas weniger.

Schulter

Bei der hohen Anzahl von Angriffschlägen und Aufschlägen, die beim Hallenvolleyball um die 40 000 Schläge pro Saison betragen, wird von Beachvolleyball-Spielern häufig über Schulterbeschwerden berichtet, wie dies auch bei anderen Überkopfsportarten beobachtet wird. Hier sind unter anderem muskuläre Dysbalancen, Tendinitiden, Bursitiden und Mikroinstabilitäten zu nennen. Durch Windböen, die die Flugkurve des Balles verändern, oder durch die blendende Sonne ist zudem das Treffen des Balles beim Angriffschlag am optimalen Punkt manchmal deutlich erschwert (6.35). Dies führt zu suboptimalen Bewegungsabläufen mit daraus resultierender Überlastung der nun belasteten Strukturen. Beim Beachvolleyball ist bei Schulterbeschwerden auch immer ein Entrapment des N. suprascapularis mit nachfolgender Atrophie der Mm. supra- und infraspinatus in Betracht zu ziehen. Selten werden akute Verletzungen der Schulter, wie z. B. Schulterluxationen nach Feldabwehr, beobachtet.

Knie

Auch am Knie überwiegen beim Beachvolleyball die Überlastungsbeschwerden. Durch die häufigen Sprünge sowie durch die vielen schnellen Antritte aus tiefer Abwehrstellung mit den deutlich verringerten Bodenreaktionskräften im Sand kommt es zu einer vermehrten Belastung des Oberschenkelstreckapparats. Eine Tendinitis der Patellarsehne am patellaren Ansatz („Jumper's Knee") ist eine häufige Folge. Schwere Kniegelenkverletzungen, wir Innenbandläsionen oder Beschädigungen des vorderen Kreuzbandes, sind selten.

Finger

Fingerverletzungen treten fast nur beim Blocken auf. Meist ist die Ursache ein Angriffsball, der auf eine nicht optimal gestellte Blockhand bzw. einen nicht optimal gestellten Blockfinger trifft. Fingerverletzungen bedingen ungefähr die Hälfte aller Spielausfälle. Fingerverletzungen beim oberen Zuspiel werden nur in den untersten Spielniveaus beobachtet, hier ist mangelnde Technik die Ursache.

Sprunggelenk und Zehen

Sprunggelenkverletzungen sind beim Beachvolleyball ebenfalls seltener anzutreffen als beim Hallenvolleyball. Beim Beachvolleyball werden keine Doppelblocks gestellt, da sonst das übrige Feld ohne Deckung eines Abwehrspielers wäre. An den Netzaktionen sind auch normalerweise nur 2 Spieler – ein Angreifer und ein Blockspieler – beteiligt. Während nur eine geringe Wahrscheinlichkeit besteht, auf dem Fuß eines anderen Spielers zu landen, ist das Landen ohne Schuhe auf dem unebenen Sandboden beim Beachvolleyball als höheres Risiko als das Landen auf ebenem Hallenboden zu werten. Zehenverletzungen durch eine Hyperplantarflexion barfuß im Sand werden häufiger beobachtet („Sand Toe") und bedingen dann meist einen längeren Spielausfall.

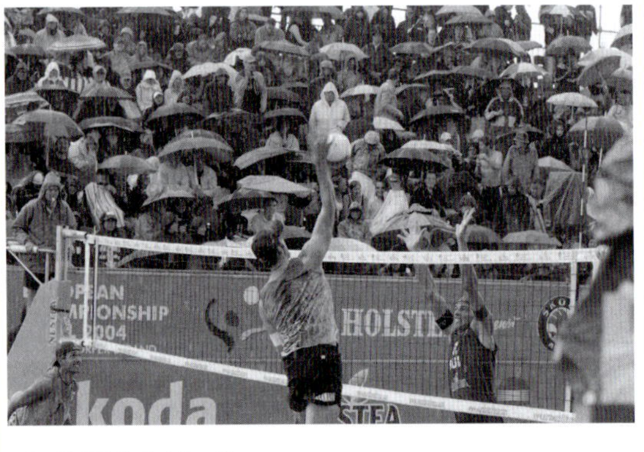

👁 **6.36** Spiel im Regen (Foto: Christian Kolb, www.bilderschau.com).

Lendenwirbelsäule

Im Lendenwirbelsäulenbereich werden etwa ein Fünftel aller Überlastungsbeschwerden beobachtet. Neben den axialen Stauchungsbelastungen sind hier sicherlich die Witterungsbedingungen und ein oftmals fehlendes Rumpfmuskeltrainingsprogramm der Spieler anzuschuldigen.

Präventive Maßnahmen

In der Prävention der Überlastungsbeschwerden beim Beachvolleyball spielen eine gute allgemeine Fitness, ein ausgewogenes Training sowie eine gute Technik eine herausragende Rolle, die Prävention unterscheidet sich aber von derjenigen bei anderen Sprung- bzw. Überkopfsportarten wenig. Zur Vermeidung akuter Verletzungen sind neben der Inspektion des Sandes (Glasscherben, Fremdkörper) eine gute Technik sowie gute koordinative Fähigkeiten, gerade beim Landen im Sand, notwendig. Auf einen ausreichenden Sonnenschutz mit Sonnenbrille, Sonnencreme, Sonnenhut wie auch auf eine ausreichende Flüssigkeitszufuhr ist unbedingt zu achten. Aber auch bei nassem und kaltem Wetter wird Beachvolleyball gespielt, und dann gewinnt ein ausgiebiges Aufwärmen an Bedeutung, und warme Kleidung wird wichtig (👁 **6.36**).

Literatur

1. Aagaard H, Scavenius M, Jorgensen ■. An epidemiological analysis of the injury pattern in indoor and in beach volleyball. Int J Sports Med. 1997; 18:217–21.
2. Bahr R, Reeser JC, Federation Internationale de Volleyball. Injuries among world-class professional beach volleyball players. The Federation Internationale de Volleyball beach volleyball injury study. Am J Sports Med. 2003; 31:119–25.
3. Frey C, Andersen GD, Feder KS. Plantarflexion injury to the metatarsophalangeal joint ("sand toe").Foot Ankle Int. 1996; 17:576–81.
4. Kugler A, Krüger-Franke M, Feichtner F, Rosemeyer B. Injuries in Volleyball. Int J Sports Med. 1996; 17(Suppl 1):63.
5. Kugler A, Krüger-Franke M, Reininger S, Trouillier H-H, Rosemeyer B. Shoulder pain in volleyball attackers. Br J Sports Med. 1996; 30:256–9.
6. Kugler A, Krüger-Franke M, Trouillier H-H, Feichtner F, Rosemeyer B. Fingerverletzungen im Volleyball. Sportorthopädie Sporttraumatologie. 1998; 14:63–6.

Sachverzeichnis